ナンシー・C・アンドリアセン［著］
武田雅俊・岡崎祐士［監訳］

脳から心の地図を読む

精神の病いを克服するために

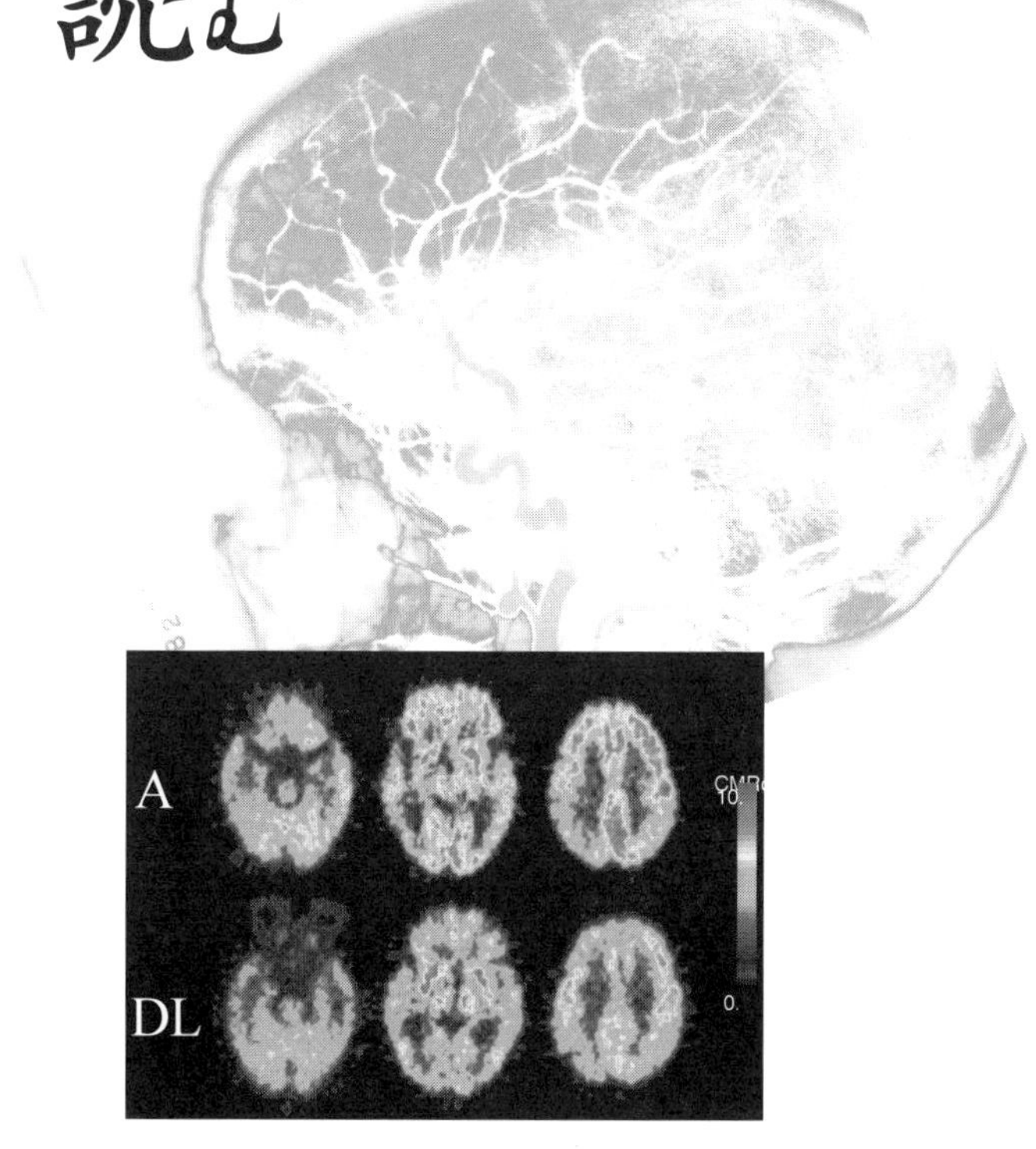

新曜社

Nancy C. Andreasen, M. D., Ph. D.
BRAVE NEW BRAIN
Conquering Mental Illness in the Era of the Genome

Published by Oxford University Press, Inc.
198 Madison Avenue, New York, New York 10016

This Translation of *Brave New Brain*,
originally published in English in 2001,
is published by arrangement with
Oxford University Press, Inc.
原著 *Brave New Brain* は 2001 年に英語で
出版され、本翻訳書はオックスフォード大学
出版局との取り決めにもとづき出版された。

日本の読者の皆様へ

本書（*Brave New Brain*）日本語版への序文を寄せる機会を得たことを、著者として大変うれしく思います。このたび、大阪大学の武田雅俊教授と三重大学の岡崎祐士教授のご尽力により日本の読者の皆様に本書を読んでいただけるようになったことは、長年世界中の人々に精神障害について啓発活動をしてきた私の思いと、日本の方々への私の親愛の気持ちとに沿うものです。

私が一般の人々向けに書いた最初の本、『故障した脳（*The Broken Brain*）』が日本語に翻訳されてから、おおかた20年が経とうとしています。『故障した脳』の翻訳を契機として、日本の精神医学、そして日本の文化との密接で豊かな交流が始まりました。私は『故障した脳』の出版後ほどなく日本を訪問しましたが、その折、出版記念のサイン会、講演、あるいは病院訪問などで暖かいもてなしを受けたことを、今でもよく覚えています。それ以来、日本の科学・文化との交流が続いていて、アイオワ大学の私の研究室にも、多くの日本人研究者が来られるようになりました。

『故障した脳』は、精神障害についての希望のメッセージであり、また、精神障害に対する偏見という重荷を軽減することに役立ち、日本の読者にも大変好評であったと聞いています。『故障した脳』のテーマは、精神障害は脳の病気であり、精神疾患もほかの身体疾患と同様に、十分な理解と尊厳とをもって対応されるべきである、ということでした。

今回の新著は、脳画像やゲノミックスなどの新しい強力な研究手法により精神障害のメカニズムが解明され、最終的には、よりよい治療法あるいは予防法が提供されるようになるだろうという、さらなる強い希望と期待のメッセージを伝える本です。21世紀は「神経科学の黄金時代」となるでしょう。20年前には予想されなかったことですが、人類の最も複雑で興味深い器官である脳を、評価し、可視化し、十分に深く十分に広く理解することが可能になろうとしています。本書が、日本の多くの読者に読まれて、21世紀のニューロサイエンスと精神医学のすばらしい世界を開いてくれることを望んでいます。精神疾患はきわめて普通の疾患であり、多くの人が何らかの形で精神疾患に関係しています。本書は、精神疾患の原因や治療について知りたいと思っているすべての人のために書かれています。そして、精神疾患の患者とその家族にとって明るい未来を約束している神経科学とゲノミックスの新しい発展についての、入門書でもあるのです。

2004年3月

ナンシー・アンドリアセン

PREFACE

まえがき

1980年代の初めに、私は『故障した脳――精神医学の革命』という本を書いた。その中で私は、アメリカの精神医学に起こりつつあった大きなパラダイム転換について述べた。すなわち、精神力動的モデルから生物医学的、神経生物学的モデルへの転換である。この本は一般の人々、特に精神疾患を患っている方々とその家族に向けて、脳がどのようにはたらき、精神疾患になるとどのように「故障するのか」を理解してもらうために書いた。私は同時に、精神疾患は大変な苦しみをもたらす脳の病気であるということを明確にして、それにまとわりついている差別や偏見を少しでもなくしたいと思った。精神疾患を病む人々が、癌や糖尿病の人たちに対するのと同じ共感や尊重を受けてしかるべきであることを、一般の人々にも理解してもらいたいと思った。『故障した脳』はまずまず成功し、今も版を重ねている。この本で予測したパラダイム転換が正しかったということであり、その社会的メッセージが非常に重要だったということだろう。

時が経ち、現代精神医学の科学的基礎は進歩し続けた。前世紀末のいわゆる「脳の十年」には多くのことが起こり、今日二十一世紀にあって、精神疾患の原因と治療について積み重ねられてきた知識を伝える新しい別の本を書くべきときが来た。それが本書である。

われわれは現在、精神疾患の原因とメカニズムに多様な異なるレベルから光を当てる、新しい強力な技術をいろいろと手にしている。それはたとえば分子遺伝学と分子生物学であり、ゲノムをマッピングし、心と脳を含めてさまざまな病の遺伝的基礎を解明するために用いられている。加えて神経イメージング技術があり、生きたままの脳を視覚化し測定することができる。精神科医は、多くの人が信じていたようには人の心を読むことはできないが、神経イメージングの道具を用いて、心が考え感じるのを見ることができる。ゲノムのマッピングと並んで、脳の詳細が地図に起こされつつある。この二つの知識領域の収斂こそ、今現在、医学とメンタルヘルス領域に起こりつつあるもっともエキサイティングなできごとのひとつである。この収斂によってすでに、精神疾患の原因と治療の両方に関する考え方が変化している。

本書は、この新しい展開について述べている。それは発見を求めての航海の物語であり、心と分子が出会ったとき、科学者と臨床家が何を学んだかの物語である。今までは、心と分子が出会うところからもたらされる膨大な知識がどんなものなのかを解説した一般向けの本はなかった。一般の人々にも、来る数十年には明らかになるであろう発見の興奮に備えて欲しいと思う。本書の［原著の］タイトルは、シェイクスピアの『テンペスト』の有名な一節からとったが、精神疾患の人々と一緒に働く臨床家や科学者が現在感じている意気込みや明るい見通しを伝えられればと思って選んだ。「ああ、すばらしい新世界、こういう人たちがいるなんて。」

発見を求めての航海には苦難もあればチャンスもある。本書には、警告のメッセージもあれば、希望のメッセージもある。

警告のひとつは、精神医学がますます科学的になっていっても、人間の顔を失ってはならないということである。われわれは数々の誤った二分法のもたらす危険を認識しなければならない。心 対 身体、薬剤療法 対 心理療法、はたまた遺伝子 対 環境。第二に、公教育が広まった時代ではあるが、精神疾患を持つ人々が確実に適切な治療を受けられるよう、まだまだなすべきことが山ほどある。第1章で述べたように、精神疾患はすべての疾患の中で、もっとも大きな障害をもたらし、コストもかさむ。うつ病の発生率が上昇しており、自殺などその結果としての惨事もまた増えている。多くの精神疾患は容易に効果的に治療できるので生命も救えるしコストも節約できるのだが、健康保険による保障は、通常、他の疾患ほど十分ではない。この状況は改善されなければならない。第三の警告は、われわれは新しい科学の道具を賢明に、正しい目的のために用いなければならないということである。生命自体の基礎としてのゲノムと人間性の基礎としての心を操作する能力は、われわれに重い責任を課すのである。科学の道具によってつくられたすばらしい新世界は、シェイクスピアの人間的な、啓発的な世界でなければならず、ハックスレーの『すばらしい新世界』に描かれた、科学の誤用による全体主義にあやつられる世界であってはならない。

さらに重要なのは希望のメッセージである。精神疾患は世界中の何十億という人々の心、脳、精神を冒す惨事である。彼らへの社会的な見方が、ついに暗黒時代から浮上したのは喜ばしいことだ。さらに、精神疾患の科学的研究が、今まさにゲノムの時代、神経科学の黄金時代に進められている。分子遺伝学、分子生物学、神経生物学、神経イメージングという強力な道具も、まだ精神疾患の原因理解のために用いられて数年にすぎない。本書に述べたように、われわれはすでに心と分子について多くを学んだが、まだまだ先は長い。アルツハイマー病の理解は急速に進んでいる。統合失調症、気分障害、不安障害の理解もペースは遅くとも、目を見張るようなブレークスルーに彩られながら、着実に進むだろう。精神疾患の研究に取り組んでいるわれわれにとっての短期的な目標は、原因を理解し、よりよい治療法を発見することである。長期的な目標は、早期に対応し、少なくともいくつかの疾患については、発症を完全に予防することである。二十一世紀の目標は、「精神疾患のペニシリン」を発見することである。現在神経梅毒や肺炎などの感染症に対して闘うのと同じほど効果的に、統合失調症や痴呆症と闘えたらと思う。精神疾患は今は痛ましいほどに多いが、まれとなり、また容易に治療できるような新しい世界を発見したいと願っている。

本書は四部から構成されている。第1部では、まず読者に主要なトピックを紹介する。精神疾患の個人的、経済的な重荷、精神疾患に苦しむ人々の人間としての内的な体験、そして、間違った二分法による行きすぎた単純化にもとづくさまざまな誤解である。

第2部は三つの章からなり、神経科学と分子遺伝学の小授業である。脳＝心のはたらきとＤＮＡや遺伝子のはたらきについて紹介する。読者のなかには、難解と思う方もおられよう。そういう場合は第2部を飛ばして第3部を読んでから戻って読もうと思われるかもしれない。しかし第2部は重要な情報であり、ともかく必ず目を通して、心と分子について学んでほしい。しかし、全部を理解できなくても一向にかまわない。なんといっても科学の世界にいるわれわれでも、一生を費やして心とゲノムの複雑さを理解しようと試みているのだ。

第3部は五つの章からなり、精神疾患の四大グループの定義と科学的進展に焦点を合わせている。統合失調症、痴呆症、気分障害、不安障害である。まず最初の章で、精神疾患の科学的研究の歴史と概念的枠組みについて述べ、現在われわれがどの辺にいるのかを示すために「成績表」を掲げている。残りの四つの章で個々の疾患の詳細を述べるが、一患者の物語から初めて、その疾患を定義づける症状、その疾患が患者の人生にどんな影響を及ぼすか、その社会的、神経生物学的メカニズム、治療について述べる。

最後の部は一章だけだが、われわれの精神疾患についての知識が増すにつれて問題となる、社会的、道徳的、経済的な影響について考察する。

＊　＊　＊

本書を書くに当たって頂戴した多くの方々の援助に感謝したい。オックスフォード大学出版局、特にフィオナ・ステーィーヴンスは、心、脳、遺伝子、そして精神疾患について、読者は本当に知りたいと思っているという考えに基づいて、内容に妥協することなく本格的な本を書くという私の判断を信頼してくれた。スーザン・シュルツは多くの有用な編集上の提案をしてくれ、他にもレイモンド・クロー、エリオット・ガーション、ジャック・ゴーマン、セルジオ・パラディーソ、スティーヴン・ハイマンたちは、有益なコメントをしてくれた。原稿や図版の準備を準備するのを手伝ってくれた方々、ルーアン・ゴドラヴ、シャーリー・ハーランド、ブライアン・ウィルソン、ロン・ピアソン、ヴィンス・マグノッタ、ヘレン・キーフにも感謝する。もちろん、誤りが残っていれば、その責任はあげて私にある。

また、何年も診てきた多くの患者の方々にも感謝したい。どんな本から得られる以上に多くのことを教えていただいた。また私は――そして他の多くの人たちも――疾患の苦しみを克服しようと懸命に努める人々の勇気と尊厳、そして多くの家族の方々の勇気と愛について、教えていただいた。

本書の症例はすべて実際にもとづいているが、プライバシーと匿名性を守るため、重要な詳細については変更してある。

CONTENTS

目次

第4部　すばらしい新しい脳の世界

BRAVE NEW BRAIN 425-465

装幀＝加藤俊二

第1部
BROKEN BRAINS AND TROUBLED MINDS

故障した脳と混乱した心

第1章

すばらしい新しい脳の世界

精神疾患の重荷に立ち向かう

なんとすばらしい!
なんとたくさんの、立派な人たちがいるんだろう!
人間がこうも美しいとは! ああ、すばらしい新世界、
こういう人たちがいるなんて!
——ウィリアム・シェイクスピア
『テンペスト』v, i, 182-186

幻想的なシェイクスピア最期の戯曲『テンペスト』の中でミランダが言うとおり、人間はすばらしい、価値ある美しい生き物だ。この戯曲を最後に、シェイクスピアはロンドンの劇場を後にした。シェイクスピアは五十歳代でこの戯曲を書いたが、その後は一切筆をとることなく、エイボン河畔のストラットフォードで静かに暮らした。その理由はわからないが、シェイクスピアはその最期の戯曲で、自分が大切と思い後世に残したいと思うメッセージを言葉にしたはずである。『ロメオとジュリエット』が十代の若者のための秀れた作品であるように、『テンペスト』は成熟した大人のための重要な作品である。善をもって悪を制し、無

知に対するに知恵をもって応ずるという崇高な人生の基本的問題を扱い、愛と希望について述べている。そしてこの作品は、知恵と前向きの姿勢に貫かれている。私の大好きな作品のひとつである。

嵐のために船が難破し、人々が浜に上がろうともがいているのをミランダは見ていた。ミランダはそのとき初めて他の人間を見て、冒頭のせりふを言う。ミランダは孤島で育ち、周りにいるのは妖精アリエールや野蛮な半獣人カリバーンなど、人間以外の生き物だけだった。そのときまでミランダは、父親プロスペロ以外の人間を見たことがなかった。運命のいたずらで、難破船の生き残りの中にはプロスペロの弟アントニオがいた。アントニオこそ数年前プロスペロに反逆し、プロスペロをミラノから追い出したその人であった。また生存者の中に凛々しい青年フェルディナンドがいた。そしてミランダはフェルディナンドに恋をする。(シェイクスピアは、五十代になっても恋がなんたるものかを理解していたのだろう)。ミランダはそのとき突然、美しいすばらしい人々に満ちあふれた新しい世界を見たのである。この戯曲は、仲たがいした兄弟の和解と、ミランダとフェルディナンドの恋の物語である。

シェイクスピア最期の作品は、基本的には楽観主義に貫かれているが、同時に人間は大きな問題をかかえている生き物であることも、彼は理解していた。『テンペスト』には、人間の周囲にも内にも、多くの暗い力がひしめいていることが描かれている。人間世界は、誤解、裏切り、冷酷、憎しみ、悪などなどに満ちている。人は殺しあい、うそをつく。愛する人も病に倒れ、苦しみ、死ぬ。自分自身も病に倒れ苦しみ死ぬかもしれない。『テンペスト』は経験豊かな現実的な目で、この暗い部分に直面しつつも、それに光で立ち向かう戯曲である。現実主義の基盤に立脚した楽観主義だけが、「すばらしい新世界」に至る唯一の真の道なのだ。

『テンペスト』と同じように、本書でも痛みと苦痛を見ていくが、啓発と知識とによっていずれは克服可能であるという強い信念を表明したい。本書は「すばらしい新しい脳の世界」を示そうとする試みである。人類が直面している大きな疾患、脳に起因し心を介して現れる疾患、「精神疾患」についての書物である。この疾患にかかっている患者、その苦労を共に担っている友人や家族、疾患に対処する医師、その原因を追求し治療法を開発しようとしている研究者についての書物である。これから数十年のあいだに新たな分子遺伝学、神経科学の強力な研究手段を統合して、十分に機能する健康ですばらしい脳と心をつくりあげるためにどうしたらよいかを書いたつもりである。その目的のためには、われわれはまず病気、苦痛、障害の事実について知らなければならない。ちょうど『テンペスト』において、はかない天真爛漫な直感に頼るのではなく、現実を十分に直視した後に初めて見通しが出てくるように。

これまで精神疾患は、しばしば無視され、誤解され、不当な烙印を押され、差別されてきた。われわれは、なかなか治らない病気に直面するとき、感情的に拒否しある種の恐れを抱くものである。しかしながら、病気と病人に対する共感と洞察を持つように努めれば、自分も愛する人も同様に同じ病気にかかることがありうるとわかるはずである。癌や心筋梗塞などの病気について話すとき、われわれはある主の沈黙と敬虔を味わうが、精神疾患について話すときにはもっとも大きな感情反応が引き起こされる。なぜなら、精神疾患は数ある疾患の中でももっとも理解されていないものだからである。通りすがりに、ぶつぶつ言いながら歩いている身なりの乱れた精神疾患の人を見たときには、多くの人が本能的に目を背けるだろう。親しい友人でも入院を必要とする精神的な問題をかかえたとき、見舞いに行くのを渋るものだ。しばしば、「友人を当惑させたくない」とか、「なんと言って良いかわからないので」などと言い訳するのであるが。

精神疾患を無視することができない重要な理由が多々ある。

第一に、精神疾患が非常に多いことである。本書を読んでいる方のほとんどが、友人、家族に精神疾患の患者がいたり、あるいは自身患っているだろう。精神疾患は人類の疾患の中でももっとも頻度の高いものである。代表的な精神疾患だけを例にあげても、統合失調症は人口の1パーセント、躁うつ病も1パーセントが罹患し、大うつ病は10～20パーセント、アルツハイマー病は65歳以上の15パーセントが罹患している。

第二の理由は、この疾患には経済的にも心理的にも膨大な費用がかかることである。世界中ではその費用は何千億ドルにも及んでいる。1990年にWHO（世界保健機構）は全世界の医療費用の調査を発表し、その結果が『世界疾病負担調査』にまとめられている。多くの人が、もっとも費用がかかっているのは癌や心臓病だと思うだろうが、そうではない。精神疾患こそが最大の費用を必要としている。疾患の費用を算出するいくつかの方法があるが、いずれの方法でも、精神疾患がいろいろなかたちでもっとも社会に損失を与えており、精神疾患の対応と研究にもっとも高い優先順位を与えるべきだとの結論は動かしがたい事実である。

表1-1　世界の十大障害原因

疾患	生命および生活喪失換算年（DALY）
大うつ病	42,972
結核	19,673
交通事故	19,625
アルコール嗜癖	14,848
自（己損）傷	14,645
躁うつ病	13,189
戦争	13,134
暴力	12,955
統合失調症	12,542
鉄欠乏性貧血	12,511

表1-1に15～44歳の人の疾患にかかる費用を示した。数字は『世界疾病負担調査』をまとめたハーバードの研究者により考案された生命および生活喪失換算年（Disability-Adjusted Life Years; DALY）を示す。この数値は、疾患により失われる生存年数と障害を持って生きる年数を総合したものである。DALY一年の減少は人一人の寿命が一年短くなることを意味する。表からわかるように、人生の最盛期においては、うつ病がもっとも社会にとって費用がかかる。そして上位10疾患の中に精神疾患が四つも含まれている。さらに自己損傷（多くは精神疾患による自殺による）もまた上位10の中に含まれている。この年代にとっては、精

神疾患は貴重な人生喪失の最大の原因ということができる。

　精神疾患は単に経済的に費用がかかるだけではない。心理的な負担も大きく、そして心理的負担は時として致死的な結果を伴う。自殺はおおむね統合失調症の10パーセント、うつ病の10パーセントの患者に見られる。将来に向けての大切な財産とも言うべき児童における自殺も急増している。人にとって子どもを自殺で失うことほどつらい体験は他にはないであろう。だが統合失調症が若者の人格を崩壊させ精神機能をむしばむ様子を見ることも、当の若者にも家族にも耐え難い。両親や配偶者がアルツハイマー病に罹患しゆっくりと死にゆく様を見ているのも、実に心打ちひしがれるものである。

　実際、現実に正直に目を向けるなら、精神疾患は他の疾患と比べて特別であり身震いするほど怖いものと言えよう。精神疾患は、われわれのもっとも重要な器官を崩壊させ、もっとも重要な機能を喪失させる。精神疾患は、脳とその機能である心を侵す。現代医学が教えるところは、人が死ぬのは心臓が止まったときでも呼吸が止まったときでもない。脳が死んだときに死ぬ。脳が止まり、ニューロンの活動を示す脳の電気的活動リズムが途絶えたときに、われわれは死亡する。スポーツをしたり、観戦したり、おもしろい本を読んだり、好きな歌を歌ったり、オーケストラを聴いたり、このようなさまざまな活動により脳が活動しているときに、われわれは生きていると実感する。真に恐れるべきことは、事故に遭い身体が麻痺することや、心臓病による突然死ではない。もちろん、これらも十分につらいことではあるが、それ以上に、自分の心を失うことほど怖いものはない。

　精神疾患とは、押入れに隠れ住む巨大な怪獣のように、直面するのが怖いものなのかもしれない。しかしわれわれは直視しなければならない。今や精神疾患は重要であり、今後数十年のうちには今以上に重要となるからである。精神疾患による全世界の負担は、その対応策を考え防止法を見出すことができない限り、増加し続ける。いくつかの人口学的傾向がこのようなせっぱ詰まった状況を生み出している。第一にわれわれの社会は高齢化している。高齢者の増加は、高齢者におけるもっとも重大な精神疾患であるアルツハイマー病の患者数の増加を意味する。第二には、ベビーブーム世代もまた年老いていくが、この世代の人々は、以前の世代と比較して明らかに抑うつや不安の頻度が高い。ほどなくこの世代は六十歳代になろうとしているが、この世代がアルツハイマー病の罹患者数を膨張させるだろう。今のうちになんとか手を打たない限り、その次の世代は膨大な数の痴呆患者という重い荷物を背負わされてしまうことは、目に見えている。

精神疾患の現実を見つめることは多くの面で痛みを伴う。無視したいという気持ちになっても当然だろう。『テンペスト』の場合と同じで、現実のつらさは現実的な希望によってのみ対処できるのではないだろうか。二十世紀最後の二〇年間に、精神科医師も精神疾患患者もこの疾患が脳の病気であり、科学的方法によって理解し対処することができるとの認識を持つようになった。とりわけ二十世紀最後の十年間は、米国議会による「脳の十年」の議決をふまえて、脳研究が推進された。われわれは今や生物医学研究の最盛期にある。現在、科学と医学の歴史の中でもっとも大切な二つのプロジェクトが進行している。すなわち、脳のマッピングと遺伝子のマッピングである。両方とも遠大なプロジェクトである。人間の脳には10の12乗と予想されるニューロンがある。人の遺伝子はずっと数が少なく、約8万個かそれより少ないと言われている。これら8万個の遺伝子［訳注　その後もっと少なく、約3万と考えられるようになっている］の多くは身体の全体で活動してはいない（「発現」されていない）。たとえば肝臓で発現している遺伝子は2～3万個ほどと言われている。しかし脳では、大部分の遺伝子が発現している。脳のマッピングは数々の新しいテクノロジーにより可能となった。そうした技術によって、遺伝子や細胞のレベルよりももっと大きなスケールで、神経科学者が言うシステムレベルでのマッピングができるようになった。システムレベルとは、記憶や注意などの機能のレベルのことである。遺伝子マッピングは分子遺伝学や分子生物学のめざましい発展により可能となったが、これらはいずれも分子という小さいレベルでの情報を明らかにする技術である。これら二つの研究が成し遂げたことについては、本書の第4章から第6章で詳しく述べる。

これらの二つのレベルで起こりつつある研究データは、今後十年後あるいは二十年後には統合されるであろう。そうなったとき、想像を超える大きな成果が期待される。どのような分子異常によりニューロンが機能しなくなるかという分子レベルでのメカニズムが明らかとなり、注意や記憶などの脳機能レベルでの症状がどのように発現し、統合失調症やうつ病などの疾患が引き起こされるのかが理解できるようになるだろう。心と分子の研究が一致したときに初めて、精神疾患の予防が可能となる。そしてよりよい治療法が開発されるに違いない。

本書では、このような未来への道案内を果たしたいと思う。精神疾患の治療法や予防法がどのような道筋で開発されるかを説明し、読者にぜひ理解してほしいと思っている。第2部「心、分子に出会う」(第4章から第6章)では、現代精神医学の科学的基礎について述べる。すなわち脳と心の研究、遺伝子研究と分子生物学の研究である。第3部「精神疾患を抱えて」(第7章から第11章)では、代表的な四つの精神疾患のそれぞれについて、これまでに得られた診断、発症メカニズム、治療法の最先端を述べる。すなわち、統合失調症、気分障害、痴呆症、不安障害である。

本書の読者は、二十一世紀初頭の十年間に劇場に座って、精神疾患を克服するという希望がしだいに現実となっていく様を見つめている。おそらく人類史上初めて、これまでとても対処困難な惨劇とされてきた精神疾患に希望を持つことができるだろう。興奮せざるをえない。

さて明かりが落とされ、劇が始まろうとしている。最初の場面は、現実世界の、まだ精神疾患をきちんと見つめ、理解する準備のできていない世界に住む、突然精神疾患に苦しむことになった人々の物語から始まる。

苦痛な現実から始めよう。私やあなたと同様ごく普通の人々を、精神疾患がどのように侵していくかを見ていくことにしよう。

第2章

目覚めながらの悪夢

精神疾患におそわれた人々

おお心、心には山がある。落ち込んだ絶壁がある
恐ろしい、切り立った、計り知れない絶壁。それをみくびるのは、
一度もそこにへばりついたことのないものだ。われわれのちっぽけな意志では、
とてもその急峻さ深さに耐えられない。
――ジェラード・マンリー・ホプキンス
『苦しみの極み、何もない』

メアリは心配だった。メアリはジムと知り合って十一年になり、後半の六年間は結婚した生活を送っていた。ジムは岩山のようにしっかりした考えを持った男で、彼女はいつも彼を頼りにしていた。ところが、突然に、何の理由もなく、ジムの心はバラバラになってしまったようだった。驚きながら、ますます怯えるメアリの目の前で、彼女がこれまで頼りにしていた岩山は、粉々に壊れてしまった。いったい何が起こっているのだろうか。

それは約四ヵ月前に始まった。

ああ、いったい俺はどうなったのだろう

コップの中の胃薬の周りに泡がわき上がり、やがて立ち上っていく様をジムは呆然とした目つきで眺めていた。

俺にはもうできない。俺にはこんなことはもう無理だ。一日中仕事をして、夜通し勉強するなんてできっこない。どうして俺はこんな罠にはまってしまったんだ。メアリは俺なんかいない方が幸せに違いない。

胃が縮むような思いだった。歯ブラシに手を伸ばすと、胃薬の入ったコップに当たり、粉々に砕けて床に飛び散った。ジムは冷たいタイルの床にしゃがみ込み、ぐつぐつ煮えたぎっているようなさまざまな心配ごとを冷やそうとするかのように、ガラスの破片を額に押し当てた。彼はいつからこんなにつらく感じるようになったのか思い出そうとした。胃の中の苦痛がどうして起こったのかを考えようとしたが、この痛みのために注意を集中できず、普段の心のはたらきが弱められ消し去られてしまうようだった。彼には何の理由も思いつかなかった。妻のメアリは、彼にとって人生の喜びだった。メアリは、ジムが建築作業の仕事からもっとよい生活に移ることができるように、ビジネススクールに戻るのを心から支援していた。彼は重役室とラップトップコンピュータが並ぶ世界に席を得るのに、あと一学期を残すだけとなっていた。彼は当然成し遂げるはずだった。それなのに、どうしてすべてがこんなに灰色で不吉に見えるようになったのだろうか。どうして朝目覚めるやいなや、岩のように襲いかかる内臓の病的な感覚を振り払うことができなくなったのだろうか。

彼は座り込んだまま、その感覚を分析した。それは、小学校時代に家に帰るのに間違ったバスに乗ってしまったときに感じたのと同じような、病的な恐怖感だった。「この絵はどこか変だ」というような超現実的な感覚であり、パニックの波として襲ってくる。以前のバスの中では、知り合いの顔を見つけたり正しい道筋だとわかるとすぐに恐怖は消滅したが、今回は消え去らないままだった。最近、朝方には耐えられない感じにおそわれ、胃薬を飲むようになった。日中は、その感覚はやや治っていたが、決して消え去ることはなかった。もう何週間も睡眠が妨げられており、ジムは生ける屍のように感じていた。

どうしたらいいのだろう。自分を変えようとしたことはすべて自分の失敗だ。これは、自分が他の家族と同じような建築業以外の何かの仕事に就こうとしたことへの罪のつぐないなのだ。俺のような人間は、決められた場所にとどまるしかないのだ……。

彼は今まさに、気分絶頂のはずだった。ビジネススクールの修士課程を修了し、会社のマーケティングやセールス部門に高給ポストを得るという、長年の夢をまさに実現しようとしていた。メアリもジムもこの目標を達成するために働き、計画をたて、多くのことを犠牲にしてきた。二人は子どもをつくるのを先のばし、メアリは秘書としての仕事を続けてジムが学校に行く費用を払うのを助けてきた。しかし、メアリの生物学的な時間は刻々と進んでおり、実際彼女は三十一歳、彼は三十四歳で、もはやこれ以上は待てない年齢になっていた。引っ越しするかもしれないと思っていたので家を買うのを控え、家具や素敵な食器セットを買うのも差し控えてきた。ジムは家の屋根を取り付けるという家業の建築業を一日の半分手伝いながら学校を続けてきたが、作業は重労働で、危険でもあった。しかし、まもなくジムは保障されたホワイトカラーの世界に入ることができるはずだった。実際、ジムは毎日、スーツとネクタイで仕事する日がくるのを楽しみにしていた。

それは、風邪の症状から始まったようである。倦怠感、微熱、筋肉痛があり、また食欲もなくなった。ジムは数日間授業を休み、ほとんどの時間をベッドで過ごした。そのうちに発熱と痛みはなくなり、仕事と学校に戻ったが、気分は良くならなかった。そして実際には、いろいろな意味でさらに悪くなった。食欲低下が吐き気に変わった。朝起きると胃の具合が悪くなった。これは日中はましになったが、ほとんど食べる気がしなかった。ジムとメアリはこの「つわりのような症状」について、メアリではなく「ジムが妊娠したみたいだ」と冗談を言いあった。しかし、体重が2キロ半以上も減り、具合が悪くなっていき、吐き気がひどいときには実際に嘔吐さえするようになると、冗談ではすまなくなった。彼には、他にも問題が出てきた。明日しなければならないことの不安で一杯になり、夜中に目覚め、そうすると二、三時間も寝つけなくなってしまうことが多くなった。そして次の日は疲れ切って何もできなくなった。ジムは二つの授業で大きな課題を与えられていたが、それをやり遂げられるだろうかと考え始めていた。恐くなり自己不信に陥るようになったが、そんなことを感じるのは初めてだった。ジムはいつもは大きな課題にも自信を持って取り組んでおり、クラスの成績もトップの方であった。今になってどうしてジムにこんなことが起こったのだろうか。彼はあらゆることに神経質になってきた。ときどき手が震えるようにさえなっていた。彼は自分が本当の落ちこぼれではないかと思うようになり、メアリはそうではないと彼に言い聞かせるのが一苦労だった。そして状況は危機を迎えた。ジムが来年の就職申込みはしないと決心し、フルタイムで屋根ふきの仕事に戻るつもりだとメアリに告げたのである。しかも彼はすべての授業を放棄して、ＭＢＡの修了をあきらめてしまいかねなかった。

夫婦はメアリの仕事を通してＨＭＯ健康保険に加入していた。二人とも健康で、メアリが年一回婦人科医に診てもらい経口避妊薬をもらう以外には、保険を使ったことがなかった。二人はジムが医者に診てもらった方がよいと考えた。明らかに何かの病気にかかっているようだ。

彼らが訪れた医者は、垂れ下がった小さい口髭をたくわえた金髪の若い男性で、痩せ型だががっちりしており、襟なしのカジュアルシャツの上におざなりに白衣を羽織って、カーキ色のズボンとビルケンストックの靴というでたちだった。彼がマクナニー先生だった。彼はジムの風邪の症状、その後の倦怠感、吐き気、嘔吐、震え、睡眠障害などについて一通り話を聞いた。それからたくさんの問診をした。まずどのくらい酒を飲むかということだった。ジムとメアリはいつも寝る前にビールを飲んだ。それは一緒にくつろぎ、話し、一日を振り返る時間だった。彼らはときどき、土曜日の夕食時にワイン一本を加えることもあったが、それは月に一回ぐらいで、ジムはそれ以上の酒を飲むことはないと説明したが、医者はなかなか納得してくれなかった。それから、医者はコーヒーやカフェインの入った飲み物の嗜好について尋ねた。ジムは一日に五、六杯ものコーヒーを飲んでいることを話した。コークやペプシも日に数缶は飲んでいた。続いて、医師は食事内容について質問をした。彼らは自分たちの食生活には自信を持っていた。ジムの父親が心臓のバイパス手術を受けたことがあるので、彼らは食事に気を遣い、「心臓に優しい」食事を心がけていたからである。たとえば、肉は週に二、三回だけ、フルーツと野菜をたくさん、パスタ、米を食べる、バターとマーガリンの代わりにオリーブオイルを使うなどである。ジムはアイスクリームが好きで、寝る前のスナックによく食べたがったが、メアリは禁止していた。そして質問は、運動、喫煙、非合法薬物などにも及んだが、彼らには何の問題もなかった。彼らは実際一緒にジョギングをしており、ジョギングしたりサイクリングしたりすることは彼らの日常の一部だった。夫婦のどちらもタバコや非合法薬物を服用したことはなかった。またジムの母親や父親、その他の家族メンバーがどのような種類の病気になったかについても、たとえば心臓病、糖尿病、悪性腫瘍、腎臓病などについて、たくさんの質問がなされた。

医者はジムの心音、呼吸音を念入りに聞き、平衡運動、協調運動を診て、眼、口の中を診て、結局は身体所見のほとんどの部分を診察した。すべてに異常はなかった。しかしジムが体重を計ると、六週間で4キロも減っていた。それを聞いたとき、マクナニー先生は少し心配気に見えた。医者はジムが水分を多くとって、たくさん排尿していないかを尋ねた。

身体検査が終わった後、マクナニー先生は血液検査、尿検査を行った方がよいと述べ、可能性は低いが、ジムのような症状を引き起こす数多くの疾患が考えられると説明した。医者が疑ったのは、甲状腺疾患、糖尿病であり、体重減少からは、悪性腫瘍の心配もあった。しかし、医者はジムの病状をカフェインの過剰摂取で説明できると考えていた。先生は彼にハーブ茶かカフェインフリーのソフトドリンク（デカフェのコーヒーでさえカフェインがいくらか入っている）に代えるよう提案した。

ジムは診察室を出てから、癌ではないかと心配になった。実際、その可能性を本当に心配していた。数日後、マクナニー先生の助手から電話で、血液検査、尿検査は正常で、ジムはまったく健康であると証明されたと連絡があった。

しかしカフェインについての医者の助言に従っても、彼の調子はますます悪くなっていった。一日中吐き気がして、朝の歯磨きのときほとんど必ず嘔吐してしまった。一週間に三、四回は朝食の中身を嘔吐するようになった。彼はみじめだった。ある時は疲れ果て、無感動で、やる気が起きなかった。またある時は、きつく巻かれたゼンマイのように緊張していた。彼はきちんと考えることができなくなり、集中できないほどに不安でたまらなくなる時間が何時間も続くようになった。授業にも仕事にもほとんど出かけることができなくなった。授業は出席するのをあきらめて、卒業を遅らせることを考え始めた。就職のことも忘れてしまおうかという瀬戸際まできていた。彼には新しく履歴書を書き、求人を調べて、願書を出すエネルギーがなくなってしまっていた。その上、彼は自分を雇ってくれる会社などあるはずがないと考えるようになっていた。

メアリは自分が何かしてあげなければと思った。いつも何でも自分でやってしまう性格だったので、ジムの問題が何なのか自分で調べるしかないと考えたのである。彼女は健康についてのインターネットサイトを調べていって、いくつかの非常に興味深いことを発見した。ジムの症状は「パニック障害」や「全般性不安障害」と言われるありふれた精神疾患によく似ていることに気がついたのである。実際彼の年代や家族歴から言って、甲状腺疾患、癌、糖尿病の可能性は少なかった。他方、彼の年代の人々の多くは不安を伴う問題をかかえている。これらの問題に効果的と考えられ、手に入れることのできる新しい治療剤があった。彼女は『ジャーナル・オブ・ザ・アメリカン・メディカル・アソシエーション（JAMA）』の論文をダウンロードして、ジムに読むように渡した。また、彼女はアメリカ精神医学会の『精神疾患の診断・統計マニュアル（DSM）』から不安障害とパニック障害の説明もダウンロードした。ジムもまた彼の症状があまりにその説明に一致するので驚いた。メアリの強いすすめによりようやく、ジムはマクナニー先生の次回の診察予約をとる電話をした。HMOはそれを必要とは認めなかった。というのは、ジムにはすでに健康であることの証明が出されていたからである。しかし、ジムはやっとのことで、パニック障害または不安障害の診断のため精神科医に診てもらう必要があることを納得させた。しかし診察予約日までには、さらに三週間も待たねばならなかった。そんなに待てるとは思えなかった。待てないほど、神経質になっていた。

今回は別の若い先生だった。実際この先生はマクナニー先生より若く、白衣も着ていなかった。彼はモーガン氏と言い、医者ではなくて、心理学の修士号を持っていた。モーガン氏はHMOに精神科医はいないと説明した。もしどうしても精神科医に診てもらう必要があるならしかるべく紹介するが、それは本当に「悪い症例」のみであり、ジムの場合はそういう「悪い症例」ではないようだと述べた。モーガン氏はマクナニー先生のような医師の指示のもとで精神疾患を診断し、治療するHMOのスタッフであった。彼は信頼できる有能であるように感じられたので、ジムはモーガン氏に治療をゆだねることに何のためらいも感じなかった。

モーガン氏はマクナニー先生のカルテをすでに見ているから、飲酒や服薬などの同じ質問は繰り返さないと述べた。そのかわり、ジムの学業と仕事の目標について、尋ねることから始めた。ジムは就職の計画が危機にあると述べた。大学院を中退して、MBA資格を生かした一流会社の仕事につくための面接を受けるという計画をあきらめなければならなくなるのではないかと恐れていた。モーガン氏は共感を示しながら微笑み、次々と詳細な質問をしていった。ジムはすぐに、それらがメアリがダウンロードしたパニック障害と不安障害のDSM診断基準であるとわかった。ジムはそのどちらにも完全にではなく部分的にのみ当てはまることを知っていたが、どの質問にも忠実に答えていった。十五分ぐらいの質問の後、モーガン氏は中座して、処方箋を持って戻ってきた。それはセレキサ［SSRIに分類される抗うつ剤。物質名シタロプラム。日本では臨床治験中］という名前の薬で、プロザック［SSRIに分類される抗うつ剤。物質名フルオキセチン。日本では臨床治験中］と同じようなもの、と彼は説明した。容量は20ミリグラムで、ジムはその日の夕方から飲むようにいわれた。しかし、効果が出るまで四週間かかるという。ジムの心は沈んだ。もっと早く治りたいと思った。彼はセレキサのことは聞いたことがなかったが、プロザックは「効果のはっきりした」薬だと理解していた。そう、たぶんよく効くはずである。確かに試してみる価値はあった。

ジムは予約を待っていた三週間のあいだ、数々の疑問をいだくようになり、ぜひとも答えを知りたいと思っていた。

「いったい私のどこが悪いとお考えですか?」ジムは尋ねた。

「ああ、それは頭の中の化学的な不安定性で、たぶん生まれつきの傾向ですよ」とモーガン氏は答えた。

「どのくらい続くんでしょうか?」

「これから一生症状が残るかもしれません」とモーガン氏は言い、「でも心配しなくていいですよ。たいていは薬が良く効きますから」と付け加えた。

「先生は薬をこれから先ずっと飲まないといけないっておっしゃるんですか?」とジムは恐るおそる尋ねた。ジムはこれまで健康に十分すぎるほど注意していた。彼はどんな薬を飲むのも嫌いだった。また自分のことは自分でやるタイプであり、「死ぬまで」何かに頼って生きていくという考えが気に入らなかった。

ジムよりも若く見えるモーガン氏は、襟を正して座り、答える前に険しい表情で彼を見た。「今もしあなたが糖尿病だったら、薬を拒否なさらないでしょう? つまり、これも糖尿病と同じようなものです。でも膵臓ではなくて脳の病気なのです。」

「けれど薬の代わりに心理療法では治療できませんか?」とジムは尋ねた。

「そうですねえ」とモーガン氏は答えた。「時間もたくさんかかりますし、お金もかかります。それに、おそらく効果はないでしょう。今の症状が出てくるまで、あなたはまったく健康でした。神経症や心理的障害はないのですから、心理療法で効く可能性はあまり大きくないでしょうね。」ジムはそれには同意せざるをえなかった。

「では先生、私の診断は何なのですか?」とジムは尋ねた。

「そうですね、あなたは完全なパニック障害というわけではありません。典型的なパニック「発作」を起こしていません。あなたのおっしゃる不安が続く時間は五分や十分でなくて何時間もで、持続時間が長すぎます。しかしながら、なお私はパニック障害が問題だと考えています。あなたのは非定型的な発作です。全般性不安障害の基準には当てはまりません。その診断には六ヵ月症状が続かないといけないんです。あなたはまだ症状が始まってから二ヵ月半しか経っていませんから。」

ジムにとって、その二ヵ月半は永遠だった。

「あなたには強迫神経症の傾向があります。あなたは規則正しく、きちんと管理できているのが好きでしょう。うつ病に似た症状もいくつか出ています。それがセレキサを選択した理由のひとつです。合併症がある患者さんにはよく効きます。不安、抑うつ、強迫神経症の合併は、最近ではよく見られますが、うまく治療するのはより難しいのです。」

ジムはあまり納得できなかった。

「これが本当に一番の薬なのですか？　本当に効くんですか？」ジムは尋ねた。

モーガン氏は落ち着かなくなってきた。明らかにジムに割り当てられた診察時間を超過しており、次の患者に急がねばならなかったからである。

「魔法のようによく効きますよ。こういう新しい薬は混乱した脳の特異的な化学システムを標的にしています。あなたの脳はセロトニン欠乏です。セレキサは選択的セロトニン再取込阻害剤（ＳＳＲＩ）としての作用が知られています。セロトニンの量を増やして欠乏したセロトニンを矯正するのです。効くには最大四週間かかるかもしれませんが、あなたはきっとよくなると確信しています。まだ何か質問はありますか？」

最後の質問がもうすでに十分であることを伝えていた。

ジムは処方箋を手に診察室を出たが、あまり希望が持てたようには感じなかった。彼を安心させるためにモーガン氏が言ってくれたのだとわかってはいたが、脳の病気という考えが気に入らなかった。また「一生続く病気」という可能性もいやだった。だが処方箋を調剤してもらい、家に帰り、メアリに今日のことを報告した。夕食のすぐ後に一回目の薬を飲んだが、効果が出るには四週間かかるということなので、ほとんど期待していなかった。

メアリもモーガン氏の説明がかなり気になった。しかし彼女は心配を心の中に押しとどめた。ジムは十分すぎるほど彼自身の心配をかかえていたからだ。彼女は元気を出し、希望を持たなければならないとわかっていた。ウェブでの情報のほとんどは、新薬が驚くほど効くというものだった。

しかし最初の薬を飲んでから数時間、ジムはイライラしてきた。良くなる徴候が見られるというよりむしろ、さらに不安で興奮した感じになり始めていた。しかし彼は、きちんと指示に従わなければいけないと考え、早く良くなりたかったので、夜寝る前にその日の二回目の薬を飲んだ。それが失敗だった。夜中じゅう目覚めたまま、寝返りを繰り返し、いろいろと思いをめぐらしたり、イライラしたりしていた。気が狂ったのか？　永久に病気なのか？　入院が必要なのか？　彼はまるでセロトニンが脳から出ていって、意志、活力、人格、知能が奪われる気がした。セロトニンの欠乏でどうなるんだろう？　自分が何かしたんだろうか？　何ができたというんだろう？　教授は自分がこんなに具合が悪いと知ったら、どう思うだろうか？　いったい仕事の面接に行けるだろうか？　どうやっていい履歴書を書けるというんだろう？　どの会社に欠員があるかを探して願書を送るという作業をどうやってこなしたらいいんだろう？　もし面接が受けられても、自分はまったく仕事の能力のない、嘘つきだとはっきり面接官にわかってしまうだろう。製品のモデル・マーケティングプランを考え始めることすらできない。両親はどう思うだろう？　どれだけ失望させるだろうか？　どれだけメアリを失望させるだろうか？　彼らは将来の希望を捨てなければならないのだろうか？　たぶん彼女と別れるべきだろう。なんと言っても、彼女は精神疾患を持つ夫にかまけるべきではない。

彼女はまだ若いし、他にもっとよい夫が見つかるだろう。将来にこれほど希望がないなら、たぶん自殺すべきなんだ。

ジムは忠実に、さらに二日間薬を飲んだ。毎晩眠れず、恐怖・疑惑・不安に苦しんだ。常に吐き気があって、食べたものをすべて吐き出した。いつもはもの静かなのだが、発作が起こると急に泣いたり、やるせなく涙を流すのだった。こんな彼を見て、メアリは我慢できないほど悲しくなった。彼がこんなに苦しんでいるのに、二人にはその理由がわからなかった。ついに、モーガン氏とマクナニー先生に電話したのはメアリだった。彼女はウェブで検索し、多くの人に耐えられないほどではないがそのような副作用がSSRIで起こりうる、ということを知っていた。何しろ、人口の半数がなんらかのSSRIを飲んでいるらしい！しかしジムは例外のようだ。彼女は不安に効くザナックス［抗不安薬。物質名ジアゼパム。日本ではセルシン®］のような別の薬があり、それは作用が早くすぐに効果が見られることも知っていた。彼女もジムも、少しでも早く楽になりたかった。モーガン氏は話を聞いてから、ジムと直接に電話で話すべきだと言った。彼はザナックスや他の「トランキライザー」には習慣性があるので、マクナニー先生が最終決定をしなければならないとも言った。（セレキサを生涯飲まなければならないというのはどうなのだろう？　それだって習慣性と変わらないのではないか？）メアリはとうとう、ジムが本当に具合が悪く、彼女自身もとても病状を恐れているのだと言った。彼女は彼と知り合って十一年になるが、こんな彼を見たことがなかった。

マクナニー先生から電話がかかってくるまでの間、メアリはジムとじっくり話をした。二人とも今飲んでいる薬のせいで悪くなっていることはわかっていた。それは期待も望みもしない結果だった。医療行為に口出しできる筋合いではないことをメアリはわかっていたが、とにかく彼が良くなるようになんとかしたかった。彼女の伝えたことは、トランキライザーの一つによっていくらか早く軽減するはずだということである。

おそらく彼は、多少は寝たり食べたりできるようになるはずである。そうすれば立て直しができ、次のステップがどうなるかわかるだろう。

マクナニー先生が電話してきたとき、ジムはやっとのことで話をし、彼がどんなに具合が悪くなっているかを伝えた。彼はほとんど涙ながらで、マクナニー先生にもわかったのだろう。先生はザナックスの処方に同意する旨を電話で伝え、翌週ジムに会い、彼を悪くしている「本当に重大な」ことが何もないかどうか確認することになった。明らかに、重い不安、落胆、嘔吐、不眠はそれほど重大ではないのだった。

ジムとメアリには問題があまりに大きすぎたので、友人や家族の助けを求めようと決心した。このときまで誰にもジムのことを相談したことがなかったが、彼らは孤独を感じており、助けを必要としていた。

少し驚いたのは、いろいろな人からいろいろいろと異なったアドバイスをもらったことである。

エルンスト・フォゲル教授はジムの指導教官でビジネススクールでもっとも好きな先生であり、本当に親切だった。彼はジムが「本来の彼ではない」と気づいていて、何か悪いのだろうかと案じていた。薬物、アルコール多飲、夫婦の問題など彼が考えていたような可能性ではなく、むしろ自己不信と不安の問題であると知って、教授は安心したように見えた。ジムとメアリは彼が知るなかでももっとも素敵な若いカップルだったので、離婚してもらいたくないと思っていた。その上、ジムは教授が今まで担当した学生の中でももっとも優秀な一人で、出世間違いなしだった。ジムは魅力的で、頭が切れ、真面目で、正直で、創造的で、よく働き、まるで理想の息子のようだった。エルンスト・フォゲル教授はその分野ではかなり知られた存在だったので、教授の強い推薦があればジムをよい職に就かせることができた。教授はジムが仕事の面接のことでパニックになってしまい、求職や願書の準備をやめたと聞いて驚いた。教授はジムが心理療法士に診てもらうべきであり、そうすれば問題を引き起こしているどんなことでも乗り越えて仕事ができるだろうと考えた。

彼の妻にもいくらか不安とうつの症状があったが、心理療法が大いに奏功した。まったく薬の必要はなかった。治療を六ヵ月続け、それ以降元気にしていた。ジムにはそれがとてもよいように思われ、治療者の名前と電話番号をひかえた。老教授はこれまで会った誰よりも気持ちを引き立ててくれた。結局この問題も解決できるだろう。たぶん自分のコントロールを取り戻し、もとの彼に戻るはずだ。おそらく、心理療法が彼にどうすべきか示してくれるだろう。

彼らはジムの両親のマックスとヘレンにも助力をあおいだ。メアリの両親はどちらも亡くなっており、ジムの両親をもっとも頼りにしていた。メアリとヘレンは仲がよく、メアリは彼女を心から信頼していた。ヘレンはまた長い間会社員として働いてもいた「現代風の」女性だった。しかし彼女は非常に保守的でもあり、また非常に現実的で、だから彼女の完璧に近い息子が精神障害者になったと知ったら、どんな反応をするかわからなかった。というのは、それはモーガン氏以外には説明できないようなことだったからである。

コーヒーを飲みながら、ヘレンはメアリの話を熱心に聞いていた。そして手を伸ばして、メアリの手を握って言った。「あなたたちに言うつもりはなかったけど、今知っておくべきだと思うから話すわ。ちょうどジムが生まれたころ、私もまったく同じような経験をしたのよ。」

ヘレンは二十歳後半に感情がまったくコントロールできなくなり、強い不安と落胆を経験したエピソードを詳しく話した。症状はよく似ていたが、診断が違っていた。彼女は精神科医に診てもらい、内因性うつ病にかかっていると言われ、三環系抗うつ剤のノルトリプチリン［日本でも承認済。ノリトレン®］で治療された。薬は彼女をすぐに鎮めてくれて、約二週間で抑うつ状態は改善した。感情のコントロールができなかったのが、再び自分を取り戻した。それは奇跡のようだった。薬を徐々に減らしていき、約六ヵ月後には薬をやめることができた。ジムの妹が生まれたときにも同じようになったが、うまく治療できたというエピソードもあった。この二つのエピソードのほかは、彼女はずっと元気だった。彼女は昔の病気について話すのが少し恥ずかしかったので、子どもたちには話さなかった。明らかにうつ病は遺伝し、ジムもそのとおりであるかもしれない。もしそうなら、同じ治療が効くはずである。

そしてヘレンは顔を近づけて静かに言った。「あなたは御存じ？　うつ病の人はときどき自殺するの。ジムがそんなこと考えていないかどうか聞きなさいよ。それは辛いことよ。でもあなたは知らなきゃいけない。不安とかパニック障害じゃなくうつ病だったら、彼の命が危ないわよ。あなたを心配させたくないけど、知らせておく必要があるの。彼がうつ病なら治療するべきなの。セレキサは多くのうつ病患者を救ったかもしれないけど、彼には逆効果だったのね。私は自分が経験したから、何年もかけてたくさんのうつ病に関する本を読んだわ。古い薬はセロトニンとそれ以外の別の神経の化学系に作用して、私のような、そしてたぶんジムのような、非常に重症で原因不明のエピソードに、いわゆる内因性うつ病って言われているものにより効果があるらしいのよ。これについてはもっといろいろ考えなければならないだろうけど。とにかくジムに良くなってもらって、元通りの彼になってもらいたいわね。」

ヘレンはメアリの方へ手を伸ばし、彼女を強く抱き締めた。二人とも涙がこぼれ落ちそうだった。「心配ないわよ、彼はきっとよくなるから。きっとうまくいくわ」と、ヘレンは言った。

メアリはヘレンがうつ病を患っていたことを知った。でもすばらしいことに、ヘレンはウェブを検索する必要もなかったのだ！　彼女は本と個人的な経験から、知識を得ていたのだ。

メアリはいろいろ考えながら家路についた。ジムが家に帰ってくるまでに、彼女は『ＤＳＭ』のウェブサイトを調べ上げていた。ぴったり！　大うつ病に完璧に当てはまったのである。希死念慮についてはわからなかったが、彼には確かに他のすべての症状があった。抑うつ気分、意欲減退、体重減少、不眠、身体の落ち着きのなさと焦燥感、疲労感、活力の喪失、無感動、思考と集中の障害である。彼女はその問題にきちんと対処できるように感じ、ジムがドアから入ってくるのを今か今かと待ち構えた。またＨＭＯへ行き、うつ病治療の専門家でさまざまな可能な治療剤すべてに精通した精神科医を紹介してもらうことになるだろう。「イエローサブマリン」を口ずさみながら、彼女はサラダ用のタチチシャを洗って、乾燥トマトソースをキッチンに取りに行き、ＨＭＯに言う文句を考えていた。

夕食をとりながら、ジムは、「僕は心理療法士に診てもらって問題の核心を究明することにしたよ」と言った。それはひどく苦しい自己への疑いと決断不能の三ヵ月の後、ついに決心したようだった。メアリはなんと言ったらいいのかわからなかったが、彼女自身はまったく違う考えを持っていた。そこで彼女は一つだけ質問した。

「どうしてそう決めたの？」

ジムは尊敬するフォゲル教授に会ったときのことを話した。フォゲル教授はジムがＭＢＡを取得するために精を出した三年のあいだジムのことを一人の学生というより自分の息子のように思ってくれていた。彼女はどんな「核心」にたどりつくのかははっきりとわからなかったが、フォゲル教授の考えに反対しなかった。ジムはいつもはとてもまともで、よく適応していた。心にはメアリの理解できないことがたくさんあるし、おそらく心理療法は効果があるはずだ。助けになるなら何でもよかった。しかし彼女は、ヘレンとの会話から得た新しい洞察を彼と分かち持つ必要がどうしてもあった。

「心理療法はいい考えだと思うわ」と彼女は言った。「おそらくあなたがもっと自信を持つのに役立つだろうし、昔のあなたらしくなる助けになるわ。診察予約をどうやってとるのか、調べましょう。私もあなたのお母さまから本当に役立ちそうな情報をいくつかもらったのよ。」

メアリはヘレンと話したことをしゃべり始めた。希死念慮について尋ねると、ジムは数ヵ月もそのことで頭がいっぱいで、ピストルを買おうかと考えて「フィン・アンド・フェザー」というその地域の銃砲店にまさに行こうと思っていたことが明らかになった。

「ジムお願い。そんなことしないで。私、あなたをとても愛しているわ。あなたを失うなんて耐えられない。お願い、私にもあなたが必要なのよ。私はただ生活が普通に戻ってほしいだけなの。」

元気いっぱいでしっかり者だった夫、ジムは、静かに泣き、自分はもはや彼女にとって価値がない、役に立たない男だとぶつぶつしゃべり始めた。

メアリはヘレンの話をした。ジムは母も岩のようにしっかりした人だったので驚いたようだったが、いくぶん慰められた気もした。もし母親が二回のうつ病を切り抜けてもそんなに立派に見えるのなら、彼にだってきっとうまくできるはずだ。メアリは銃を持たないこと、自殺をしないとの約束も引き出した。長い間メアリとジムは一緒に、いい仕事、素敵な家、かわいい子どもたちを持つチャンスを待ってきた。ジムはザナックスが少しは効いていたように思うと告白し、とりわけ習慣性のある薬など何も飲みたく<ruby>は<rt>、</rt></ruby>な<ruby>か<rt>、</rt></ruby>ったのだが、服薬にはいくぶん望みがあるように見えた。彼らは薬と心理療法という両面から問題に取り組むことにした。メアリの方が暇があったので、そして、医療にかかわる事務的仕事に我慢強かったので、彼女が責任を持って必要な予約をとることにした。

メアリは月曜日、ランチタイムのあいだじゅうHMOに抗議した。何度も電話をやりとりしたが、自殺の話をすると担当者は恐れて、ようやく精神科医に紹介することを了承した。しかし、心理療法までは認めなかった。ジムが二週間に一度のモーガン氏との十五分間の診察を受け入れないなら、「自腹を切って」支払わなければならない。そしてモーガン氏はやろうと言った。しかし、HMO内の六回の短期心理療法が、H

MOのカバーするすべてだった。メアリはHMOに認可された精神科医とジムが会う予約をとった。それは二週間も先で、無限に長いように思われた。電話を切ってから状況を考え、彼女はもう一度電話して、ジムの希死念慮について受付係に言った。その受付係は思いやりのある人で、ジムのために週末の金曜日午後に緊急診察予約をとってくれた。

メアリはフォゲル教授の推薦する心理療法士についても聞いてみた。受付係はそこが独立した民間のグループ診療で、三人の心理学者と一人の精神科医で構成されていると説明した。ジムはある時点で少なくとも一回はそこの精神科医の診察を受けねばならないが、週一回の治療は心理学者のうちの一人によって行われるということだった。フォゲル教授の推薦してくれた心理療法士のエミリー・ブリル先生は、水曜日午後があいており、そのとき初回の評価面接を受けることが可能だった。それには二〇〇ドルかかり、その後のセッションごとに一〇〇ドルかかるということであった。メアリはため息をついた。たくさんのパスタや家具が買えるのに。何度も通ううちには家の手付け金ほどにもなるだろう。しかし、その治療はジムが望んでいるものだった。それに、彼女はジムに良くなってほしかった。彼女は水曜日に予約をとった。

ジムは水曜日にブリル先生に会った。彼女は五十歳過ぎに見える小柄な白髪混じりの女性で、印象的なオリーブ色の肌と射通すような黒い目をしていた。彼女はジムの母親に似てはいなかったが、母親と同じように真面目な振る舞いで、すぐ好きになった。彼女は「彼の問題」の今までの経過、たとえば不安と抑うつの感情、夜間の不眠、吐き気と嘔吐などを再検討することから始めた。彼女は、いろんな薬が彼にどのように影響を与えてきたか、たとえばSSRIによる大失敗についてとザナックスによって最近改善したことなど、彼の話を熱心に聞いた。彼女は一時間をかけてその他多くの質問、たとえば両親のこと、メアリのこと、小児期と思春期のこと、課題に直面したときいつもどう対応したか、友達や目上の人とはうまくやっているか、将来の希望などについての質問をした。最後に彼女はこう言った。「たぶん状況に依存した不安と抑うつだと思います。おそらくあなたがすぐに直面するであろう生活上の変化、たとえばホワイトカラーの世界に新しい仕事を探したり、新しい都市に引っ越して友達や家族と離れてしまうこと、自分自身の家庭を始めるようになることなどがこの病気の引き金になったのでしょう。一度に全部を引き受けるには多すぎます。たぶんあなたが思っている以上に、こういう変化のすべてがあなたを脅かしています。でも確信を持ってそうだと言えるまで、もう二、三回あなたを診なければなりません。どうして今こんなことが起こってしまったのか、あなたが理解するのを援助することと、次にあなたが大きな課題に直面したとき、もう二度と起こらないようにするにはどうしたらよいかを考えていくことに努めます。」

これはジムにはとてもすばらしく思えた。しかし彼は費用が気になったので、それを口にした。

「これはあなたの健康への長期投資です」とブリル先生は答えた。「あなたの健康はもっとも大事な財産ですよ。大事にしなければ。」

それはジムにも理解できた。結局はビジネスと同じことだ……投資額はかなり高いものだったけれど。しかしおそらくこの診療所の精神科医には会わずにブリル先生とだけ会うことができるだろう。HMO認可の先生に会う約束をしていたので、費用が重複してかかることになる。

「ああ、ごめんなさい」ブリル先生は申し訳なさそうに言った。「私たちの診療システムでは、私のところにきた方は、グループの精神科医に診ていただかなければならないのです。これは治療の連続性のために重要だと考えています。私が心理療法をし、精神科医は薬の決定をしますが、私たちはチームとして一緒に働いているのです。」

ジムは板挟みになった感じがしはじめた。というのは、HMOの精神科医の診察を受けなければならなかったし、その医師から異なった処方や指導を受けるのではないかと思ったからである。彼はブリル先生がセレキサ、ザナックス、彼の母親が飲んでいたノルトリプチリンについてどう考えているのだろうと思った。

ブリル先生は微笑んだ。「私はこんなふうに考えています。薬は松葉づえのようなものなのです。辛いときを過ごす助けになるから、おそらくあなたはしばらく飲み続ける必要があるでしょう。でもいつかは飲まなくて一人立ちできるようにならなければいけません。それを学ぶ助けになるのが心理療法です。どの薬を飲むべきかに関しては、わたしはまったくわかりません。ハウトマン先生が、私たちのグループの精神科医ですので、決めてくれるでしょう。お帰りの際には次回の私の継続面接とハウトマン先生の予約を受付の者がいたします。一方で、HMOの医療保障をどうするかご自分で思案しなければなりません。」

ジムは診療所を出る途中、受付のデスクで立ち止まった。ブリル先生の次回診察は二週間後で、その後はだいたい毎週であった。ハウトマン先生の診察予約は以降三週間はとれなかった。ジムは無視されようとしているのか、それとも自分が本当に望むことを決める時間を与えられようとしているのか、よくわからなかった。彼の何が悪く、それをどう治療するかには多くの観点があるということは確かなようだった。どうやって治療を受けどうやって支払うかをはっきりさせることも、また難しかった。本当に混乱した人やあまり教育を受けていない人は、これまでこのような問題への援助をどうやって得ていたのだろうかと思った。

HMOの推薦する精神科医ウォーカー先生に、ジムは金曜日に会った。ウォーカー先生も五十歳台のさわやかで、知的で、とてもプロフェッショナルに見える白髪混じりの人であった。彼は『アメリカン・ジャーナル・オブ・サイキアトリー』や『ニューイングランド・ジャーナル・オブ・メディシン』のような最新の医学雑誌を持っていて、しわになって明らかに読まれた状態で机の上に置いてあり、医学の進歩の最先端についていっていることをうかがわせた。彼もまたはジムの診察に一時間使った。彼はHMOから送られたカルテを注意深く再検討したので、かなりのことを知っているという話から始めた。「辛いときですね」とウォーカー先生は言った。「五分から十分ぐらいで、あなた自身の言葉ですべてをまとめてくれますか。まず、最初に何か悪いと気づいたときから始めてください。」

もうその話にはうんざりしかけていたが、それでもジムは再び話した。今回は、母親の病歴、薬が効いたこと、彼の自殺念慮のことを付け加えた。それを言うのはいやだったが、メアリが言わなければならないと言っていた。メアリがどうやってうつ病のDSM基準を調べたか、彼がどのように同意しなければならなかったかも述べた。二人の息はぴったりあっていた。それは天国というより地獄でのことのようではあったが。

「でもあなたがたの結婚は天国で結ばれたようですね」とウォーカー先生は言った。「こんなに賢くて献身的な奥さんを持って、あなたは幸せです。お互いになくてはならない関係だという奥さまは正しいのです。自殺しないと私にも約束をしてください。少しでもそんな気持ちになったら、すぐに私に電話してください。」

「私はあなたが重いうつ病だということに同意します」とウォーカー先生は続けた。「あなたのお母さまは正しいです。それはわれわれが「内因性うつ病」と呼んでいるものです。というのは、明らかな突発的な要因によって起こるのではなくて、内なるものから出てくるように見えるからです。この場合幸いなことに、三環系抗うつ剤が効いたというお母さまの手がかりがあります。それをザナックスと一緒に処方しましょう。ザナックスは、これからの二週間、うまく生活できるように支えるでしょう。三環系は古い薬で、副作用のため最近はあまり使わない先生もいますが、あなたのような問題を持った方にはまず「有効性を確認済み」と見て大丈夫でしょう。この場合、あなたのように健康な若い人にはとくに、副作用は逆に有利です。三環系は少し鎮静させるので、不眠と不安にはすぐ効いて、二週間以内に基本的なうつの症状をかなり消してしまいます。ジム、うつのエピソードを切り抜けるためにしばらくは松葉づえを使いますが心配しないでください。気分を改善する薬がくせになる心配もいりません。しかるべき時がきたら、徐々に減らして、あなたはまったくの健康になるのです。ましになるんじゃなくて、健康になるのです。あなたのような人が良くなった例はたくさんありますよ。」

「心理療法で問題の核心に迫るというのはどうでしょう？」ジムは尋ねた。

「心理療法は多くの人の助けになります。」ウォーカー先生は答えた。「しかしあなたに必要かどうかはよくわかりません。今は確かに混乱しておられるので、こう言うと奇妙に思われるでしょう。けれど、あなたはごく普通で、心理学的にも健康な人に見えるのですよ。あなたはすばらしい結婚をし、多くの友達がいて、両親との関係も親密で、フォゲル教授のような目上の人や同年代の人ともうまくやっています。これからの二週間ほどどんな気分かを見て、それから自分で決められたらどうでしょう。心理療法を受けたいと希望するなら、ブリル先生のグループはとてもいいですから、続けることができます。ハウトマン先生と私は協力してうまくやれるでしょう。ＨＭＯプログラムだけで行きたいと希望されるなら、そして私が心理療法が必要だと感じたら、私が心理療法をしてさしあげられると思います。でもあなたを苦しませているこのうつ病をまず取り除きましょう。そうすればさらに助けが必要かどうか、あなた自身でもっとよく決められるでしょう。」

＊　＊　＊

ジムとメアリは幸運だった。目覚めながらの悪夢はこの時点で急速に終わりを迎えた。次の二週間のあいだに、ジムは確実に良くなっていった。よく眠れるようになり、ついにはまったく健康になった。食欲も戻り、いつもの体重を取り戻した。三週間後には元通りの自分になった気がした。たった一ヵ月前までどんなにみじめな気持ちだったかを思えば、まったく驚くべきことだった。もちろん服薬はしていたが、彼は今は必要だが一時的な松葉づえだと思っていた。薬を飲まなければならないのはいやだったが、少なくとも効果があった。彼はブリル先生が大変気に入っていたが、診察予約はキャンセルすることにした。ただこれ以上の援助を必要と思わなかったからである。メアリ、父母、そしてフォゲル教授はジムに十分な心理的サポートを与えてくれていると思えた。彼は大学院を卒業し、仕事に応募し、面接をきちんとこなし、五つ六つものすばらしいオファーをもらった。彼はミネアポリスの3Mでのマーケティングという、夢みた職を選んだ。そこはイリノイ州西部に住む家族にかなり近く、両親もしばしば孫に会うことができた。彼は薬を漸減し、六ヵ月後には停止した。

五年後、彼にはいまだ次のうつ病エピソードはない。

第3章

故障した脳と混乱した心

間違った二分法

おお栗の木よ、大きく根を張り花を咲かせている木よ、
おまえは木の葉か、花か、それとも幹なのか？
おお音楽に合わせ揺れ動く身体よ、おお輝く眼差しよ、
踊り手と踊りをどうして識別できようか？
――ウィリアム・バトラー・イェーツ
『生徒たちに混じって』

心の中で人生をたどり、どこにいたのか、今どこにいるのか、そしてどこに行こうとしているのかを探ろうとするとき、われわれは非常に基本的な二つの手段を用いる。一つは分析であり、もう一つは統合である。分析とは、物事を文字どおり部分へとバラバラに壊してしまうことである（analysis（分析）は、ana-（バラバラに）と -lysis（壊す）から構成される）。老年期に達した詩人イェーツは、子どもたちであふれる教室を歩き回り、彼らの過去と未来そしてすべての人間の過去と未来に想いを馳せていたが、ただそこに立つ一本の栗の木を分析することによって、人生の連続性と不連続性についてあれこれ考えるのをやめる。木

はどこで始まりどこで終わるのか。どの部分がその中心なのか。それは樹幹かもしれない。なぜなら、そこから木は成長し、毎年再び春が巡ってくると木が再生するから。それは芳ばしい香りと美しい色の、はかない花かもしれない。なぜならそれは死に行く前に種子をつくるから。それは木の葉かもしれない。なぜならその緑の傘は木全体の呼吸をし、木が生命を維持していくためのエネルギーを与えるから。しかしながら、唯一明らかなことは、これらのうちの一つではなく、すべてが欠かせないということである。

分析は強力な手段である。人間は、意識的に分析をすることのできる唯一の生物であろう。われわれは物事の構造や構成を知るために分析を用いる。連続した時間をバラバラにして、過去、現在、未来、といった概念をつくり出すことができる。自分たちと他者との相互関係を定義して、家族、種族、国家といった概念を発展させることができる。地球表面や宇宙全体に境界線や地域を区切り、地図に分割し、それらに地球とか水星とかの名前をつけることができる。われわれは物をバラバラにしてしまった後、それを計量し測定するためにメートル、マイル、分、といった単位を考え出すことができる。物事を見たり計ったりするときには、希少価値（たとえば金）、美的価値（たとえば芸術）、有用性（たとえば食物や水）などの価値尺度を用いて評価する。

われわれは、分析すればするほど、理解しているように感じる。分析すればするほど、コントロールできそうに感じる。メガバイト、ミリメートル、ミレニアムなどの単位をよく使用するが、これらには本質的な意味はなく、単に人間が考え出したものであるということをわれわれは忘れている。あらゆることを理解しようと努力するあまり、われわれは何も理解できていないのかもしれない。あまりにもたくさん、あまりにも巧妙に分析することにより、物事をバラバラにしてしまい、そのもっとも大切な核心や意味を失っているのかもしれない。

統合はその逆の手段であるが、われわれはその手段を用いることがあまりにも少なすぎる。統合は、ばらしたものを再び組み立てて物事の全体像を復元することである（synthesis（統合）は、syn-（共に）と -thesis（概念）とから構成される）。統合することによって、分析的な考えによって破壊してしまった物事を、あるがままの純粋で健全な状態で見ることが可能になる。もしわれわれが統合的思考を十分に活用することができれば、分析的思考より難しいかもしれないが、物事を実際にあるがままに認識することができる。統合によって、物事が自然界に存在するがままに、造物主が創造したままに、境界線や障壁のない姿で見ることが可能になる。イェーツが述べているように、われわれには「踊り手と踊り」の識別はできないのであり、部分よりも全体を大切にするべき場合がある。

＊　＊　＊

精神疾患の理解は、人間の分析好きのために阻まれてきた。われわれは長年にわたって、一連の間違った二分法とまったく恣意的な類型化を編み出してきた。われわれが分析したり考えたりするのに役立つように単純な構造にしてしまうためには、二分法は便利かもしれない。だが、あまりに二分法に頼る場合が多くなりすぎて、物事の本質を明確に認識する妨げとなっていることが多いのも事実である。精神疾患に関する議論に用いられる二分法の大きな間違いには、心と脳、薬剤療法と心理療法、遺伝子と環境などがある。われわれ人間の分析好きのために、「どちらか一方」でなければならないと間違って考えるようになっているけれども、たいていの場合、実際の正しい答えはこれらの「両方」である場合が多い。

「心」対「脳」

たとえば「不安がある」という症状の訴えに対して、多くの人がまず尋ねるのは、「まったく心の中の問題」なのか、それとも「実際に存在する」のかという質問である。この質問は普通言い換えると、「精神的か身体的か」の問題であり、心に原因があるのか身体にあるのか、あるいは、心に原因があるのか脳に原因があるのかということになる。一番よく使用される二分法は、「身体」対「脳」である。しかしながら、脳は身体の一部であるから、これは明らかに間違った二分法である。しかしこの誤った対比すら一部の人々の考えの中になお浸透しているようである。前に述べたジムの診断の第一段階は、糖尿病とか甲状腺疾患といった身体的原因を除外することであったが、ジムの不安の原因には、それらの明白な身体的説明が見つからなかった。それゆえに嘔吐、体重減少などその症状の多くは身体的なものだったけれども、「身体」は症状の原因としては除外されてしまった。HMOは、検査結果には身体的原因が見られなかったとして、ジムに問題なしとの健康診断書を与えたのである。そのため、ジムがもっとも必要としていた「心＝脳」の問題解決にとって、それ以上の援助が与えられることはなかった。

ジムがモーガン氏の診察を受けに行ったときの次の二分法は、「心」対「脳」であった。これはより危険で間違いやすい二分法である。モーガン氏はジムに認められる一連の症状の中の「身体的」面をすばやくキャッチし、薬剤療法で治療するのが最善の「脳疾患」にかかっているとジムに断言した。ジム、メアリ、フォゲル教授を含めたほとんどの人が、言葉にはしなくとも、ジムの問題は心にあるのか脳にあるのか、そして、その判断によっては異なった治療を受けるべきなのかという疑問に悩んだ。（幸いなことに、このときには、おそらくHMOの人以外は、誰もが、ジムの症状が「本物」かどうか疑問に思ったりはしなかった。）

心と脳の区別はわれわれが毎日使う言葉の中にしっかりと埋め込まれている。「脳」は身体的器官を指し、一方「心」は抽象的概念を指す。心は触わることができないので、それほど「本物」ではないと見なされる場合もある。他方、脳は「もっぱら身体的」であるがゆえに、それほどおもしろくもないし重要でもないと見なされることがある。しかし、踊り手と踊りの区別がつかないように、脳と心も区別はつかない。それらは同じものの物としての側面と活動としての側面を指す二つの異なった言葉であり、生きている人間においては、そのどちらも他方なくしては存在しない。いわゆる心は、分子、細胞、解剖学的レベルにおいて、脳の中で起きている活動の産物である。

事実、人間は心と脳の関連について早くも石器時代には気づいていたようである。のこぎりによる開頭手術を受けたり、ドリルで穴を開けられた石器時代の頭蓋骨が残存している。のこぎりの開頭手術は、精神疾患や癲癇（てんかん）を起こしていると信じられていた悪霊を追い出すための医療だったと推測されている。古代の傑出した医学者であるヒポクラテスは、次のように述べている。

人間の快楽、喜び、笑いと冗談は、悲しみ、苦痛、悲嘆、恐怖と同様に、脳によって、脳によってのみ、生まれてくることを知るべきである。とりわけ脳によって、われわれは考えたり、見たり、聞いたりしている……

心と脳の間違った二分法は特に問題がある。なぜならば、この二分法が用いられることによる、さまざまな誤解と処遇とがしばしば見られるからである。この二分法により病気は「身体的あるいは神経学的なもの」

と「心的なもの」との二つに区分けされ、前者にはていねいな処遇が、そして後者には汚名と烙印が与えられる。この烙印は社会的、経済的差別をつくり出す。就職するときや大学入学を志願するときに、精神疾患にかかったことがあるかどうかの質問に記入しなければならない場合がある。この手の質問は、車の運転、健康保険への加入、軍隊への志願の申請書にも載っている。もちろん、健康に関する資料に意味はあるであろう。しかしながら問題は、精神疾患と他の病気との間違った区別であり、まったく害のない精神疾患を持っている人々を排除してしまうということである。たとえば、私が聞いたところでは、ある医科大学の学長は、うつ病になったことがある志願者の入学を許可しないだけでなく、家族にうつ病の既往がある場合にも許可するべきではないと話したという。広く門戸を開くことの方が、捨て去ることよりはるかに大事であるのに。メアリとジムが経験したように、ほとんどの健康保険は精神疾患の保障範囲に「上限」を設けていたり、その保障をカバーしていない。健康保険では精神疾患を同等にカバーしないことの主な理由づけは、心の病気と脳の病気は違うというものである。

このような烙印と差別があれば、精神疾患を持った患者が、自分は脳の病気だと強調したがるのも不思議ではない。そうすることによって彼らの病気は正当化され、ていねいに治療される可能性が高くなるからである。神経科学の発展により、このような見解を支持する証拠が着実に積み重ねられている。統合失調症、躁うつ病(双極性および単極性気分障害)、種々の精神異常、多くの不安障害が、神経科学や分子生物学の近代的手法を用いて研究され、なんらかの「身体的」根拠や要素を有することが証明されている。しかしながら、この理論を主張しすぎて、角をためて牛を殺すという諺どおりの間違いを犯してしまう危険がある。心を抜きにして、脳だけに焦点をおくことは危険なことである。

精神疾患は、身体的要素を持つとは言え、やはり心的でもある。それがどれほど脳に原因があるとしても、その定義からしても、心に影響を及ぼす病であることは間違いない。記憶、会話、思考、感覚、情報の理解、社会情勢の把握、ストレスや挫折からの立ち直りなどのほとんどあらゆる人間の能力に影響を及ぼす病である。心の病について、心の重要性を無視したり軽視したりすることは、さらに別の意味の誤解や誤った治療の原因となる。心の病が単なる脳の病気と見られるならば、それは人間として扱われないという重大な危険にさらされる。精神疾患の患者は、「すべてに同じものを当てはめる」方法で「処理」できる一般的な「問題」として見られる危険にさらされる。身体病についてはー般的な扱いが可能であるとしても、心は人それぞれに固有のものである。精神疾患を持つ人は、それぞれ固有の個人的、社会的、経済的、知的な資質に照らして、個々の症状についての判断が下され治療されるべきである。

つまり、精神疾患を考えるとき、それを脳と心の障害として、統合的に理解するべきである。脳だけのものとして扱うならば、心のない理解になるであろうし、心だけのものとして扱うならば、脳のない理解となる。

「薬」対「心理療法」

精神疾患を「脳の疾患」対「心の疾患」(「生物学的」対「心理学的」と表現される場合もある)に分割する傾向は、また別の間違った二分法を導く。この間違った二分法は、しばしば、精神疾患はいかに治療されるべきかに関する論議に混乱を生み出す元となっている。

この論理は次のように進む。もしこの病気が心的なものであるなら、心理療法によって心を治療するべきであり、もし身体的または「脳に原因がある」病気ならば、薬剤療法のような、脳に作用する身体的治療をするべきである。

この種の論理の第一の問題は、心対脳の二分という基本的前提にある。心対脳あるいは、心的対身体的、あるいは生物学的対心理学的の対比は、広くに定着してしまっているので、人々に薬剤療法対心理療法との対比がいかに間違ったものであるかをわからせるには、この間違った二分法を指摘するだけでは不十分である。

このような間違った二分法からくる第二の問題は、二分法によって、精神疾患の治療に対して、他の病気には当てはめられない単純化が行われていることである。もし糖尿病になったなら、薬だけで治療すべきか、それともカウンセリングにより健康な生活を維持させるべきか、どちらを選択するかという疑問が出てくることはない。糖尿病の治療には、薬剤療法が必要であるし、生活習慣の改善も必要である。そのためには、食事療法、運動療法、さらに理想的には心理的サポートが必要である。心理社会的なコントロールは特に若い糖尿病患者には重要である。なぜなら、定期的にインシュリンを注射しなければならないことに加えて、友人に自分が身体的問題をかかえていることを伝え、友人たちが好んで食べるファーストフードは最小限にして頻回に定期的に食事をとらなくてはならないからである。冠動脈疾患のある人、またはその家族歴のある人も、必要な薬剤療法に加えて、食事療法、運動療法、ストレスを避けるなどの心理社会的コントロールによって治療される。高血圧症のもっとも重要な治療は、減塩食をとるという生活習慣を身につけることとも言われている。薬剤療法の必要性は、食事療法だけでは不十分な場合に限られる。背筋痛には、筋肉の強化と休養が効くことが知られており、鎮痛薬は必要なときしか使わない。その他にも身体の病気に関しては、治療法を組み合わせる例は数限りなくある。医師が薬剤療法と他の治療法の組み合わせを薦めるのは当たり前であり、間違った二分法によってその組み合わせが間違いではないかと思うことすらない。精神疾患については、どうして薬剤療法か心理療法かと対立させて問う必要があるのだろうか。
このような考えの第三の問題は、薬が心に影響を与えるということを認めず、心理療法が脳に影響を与えることを認めないことから起こるが、この点は、改めて強調する必要がないほど明白である。それにもかかわらず、二分法が存続しているように思われる。

薬が脳だけではなく心にも影響を与えるということに、ほとんどの人は気づいている。気づいていないとしても、「この薬には鎮静作用があります。車や機械を運転するのは危険ですから注意してください」との政府指定の注意書きが、アレルギーの薬のビンや鎮痛剤の処方箋に記載されていることは知っているだろう。「心の機能」とは、注意、覚醒、警戒、記憶、気分などを言う。精神疾患や他の疾患に使用される多くの種類の薬品（たとえば風邪に用いられる抗ヒスタミン剤）は、心の機能に影響を及ぼす。マリファナやヒロポンのような違法薬物が使用されるのは、まさに人々が魅惑的と思うほどに心の機能に影響を及ぼすからである。違法薬物の作用の最大のものが、心の機能に対する作用である。

それではどうして人は薬品＝脳（心ではなく）という過ちを犯すのだろうか。どうしてわれわれは、精神疾患を薬で治療することへの懸念を拭えないのだろうか。どうしてブリル先生はジムに、薬剤療法は「単なる補助」だと思うから、心理療法で病気の核心を突き止めなければならないと言ったのであろうか。いくつかの「心に作用する薬物」は違法であり処方薬が濫用される場合があるという事実は、精神疾患の治療に薬剤療法を用いることをタブーとする雰囲気の一因となっているだろう。逆説的に言えば、この間違いは、これらの薬品が「効き過ぎる」からこそ生じているとも言える。後の章で述べるが、過去五十年間の大きな成果のひとつは、三大精神疾患すなわち、統合失調症、気分障害、不安障害の症状を抑制・除去するための効果的な薬剤療法の進歩であった。少なくとも心の病気に対しては、ピューリタン的マゾヒズムによる、人間の苦しみはあまり早く和らげるべきでないとの感じ方があるのかもしれない。われわれは、ジムと母親の場合のように、抗うつ剤療法が、感染症に対する抗生物質の場合と同じくらいに驚異的な奇跡をもたらしたことを喜ぶべきである。しかしその反対に、われわれは心的苦しみは、そんなに容易に和らげられるべきではないと不安を感じ、案じているのである。

心を大変重要なものであると認めるがゆえに、心の病気は心理療法のような「より深い」手法で治療されるべきであるという感覚をわれわれは持っている。なぜなら心理療法は、心や感情や記憶といった心の機能に直接に作用するからである。薬剤療法の真の有効性が軽んじられない限り、心を治療するのに心理療法を用いることになんらかの問題はない。支持療法やカウンセリングの恩恵を受けている人は多い。そして長期の心理療法によって大いに助けられている人もいる。問題はそれを用いることにあるのではなく、心理療法の効果が心的でもあり身体的なものでもあるということに気づいていない点にある。心理療法は心と脳の両方に作用するのである。実際、脳がどのようにはたらき経験に応じてどのように変化するかを理解すればするほど、心理療法はニューロン間の結合や伝達といった「脳の機能」に影響することによって情動や記憶といった「心の機能」に影響する力があるから有効だということを、われわれは着実に理解し始めている。

第4章では、「脳の可塑性」という概念について詳しく述べる。この概念は、心と脳の両方についての新しい理解の基礎である。われわれの脳は絶えずダイナミックに変化しており、その変化は、心の機能や状態に、経験が影響を与えた結果として起こるということを強調しておきたい。心理療法は、学習、記憶、情動といった特定の心＝脳システムに作用する。現代は神経科学の黄金時代ともいえ、人の学習メカニズムが解明されつつある。情報を蓄積し利用するために、感情的な出来事に対応するために、変化し続ける外の世界に適応していくために、脳がその構造と化学的過程を変化させている仕組みが解明されつつある。心理療法の真髄は、人々がその感情、思考、行動において変化するのを助けることである。これは、現在用いられている多様な心理療法の手法――認知療法的な方法、精神力動的な方法、心理社会的な方法、行動療法的な方法――によって起こると思われる。しかしこれらの手法が効果的であるほどに「可塑的な脳」に変化をもたらすとき、「可塑的な脳」は新しい反応と適応のしかたを学習し、その後その人の感じ方、考え方、行動のしかたの変化となって現れるのである。心理療法は、「ただ話すだけ」と軽視される場合もあるが、薬剤療法と同様にそれ自体として「生物学的」なのである。

１９５０年代に、向精神剤による薬剤療法が精神疾患、うつ病、不安障害の治療に初めて使用されるようになったとき、多くの人々は、精神科医も含めて、心理療法の方が「問題の根源」にかかわるがゆえに「より良い」と考えていた。しかし、薬剤療法が顕著な効果を現したため、この議論はしだいに擁護されなくなった。１９８０年代までには、ほとんどすべての精神科医とたいていの心理学者は、薬剤療法が多くの精神疾患の治療法として確立されていることを認めている。２００１年以降の論点は、それぞれの特質を持つ症状とそれぞれの特質を持つ個人に合わせた薬剤療法と心理療法の正しいバランスを見出すこと、そしてそれぞれの患者とそれぞれの病気の治療にぴったり適合したさらに優れた薬剤療法と心理療法の開発を継続することにある。

薬剤療法と心理療法が対置され、互いに競合しあうなら、不幸な結果となる。患者は相反する意見に直面し、混乱し、不信を抱くことになる。患者は心理療法も必要とするのに薬剤療法しか与えられないかもしれないし、薬剤療法なしに心理療法しか与えられないかもしれない。最良の治療法は「どちらか一方」ではなく、必要に応じた「一方か両方」である。治療法はどうであれ、もっとも基本となるメカニズムは同じである。両方とも、脳の機能を変化させることによって心の機能に影響を与えるのである。

「遺伝子」対「環境」

精神疾患の原因について議論するとき、しばしばもう一つの間違った二分法に陥る。精神疾患は遺伝によるのか、環境によるのか。この二分法は他の二分法とも関連している。もし遺伝子に原因するならば、それは身体的、生物的、「本物の病気」であり、患者の汚名とはならない、「その人にはどうしようもないこと」となる。もし環境要因に原因するならば、それは心的、心理学的で、相対的に本物でなく、非難されやすい。そして精神的な弱さと問題に対処する能力の欠如によるものとなる。

この二分法について第一のそしてもっとも基本的な問題点は、人間生活において――正常であれ異常であれ――遺伝子だけによるもの、または非遺伝子要因だけによるものはほとんどないということである。第4章と5章で遺伝子と心＝脳について詳しく述べるが、そこでわかるように、同じ遺伝子を持つ一卵性双生児ですら、非遺伝子要因によって形づくられる影響があるので、多くの点で互いに異なっている。比較的まれな病気の中に、まったく遺伝的で環境の要因によって影響されないものがわずかだがある。これらの病気は、テイサックス病のように、たいていの場合子ども時代に発病する常染色体優性遺伝による致死性の病気で、通常生後数年以内に患者を死に至らせる疾患である。しかしながら、囊胞性線維症（のうほうせいせんいしょう）（肺の疾患）のような遺伝的要因の高い疾患であっても、その経過は薬剤療法や生活習慣の改善といった非遺伝要因によって十分に進行が抑えられる。現在でも囊胞性線維腫症はまだ不治の病気であるが、患者は環境調整のおかげで、今では以前より長く生き、より良い生活ができている。

ほとんどの病気は、ほとんどすべての精神疾患も含めて、遺伝要因と環境要因の複合によって起こされる。

医者や科学者はこのような病気を「多因子性」と呼んでいる。「冠動脈疾患のような、多くの一般的な病気は、家族性があり、ある程度遺伝性である。父親が五十歳代か六十歳代に心臓発作で死んだ子どもは、同じ不幸に見舞われる危険性が高くなる。しかし冠動脈疾患は、高コレステロールの食事をとるといった環境的要因によっても引き起こされる。冠動脈疾患の頻度は日本のような国では比較的低いことが知られているが、日本では主なタンパク源として肉や牛乳の代わりに魚をとっているからである。また、ストレスが冠動脈疾患や心臓発作の危険を高めること、規則正しい運動がその危険を低くすることも知られている。病気の中には環境的要素が非常に大きいものがある。いろいろな肺疾患（癌や肺気腫）は喫煙によって引き起こされる。また、まったく「環境的要素」によってのみ引き起こされるものもある。赤信号を突っ切る不注意なドライバーに当てられて骨折するのはその例である。骨折は身体的問題であり、どうすることもできなかった環境的出来事によって引き起こされ、まぎれもなく本物の病気である。

遺伝的であることと、「本物」とか「人がどうすることもできないこと」とを同一視することによって、病気の性質や道徳的責任の範囲についての明らかな誤解や混乱が生まれてくる。心臓疾患の家族歴のある人がフライやビッグマックを貪り食うとしたら、必ずしも道徳的に問題がないとは言えないが、普通は妻や子どもなど家族以外のものはこのことを注意しない。肺癌になって死にかけている人を、タバコを吸ったためだと厳しく非難したり、その人の「精神的な弱さ」を非難することもない。われわれは確かに不注意な運転手による交通事故の不運な犠牲者を非難することはない。車やスキーや飛行機の事故にあって怪我をした人を、非常に大きな危険を冒したかもしれないにしても、非難することはない。

精神疾患も同じように多因子性である。唯一、ハンチントン病は完全に遺伝的と言える例外である。統合失調症や自閉症のように、遺伝子だけではなく非遺伝子要因によっても引き起こされるものがある。また、

表3-1　双生児の一致率

病気の種類	一卵性双生児	二卵性双生児
自閉症	60%	5%
統合失調症、双極性障害、冠動脈疾患	40%	10%
うつ病	50%	15%
乳癌	30%	10%

気分障害や不安障害のように、ストレスや生活経験がその進行に重要なはたらきをする可能性があり、環境的要因の方が大きいと思われるものもある。われわれは、一卵性双生児が二卵性双生児に比較して「一致している」（すなわち同一の症状を発現する）頻度がどれくらいあるかを観察することによって、遺伝子要因と非遺伝子要因の相対的関与を理解する場合が多い。これは、一卵性双生児がほとんど同一の遺伝子を持つのに反し、二卵性双生児はその遺伝子の50パーセントしか共有していないからである。一卵性双生児と二卵性双生児の一致度を比較することによってその関係が得られる。表３‐１は、精神疾患と非精神疾患それぞれの、いくつかのよく見られる病気についてこの関係を示している。

自閉症は表の中でも際だって一致率が高い、もっとも「遺伝的」病気で、一卵性双生児で60パーセント、二卵性双生児で５パーセントの一致率を示す。統合失調症、双極性（躁うつ病）障害、冠動脈疾患は非常に類似しており、一卵性双生児で約40パーセント、二卵性双生児で10パーセントの一致率である。うつ病は一卵性と二卵性共に比較的高い一致率（50パーセントと15パーセント）である。乳癌は一卵性双生児で約30パーセント、二卵性双生児で10パーセントである。この表からわかるように、遺伝子はこれらのありふれた病気の発症になんらかの関与をしているが、それがすべてではない。なぜなら一致する遺伝子を持つ人でも、それぞれの病気の発症率が同じではないからである。すべての病気において、非遺伝子要因がずっと重要な役割を演じていると言える。

多くの人々が遺伝子と環境のあいだに間違った二分法を持ち込んでいるのは、遺伝子の性質や動態をよく理解していないからである。遺伝子については第5章で詳しく述べる。問題は、よくあることだが、われわれが用いる言葉にある。われわれは、「対」という言葉はまったく使うべきでなく、「遺伝子的」要因と「非遺伝子的」要因と言うべきであるのに、遺伝子 対 環境などと見当違いなことを言っている。「環境」という言葉はあまりにも漠然としている。それは、子宮の中で胎児の成長に影響するもの（母親の栄養とか喫煙など）から、ウイルス感染、大学に入学したときの精神的高揚（そう願いたいものだ）、愛する人を失うといったつらい個人的経験に至るまで、あらゆることを意味している。一番よいのは、この論題を細胞と遺伝子の観点から見ることである。遺伝子には、身体がそのさまざまな機能をいかにはたらかせるかを指示する遺伝暗号が入っていて、それは細胞分裂に始まり、身体のすべての臓器間および身体とそれを取り巻く世界との複雑な相互作用へと広がっていく。遺伝子の観点から見ると、遺伝子以外のすべてのものは非遺伝子であり、そしてその観点はおそらく正しいだろう。遺伝子は、細胞の中の温度や養分のような近くのものに影響されるし、また、遺伝子の所有者である人間が飲む一本のビールのような、遠く離れたものにも影響される。

さらに、脳と同じく、遺伝子には「可塑性」がある。遺伝子は「環境」によって影響され、その振る舞いは環境によって変えられる。遺伝子の遺伝暗号は多くの人々が思っているほど頑固な独裁者ではない。遺伝子には一連の静止した恒久的な指令が入っているのではない。むしろ、それ自身の「環境的」あるいは「非遺伝子的」経験に反応して、身体に与える影響を修正する。たとえば、遺伝子は細胞の養分の供給が少し低下してきたことに気づいて、より多くの養分を産出するようにという指令をオンにする。薬が組織に入って神経の細胞膜のレセプターを閉じようとしていることに遺伝子が気づくと、細胞がこの外部からの侵入者をやっつけて遮断を解くことができるように、追加のレセプターをつくり出し、「情報を感知するシステム」

を調整するよう指令を出す。遺伝子は、周りの細胞の数が増大しすぎていることに気づくと、その細胞を破壊するよう指令を発する。遺伝子は、自分の分裂に間違いがあったことさえも気づいて、それを調整するのである！

脳が可塑性を有すること——心の中で経験したことが脳に変化をもたらすこと——を認めがたいならば、遺伝子もまた可塑性を有し環境によって影響されるということはさらにいっそう認めがたいことである。しかし遺伝子には可塑性がある。遺伝子の可塑性を理解することにより、われわれは遺伝子的決定論から解放される。そうすれば、精神疾患や他の病気を引き起こすかもしれない遺伝子の指令を修正する方法がいつかわかるようになるだろうという希望が、見えてくるだろう。

統合的モデルを使って精神疾患を理解する

これまでに述べたような間違った二分法を捨て去り、世界が独断的な分割線のない連続から成り立っていると考えたとき生まれてくるより複雑な考え方を持つことができるなら、生命が実際どのようにはたらいているかをさらにいっそうよく理解することができる。それは、心対脳とか、遺伝子対環境という白と黒の二分法よりももっと豊かな色合いを持つ世界である。そして、そのような世界の方がより真実に近い。

精神疾患について考えるとき、分析ではなく統合を用いるならば、精神疾患の統合的モデルは図3-1に示すようなものとなる。（注　このモデルでさえ、心とか脳といった分割用語を用いているが、わかりやすくするためには分析的手法を使わざるをえない。）

どうして人は精神疾患を発病するのだろうか？　ジムを例にとってみよう。彼はどうしてうつ病になった

原因

以下のような多数の相互作用をする要因

遺伝子　遺伝子発現　ウイルス　毒素　栄養　先天性損傷　個人的経験

↓　↓　↓　↓　↓　↓　↓

脳の組織と機能

（脳の発達と変性、経験に反応する適応性変化、脳の化学物質、薬剤治療に反応する変化、心理療法に反応する変化など）

↓↑

心の機能

（記憶、情動、言語、注意、覚醒、意識など）

↓↑

特有の社会生活におけるかけがえのない個人

（特有の個人的社会的環境における個人の行動と反応）

↓↑

特定の精神疾患

（統合失調症、気分障害、痴呆、不安障害など）

図 3-1　精神疾患発症の統合的モデル

のだろう。うつ病がどう彼に影響するか、何が規定したのだろう。ジムの病状は重いのか軽いのか。ジムはどのように治療されるべきなのか。

精神疾患は通常、複合的な相互作用を持つ原因によって起こるが、その原因の多くはまだ詳しくは知られていない。その中には遺伝子に始まって多くの非遺伝子要因に至る影響力が含まれている。これらの要因はしばしば相互作用する。それらは互いに影響しあい、その結合した相互作用が脳に作用する。ジムはおそらく母親から受け継いだ遺伝的うつ病の素因を持っていたのであろう。それはより重度の「内因性」うつ病の素因であり、生活経験によってもたらされるものではない。ジムには明らかな病気の引き金はなかった。なぜなら彼にとっては万事順調であったから。しかし一方、いくつかの些細な引き金があるにはあった。彼の身体（脳も含めて）は流感の症状によるストレスを受けていた。おそらく脳細胞が機能する過程にウイルスがなんらかの衝撃を与えたのであろう。（ウイルスはニューロンに対し特有の影響力を持っている。）おそらく微熱によりニューロンの環境が変化して、遺伝子の発現に影響を与えたのであろう。おそらく流感が、全般的な不調と不眠をもたらし、ストレスホルモンに影響し、それが今度は脳に影響を与えたのであろう。おそらく彼は同時に二つの仕事をこなしていたから疲れていたであろう。そしてこのためにストレス・ホルモンが影響を受け、最終的に脳が影響を受けたのであろう。

要因が「遺伝子的」であろうと「非遺伝子的」であろうと、組み合わせがどうであれ、それらが互いに影響しあった。流感という「身体的」要因もあったし、生活経験という「心的」なものもあった。それらが脳に影響し、それから心と認められている脳の活動や機能に影響したのである。これらの変化に対する彼の反応もまた、いわゆる「ジムの人となり」によって影響を受けた（明らかにジムの人となりは彼の脳＝心の中に埋め込まれているのだが）。ジムは、三十四歳で、すでに立派な大人であり、精神的強さと弱さを併せ持ち、彼独自の社会で生活してきた。多くの人も認めるように、ジムは、基本的には快適な社会環境に生活しており、恵まれていた。彼を好ましく思い愛している人々に囲まれており、彼が頼めばすぐにでも、あるいは頼まないうちにでも、進んで助けてくれる人々がいた。彼には十分の経済力があって健康管理を受けることもできた。彼の人となりは、生来の適応反応として、物事を最大限に活用し、最善を尽くすことに慣れていた。だから彼の心＝脳が不安になりうつになったとき、「病状」は予想されたほど重くはならなかったし、治療は結果的に効果的であった。

彼が受けた薬剤療法は連続的に相互的に作用し、うつの回復をもたらした。それは脳の化学的機能に変化をもたらし、心の機能も変化させた。彼の集中力は改善し、うつの気分は晴れ、過度の過敏性も軽減した。これらの効果が現れてきているあいだに、専門家による、あるいは周囲の人たちによる心理的社会的な支持療法も受けた。母親のメアリとウォーカー医師は彼の自殺願望が危険な方向に向かうことのないようにした。

ウォーカー医師は彼が初めて診察に訪れたときにも簡単な支持療法を与えた。患者になったことのある人なら誰でも知っていることだが、少しの元気づけの（または落胆させる）言葉が、自分自身と状況の認識のしかたに大きな影響を与えうるのである。ジムは薬剤療法に加えて長期の心理療法は必要がなさそうだったので、それは選択しなかった。もし彼が支えてくれる友人や家族に囲まれていなかったなら、そして問題に対処するためのさまざまの適応法をそれまでに獲得していなかったならば、さらに心理療法が必要だったかもしれない。

ジムは特有の精神疾患を持ち、固有の個人的経験を持つ独自の人間である。精神疾患にかかっている人はそれぞれ同様に唯一無比であって、それぞれにわずかずつ異なる事柄の混合が起こっているのである。したがってわずかずつ異なる経過をたどることになる。なかには、もっともっと悲惨な経過をたどる人もいる。

ジムや彼のような人たちを助けなければならないすべての人にとっての最大の希望は、「複合的でないものなど決して存在しない」ということを忘れないことにある。もし科学者が原因の複合に気づかなければ、そのすべてを知ることは決してないだろうし、おそらくはそのうちのどれ一つとして知ることはないだろう。もし社会が心と脳は別であり、精神疾患は「別物であり」「悪い」ものだと決めつけるならば、誤解と、誤った処遇と、差別や偏見が続くであろう。もしわれわれが人を統合失調症患者、うつ病患者といったカテゴリーで見るならば、彼らを人として見なくなるであろう。

第2部
MIND MEETS MOLECULE

心、分子に出会う

第4章

脳

心、ダイナミックなオーケストラ

僕の脳は、僕が二番目に好きな器官なんだ。
――ウッディ・アレン
『眠る人』

脳は、われわれを人間たらしめる不可欠の基本を形づくる。脳の構造とそのはたらきを理解することは、われわれ自身を理解することでもある。正常で健康な脳は、複雑で、不思議で、しかも精妙につくられた器官である。脳があるからわれわれは、音楽、芸術、科学、建築、工業技術、政治組織、経済構造などのすばらしい技を発揮できる。われわれ一人ひとりは、かけがえのない脳を授かっている。そしてその脳は、学習したり生産的活動をすることによってさらに強力なものにもできるし、知的な活動を怠ったり不健康な生活習慣を続けたりしてその能力を失ったりもする。たとえば橋をかけるとか病気を治すといったよい目的のために脳を使うこともできれば、逆に今までにない、いろいろな新しいやり方で互いを傷つけたり破壊したりする目的に使うこともできる。

脳はまた、さまざまに「故障」することがある。そして精神疾患として知られている病気になる。「故障した脳」をもたらす要因の多くはその病気になる人にとっては制御の外にあるが、彼らは病気になったときにどう対処するかを決める「自由意志」を持っている。脳の故障がいかにして心の障害に至るかを理解するには、脳がどのように組織され、どのようにはたらいて思考や情動や個人のアイデンティティを生み出しているかの基礎的な理解が必要である。

脳理解の基礎

人間の脳は、何十億ビットもの情報を処理することを可能にした驚異の精密装置である。それは、小さくて、パワフルで、絶えず変化し続ける「生きているコンピュータ」であり、それを、われわれは一生のあいだいつも肩の上にのせて歩き回っている。それはほんの一キログラムを超えるぐらいの重さである。一人につきただ一つしか脳を持っていない。それゆえ、われわれは脳の構造と機能、そしてソフトウェアを常に新しくしたり、欠陥や不調和を最小限に抑えながらシステムを円滑に動かし続けたりする上手な手入れのしかたを理解しなければならないのである。

脳は、三つのタイプの組織から成り立っている。灰白質、白質、脳脊髄液（ＣＳＦ）である。図４‐１は、三種類の脳組織の違いを示している。上図は、通常の磁気共鳴イメージング（ＭＲＩ）によって可視化したもので、下図は、コンピュータプログラムによって脳組織を上記の三つに分けたものである。

灰白質は、解剖学の脳標本（死後脳）では相対的に暗く見えるので「灰白」と呼ばれる。その暗い色はニューロンの細胞体が密に詰まってできている。図4 - 2はニューロンの模式図である。

ニューロンの細胞体は、脳内で基本的な「指令機能」の役割を果たしている。われわれは皆、大きな脳（大脳）の中に、最盛期には約10の11乗（１００億）個もの「指令細胞」を持っている。普通それらは正常な加齢現象の一つとして徐々に数が減っていくが、アルツハイマー病やパーキンソン病などの神経変性疾患の患者では急速に減少する。ニューロン細胞体には細胞核がある。細胞核はＤＮＡ（デオキシリボ核酸）からできているが、それは「遺伝暗号」の源であり、第5章に詳しく述べられている。ニューロンの細胞体にはまた、ニューロンに新陳代謝のエネルギーを供給する細胞の「バッテリー」、ミトコンドリアも含まれている。そして、ニューロンは、脳の情報伝達と「ハウスキーピング機能」を担っている酵素、タンパク質、

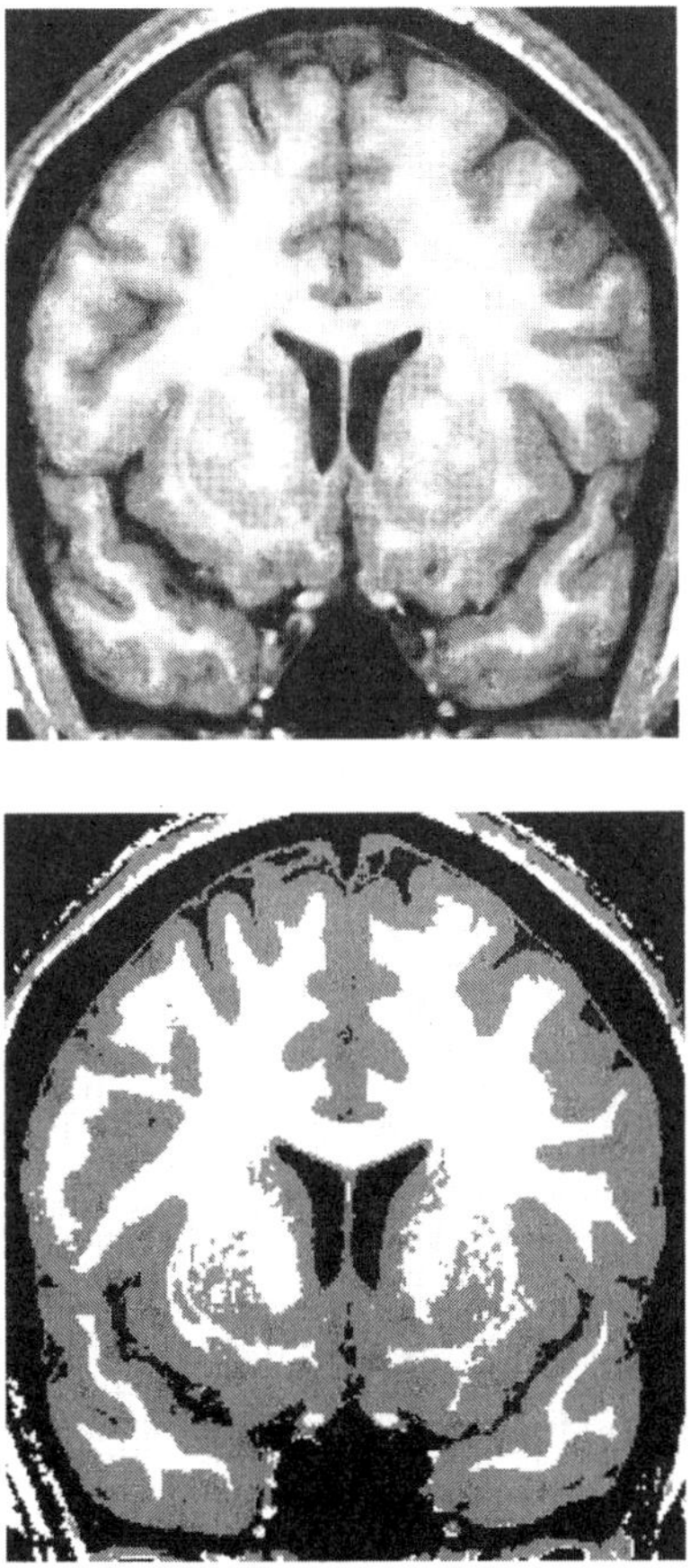

図4 - 1　ヒト脳の組織のタイプ　上図は、典型的なＭＲスキャンで、下図は、灰白質、白質、脳脊髄液 (CSF) に分類処理した脳の組織構成を示している。

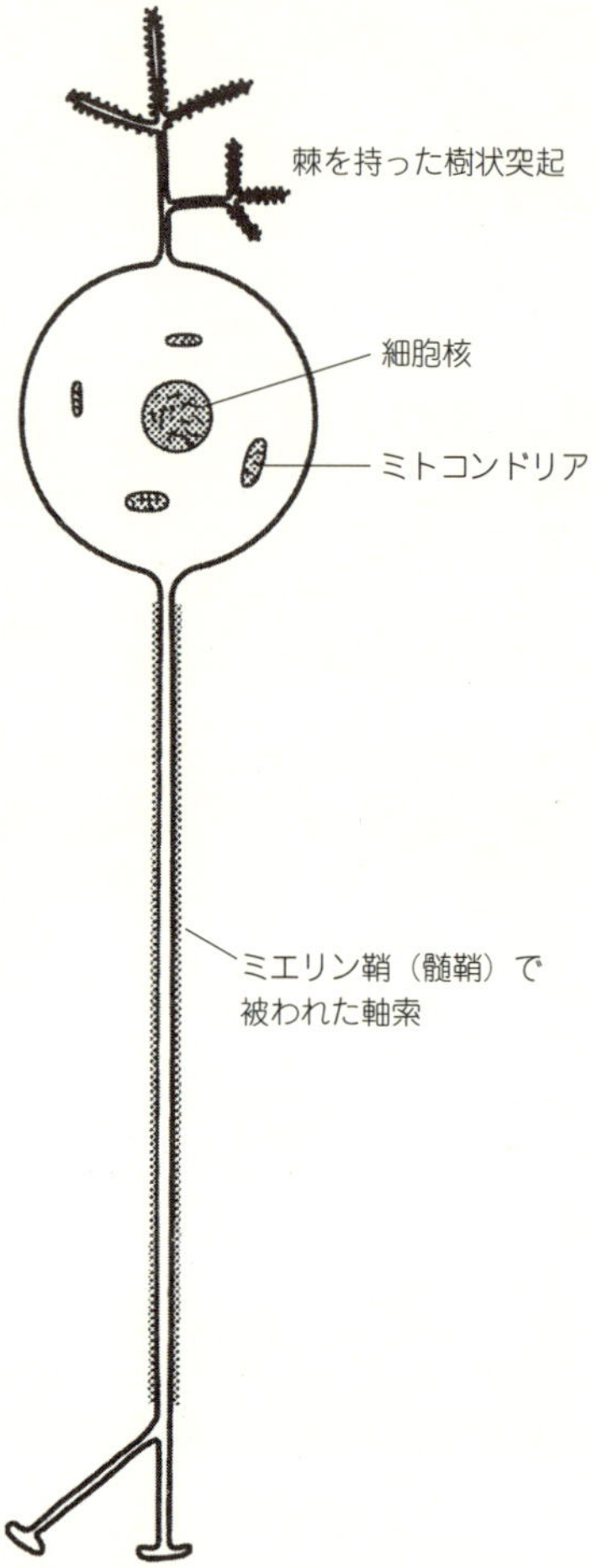

図 4 - 2　ニューロンの構造

神経伝達物質を産生する装置を持っている。神経伝達物質は、ニューロンが互いに情報を交換したり、細胞のエネルギーレベルを維持したり、老廃物を除去したりする化学メッセンジャーをつくっている。ニューロンの細胞体は、小さく鋭く枝分かれした突起に囲まれている（「樹状突起」）。その突起によってニューロンは比較的短い距離間でお互いに語りあい、同時にたくさんのメッセージを受け取っている。

ニューロンの細胞体は脳の表面に高密度に分布しており、樹皮で覆われたような外観を呈しているので、その外表は大脳皮質と呼ばれる（脳の「樹皮」を意味する）。また、ニューロンが集中している小さな島が脳の内側深くに存在する。これらは「皮質下」領域と呼ばれる（皮質の下の領域を意味する）。

白質は、死後脳組織やほとんどのＭＲ脳イメージング（ＭＲＩ）で灰白質よりもずっと明るく見えるので、「白質」と呼ばれる。ニューロンは、そこらから出ている軸索と呼ばれる長い「ワイヤー」で互いにつながっている。それによって、各ニューロンは比較的長い距離を隔てていても互いにメッセージをやりとりすることができる。ニューロンの細胞体は、細胞の遂行機能の大部分を司っているが、細胞の体積の大部分、ほぼ90パーセントを軸索が占めている。軸索はミエリンと呼ばれる脂肪性の絶縁体で覆われているので、白く見える。絶縁体の厚さは、細胞の機能によって変わる。少量の絶縁体を持つ細胞（たとえば痛みを感じる細胞）は、多量の絶縁体を持つ細胞よりも速くメッセージを送る。たいていの脳の病気は指令センター（細胞体）を攻撃するが、白質を破壊する少数の病気がある。それは脱髄疾患と呼ばれ、多発性硬化症（ＭＳ）や筋萎縮性側索硬化症（ＡＬＳ、もしくはルー・ゲーリック病）がある。白質の病気はニューロン同士をつないでいる「ワイヤ」を切断する。

脳は、内側も外側も脳脊髄液（ＣＳＦ）に浸されている。ＣＳＦは、栄養分と脳の活動の産物を含んでいる。ＣＳＦを含む脳の内側部は「脳室」と呼ばれる。健康で若い脳は、脳表や脳室内のＣＳＦが比較的少ない。長い間、内側部や脳表のＣＳＦの量をモニターすることが、脳損傷や変性が発生したか否かの決め手だった。もし脳室が拡大したり脳表のＣＳＦが増加すると、ＣＳＦは失われた脳組織に置き換わるので、医師には、脳組織が減っており、脳に何か異常があるということがわかる。

ヒトの脳の表面にはしわがたくさん見える。おそらくそれは、ヒトの心というものの系統発生的な成熟もしくは進化の年月を反映しているのであろう。ＭＲＩから再構成されたヒトの脳の表面のイメージを図４-３に示した。脳の表面は脳回や脳溝と呼ばれる隆起と溝で覆われている。他の地球上の生物と比較して、われわれヒトは高密度の脳回のある脳を持っている。脳の隆起レベルはさまざまな種と比較されている。たとえば、ウサギの脳はほとんどなめらかである。ヒトは折りたたまれてしわになった脳を持っている。われわれのしわになった脳は、機械工学的な大問題に対する自然の解決策なのである。複雑さを増す世界の中で、生き残っていくのに十分なニューロンを、どうしたら頭蓋骨の中に詰め込み、かつそれを肩の上にのせて運ぶことができるか。もし補償する機構がないまま灰白質の量を増やしてしまったら、頭が大きくなりすぎてよろめき倒れてしまう。そうならないように、折りたたんだりしわをつくったりして脳回と脳溝を形成し、われわれの頭は現状の大きさを維持しているのである。ドイツ人の神経科学者、カール・ツィレスは、「脳回指標」、すなわち、GIとして知られているしわの測定法を開発した。図4-4に見られるように、GIとは、脳の外表面積に対する脳の全表（すなわち、大脳溝の深いところまでも含んだ表面）面積の、比率で

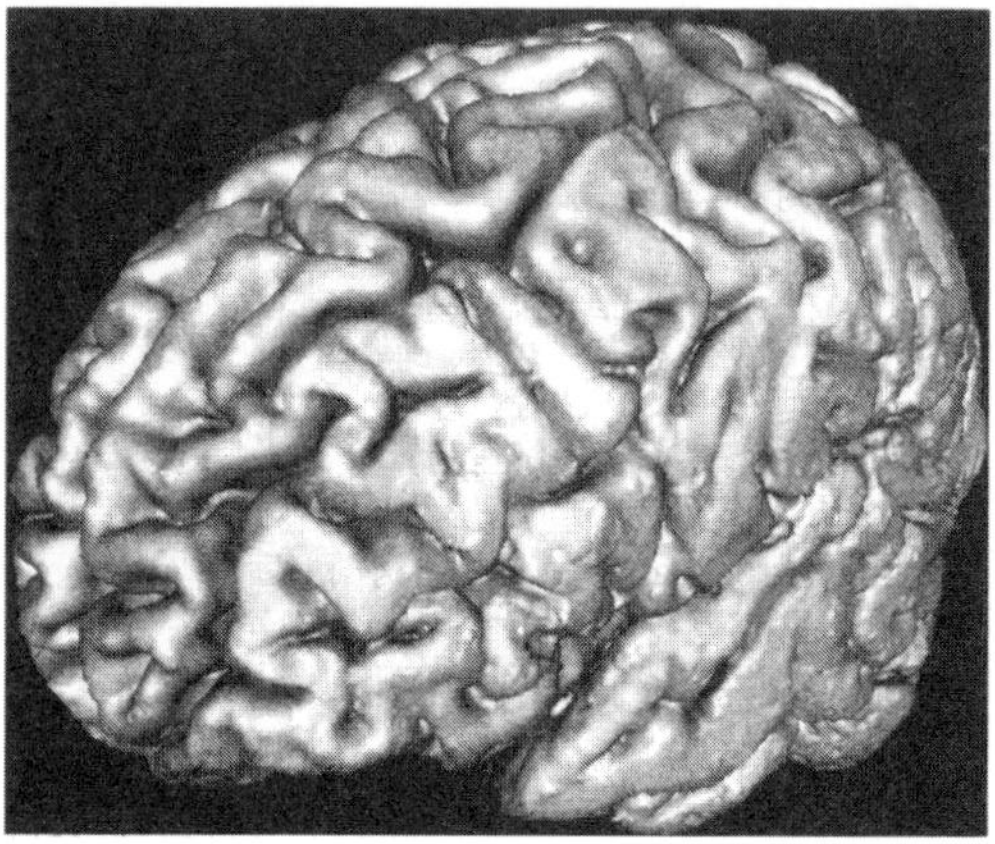

図4-3　ヒトの脳の表面

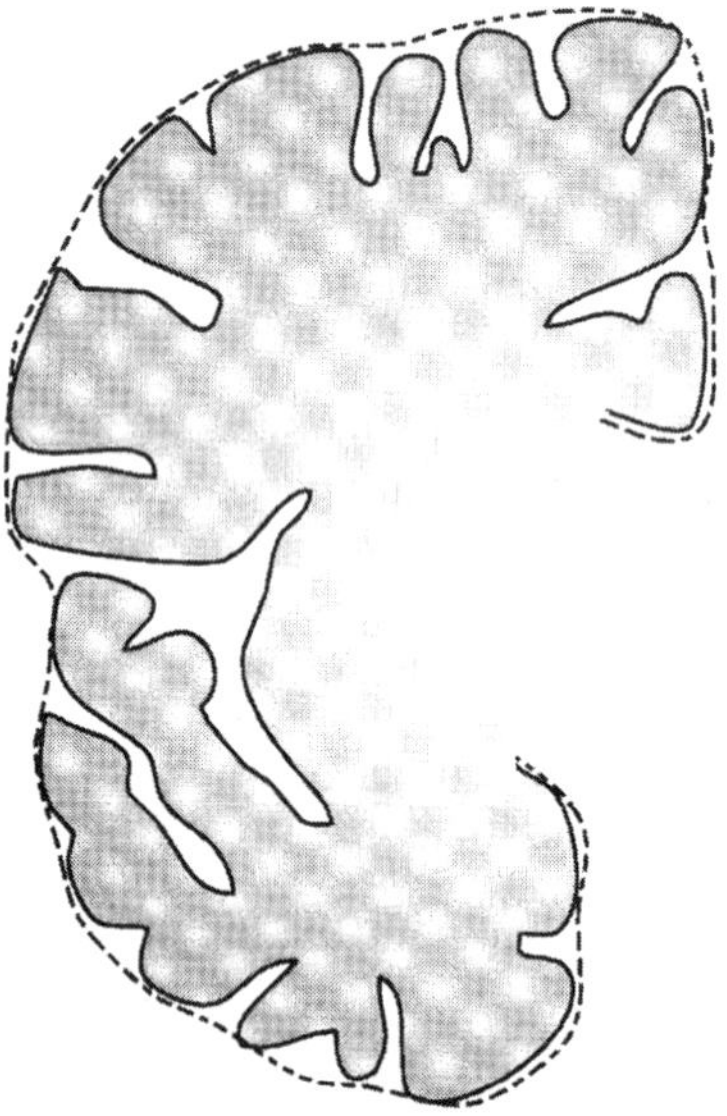

図4-4　脳の表面の複雑さを計測する
——脳回指標（GI）

ある。健常成人の脳のＧＩは、約２・６である（ＧＩが１ということは、脳がまったく平らな状態を意味する）。

ＧＩの測定は、脳の進化と神経発達を理解するのに役立つ強力な道具である。ヒトが進化し、旧世界のサルやチンパンジーとの違いが大きくなるにつれてＧＩが増大するだけでなく、諺にあるように、「個体発生は系統発生を繰り返す」（個々の個体の発達過程の中に種の発達が反映されたり繰り返したりする）のである。ＧＩを測定すると、ヒトの脳の発達はとてもゆっくり進行していくことがわかる。脳の発達は、誕生の時点ではほとんど始まっておらず、児童期から青年期にかけて発達し続け、二十代前半から中頃に完成する。ヒトの脳は六ヵ月の胎児ぐらいまでは、ＧＩが約１・06と、ほとんど平らである。この時点で、大脳皮質の中のニューロンどうしのつながりが複雑さを増し、それにつれて主な脳回と脳溝の形成が始まる。

誕生の時点でも、ヒトの脳はまだ比較的未成熟で、ＧＩは約２・15である。この第一の神経解剖学的な事実は、直感的にも、ヒトの新生児が、生後少なくとも四、五年は大人の手助けがなかったらまったく生きることができない状態であることを考えてみれば明らかである。ＧＩは、ヒトの脳の持続的な成熟とともに変化し続け、二十歳代前半にようやく健常成人のレベルに達する。第一の事実ほど明白ではないけれども、この第二の神経解剖学的事実も、思春期の行動と、青年が二十歳代前半に思春期から成人へと成熟するのに伴う衝動の制御や社会的責任の着実な変化を子細に観察すると明らかになる。

この進化の事実は、社会への革命的なメッセージを伝えている。

ヒトの脳の発達は、二十歳代前半まで続くプロセスである。わたしたちの子どもも後の世代も、ヒトの脳は、受ける影響の良し悪しによって、良くも成長するし悪くも成長する。

脳はどのように成長するのか——その驚異のプロセス

脳の成長（神経発達）は、驚異のプロセスである。ニューロンの塊とそれに附属した軸索と樹状突起は、正しいメッセージを受け取り、正しい場所に送り、蓄積したり捨てたり、考えたり行動したりできるように、ニューロンが互いにつながらなくてはならない。神経発達の段階が、表4-1にまとめてある。

このプロセスは、受胎後数ヵ月に始まる。われわれのDNA（身体の全細胞に同じものが含まれている）の中にコードされたこのプログラムは、細胞の一部がニューロンに変化するようにとの指令を送り始める（一方、他の細胞は分化して胎児の他の場所に肝臓や心臓をつくる）。ニューロンの小さな胚細胞は、脳の正中部に形成される。十分なニューロンの数が準備されると、その細胞は、まるで季節になると暖かい気候の地を求めて飛ぶ渡り鳥よりも不思議で神秘的な旅を始める。ニューロンの遊走として知られるこのプロセスの機構は、エール大学のパスコ・ラキッチによって明らかにされた。ニューロンは、グリア（glue糊を意味する）として知られている先導細胞によって旅のガイドを受けつつ外へ向かって動き始め、新しい領野をつくって定着する。定着したニューロンは、将来の大脳皮質や種々の皮質下の灰白質領域を形成する。

ニューロンは遊走した後、脳の長いワイヤー、軸索（「軸」）を送り出して、つながりを形成し始める。たとえば、脳は急速に右半球と左半球という二つの大脳半球に分化し始めるが、この二つの半球は、脳梁（のうりょう）（硬い塊）の形成によっ

表4-1　神経発達の段階

ニューロンの形成
ニューロンの遊走
樹状突起と棘突起の肥厚
シナプス形成
髄鞘（ずいしょう）（ミエリン鞘）形成（有髄化）
ニューロンの間引き
アポトーシス（プログラムされた細胞死）

て互いに対話することができるように互いに軸索を送り出す。ニューロンは、脳全体の活動における役割にもとづいて秩序ある規則的な層パターンに配置される。多くの部位では、六層構造になる。一つひとつのニューロンから発芽によって枝や樹状突起ができ、さらに樹状突起が発芽することによってニューロンどうしが連絡しあう能力はいっそう拡大する。

庭いじりをする人が多めに種をまくように、はじめのうちは、最終的に必要な量より多くの細胞とそのつながりが形成される。児童期から青年期にかけて脳が成熟するにつれて、過剰に形成された分は、細胞どうしのつながりのちょうどよいバランスをつくりあげるために、少しずつ取り除かれる。これは、すなわちプログラムされた細胞死（アポトーシス）とプルーニング（成長しすぎた樹状突起と棘突起の剪定）として知られているプロセスである。たくさんの細胞どうしが一斉に対話しあうことを可能にするための接点はシナプス（synapse＝「互いに結びあう」）であり、胎児期に形成されその後も成熟と変化を遂げるが、これがシナプス形成（シナプトジェネシス）として知られているプロセスである。ドーパミン、セロトニン、ノルエピネフィリン、グルタミン酸などのさまざまの異なる化学伝達物質が、シナプスを経由して伝わるようにつくられる。これらのシナプスはまた、正確で、迅速で、効果的な細胞間の連絡を達成するためにちょうどよいバランスがとれるように、互いに連絡しなければならない。

大きくは軸索どうしの結合と、小さくは棘突起・シナプス・化学伝達物質の両方が正しく結合するということは、まぎれもなく想像を絶する複雑なプロセスである。さらに、それは早期成人期まで持続するプロセスである。脳は正しく成長する方法をどうして知っているのだろうか。その計画はどのようにして更新されるのであろうか。そして、どのようなことが、この壮大で不可思議なヒトの脳の発達を妨げるのであろうか。

われわれのDNAの中にコードされた遺伝的青写真は、まだよくわかっていない方法で、基本的な指令を出す。しかし、個人個人が営む人生に応じて脳と心が遭遇する体験によって、基本的な遺伝子の青写真が形成されたり修正されたりするものだということもわかっている。これは、「脳の可塑性」という、とても重要な概念である。

脳はどのようにして、自分自身に学習させるのか——「脳の可塑性」

脳の可塑性（plasticity）という概念は、現代社会にいきわたっているプラスティックや他の新しい化学重合物とはもちろん関係ない。この概念は、脳がダイナミックなものであることを強調するために使われているのである。脳は、周りの環境の変化に応じて、刻々と急速に変化する。これらの変化の多くは、後に役立てるためにコード化され蓄積される。脳の可塑性の概念は、「脳の発達は身体的・心理的経験によって個々人の中で起こる」という認識にもとづいている。そして実際、身体的とか心理的とかいう区別自体、きわめて恣意的である。

可塑性という考え方は、もともとカナダ人の心理学者ドナルド・ヘッブによって導入されたもので、１９４９年にさかのぼる。彼は、ニューロンレベルでの変化が生じるためにわれわれは新しい情報を学ぶことができ、それによって自らの脳を変えうるのだと説いた。脳はシナプスレベルにおけるつながりを変化させることによって、脳自体を更新していくというのが、彼の考え方である。いくつかのニューロンが「発火」（すなわち、神経科学者が「活動電位」と呼ぶものが発生）するような刺激を同時に受けると、より多くのシナプス結合を共有し始める。ニューロンを擬人化して、経験を分かち合い、一種の「ニューロンの仲間組織」のようなものに徐々に結びあっていく友人の集まりと考えることもできる。

この考えは、「ヘッブの可塑性」としてよく引き合いに出され、「同時に発火したニューロンはつながりあう」というモットーとして表現される。この「分かち合った経験」を通して築かれた一連のニューロンは、「ニューロン集合体」と呼ばれることがある。ヘッブの可塑性は興味深い概念であるが、神経科学者はここ数年間にやっとそれがどのように機能し、なぜそうであるかを説明できるようになったばかりなのである。

細胞どうしの新しい結びつきは、LTP（長期増強）と呼ばれるメカニズムを通してできるということが今ではわかっている。長期増強の理解は、主に海馬のニューロンの研究で明らかにされてきたが、「同時に発火したニューロンはつながりあう」という現象、すなわち学習の際にわれわれの脳の細胞レベルや分子レベルで起こる変化を説明できるようになった。LTPは、刺激を受けたニューロンの次の刺激に対する反応が大きくなる、というプロセスである。この反応の増強は比較的長く続く。そのため「長期増強」と呼ばれるのである。このニューロン反応の増強は、学習のような長期的変化が発生する一つの重要なメカニズムである。

ここ数年、われわれはLTPのいくつかの重要な特徴を知るに至った。その一つは、長期増強は比較的特異的であるということである。それは、細胞Aが細胞Bに「樹状突起どうしのつながりを通して」作用するとき、両細胞のすべての樹状突起にではなく、特定の樹状突起にだけ増強が起こる。このLTPの特異性が意味するのは、細胞間のメッセージ運搬は、粗大な概括的プロセスではなく、きわめて精妙で緻密なプロセスだということである。この仕組みがあるために、われわれの脳は非常に細かい情報まで結び合わせ、記憶し、保存しておくことができる。LTPのもう一つの重要な特徴は、相互促進的に起こるということである。細胞Aと細胞Bが細胞Cからメッセージを同時に受け取ったとき、二つの細胞の長期増強が促され、相互の結びつきが形成される。この二つの細胞の連関性が、「ヘッブの可塑性」の生理学的な基盤を形成していると考えられる。最後に、分子や神経伝達物質のレベルでこれがどのように起こるのかが正確にわかっている。グルタミン酸（アミノ酸神経伝達物質）は、LTPを促進する効果がある。グルタミン酸は、AMPAとNMDAという二つの異なったレセプターに結合する。われわれの記憶を担っている主な脳領域のひとつである、海馬における長期増強についても多くの研究があり、NMDAレセプターがグルタミン酸によって活性化されてLTPが強化されることが明らかにされている。グルタミン酸がNMDAレセプターの活動を促進することが、シナプス連結の原理であり、それが分子レベルでの「ヘッブの可塑性」を説明するものであるだけに、とても重要である。

デイヴィッド・ヒューベルとトルステン・ウィーゼルによる初期の神経科学の研究から、可塑性を理解する別の視点が与えられた。彼らは、われわれを取り巻く環境中での経験が脳の発達にどのように影響を与えるか、つまり外界は生体内にどのようにつながるのかを、明らかにしようとした。彼らは、「臨界期」と「活動依存性学習」という重要な概念を導入した。その発見によって、二人はノーベル賞を授与されたが、彼らは脳の視覚中枢の発達について研究を重ねていた。遺伝プランによる指令に対する補助としての環境の導きが得られないとき、脳の発達に何が起こるかを見定めたのである。猫やサルの脳発達に対する経験の影響を研究し、幼い動物の片方の目を覆ったり除去したりすると、その目から情報を受ける脳の視覚中枢で通常生じる細胞の配置が起こらなかった。眼球優位コラムと呼ばれる規則正しく並んでいるはずの細胞の柱が乱れ、「良い目」が適応して「悪い目」の機能を肩代わりすることが明らかになった。神経科学者が臨界期と呼ぶ、視覚中枢形成の熟成時期がある。仮に臨界期を過ぎた後に目の覆いを外して情報が入力されたとしても、それでは遅すぎる。眼球優位コラムはもはや正常に形成されないのである。

このように、脳の可塑性の考え方には、二つの重要な要素がある。すなわち「臨界期」と「活動依存性変化」である。臨界期という概念によって、脳発達のいくつかの様相を理解することができる。つまり、環境情報入力のタイミングが決定的であり、もし適切な時期に刺激が与えられないと、重要な能力が失われたり減少したりする。この概念は、視覚だけでなく、聴覚や触覚といった他の機能にも当てはまる。それはまた、言語能力のようなより「高次」の機能にも当てはまるようである。たとえば、多くの人々にとって外国語を「正しいアクセント」で流暢に話すことは、幼児期後期までにその言語を聞いたり話したりしていないと困難である。アメリカ人はフランス語の「r」を発音できないし、日本人は英語の「r」を発音できない。しかし、彼らも乳幼児期のうちにこれらの音声に触れていれば、容易に識別したり発音したりすることを学べる。スカンジナビアやオランダなどの早期から言語訓練を始める国の人々が多くの言語をうまく話せるようになるのは、小さいころから外国語に触れるためであることは間違いない。このような事実は、親にも公教育や私教育の関係者にも見過ごされやすい重要な教育的示唆である。

活動依存性学習の概念は、心理学的あるいは生物学的な環境にさらされると、脳に変化が起こることを教えてくれる。巨視的に言えば細胞の配列が影響を受けるということであり、微視的には樹状突起の先に棘突起が伸びて、シナプスが形成され、化学伝達物質の濃度が増えたり減ったりするということである。一つの強烈な体験が、脳に生涯にわたる影響を及ぼすことがある。父親の癌死に立ち会った十歳の子どもは、その体験が不可逆的記憶として脳に刻み込まれ、どんな意識的努力でも消すことができない。しかし、小さくて些細な心理的影響によっても、脳は変化する。テニスボールをうまく打つことができるようになった人たちは、練習を通じて脳を変えたのである。音楽の音程やパターンを鋭く聞き分けられるようになった人も、脳を変えたのである。この本を読んでいる人たちは、読み進めて内容や意味を吸収していくにつれて、読む前とは少し異なった脳を持つことになる。われわれは、互いに異なる一連の心理的身体的体験の影響によって、

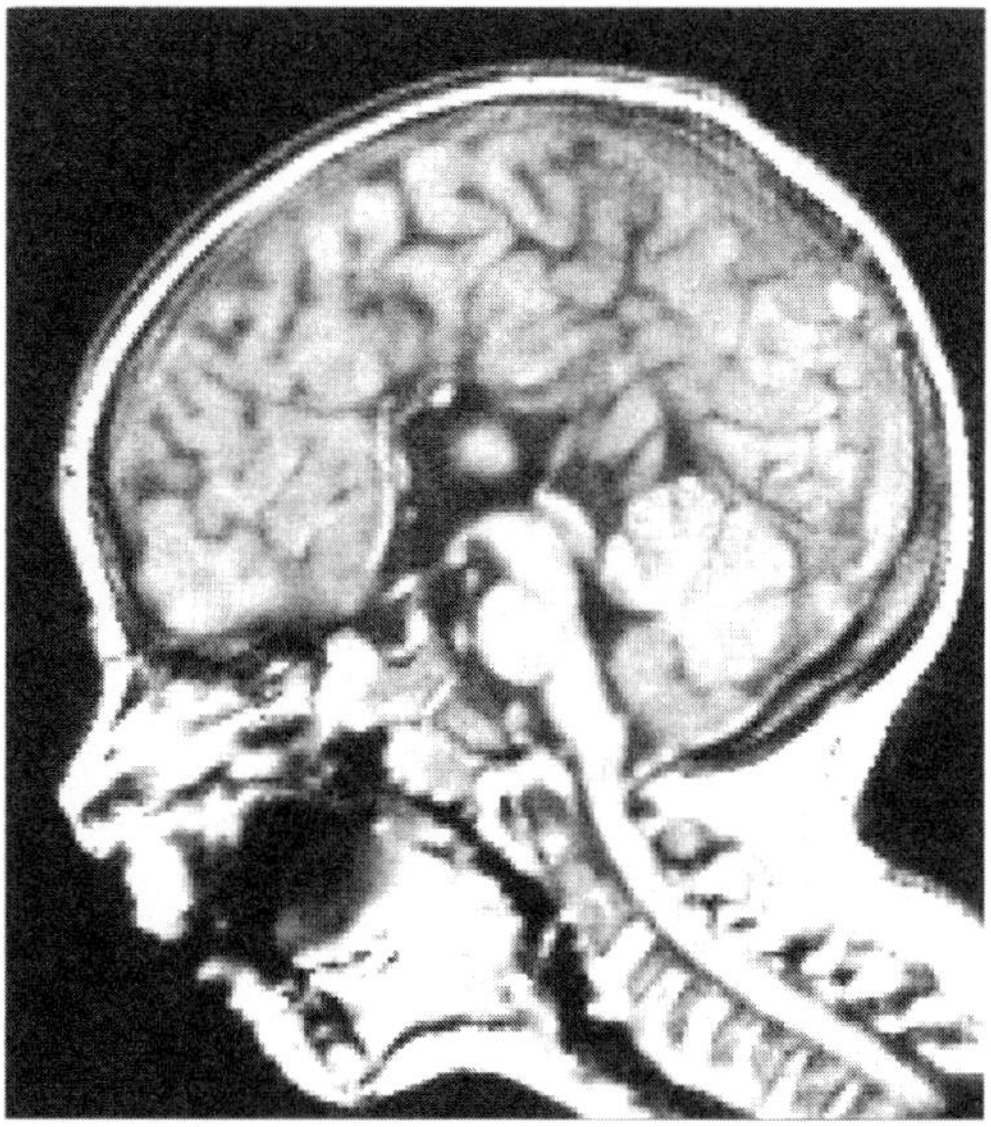

図4-5　胎児アルコール症候群（FAS）の子どもの脳梁形成不全

めいめいが異なった人間となるのである。かくも体験は強力な影響を及ぼしうる。われわれは、見、聴き、話し、行うことによってどんな人になるか、誰になるかを変えることができる。脳がうまく訓練されるように、正しい活動を選択することが重要である。この原理は幼児期だけでなく大人でも、さらに老年期になったときでも、すべての段階に当てはまる。

　このような原理はまた、精神医学にも心理的病気に対しても重要な意味がある。たとえば、脳の可塑性は、「生物学的」ではないさまざまな心理療法のような精神科治療が、なぜどのように、うつや不安といった病気の症状を軽快させうるのかを説明する。われわれは身体的と心的（あるいは、脳と心）という誤った二極で考える傾向があるが、これらの治療は、人々が情動的・認知的反応やアプローチを再構築するのを助けてくれる。しかしながら、この再構築は、脳の生物学的なプロセス、つまり活動依存性学習の結果としてのみ生じるのである。

　これらの原理は、どのようにして脳が損傷され、どのようにして種々の精神的疾患が生じるのかも説明する。たとえば、脳の発達の臨界期以前に胎児が大量のアルコールにさらされると、「胎児アルコール症候群

（FAS）」として知られる問題が生じることがある。この症候群の子どもたちは、誕生の時点で成長が遅れており、顔の形が通常とは異なっていたり、学習能力障害があったり、軽度の精神遅滞であったりする。最近の脳イメージング研究によって、FASの子どもたちの多くに、大量のアルコール被曝による神経発達性の脳異常が見られることが示された。もっとも重篤なのは、神経線維を送り出し左右の大脳半球を結合するニューロンが発達的に形成されない異常、つまり脳梁形成不全である（図4‐5参照）。

FASは、臨界期における脳の重篤な損傷の極端な例である。しかしながら、軽症でもっと心理的な損傷が臨界期に起こることもある。たとえば、幼少期にテレビを見すぎると、非常に受動的な学習態度が形成され重要で能動的な多様な学習技能、たとえば読書、身体の活用、住んでいる街や郊外を探索するといった技能を学ぶ機会を奪われてしまうかもしれない。子どもたちが映画やテレビで暴力シーンを見すぎると、痛みや苦しみに対して鈍感になり、冷淡で彼ら自身が暴力的になることもある。あらゆる精神疾患は子ども時代の早期の経験によるというフロイト学派の信念は、現在では大部分放棄されている。しかしながら、たいていの精神科医は、子ども時代と大人になってからの両方の生活経験（栄養、毒性物質への曝露、運動、事故、仲間関係などの多くの要因を含む）が、脳の発達に影響を与えるとともに、精神疾患から守ったり、発症につながったりするという見解を持っている。後の章で述べるが、脳の発達に影響を与える要因の相対的な重みはおそらく、精神疾患によって異なる。

専門家でない人々のための脳の解剖学――皮質と皮質下の領域

現代の精神医学の用語には、神経科学と神経生物学の用語がたくさん含まれている。二十年前にはカクテ

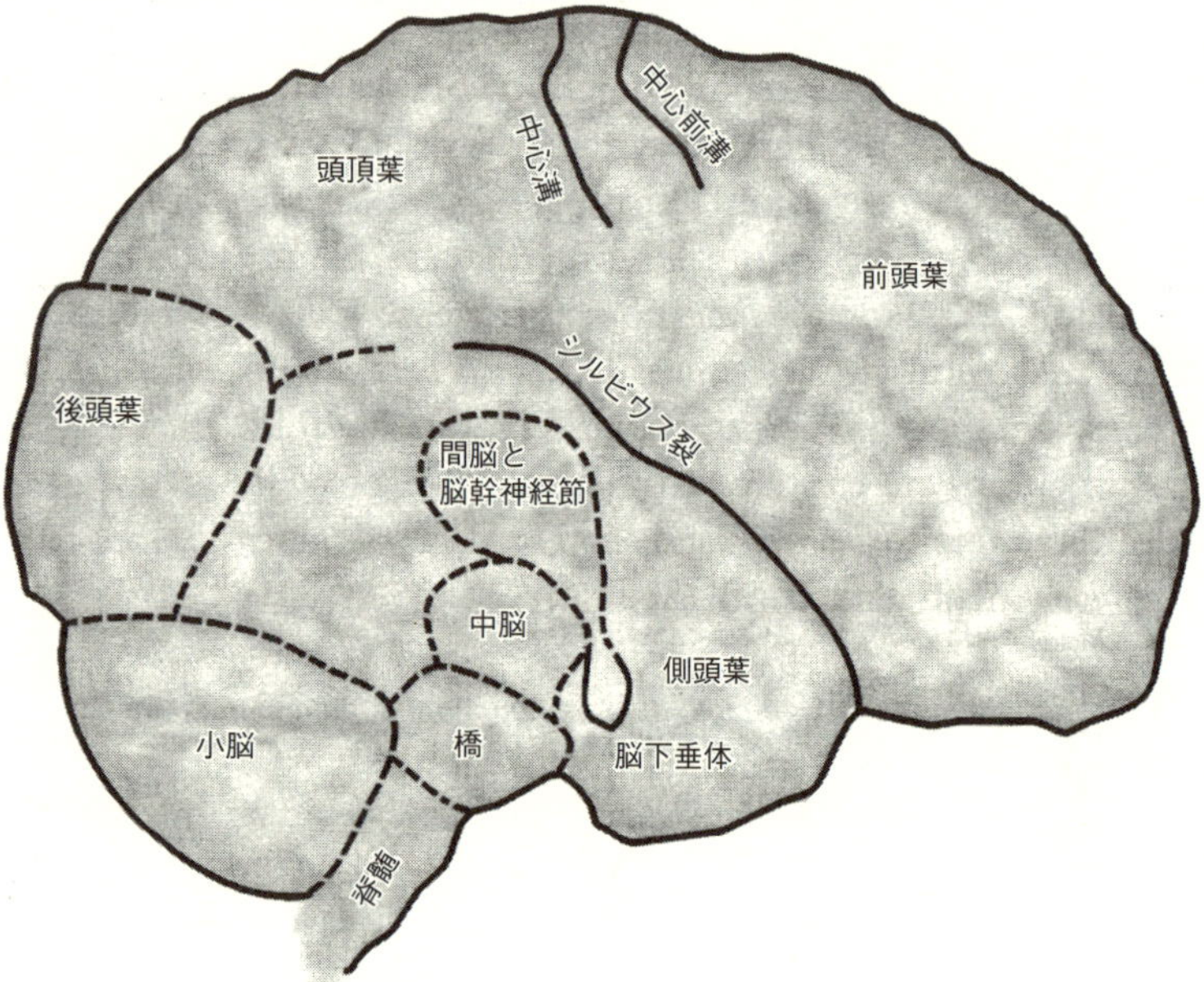

図4-6　ヒト脳の主要な下位区分

ルパーティーで、カセクシスや対抗恐怖反応、リビドー性衝動などについて議論し互いに刺激しあったものだった。今日では、気楽な集まりでスナックをつまみながら、扁桃体や前頭葉について議論している。少なくとも基礎的な脳の解剖について少しは語れないと、もはや社交の場で会話することはできなくなっている。

巨視的には、神経系は数個の大きな領域に分けられる。つまり、大脳（左右の大脳半球で構成され脳梁でつながっている）、小脳（文字どおり小さい脳）、間脳、中脳、脳幹（橋、すなわち脊髄と小脳をつないでいるのでそう呼ばれる）、脊髄である。図4-6は、これらを図式的に示したものである。脳の中には、ニューロンが集合した小さな島があって、白質の中に集まって

表4-2　専門家でない人々のための神経解剖学

領域	ラテン語／ギリシア語の意味	機能／場所
皮質 Cortex	樹皮	脳の表面の灰白質
大脳新皮質 Neocortex	新しい樹皮	新しい皮質の部分（より高度に発達している）
大脳旧皮質 Paleocortex	古い樹皮	古くてより原始的な皮質の部分
皮質下 Subcortical	樹皮の下	皮質下の灰色の部分
脳梁 Corpus callosum	結合体	二つの大脳半球をつないでいる軸の部分
海馬 Hippocampus	タツノオトシゴ	記憶
扁桃体 Amygdala	アーモンド	情動の記憶
大脳辺縁系 Limbic system	境界システム	欲求、情動、記憶
尾状核 Caudate	尾	衝動/情動の調節
被殻 Putamen	石	衝動/情動の調節
淡蒼球 Globus pallidus	青い球	衝動/情動の調節
側坐核 Nucleus accumbens	横に横たわる核	情動の調節
大脳基底核 Basal ganglia	下位の神経結節	上記4つのバランス調節
レンズ核 Lentiform nucleus	レンズ様の核	被殻と淡蒼球のバランス調節
視床 Thalamus	新婚のベッド	フィルターあるいは中央分電盤
視床下部 Hypothalamus	床の下	欲求や衝動の調節
間脳 Diencephalon	脳の間	上の2つのバランス調節
小脳 Cerebellum	小さい脳	機能的調節と時間的調節
小脳テント Tentorium	テント	大脳と小脳の分離
黒質 Substantia nigra	黒い物質	ドーパミン細胞の高度な集中
青斑核 Locus coeruleus	空色の場所	ノルエピネフリン細胞の中枢

いる。これらの領域、つまり島の多くは、初期の神経解剖学者によってギリシア語やラテン語で詩的な名前がつけられている（表4-2参照）。

ここ数年、われわれはこれらの領域が果たす機能について多くのことを知るようになった。たとえば、記憶に関する領域は神話に出てくるタツノオトシゴのような形をした部位である海馬と、それに隣接したアーモンドの形をした扁桃体が関与している。もう一つの灰白質構造の集まりは、大脳基底核と呼ばれ、運動と情動の調節に重要な役割を果たしている。この構造の集まりの中に尾状核があり、長い尻尾をもつC型カーブ構造をしている。尾状核は、気分や情動に影響を与え、運動の調節を助けている。尾状核に隣接する被殻（Putamen＝「石」）もまた、運動と情動を調節している。被殻に隣接した淡蒼球もおそらく運動の調節に関与している。側坐核は、大脳基底核の一部で、大脳辺縁系（情動を調節している脳のより原始期な部分）と多くのつながりのあることが知られている。間脳（Diencephalon＝「脳の間」を意味する）は、視床や視床下部を含んでいる。視床（Thalamus＝「新婚のベッド」を意味する）は、さしずめ脳の中央にある中央分電盤かフィルターである。あらゆる感覚器官や身体からの信号が視床に入ってくると、重要でないことは除かれ、行動や反応が必要な信号だけをその先へ送り出す。視床下部（視床の下に位置する）は、食欲やホルモン機能の重要な調節器である。これらのさまざまな小さい灰白質構造を含むＭＲＩ脳イメージングが図４-７、４-８、４-９に示されている。

図４-10と４-11に示されているように、脳の表面にもまた、領域を特定できる。脳の外側の凸になった部分は、前頭葉、側頭葉、頭頂葉、後頭葉という四つの大領域に分けられる。またこれらの領域は、脳を中央で分割し、二つの大脳半球の内側面をあらわにするとよく見える。前頭葉は、大きな深い溝である中心溝によって脳の他の部分から区別されている。中心溝の前にある脳回は、全身の運動を制御する神経細胞を含んでいるので運動野と呼ばれる。中心溝のすぐ後ろにある頭頂葉の脳回は、体性感覚野であり、われわれが体験するすべての感覚が入力する。脳のこの二つの部分が隣りあっていることが、われわれが効率よく反応できる理由だと思われる。たとえば熱いものの表面に手をのせたとする。脳の感覚野は、この体験に注目し、手をコントロールしている隣の運動野に迅速に伝え、手を引き離す必要があることを知らせる。われわれの身体のさまざまな部分は、この二つの脳回の中のパターンとして地図ができており、それは全人類に共通であると思われる。神経科学者はもう何年もこのパターンを、図４-12に示したひょうきんな「運動ホムンクルス（こびと）」の図で表してきた。

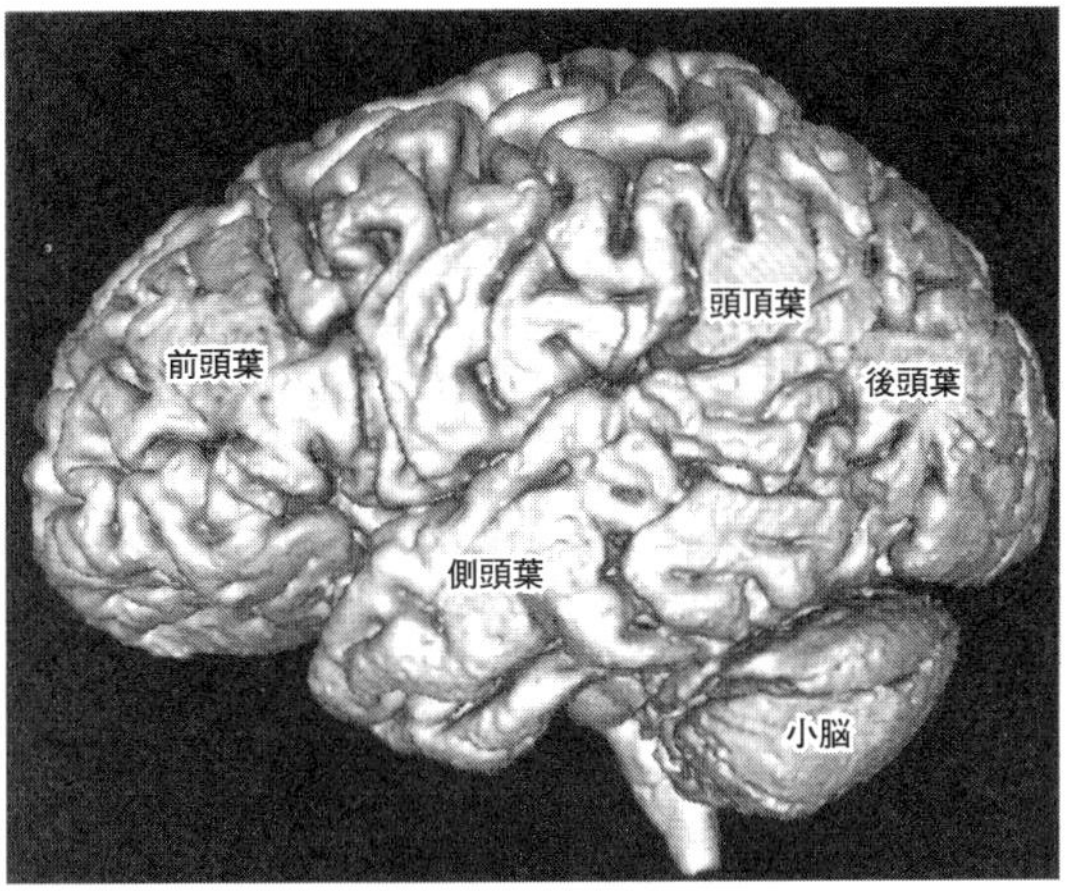

図 4 -10　側面から見た脳葉

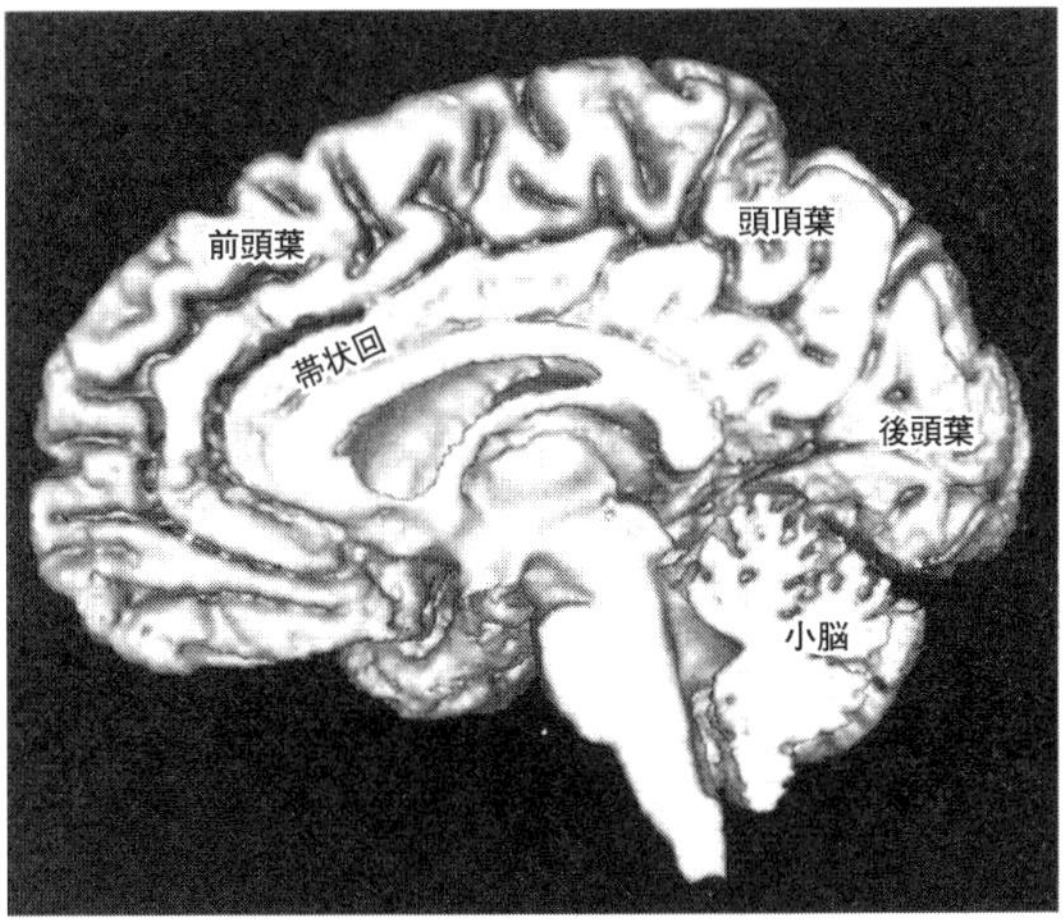

図 4 -11　正中から見た脳葉

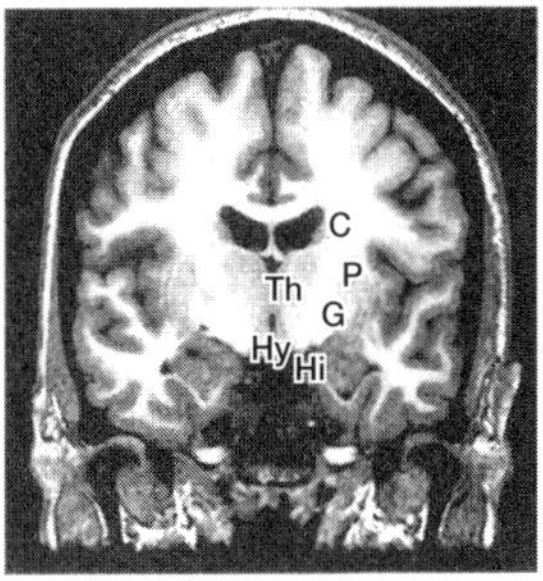

図 4 - 7　皮質下の脳構造——冠状断図　ニューロンの構造

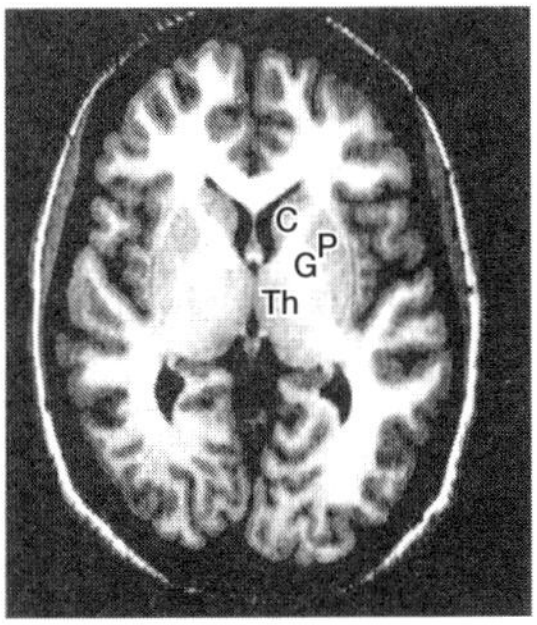

図 4 - 8　皮質下の脳構造——矢状断図

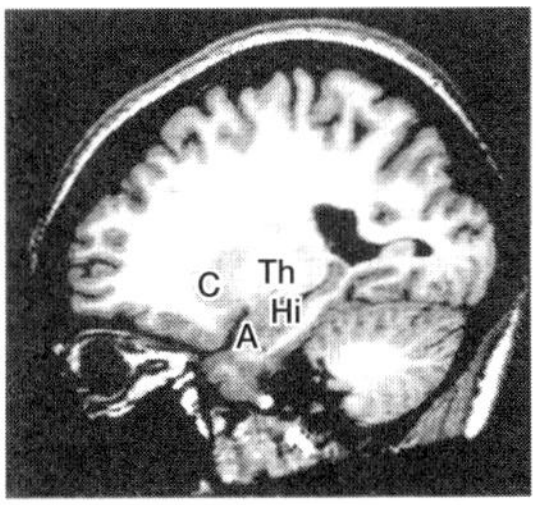

図 4 - 9　皮質下の脳構造——軸状断面図

図 4 - 7 〜図 4 - 9 の記号

A=Amygdala　扁桃体　C=Caudate　尾状核　G=Globus Pallidus　淡蒼球
Hi=Hippocampus　海馬　Hy=Hypothalamus　視床下部　P=Putamen　被殻
Th=Thalamus　視床

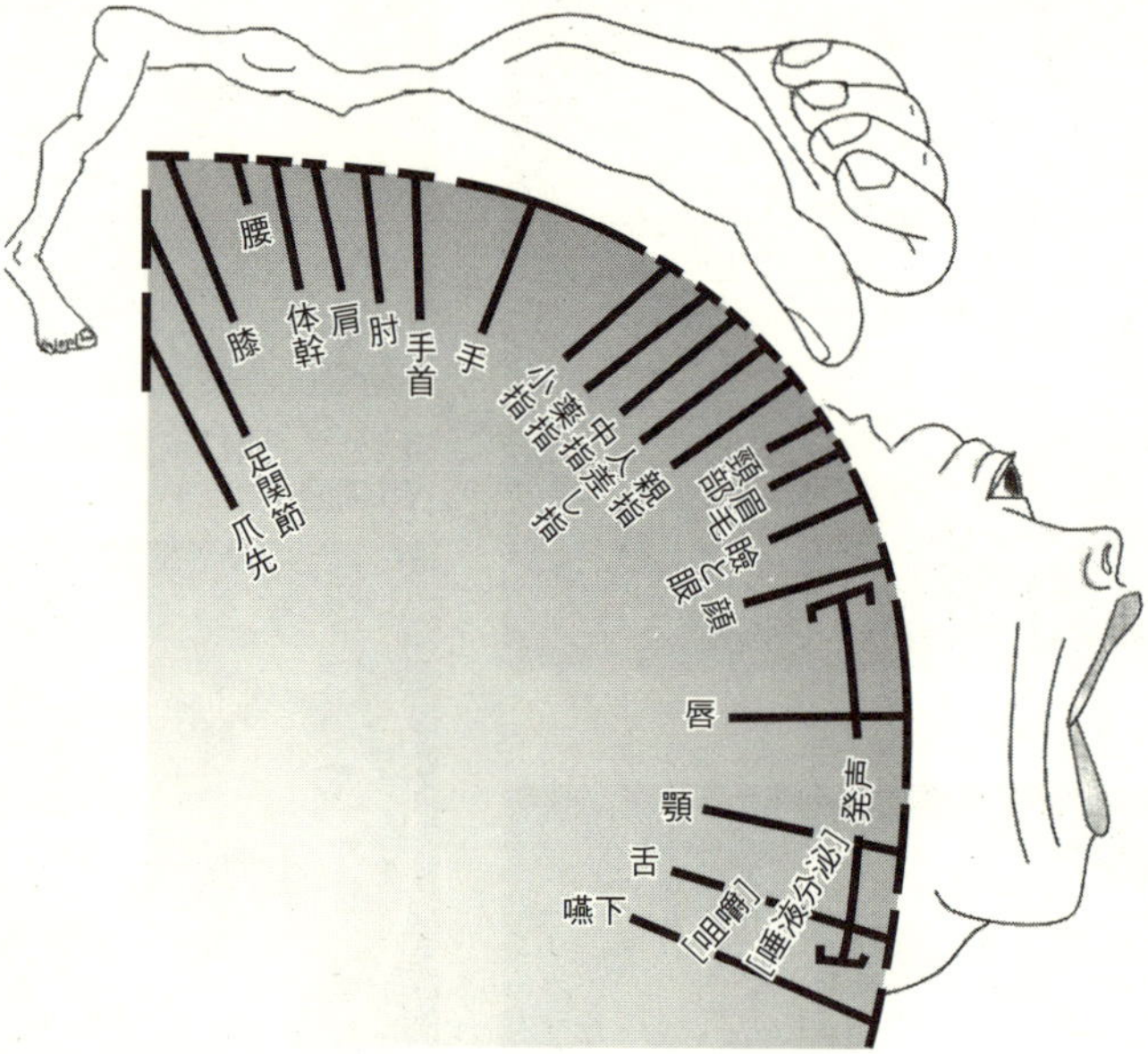

図4-12 ペンフィールドの運動ホムンクルス（こびと）

この図はもともとカナダの神経外科医である、ワィルダー・ペンフィールドによって作成された。彼は、小さな電極を局所麻酔によって開頭手術を受けている患者の脳回の上下に置いて、小さな電流による刺激で身体のどの部分が反応するかを観察した。ホムンクルス（こびと）を見るとわかるが、身体のある部分は大きなスペースが与えられているが、他の部分には小さなスペースしか与えられていない。スペースの割り当ては、その身体の部分の大きさよりも必要性によって決まっている。たとえば、唇や舌や指は、味わったりキスをしたり話したり触れたりするのに使われ、脳の中でもっとも広いスペースを占めている。

いくつかの葉に脳を分割するしかたは、やや恣意的である。脳のさまざまな部分がどのようにはたらくかを、大まかに理解する助けになるにすぎないと考えておくのがよい。前頭葉はしばしば、計画を立てたり決断したり記憶したり、道徳的な判断をしたり、抽象的な考えをまとめあげたり、

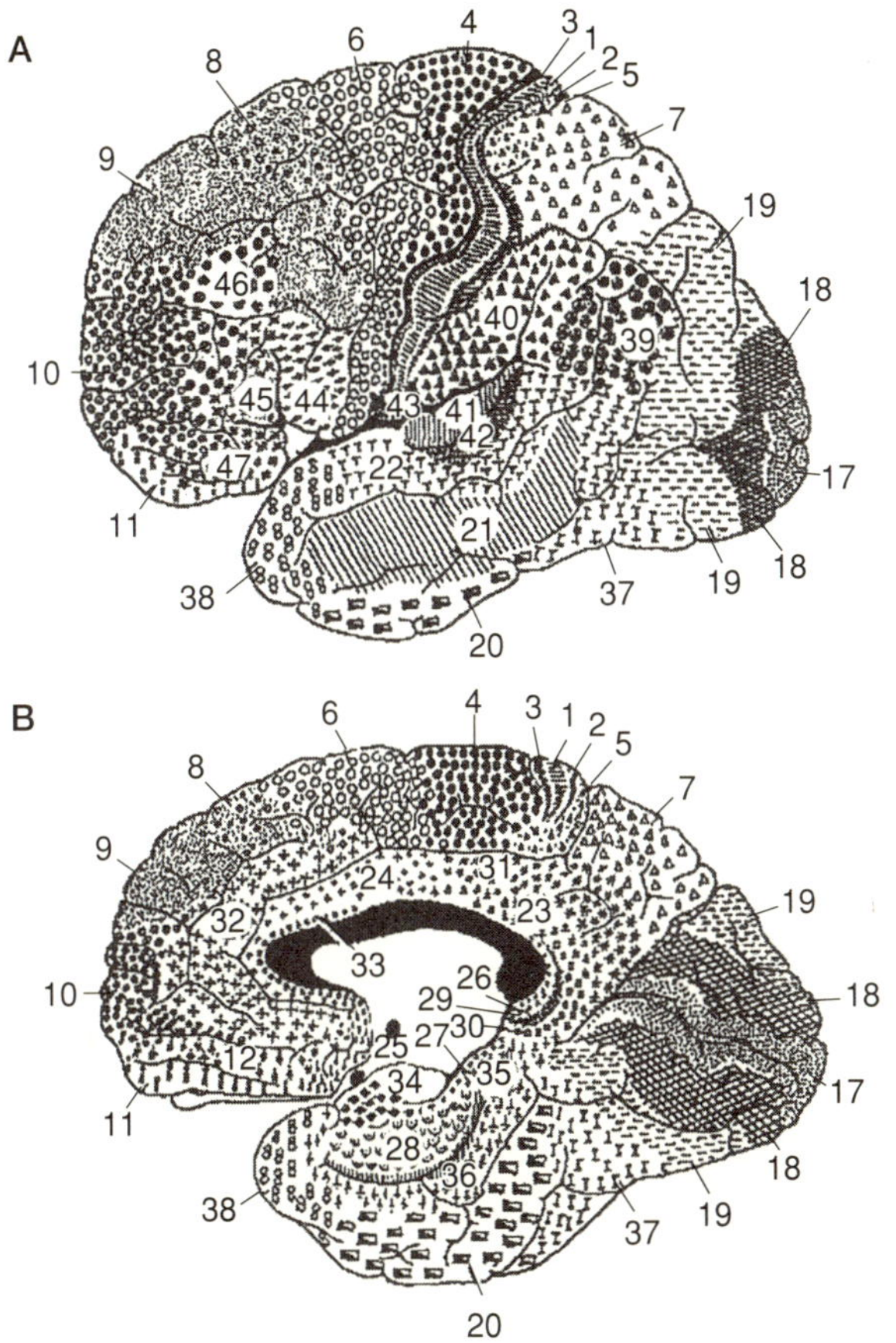

図 4-13　ブロードマンの細胞組織地図

といった「遂行機能」が存在するところと考えられている。側頭葉は言葉や記憶のはたらきの一部を担っている。頭頂葉は体性感覚と空間的視覚を関係づける領域を含んでいるが、後頭葉は視覚的な知覚領域である。脳表の内側には白質線維の大きな束、脳梁がある。脳梁は二つの大脳半球を結合しており、その上に帯状回が位置している。帯状回はいろいろなときに使われるが、特に注意集中に関係している。前頭葉、頭頂葉、後頭葉はまた、脳の内側を包み込むような形をしている。

ニューロンの種類、その配列、結合のしかたは、脳の領域によっていくぶん違っている。それは異なった機能を持っていることを反映しているものと思われる。初期の神経科学者は、これらの違いを明らかにするのに、何年にもわたって多大な努力を払った。もっとも有名なのはブロードマンで、彼はミュンヘンのクレペリンが主宰する精神科教室で研究した。ブロードマンの「細胞構築学的」地図（大脳皮質のニューロン整列地図）は百年近く前にできたものであるが、今日でもまだ使われている。それを図4‐13に示す。

心の地図——形態と機能の不可分性

先に述べたような脳の一般的な解剖学的分割に加えて、神経科学者はまた脳をいくつかの機能系に分けている。われわれは時として機能系を心と考える。それには、記憶すること、言語を通して他者とコミュニケーションすること、それに、あることに注意を向けるといった精神機能が含まれる。しかしながら、形態と機能、つまり脳と心は単一であり、脳の特定領域に機能系を当てはめて考えてもいる。前頭葉や大脳辺縁系が道徳的判断とか種々の情動体験といった精神的活動を生み出すのである。

このような脳の機能地図作成は、過去百年以上にわたって着実に進歩してきた。脳機能地図をつくるもっとも初期の方法は、頭部外傷や脳卒中など脳の特定の部分を破壊するような、不幸な自然の事故を利用するものだった。科学者は、その事故の犠牲者ができなくなった機能を観察することによって、損傷を受けた脳の部位が担っていたはずの機能が何かを推測した。この研究方法は「損傷法」として知られ、われわれがどのように創造的な思考を生み出したり、自制力を鍛えたり、言葉を使ってコミュニケーションするのかについての、かなめとなる情報を提供してきた。

第6章で詳しく述べるが、最近は陽子放出断層イメージング（ＰＥＴ）や機能的磁気共鳴イメージング（ｆＭＲＩ）などの機能イメージング技術が、損傷法を補うものとなっている。これらの新しいイメージング技術によって、健康で無傷な脳のどの部分が特定の精神機能を担っているか、直接目で確かめることができる。これらの神経イメージング技術は、損傷法よりも強力で正確であり、機能領域や機能系に特定の精神機能を割り当てた初期の考え方の大部分が単純化のしすぎであったことを明らかにした。われわれが精神活動をするとき、たいてい脳全体に分布する多数の領域を使っている。それにもかかわらず、伝統的な機能系の分割は、脳が考えたり感じたりする心をつくり出すのにどのようにはたらくかを理解するための有用な出発点であることに変わりはない。

言語システム――人間どうしをつなげるもの

われわれの知る限り、高度に発達した複雑な言語によってコミュニケーションする能力は、ヒトに限られている。二、三の高等な霊長類は、身振り手振りの言葉（喉頭は持っていない）を使って少数の語彙を獲得できる。イルカや他の二、三の海洋動物も、明らかに互いにメッセージを送りあっているが、ヒトだけが特定の文法や語順のある言語を使う。そしてヒトだけが、情報を将来の世代に受け継ぐために現在と過去を記

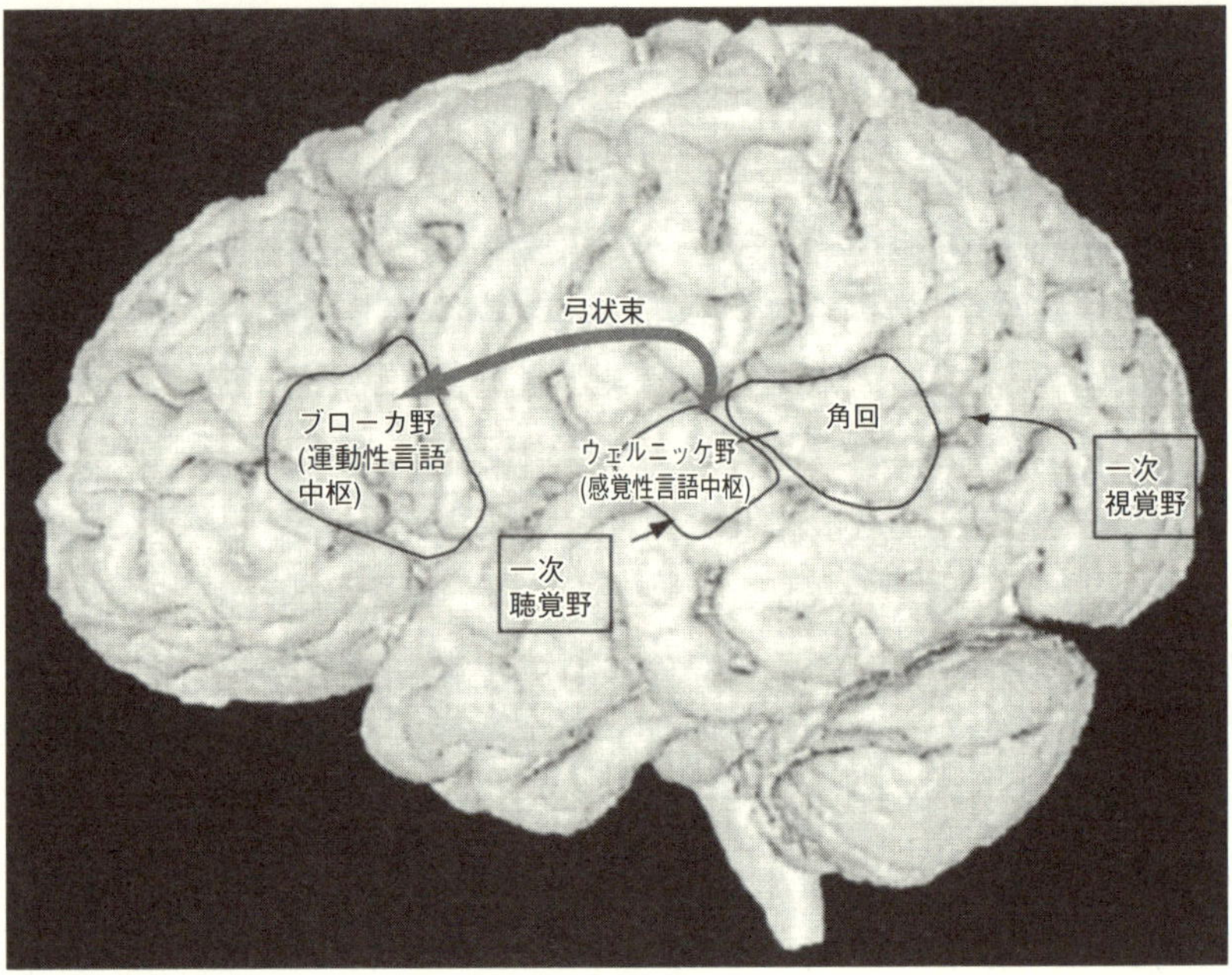

図４-14　言語回路

述して記録する。歴史を記録したり、時代を超えて他の人々とコミュニケーションしたりする能力によって、科学や文学が生まれ、複雑な文明や社会制度を構築したり、（不幸にも）互いを破壊するための武器をつくり出した。

ヒトだけが言語能力を持っている理由は、ヒトの脳だけがもっぱら言語機能のために分化した特別な領域を持っているからである。言語機能を媒介していると考えられてきたヒト脳の回路を単純化した伝統的な図式が図４-14に示してある。早期の脳損傷研究から、言語システムは、ほとんどの人で全体的に見て左半球に置かれていることがわかった。

言語システムの二つの下位領域は、脳卒中患者の観察にもとづいてそれらを描写した、十九世紀の内科医にちなんで命名されている。

ブローカ野は、フランス人神経科医のブ

ローカによって初めて記述された。彼は、脳卒中で言葉を失い右半身麻痺になった一人の患者を診ていた。その患者はただ意味のない「タン」という言葉だけを話すことができたので、タンという患者として神経科学史上有名になった。ブローカは、脳卒中が左半球の領域に影響を与えたに違いないという結論に至り、1864年のパリでの大会で"nous parlons avec l'hemisphere gauche"（われわれは左半球で話す）と宣言した。ブローカ野は言葉を発するのに貢献している領域である。言語の統語的構造についての情報を有し、言語という織物を一つに結びつける前置詞のような「小品詞」を供給していて、流暢な会話の源泉であると言える。

ドイツ人精神科医ウェルニッケによって1876年に記述されたウェルニッケ野は、聴覚器官を組織する皮質だと見なされている。聴覚から入った情報を「理解」したり「解釈」したりすることを可能にする情報をコード化している。聞いた話をコード化した音波の認知は、情報を神経的信号に変える、耳の中にある変換機によって起こる。その信号は聴覚皮質で受け取られる。しかし、特別な信号の意味は、ウェルニッケ野の中の連合関係や他の情報と照らし合わされずに理解されることはない（言い換えれば、たとえば、言葉のない交響曲とは対照的に、特別な意味を持つ構成された言葉として認知する）。文字で書かれた言葉を理解するときも、似通った過程をたどる。この場合、情報は目を通して収集され、視覚神経の束を通って後頭葉の中の一次視覚皮質に伝達される。そして、視覚的に示された言葉を認識できるようにする情報を有する視覚組織の皮質である、角回に送る。

脳卒中がこれらの領域に起こると、言葉の使用に関して、部位により興味深い違いを示す。たとえば、「ウェルニッケ失語症」はウェルニッケ野の損傷の結果起こり、損傷を受けた人は、他の人から話されたことを理解する能力を失ってしまう。これは、その人が聞いた音波に意味を持たせる役割をしている聴覚組織の皮質を失った（失語）、直接的な結果である。そして、ウェルニッケ失語症の人は、言葉の「意味」を失っているので、首尾一貫した話をする能力も失う。ウェルニッケ失語症の人は、「言葉のサラダ」と言われることのある、流暢で意味のない言葉を発する。ウェルニッケ失語症は、ブローカ失語症とははっきりと区別される。ブローカ失語症の人は、言われたことの理解はできるが、自分の言いたいことを表現できず、強いフラストレーションを覚えることが多い。角回の損傷は、聴覚的理解や自発的な会話を失うことなしに、視覚に媒介される言語の二つの形態である読み書きの能力を失う結果となる。

損傷患者の研究にもとづく言語システムの理解は、機能的神経イメージング（すなわち、PETやfMRI）を利用することで補足されるようになった。機能的神経イメージングによって可能になった損傷のない生きた脳による直接的研究から、言語機能は損傷研究によって示唆されたほど単純ではないことがわかっている。特に、言語の左脳優位性の強さには異議が唱えられている。PETやfMRによる研究では、聴覚的な言語認知機能は両半球に及んでいて、言語を発しているあいだも、血液の流れが両半球で増加している。このことから、卒中を経験した後、多くの人々がどうして言語機能を回復することができるかのおおよその説明がつく。彼らは、右半球の対になる言語領域に徐々に機能を振り向けるよう学習できる。図4-14に示したような脳の言語領域の伝統的な地図は、生体内におけるデータがヒトの脳地図に関する知識として付け加わるにつれて、描き直されつつある。

記憶システム——未来を記憶する

記憶システムもまた、人間だけのものである。過去の情報を蓄えたり、それを呼び起こしたり、将来のためのプランを立てるためにそれを用いたりする能力は、幾種類もの複雑な職務を遂行する能力をわれわれに与えてくれるという点で、言語と同様に重要である。そして、記憶というものはおそらく、われわれ一人ひとりの個性やアイデンティティに深くかかわっている。われわれは、幼少期のはじめから、知覚したことや経験したことをコード化し蓄え始める。われわれは皆異なった記憶を持つことになる。この個人的経験の記憶の貯蔵庫の形成を、タルビングはエピソード記憶と呼んだ（エピソード＝出来事、経験）。これは生涯を通じて続き、脳の可塑性を促す大きな力の一つである。

われわれとは、自らの記憶に他ならない。一人ひとりが持つ自分自身だという感覚である個人のアイデンティティは、エピソード記憶が集まって形成されている。それは、われわれが考えたり感じたり、決定したりするたびに、蓄えられ引き出される。エピソード記憶はまた、時間的に継続した記憶システムであり、過去と現在と同様に未来という感覚をわれわれに持たせてくれる。われわれは、直線的に流れる時間という文脈の中に自分自身を置くことができるので、後ろを振り返るのと同様に前を見ることもできる。ある意味で、来週することの計画をたてるためにエピソード記憶システムを利用したり、孫たちが生きている時代の地球がきれいであろうかと思案したりするとき、われわれは、「未来を記憶している」ことになる。時間的文脈の中で考える能力は、われわれの心のバックボーンである。

専門外の人は、記憶というものがあたかも一つのことであるかのように話す。しかしながら、認知神経科学者たちは過去数十年にわたって記憶の研究をしてきて、多くの異なった記憶があるということを知った。表４‐３にまとめられているように、いくつかの異なった分類のしかたが提唱されている。

タルビングは、エピソード記憶と意味記憶とを区別したが、意味記憶は、単語とか事

表４‐３　記憶の型の分類体系

エピソード記憶	対	意味記憶
ワーキングメモリ	対	連想記憶
宣言的記憶	対	手続き的記憶
顕在記憶	対	潜在記憶

実とか情報といった、主観的でない客観的な記憶のためのシステムである。アラン・バッドリーとパトリシア・ゴールドマン - ラキッチは、ワーキングメモリを「連想記憶」とは別のものとして取り出した。ワーキングメモリは、特定の作業をするあいだの短い時間だけ記憶しておきたい情報のために用いられる。その典型的な例は電話番号の聞き取りと復唱である。短期間番号を記憶し、ダイヤルし、かけた相手に話しかける。そしてその番号の記憶は、電話を終えるころには消えている。ときどきは、ワーキングメモリの中に記憶を保持し続け、作業をする際にその記憶を取り出す（言い換えれば、「作業」をするために用いる）。たとえば、「頭の中」で一連の長い計算をするのは、ワーキングメモリの役目である（たとえば、5たす7、かける8、わる3）。連想記憶は、思い出すときに振り返る連想的な、より長い期間の記憶の集合で構成されており、ワーキングメモリとは対照的である（たとえば、誰がアメリカを発見したとか、若かったころの父親の髪の色とか）。まだ他に、ラリィ・スクワイアによって提唱された、記憶システムを対照的に細分化する別の方法として、宣言的記憶と手続き的記憶の区別がある。宣言的記憶は「何」に相当する記憶で、われわれが説明したり述べたりできるという意味で知っていることから成り立っている。手続き的記憶は「どのようにして」に相当する記憶である。手続き的記憶は車の運転のしかたとか、自転車の乗り方とか、ケーキのつくり方とか、フィラデルフィアからピッツバーグへの行き方といった手続き的なことについての知識から成り立っている。記憶を分類する最後の方法は、ダニエル・シャクターによって提唱されたもので、潜在記憶と顕在記憶に分ける方法である。潜在記憶は表層下にあるもので、意識的なレベルまで直接引き上げられていない。われわれがそれに気づいていないか、少なくともその時点では関心が払われていないすべての情報から成り立っている。一方顕在記憶は、文字どおり、顕在的なものである。直ちにアクセスできる、われわれにとって明確な記憶から成り立っている。

記憶はまた、別の意味で、一つのものではない。われわれが脳の中に記憶の貯蔵庫を構築するときには段階的に構築され、その一つひとつが記憶システムを用いる際の全体的な過程に寄与している。記憶のさまざまな段階が、表4‐4に示されている。

記憶を理解するには、脳がその過程をどのように行うのかということと同様に、記憶の過程を理解することが必要である。われわれの脳はいつも情報に囲まれているが、そのほとんどを無視している（私がイタリアの列車の中でノートパソコンを使ってこの原稿を書いているときにも、私はシートの圧力を無視し、周りにいる乗客の会話を無視し、猛スピードで窓を通り過ぎていくトスカナの田園風景も無視している）。これらすべての情報の中から、注意を払うことによって、少なくとも短いあいだ、保持したいいくつかの情報を選択する。そしてコード化と呼ばれるプロセスが始まる。それは、ワーキングメモリと似た、短期のバッファの中にその記憶を入れる（今や列車の細部についてコード化された。というのは私は、今それらに気づいたからだ）。コード化の後、記憶は、われわれの中にとどまったり、捨てられたりする。

記憶は、固定として知られる次の段階へ送られ、そこでコード化された記憶を保持するために、短期用のバッファから長期用の貯蔵庫に切り替えられる。われわれはときどき、記憶を固定するために意識的な選択をする。誰もがこのプロセスに役立つ戦略を知っている。日付けや単語を何度も繰り返すとか、絵にしてみるとか、数字を言葉に置き換えるなどである。しかし、記憶はそれを覚えておこうと「選択した」主観的な意識なしで保持されることも多い。どうして固定されるのかがよくわからない記憶もある。経験や情報は、個人的に意味を持っていたり、高い情動的負荷があったり、鮮明な音や視覚的印象があったり、その他記憶過程を「浅い」ものでなく「深い」ものにする要因があると、よりいっそう固定

表4‐4　記憶の段階

コード化
固定
貯蔵
検索
再生

されやすいことはよく知られている。

記憶の貯蔵もやや不思議なところがある。というのは、われわれが生涯を通して持ち続ける情報のかたまりは、明らかに脳に対する大きな挑戦だからである。初めて両親や家族を認識し始めたときから始まり、言葉や文を覚え、読み、書き、などなど、はてしなく続く情報の波が脳に押し寄せる。ときどき、何かの事実や概念が、思いがけなく不意に生じてきたりする。これもまた、創造性、衝動、自発性といったものの源となる不思議なプロセスである。

これが起こったとき、このプロセスは「検索」と呼ばれ、記憶が貯蔵庫から取り出され使えるようになる。われわれはときどき何かを思い出そうと意識的に決定し、記憶貯蔵庫をくまなく体系的に探索するが、これが意識的検索と呼ばれるプロセスである。部屋を横切った見慣れた顔は誰だっけ？　この気持ちを表すのにもっとも適した言葉は何だろう？　昨日の午後会った人は何という名前だったかな？　この探索はうまくいくときもあれば……ときどきは失敗する。名前や言葉が出てこない。明らかに間違った別のものを思い浮かべるかもしれないし、それは違うと言うことさえできる。今ひとつのミステリーである。しかし、検索がうまくいけば、正しいものを見つけたという主観的な満足感を得る。これがタルビングの言う再生（引き出す）プロセスである。

われわれの脳が短期記憶（コード化された記憶）や長期記憶（固定された記憶）を形成するために用いるメカニズムは完全に明らかではないが、短期記憶は長期記憶とは異なったメカニズムでコード化されるという点では見方が一致している。コード化はおそらく神経伝達物質を使ってシナプス回路を活動させることによって起こる。このタイプの神経系の活動は、急速に実行され、また急速に逆転される。一方固定は、もっと永続的なプロセスを用いなければならず、貯蔵可能なかたちで情報をコード化した一連の分子をつくり出することによるという可能性がもっとも高い。コロンビア大学のエリック・カンデルは、小さな海洋生物のアメフラシに見られるエラ退避反射をモデルとして用い、固定と保持のメカニズムの解明に独創的な業績をあげている。カンデルは、長期記憶は、短期学習が起こっているあいだの、シナプスがつながったニューロン中のタンパク質とRNAの合成に依存しているであろう、と主張している。カンデルは、長期記憶と短期記憶が保存されるしかたの違いの発見に対して、2000年度のノーベル賞を受賞した。一種類の記憶とも、刺激や経験に応じて反応を変えるというシナプスの可塑性による。長期記憶は、刺激が強く長く続くときに起こり、ニューロンにその細胞核にメッセージを送るよう促してタンパク質を合成し、それが次にはシナプスの形状に長期的な変化をもたらす。カンデルの研究によって、固定と貯蔵の分子メカニズムが理解されるようになったのである。

何年ものあいだ、科学者たちは記憶が蓄えられている場所について研究してきたが、これはときに「記憶痕跡(エングラム)の探求」とも言われてきた。それが一ヵ所のはずだと主張する学者もいたが、記憶は多くの異なった場所に蓄積されていると信じる学者もいた。たとえば、ハーバードのカール・ラシュレイは、実験用動物の脳のさまざまな箇所に損傷を与えることに研究生活のほとんどを費やし、特定の箇所の損傷によって記憶の欠損が生じることはないことを明らかにした。しかし、1957年モントリオール神経科学研究所のスコヴィルとミルナーは、情報豊かな非常に有名な一つの事例を報告して、この記憶の概念を根本的に変えた。患者H・Mは難治性てんかんのために外科的手術により脳の両側の側頭葉前部を除去された。ほとんど継続的に続く「発作」を生じさせている(それゆえ危険な)、活動過多の組織の除去は珍しいことではなかったが、しかし、活動過多の組織は脳の片側だけであるのが通常だった。しかしH・Mの症例では、両側が除去されなければならなかった。外科手術の後、H・Mは新しい情報を記憶する能力を完全に失ってしまっていることがわかって、外科医はうろたえた。しかしながら、「手術前」に彼が学んだり経験したことのすべての記憶は、完全に正常であった。H・Mは時間の歪みの中に拘束されていた。この有名な症例によって、側頭葉の前極に位置する灰白質、扁桃体、海馬の構造や、片側損傷に対する両側損傷のもつ重要性に注目が集まった。

H・Mのケースや他の多くのヒトや動物による実証によって、片側だけの側頭葉の損傷によって、典型的に記憶欠損が生じることはないが、ある特定の位置の両側性障害が、学習や記憶を完全に破壊するということがわかった。学習や記憶のある側面は、脳の二つの領域、海馬と扁桃体が介在していると推測される。これらの脳の領域が記憶を蓄えるためにはたらいている。扁桃体は、強い情動価を付与することによって、異なる感覚様相や記憶から学習した記憶の統合に主としてかかわっているらしい。

これらの損傷研究は、機能イメージング（ＰＥＴやｆＭＲＩ）を用いた記憶研究によって補われてきた。これらの技術は、無傷の生きた脳が、記憶を形成したり再生したりするプロセスの渦中にあるときに、それを直接観察することができる。損傷研究は、脳の一部が失われたとき、どんな機能が失われるかを明らかにする。生体内でのイメージング技術は、何もかもが正常にはたらいているときに脳のどんなところが使われているかを明らかにする。その意味では、イメージング技術は、正常な脳がどのようにはたらいているかのより良い理解をもたらしてくれる。機能的イメージング研究は、われわれが何か思い出すときに脳の異なった多くの部分を使い、特に、海馬や扁桃体といった皮質下や大脳辺縁系の多くの領域に加えて、皮質の多くの部分も巻き込んでいるということを明らかにしている。皮質下の領域は、集中的なコード化や激しい感情の起伏などを伴う特定の記憶に関するＰＥＴやｆＭＲの研究の際に、しばしば刺激を受ける。ＰＥＴによる研究では、記憶のプロセスは、広く脳内に分散しており、前頭葉、頭頂葉、側頭葉、後頭葉の部分も含んで、大脳皮質の多くの部分を巻き込んでいることを示唆している（記憶の内容にもよる）。さらに、特に前頭皮質は、（動物研究や損傷研究で示されたように）ワーキングメモリだけでなく、コード化や検索においても重要な役割を果たしていることが明らかとなった。最近の記憶に関するわれわれの見解は、ラシュレイの初期の考え方と似たものになってきている。

機能イメージング研究によって、記憶に関するより多くの特殊な側面についても明らかになった。たとえば、われわれは、どのようにしてたった1200立方センチメートルの体積の脳を使って、これほど効果的に多くのことを覚えられるのだろうか。われわれは学習する際に、はじめは学んでいることに集中しなければならないことを意識しているが、そのプロセスが円滑に進んで慣れてくると、より効果的に、ほとんど自動的に覚えていくようである。偉大なアメリカの心理学者ウィリアム・ジェームズは、二十世紀の初頭にこの現象について述べている。

そこで、教育における大きな問題は、われわれの神経システムを敵ではなく味方にしてしまうということである。それは、習得したことを資金とし資本とすることであり、その資金の利子で悠々と生きるということである。そのためにわれわれは、できるだけ早期に、できるだけ多くの役立つ行動を自動的にまた習慣的にできるようにしなければならない。……日常生活の細部のより多くのことを、意識的な努力を必要としない自動的管理の下へ送ることができればそれだけ、心のより高度な力が、それにふさわしい仕事に対して解放される。

——ウィリアム・ジェームズ『心理学の原理』

アイオワにおけるPET研究の一つで、われわれは、脳がどのようにして効率的な記憶の保持を行うかを検討した。われわれは、一週間前に何度も見てうまく覚えられるまで練習した単語リストを思い出してもらい（その人たちにとってはきわめて簡単な作業である）、そのときの脳血流量を測定した。同じ人たちを対象に、PETの前に一度だけ60秒間見た単語リストを思い出すとき（より多くの努力を必要とする）の脳内血流量と比較した。興味深い二つの知見が得られた。まず、二つの条件で保持期間が、一週間に対して60秒と認知心理学の標準から見たら大きく異なっていたのにもかかわらず、共に、広範囲にわたる領域が同じパターンで用いられていた。何度も覚えた記憶も新奇な記憶も、古い損傷研究の文献からは想像されなかった領域が用いられ、前頭皮質だけでなく小脳までも含んでいた。二つめに、うまく覚えると、これらの領域のサイズがずっと小さくなった。これは、訓練によって脳がより効果的にはたらくということを示唆している。約百年前にウィリアム・ジェームズが述べた洞察には、先見の明があったのである。自然は驚くほどに経済的にはたらく。

注意のシステム——脳の中のスポットライト

注意とは、脳が、時間的、空間的関係の中で刺激を特定し、関連のあることを選び、関連のないことを無視する「スポットライト」である。われわれは、絶えず多様な感覚的情報にさらされ、かつまた記憶システムが蓄えていてなんらかの刺激によって意識の表層に浮かび上がってきた情報にもさらされている。混雑したハイウェイで車を運転している人は、視覚システムから他の車や道路、周りの地形についての情報を受けているだけでなく、追い越していく車のエンジン音や突進する車の音などの聴覚的な入力、ハンドルにのせた手やアクセルペダルにのせた足から入力される触感、そして、車が道路をグリップしたり跳ねたり揺れたりするときの身体の他の部分から受ける身体的刺激を受けている。また、携帯電話で話したり、音楽を聴いたり、最近の会話について考えたりするかもしれない。注意は、無関係な刺激を抑制し（すなわち、車のインテリアのほとんどの部分を無視する）、重要な刺激を認識し（すなわち、前の車がブレーキを踏んで突然スローダウンする）、ある刺激から別の刺激へ（最近の会話について考えることから交通状況について考えることへ）と移ることを可能にする認知プロセスである。もしこの能力がなかったら、迫り来る刺激に圧倒されてしまうだろう。注意というのは、生き延びるために重要なことを強調するスポットライトなのである。

注意は、非常に「中心的な」認知システムであり、それゆえ、それだけを取り出して研究するのが難しい。記憶のように、注意もいくつかのタイプに分類される（表4-5）。持続的注意は（試験勉強しているときのように）長時間集中するものである。指向的注意は、広い刺激配列の中から役に立つ特別な特質や刺激を意識的に選び出すものである（ウェンディさん『ウェンディさんの鑑賞旅行』で有名）が、新石器時代の洞穴壁画の雄牛に見られる、男性的エロスについて述べるときのように）。選択的注意は、個人的、実際的理由で重要性を帯びている刺激に注意を向けることである（パーティーで近くの人の会話に自分の名前が出てきたときのように）。分割注意は、いくつかのことに同時に、あるいは急速に変化する連続の中で注意を向けることである（パーティーで一度に二つの会話を聞こうとするときのように）。焦点的注意は、特定の刺激や課題に対して注意を向けることである（数学の問題を解くときとか、執筆する論文の骨子を考えているときのように）。

注意は、さまざまな脳のシステムの共同作業によって生み出される。すべての情報は脳の基底にある領域、すなわち網様体賦活系を通して脳に流れる。中心回路は、「フィルター」ないし「ゲート」としてのはたらきをする、視床を通してこの情報を

表4-5　注意の種類

持続的注意
指向的注意
選択的注意
分割注意
焦点的注意

送る。帯状回、視床下部、海馬、扁桃体、前頭葉前皮質、側頭葉、頭頂葉、後頭葉などの脳の他の領域もまた、注意において役割を果たしているらしい。機能イメージング研究では、帯状回を見ると、刺激どうしの比較や干渉が起こり、注意システムに重い要求を課す課題のあいだ、大脳の血流が増えていることがわかる。また、血流は、指向的注意の結果一方の大脳半球から他方へ移ることも示された。すなわち、左耳で聞くようにと指示した結果として、右側の優勢な側頭回に血流量が増え、右耳に注意を向けるようにとの指示に反応して、左側の優勢な側頭回に血流が移っていく。

視床というフィルター――「新婚のベッド」はいかに優先順位をつける役に立つのか

視床は、その機能が正確にどんなものか理解する以前から、「新婚のベッド」というギリシア語の名前を与えられていた。この名前は、不動産業者の「一に場所二に場所三に場所」というモットーから名づけられたのに違いない。視床は、脳の真ん中に位置し、それゆえ、中心的な機能を司っているに違いない。この比較的小さな領域（脳全体がおよそ1200立方センチメートルであるのに対して、たった12立方センチメートルしか占めていない）は、われわれの心的な生活において非常に大きな役割を持っている。

普通、脳がしているもっとも重要なことは、情報を手に入れることだと考えられている。だが無視しなければならない情報がどんなに多いかということも、理解しなければならない。実際、脳は、もし入ってくる情報のほとんどを除去して、注目しておく必要のあるものを選択するメカニズムを持たなかったら、圧倒されてしまうほど多くの情報を絶えず扱っている。われわれには五感があり、そのすべてがいつもオンになっている。そのうちの一つだけ、たとえば視覚について考えてみよう。街を歩いているとわれわれの眼は常に何百という情報を拾い上げる。しかしわれわれは、意識的にも無意識的にも、それらのすべてを実際に「見る」ようにはできていない。

たとえば新しい街、たとえばシカゴに来ていて、ある店、たぶんクレイト&バレル［食器・キッチン用品店］かなにかを探しているとしよう。ホテルを出て、北に5ブロック行った通りの左側にあると教えてもらっている。車にはねられたり、財布を取られたりせずにそこに着き、ワイングラスを買って一時間もしないうちにホテルに戻ってくればいいだけだ。さもなければディナーに遅れてしまい、連れ合いに怒られてしまうだろう。これは、われわれがしなければならない多くのことに比べたら、きわめて簡単である。

歩いてゆくと、通りを走り抜ける車や歩道に群がる人々、購買意欲をかきたてるショーウィンドウ、空高くそびえたつビルディング、信号機、看板、灰色の敷石やときおり落ちているゴミや紙くず、空の青さ、小さな雲の流れなどなどが視野に入ってくる……終わりなき視覚のパノラマである。ウィンドウの中の新しいコンピュータや、店の前に路上駐車した真新しいアウディ、鎖につないだ黒いプードルを連れた、全身黒できめたカールへアーのおしゃれな男性などに目が向く。そして、匂いや音もあれば、他の人に押されることもある。しかし、脳には使命があり、これらすべてを無視しなければならない……あるいはいずれにしても、しなければならないこと、すなわち、ブロックを数え、通りの名前に注意し、きびきび歩き、信号が赤なら止まって待ち、などなど最終的に目的の店を見つけるために、他のことはできるだけ無視しなければならない。店についても、グラス売り場に行き着くまでにはまた別の視覚情報のパノラマに直面するが、それもまた抑制しなければならない。

脳の中央にある分電盤である小さな視床は、このようなちょっとした課題を遂行するために、いらない情報を無視したり抑制したりするのを助けるフィルターである。すべての感覚から入ってくるすべての情報は、皆この中に流れ込む。そして、優先順位を与えられるべきものに注目し、残りのものはひと思いに捨てられる。もしアウディやコンピュータや黒服の男性に言及しなかったら、読者の方も、それらに気づき、コード化し、後に見たことを思い出すために貴重なニューロンを無駄遣いなどしなかっただろう。それに、フィルターにかけるプロセスが起こっていることに気づきすらしない。視床は、「高次」の皮質領域、運動領域、感覚領域、情動領域、記憶領域といった脳のほとんどすべての部分と相互につながりあっている。それらのあいだでチェックする（このプロセスは光速で起こる）ことによって、視床は、その瞬間周りにある無数の情報が、どんな意味を持つのか、そのとき達成しようとしていることに対して重要かどうか、気づくべきか、あるいは、関係がないので無視するべきなのか、といったことを脳が判断するのを助けるということをやってのける。

前頭前野のシステムと「遂行機能」——道徳監視係

前頭前野のシステム、つまり前頭葉前皮質は、ヒトの脳皮質のもっとも大きな領域を占めるものの一つである。ブロードマンは、ヒトの皮質の29パーセントを占め、チンパンジーは17パーセント、犬は7パーセント、猫は3・5パーセントであると推定した。ヒトにおいてこのように高度に発達しているということは、それがまた、抽象的な思考、創造的な問題解決、時間的に行動を順序立てるなどの「遂行機能」としてしばしば言及される、ヒトに独特のさまざまな機能を介在しているであろうことを示唆している。

脳損傷研究から、初期の記念碑的な前頭前野の理解がもたらされた。採石職人フィネアス・ゲージの症例である。彼は、爆発事故で左前頭葉を鉄棒が貫通するという怪我をした。ゲージはこのむごい事故から生還したが、その後、彼の人格に深刻な変化が起き、そのことが、彼を治療して救った医師ハーロウによって書き留められた。その事故の前まで、ゲージは、誠実で真面目で勤勉であったが、しかし事故による受傷後は、未成熟な子どものようで、社会的に不穏当になり、無責任になった。ハーロウによる前頭葉機能に関する初期の記述に続いて、その後前頭葉腫瘍や前頭葉損傷の人たち、そして、てんかん、精神疾患、強迫神経症で外科手術を受けた人たちに関する多くの研究が積み重ねられた。この研究から、前頭前皮質に一定のダメージを受けると、ゲージの場合とまったくよく似た兆候を生じさせるということが示唆された。一般知能は必ずしも前頭葉の損傷によって障害を受けるとは限らないが、前頭葉に実質的な損傷を受けた人は、意志能力、計画能力、社会的判断といった他の能力を失う。

「前頭葉損傷症候群」には、二つの異なった下位群のあることが観察されている。前頭前皮質の眼窩野（前頭葉皮質の表面の反対側、下面で、両眼の真上の、より「原初的」な部分）の損傷は、過剰な幸福感を与え過活動にさせ、知らない人との性交渉のような社会的にふさわしくない行動に走らせる。背外側部（脳の両側にある前頭葉の外表面の凸部分）の損傷は、物事に無関心にさせ、身体的な活動を不活発にし、抽象的な概念を公式化するような複雑な認知的課題をする能力を衰えさせる。しかしながら、これら二つの症候群のあいだには、共通した核がある。環境的・内的手がかりの統合にもとづく、目的に向けられた行動をやり遂げる能力の欠如である。これはおそらく、前頭前皮質の基本的な機能である。

前頭前皮質のはたらきが正常であるかどうかは、いろいろな認知的課題によって評価でき、また、脳機能イメージングによっても探求されてきた。抽象的に考えたり仮説を修正して反応する能力を測るウィスコンシン・カード分類テストや、先の計画を立てる能力を測る、ロンドン塔課題とポルテウス迷路課題が、神経心理学における三大標準「前頭葉」機能テストである。継続遂行能力作業テスト（CPT）は、注意力の測定を行うものであるが、注意も前頭前皮質の機能を要すると考えられている。これらのすべてに共通なのは、これまた前頭葉皮質の重要な機能であるワーキングメモリを用いているということである。これらのテストを用いて、脳機能イメージングにおけるパイオニア的研究が、モンテ・ブックスバウムとダニエル・ワインバーガーによってなされた。彼らは、統合失調症の前頭葉前皮質の研究に脳機能イメージングを用い、患者が休息中とCPTやウィスコンシン・カード分類テストのような「前頭葉」課題で作業をしている間、この領域における血流量の増加が不十分であることに注目した。

大脳辺縁系――未開のもののありか

もし前頭葉前皮質が、道徳的・社会的監視機関として機能し、抽象的な概念を公式化する、脳の超自我であるなら、大脳辺縁系は、感じ、情動と基礎的な生存衝動を監視する、イド［本能］である。前頭葉システムは、系統発生的にもっとも新しい皮質領域であるが、大脳辺縁系はもっとも古く、原初的である。前者が理性的なことを司っているのに対し、後者は情動を司っていると言うのはたやすいが、この区別が恣意的であることは誰の目にも明らかである。前頭葉と大脳辺縁系は解剖学的につながりがあることによっても、この点がより明確になる。

「大脳辺縁系＝limbic system」の limbic は、ラテン語で「境界」を意味する。この言葉は、脳を正中矢状断面から見たとき、前頭葉前部、頭頂葉、後頭葉の大脳新皮質を「取り囲む」ように見える、組織の環を表すために、ブローカによって初めて使われた。（彼はまた、それを「大皮質の縁（ふち）」と呼んだ）。嗅覚神経がこの領域とつながっているので、一時期は、嗅脳、すなわち「鼻の脳」としても知られていた。細胞構造図もまた、これらの領域の細胞構造の一部は、大脳新皮質でなく大脳旧皮質であることが明らかになった。

この「原初的」な脳の中央領域は、１９３０年代、ジェームズ・パペッツが別の見方を提案するまで、嗅覚に関係していると思われていた。彼は、図４‐15の「パペッツの回路」というアイデアを持ち込んだ。こ

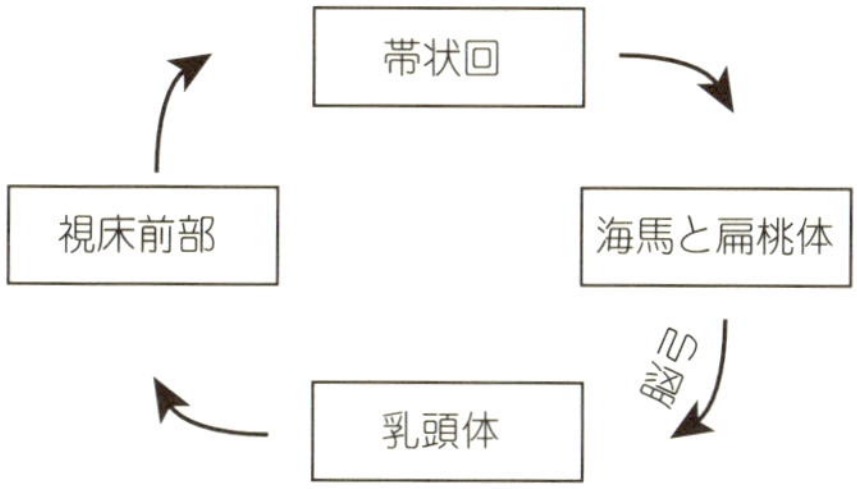

図4-15　パペッツによって概念化された大脳辺縁系

の回路への入力のほとんどは、脳の嗅覚部分からではなく、むしろ、一群の連合皮質からであり、それらはいろいろな新皮質の領域から情報を収集し、大脳辺縁系のパペッツ回路へ中継する。パペッツは、この脳の領域の主要な機能は、情動の経験と調整であると主張した。パペッツ回路内では、メッセージは、高次の皮質から帯状回、海馬、乳頭体（胸に似た部分）、視床下部、視床前部へと流れる。パペッツによると、情動は海馬のようなより深い構造に集中しているのに対し、それらの認識は帯状回で起こる。

　パペッツの初期の概念化以来、大脳辺縁系に対する考え方は拡張され訂正されてきた。大脳辺縁系を構成しているものは何かという議論は、時に矛盾し混乱している。というのは、その機能についての知識は、脳機能イメージングや神経科学の新しい研究にもとづいて、過去数十年、着実に増えているからである。新しい概念では、海馬傍回、側坐核、眼窩回のような下の方の前頭葉領域といった、他の領域をもともとの「パペッツの回路」に付け加えたものが多い。そのたくさんの相互のつながりは、大脳辺縁系が身体の感覚、多様な感覚様式（モダリティー）（たとえば、視覚、聴覚）を通しての外的環境から受ける経験、情動、記憶システムを統合しているのであろうことを示している。

　大脳辺縁系は、喉の渇きや空腹、性的衝動といった基本的な身体の機能を司っている中枢であることは明らかである。しかし、それはまた、われわれの環境への反応、情動的経験や記憶に結びつけるのにも重要である。たとえば、ジョゼフ・ルドゥーは、動物の研究で、扁桃体が脅威を与えたり危険な刺激に反応するのに大切な役割をしていることを明らかにした。不快な刺激や恐怖刺激にさらされると、消し去るのが困難な強い記憶痕跡が残り、そして、扁桃体が中心的役割を果たしている回路に貯蔵されるが、これには視床、海馬、皮質といった構成要素もかかわっている。情動刺激の処理には二つの平行した道筋があるようである。一方の早い経路の方は、皮質下の領域（視床や扁桃体）がかかわっていて、すばやいが比較的粗い反応を許すが、もう一方の遅い方の経路は、前頭葉前皮質を含んでいて、もっと洗練された特徴を同定し計画を立てるなどを可能にする。海馬は、また、文脈的な手がかりを評価するという役割を果たしている。不安障害の進行に関する大脳辺縁系のこの側面の重要性については、第11章でより詳しく議論する。

小脳と心的調整——歩きながらガムをかむ

小脳は、大脳の下に位置し、小脳テントと呼ばれる強い線維組織の広いシートで分離されている。何年間も、医者たちはこの事実を、仲間内の隠語として使っていた。記憶やパーソナリティーのような、すべての「高次」の心理的能力は大脳皮質の中に備わっているのだから、「ああ、彼女のおなかの問題は、本当はテントの上にあるね」と言えば、患者の訴えは、「実際」の疾患というより「患者の頭の中」にあるということを伝えていることになる。実際、テントの上という言葉は、「神経性」とか「精神疾患からくる」という意味であった。テントの下に位置する小脳は、心的機能とか、精神疾患とはまったく無関係だと考えられていた。その唯一の機能は、歩いたり、キャッチボールをしたり、バレエをしたり、腕立て伏せをする能力などの、心理的機能の調整であった。

しかし、小脳に対するこの単純な見方は、多くの異なった方面からの証拠にもとづいて、近年訂正された。系統発生的に見ても、小脳はヒトにおいて不釣合いに大きくなっている。前頭前皮質と同じくヒトの小脳は、チンパンジーより三倍も大きい。また、ヒトの小脳は、大脳皮質よりニューロンの数が多く、10の13乗個ある。さらに、研究から、大脳皮質と小脳のあいだの接続には、純粋に運動調節のために必要とされる運動野と感覚野に加えて、前頭葉と側頭葉を含む、多くの異なった皮質領域が含まれているということが明らかにされた。このことから、ヒトにおいて小脳は、純粋な運動活動だけでなく、「高次認知機能」をも調節しているに違いないことがわかる。さらに、小脳の設計は、それ自体がすばらしいはたらきを持ったフィードバック・システムとして機能していることを示している。大脳皮質の特定の領域からの接続は、（ある不思議な理由で、多くの場合正中線をまたいで）小脳に達し、視床へと上向し、さらに上向して大脳皮質の同じ特定の領域へと達する。図4‐16にこのパターンを示す。

初期のPETによる研究では、認知や情動の研究者に興味のあることは何もしていないだろうという仮定のもと、小脳は単純に除外されていたが、最近の研究では、多くの異なった精神活動に用いられていることが示されている。記憶、言語、情動反応、顔認識、意識的注意などがそうである。ヒトの脳では、小脳は認知的、情動的機能において重要な役割を担っているらしい。今では、小脳はおそらく時間という文脈の中で情報の流れを保つとても基礎的な機能を果たしているということが知られている。小脳は、われわれの身体が空間の中でどこを動いているか（運動機能）、われわれの思考が心のどこにあるのか（心的機能）の両方を認識することを可能にする「測定器（メトロン）」としてはたらいている。驚いたことに、第8章で述べるように、小脳は統合失調症において特に重要であるらしい。

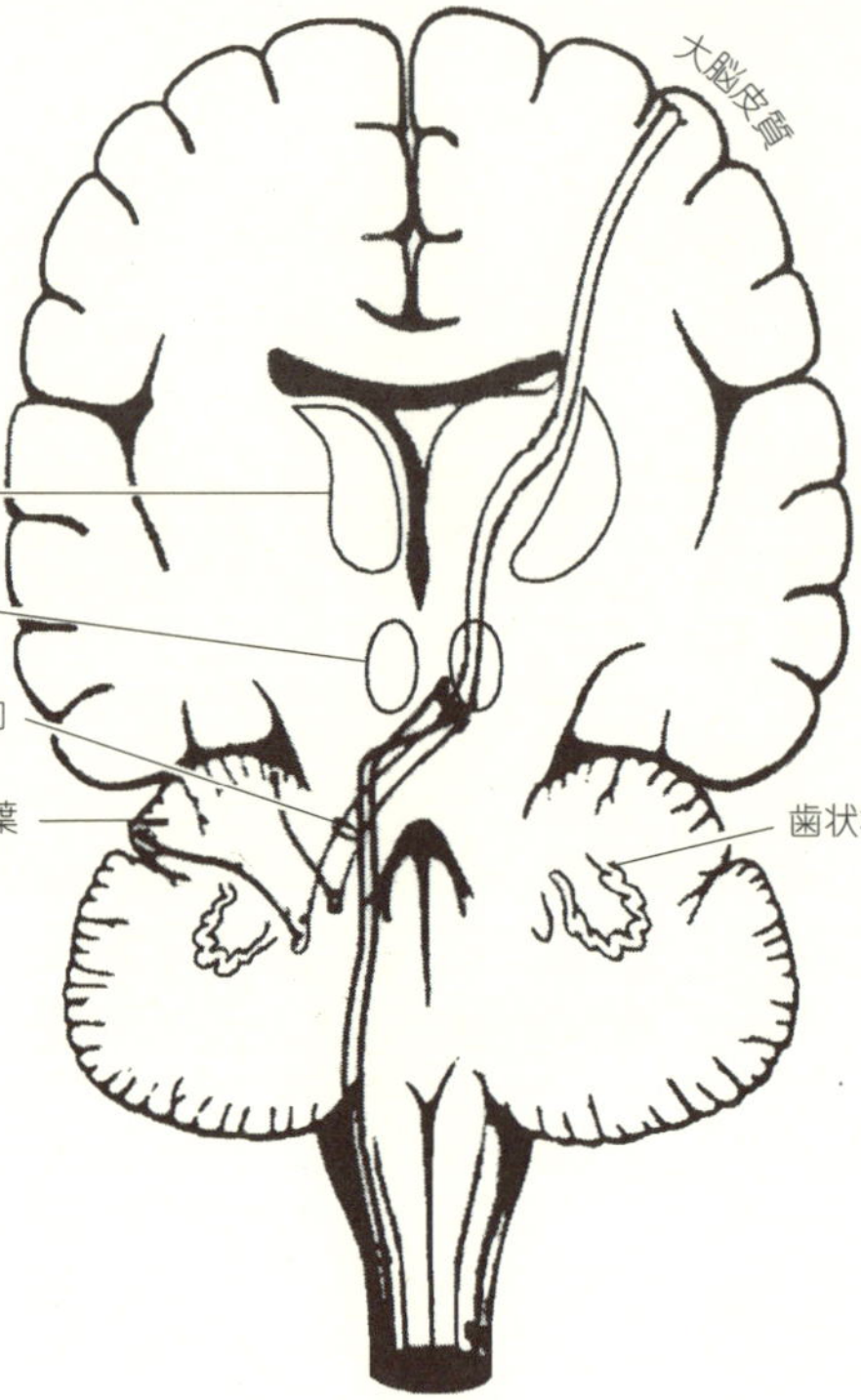

図 4 - 16　皮質を小脳とつなぐ回路

脳幹神経核――下方の神経の結び目

最近まで、多くの神経化学者は、脳幹神経核の基本的機能は運動行動を統制したり仲介したりすることだと考えていた。しかし、再び、この見方には訂正が必要になっている。脳幹神経核（「下方の、神経の結び目」）は、情動や認知の表出と調整にも重要である。

脳幹神経核の主な構造には、尾状核、被殼、淡蒼球、中隔側坐核、黒質が含まれる。黒質を除いて、図4-7～4-9にこれらがうまく示されている。尾状核は、Cの形をした灰白質組織の塊で、脳室の前角の前部と体部の境目にその頭がある。またそれは、円形に後方へアーチを描き、再び前へ回ってきていて、両側から扁桃体に入って終わっている。そこから横に分かれて先に伸びたのがレンズ核で、レンズのような形をしているのでそう呼ばれる。レンズ核の中間部、暗くて灰白質が密に詰まっているのが、被殼である。そして、淡蒼球はその横に位置する。

脳幹神経核は、いくつかの理由から認知や情動にかかわる役割を果たしていると考えられる。これらの領域の異常は、精神疾患の兆候を導くことが多い。尾状核の萎縮が原因となって起こるハンチントン病の最初の兆候は、統合失調症や気分障害に見られる兆候と似ている。ハンチントン病の患者は、妄想的思考、うつ、不適切な衝動的行動を引き起こすことが多い。パーキンソン病は、脳幹神経核にかかわる別の症候群である。それは、黒質内の神経の喪失によって起こる。黒質は脳幹神経核の中央にあって、ドーパミンを主要な神経伝達物質として用い、尾状核に突起を送っている。パーキンソン病では、色素ニューロンの喪失、それに伴うドーパミン作用の喪失によって、情動表出能力が鈍くなったり、思い出す能力に障害が起きたり、決断力がなくなったりする。これらの症状は、統合失調症の陰性症状に大変よく似ている。

意識——最後の未開拓地

ジョン・サールのような哲学者が指摘しているように、意識というのは、人により多様な意味を持つ言葉である。患者が麻酔から戻り、周りのことに反応して経過について尋ね始めたら、外科医は、「患者は意識がある」という。認知心理学者は、意識というのは、自己と外界のあいだの境界を認識する能力のことだという。また別の領域の人は、いや違う、意識とは、怒りや自責のように、内省したり内面の状態に気づいたりする能力だという。また別の人は、時間的文脈の中で、経験や行動を概念化する能力が意識を定義すると言う（すなわち、過去、現在、未来という言葉で自分自身を見る）。意識を論ずるのに、さまざまにメタファーが使われてきた。たとえば、意識は「心の劇場」であって、自己は俳優であり、そこに知覚や経験や行動が収斂する場である。あるいは意識は「心の舞台」の演技監督ないしスーパーバイザーである。また別の人は、意識を、魂、自己、霊魂になぞらえる。彼らにとって意識は、一人ひとりのアイデンティティの中核である。死後の世界を信じる宗教を持つ人々にとっては、意識は死後も生き続ける個人を形成している一部である。

多くの天才思索家たちが、意識の本質をヒトの脳の特質に求めてきた。もっとも独創的な一人が、ノーベル医学賞受賞者ジェラルド・エーデルマンであり、神経科学という魅惑に惹きつけられて、『神経ダーウィニズム』に始まり、『記憶された現在』に終わる三部作を書いた。彼は、意識は「再入力」の過程の結果として起こり、それによって機能的な心的構成要素（すなわち、カテゴリー、概念、記憶、経験）が互いに接続され、非自己という文脈の中で自己という感覚が生み出されると仮定した。彼は、意識の元となりうる神経回路を提案し、意識は皮質、脳幹神経核、視床、小脳、海馬、その他の重要な神経核の中に補助構成要素を持つとした。DNAの二重らせん構造の共同発見者のひとりであるフランシス・クリックもノーベル賞受賞者であるが、彼も、神経科学の魅力的にとりつかれて意識の研究をした。彼は、意識的な状態を維持させる鍵となる構造として、視床に焦点を当てた。大脳半球の非対称性の研究のパイオニアであるマイケル・ガザニガは、左右の脳が分断した患者の研究をして、左半球の中にいる語り手は、右側のしゃべらない住人とどのように議論し解釈するのか、そして、これら二重の経験がどのように機能的で自覚的なヒトに統合されるのかという、意識の他の側面を探索した。

ニューロンはどのようにして互いに話し合うか——脳の化学的伝達物質

言語や記憶といった複雑な機能を可能にする、ニューロンどうしの日常的会話は、化学物質の運搬により送られるメッセージによって成り立っている。脳の神経伝達システムである。これらの神経化学システムは、機能的、解剖学的システムが作動することを可能にする「燃料」を供給する（異常が起こればうまく作動しない）。神経化学システムは、解剖学的、機能的システム上で整然と地図を描くことはできない。ドーパミンが「大脳辺縁系の神経伝達物質」なのか、ノルエピネフリンが「注意力に関する神経伝達物質」なのか断定できない。むしろ、神経伝達システムと解剖学的システムと機能的システムとは互いに絡み合い、依存しあっている。脳の中のあらゆる解剖学的な下位組織は、たいてい多重のクラスの神経伝達物質で作動している。この複雑な解剖学的、神経化学的組織によって、中央の神経システム全体の、より「微細な調整」が可能となる。

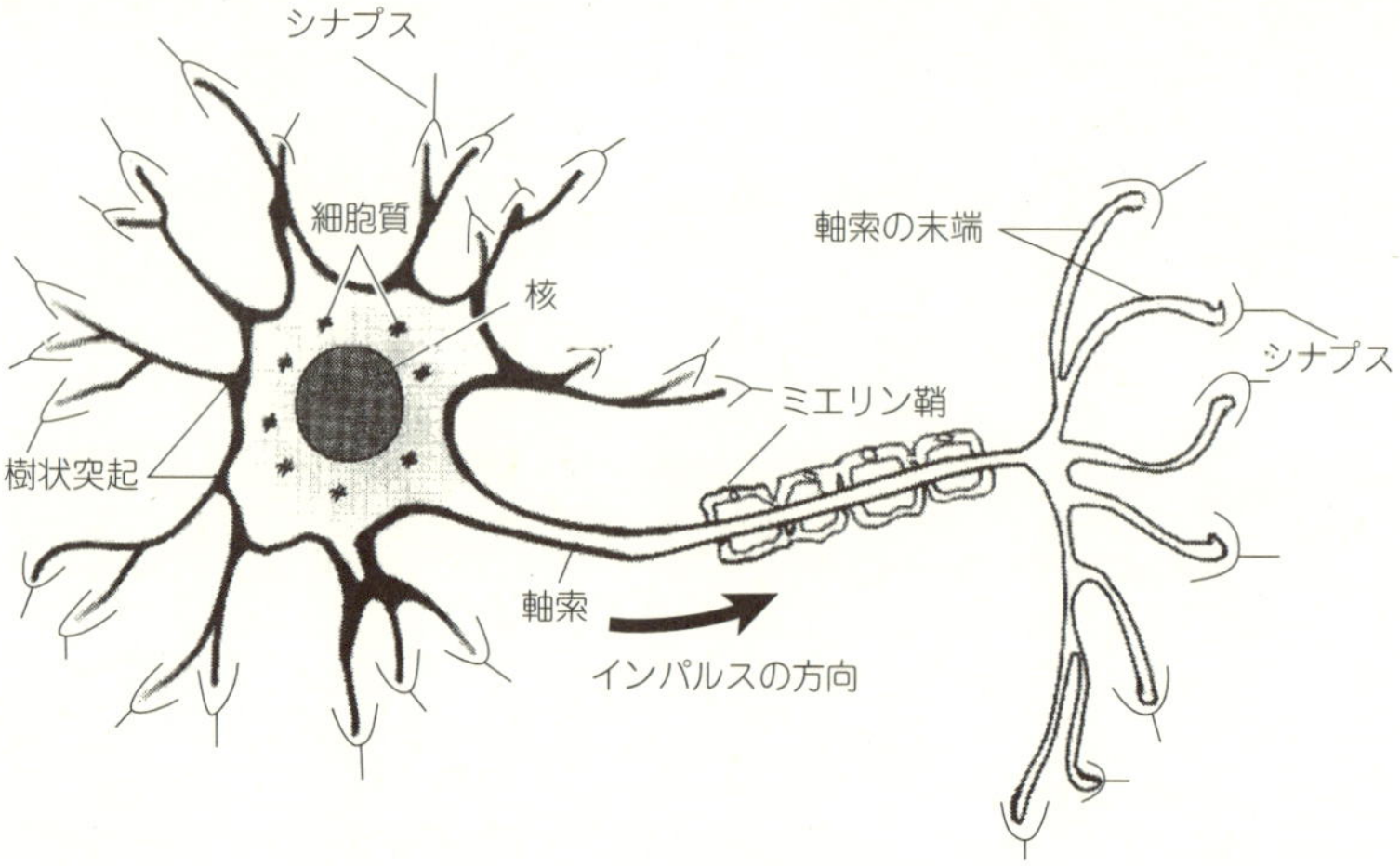

図4-17　シナプスを経由するニューロン間情報伝達

ニューロン、シナプス、レセプター、セカンド・メッセンジャー

ニューロンは、できるだけ効果的に互いに働きかけあうよう設計されている。ニューロンの構造を図4-17に示す。

それらはすべて、核と長さはさまざまだが、少なくとも一本の軸索を持つ、細胞体で成り立っている。軸索は、細胞体から末端へと電気的メッセージを運ぶが、それには化学的情報が含まれている。ミエリン鞘からなる脂肪の絶縁体が、ちょうど樹脂が銅線を保護するように、軸索を保護している。細胞体は、樹状突起に囲まれている。それは、シナプスを通して入ってくる他のニューロンからの情報を受け取る細胞体の容量を大きくしている。同様に、軸索も末端が枝分かれしており、多数のシナプスと接触するようになっている。

ニューロン間の伝達は、電気的活動で始まる。神経内部は、「静止」状態のときマイナス70ミリボルトという特定の電位に設定されている。もしさまざまな刺激の影

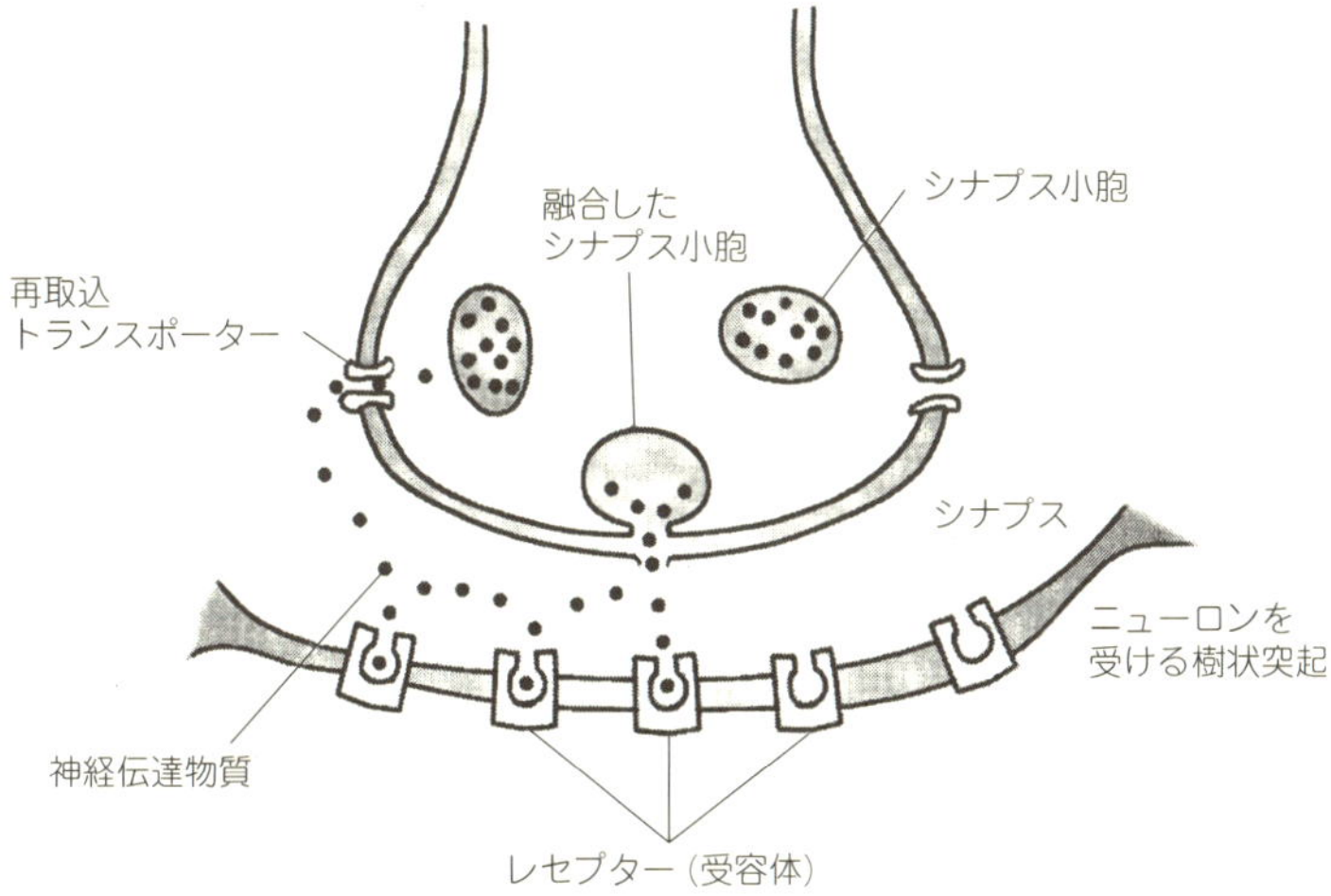

図4-18　シナプスの構造

響が優勢になって細胞内部がマイナス35ミリボルトぐらいにまで高くなると、細胞が「発火」し、興奮性のメッセージを軸索に送り、末端まできて、神経伝達物質が放出される。この発火が「活動電位」と呼ばれる。

メッセージの送信は電気的プロセスで始まるのだが、シナプスでのコミュニケーションは化学的なものである。ニューロンは、化学的な伝達物質である「神経伝達物質」を使って互いに話しかける。精神疾患の理解に関係するもっとも代表的な神経伝達物質のいくつかを、表4-6にリストアップした。それらはすべて、神経のシナプスの中でつくられ、小さな「袋」（小胞）の中に蓄積されて、ニューロンが発火する際に放出される。

図4-18は、シナプスの概略図である。

神経伝達物質の分子は、細胞の中をきれいにするために浮遊している酵素に破壊されないように、小胞中に隔

表4-6　精神疾患の理解に関係する代表的神経伝達物質

アセチルコリン
カテコールアミン類（系）
ドーパミン
セロトニン
ノルエピネフリン
アミノ酸類（系）
ガンマアミノ酪酸（GABA）
グルタミン酸

離されている必要がある。神経伝達物質の濃度は、よいコミュニケーションを維持するために常に微調整されている。基本的に、ニューロンは神経伝達物質の適切な（多すぎない）供給を維持しようとする。発火の繰り返しによって非常にせわしくなると、さらに合成するようにはたらき始める。神経伝達物質の最適な濃度を維持するのは、酵素と呼ばれるタンパク質である。酵素は、語尾にアーゼ（-ase）がつけられることが多く、それが援助役（触媒）となる化学反応の名をとって命名される。

神経伝達物質が放出されると、さまざまな運命をたどる。酵素はシナプスがつながりあっている中を自由に浮遊して、攻撃態勢にあり、神経伝達物質の代謝を不活性にしたり分解したりする。もしシナプス間間隙中の濃度が高まると、神経伝達物質は前シナプスのレセプターを飽和させ、伝達ニューロンに「減速」するときだと伝える。もしうまくいけば、神経伝達物質はシナプスを渡って、後シナプスのレセプターを占有し、他のニューロンにメッセージを送ることに成功する。最後に、自然は効率がよいのを好み無駄を嫌うので、化学的伝達物質はもとの伝達ニューロンに戻り、再び小胞に蓄積され、いずれまた再び放出される。

レセプターは、神経膜という脂質のサンドイッチに埋め込まれた、大きなタンパク質分子である。それは、高度に選択的にレセプターの化学構造に関連する特定の神経伝達物質を「認識する」。レセプターには、イオンチャンネル・レセプターとGタンパク・レセプターという、二つの主分類がある。イオンチャンネルに属するレセプターは、小さくて高速である。GABAとグルタミン酸レセプターは、この上位分類に属している。

Gタンパク・レセプターは、やや大きめで複雑である。これらは、ドーパミンのようなカテコールアミン・トランスミッターがメッセージを送るために占有し使用するレセプターである。図4-19に示したのはドーパミン・タイプ2（D_2）レセプターである。Gタンパク・レセプターは、神経膜の脂質サンドイッチの

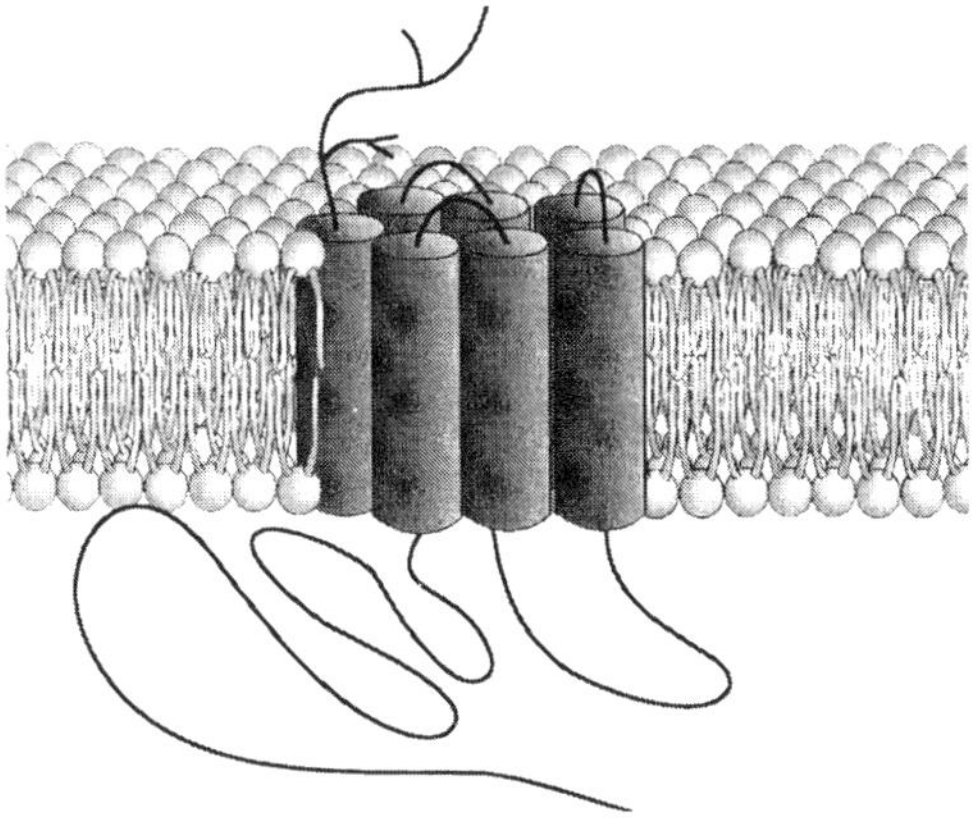

図 4-19　レセプターの構造

中を七回出たり入ったりしている。レセプターは、外側の表面が化学伝達物質によって占有されると、わずかに形を変える。この形の変化によって、Gタンパクとして知られている物質が活性化される（Gはグアニンを意味し、その構成物質のひとつである）。この活性化によって、次にはレセプターが占有されたニューロン中の「セカンド・メッセンジャー」が放出される。

Gタンパク・レセプターのいろいろなタイプは、それらが認識する神経伝達物質によって名づけられている。多くの神経伝達物質は、いくつかのレセプターのサブタイプを占有することができる。たとえばドーパミン・レセプターには、D_1、D_2、D_3、D_4、D_5と呼ばれる五つのサブタイプがある。それぞれはアミノ酸配列が異なっていて、この配列によって神経伝達物質と特定の薬に対する親和性（占有されようとする性質）が決定される。各々のレセプターは、細胞外の側に長い尾状物を持っていて、やはり、薬剤親和性を決定づけている。細胞内尾状物と同じく、さまざまな長さの三つのループが細胞内にも存在している。これらの細胞内構成物によって、Gタンパクへメッセージを送るメカニズムが成立している。精神疾患に関係していて、その治療に用いられる薬によって影響を受けると考えられる多くのレセプターは、このGタンパクのレセプターに分類される（すなわち、セロトニン作動性、ドーパミン作動性、コリン作動性）。ここ数年のあいだ、分子生物学の強力な技術を駆使することにより、Gタンパク・レセプターのほとんどが、単離され配列が決定されてきた（次章で述べる）。特異的なアミノ酸配列の詳細な情報によって、特定の病気にかかわるさまざまな化学システムないし脳の領域に対して、鍵穴にキーを差し込むような要領でレセプターと相互作用する特別の薬を設計するという胸躍る可能性が出てきた。

神経伝達物質は、他のニューロンと情報伝達しあう「ファースト・メッセンジャー」である。その目標が脳内に長期的な効果を持続することであるとすれば、「セカンド・メッセンジャー」に刺激を与えるシステムが、ニューロンが情報伝達するプロセスの中ではおそらくもっとも重要である。ニューヨークのロックフェラー大学のポール・グリーンガードは、研究生活の大部分をセカンド・メッセンジャーがいかにはたらくかの研究に捧げ、神経科学と精神医学へのきわめて重要な貢献に対してノーベル賞が贈られた。セカンド・メッセンジャーは、遺伝子の発現細胞を構成するタンパク質、神経伝達物質の合成を助ける酵素を調整するタンパク質をつくるのを助ける。セカンド・メッセンジャーは、数種類のリン酸基をさまざまな異なった種類のタンパク質に付加することによってこの作業を行っている。そのため、細胞とその周囲に対して、一連の高度な技術を持ったリーダーや見張りや守備隊を置いている。Gタンパクの活性化とセカンド・メッセンジャーの励起は、比較的ゆっくり現れ、長期間持続する。この事実は、投薬が精神疾患にどのように効果をもたらすかを理解するうえで重要な意味を持つ。まず、Gタンパク・レセプターは、ゆっくりとしたペースで活動することから、多くの精神活性薬が治療的効果をもたらすのに数週間かかるということが納得できる。次に、Gタンパク・レセプターにはたらく多くの薬剤療法の効果は、消えていく際にもまた数週間という単

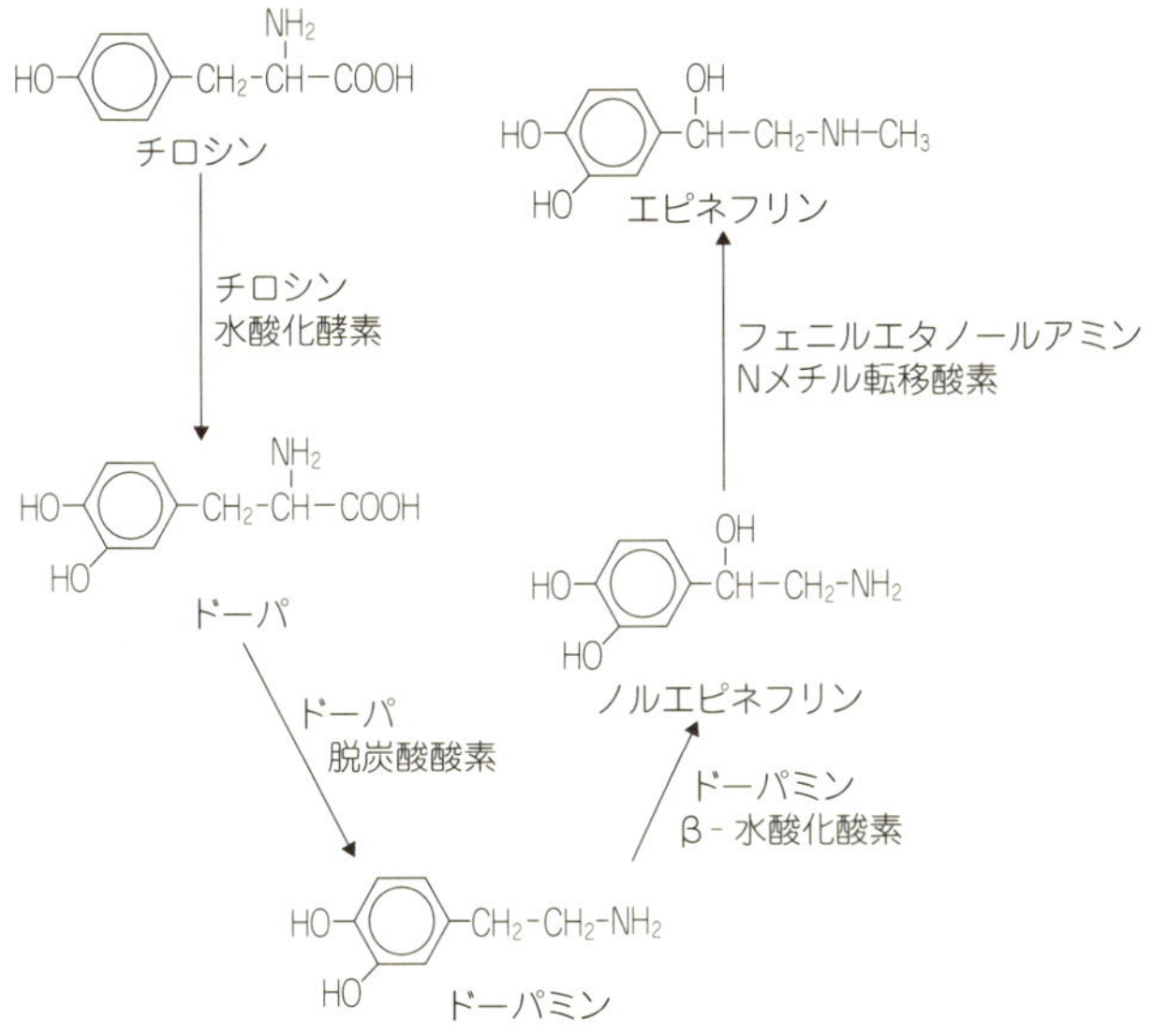

図4-20　ドーパミン、ノルエピネフリン、エピネフリンの合成経路

位でゆっくりしていることも説明する。三つ目に、効果はとても長い可能性がある。薬剤療法は、神経伝達物質の合成過程だけでなく、遺伝子の転写や発現、そして細胞そのものの構造にも影響を及ぼす。

ドーパミン系

カテコールアミン神経伝達物質であるドーパミンは、チロシン水酸化酵素の酵素活性を通して合成される、最初の生成物である。それは、他の二つの重要な神経伝達物質と化学的に近い関係にあるので、ノルエピネフリンやエピネフリンの二次的生成物と一緒に、その合成経路が図4-20に示してある。その鍵となる神経伝達物質としての重要性は、スウェーデンのアーヴィド・カールソンによって発見され、それに対してノーベル賞が授与された。今では、ドーパミンは、パーキンソン病や統合失調症など、多くの病気で重要なはたらきをしていることがわかっている。

脳内には、ドーパミンを主な神経伝達物質として用いる三つのサブシステムがある。これらはすべて下側の外皮部分に発する。一つのグループは、黒質から発し、尾状核や被殻に行っていて、黒質線条体路と言われる。二つ目の主な経路は、中脳皮質系とか中脳辺縁系（あるいは、中脳皮質辺縁系）と呼ばれ、前頭前皮質と扁桃体や海馬のような側頭辺縁系の領域につながっている。ドーパミン系の三つ目の構成要素は、視床下部に発し、下垂体につながっている。これらのさまざまなドーパミンのサブシステムは、図4 - 21にまとめられている。ヒトの脳では、ドーパミン系はかなり特殊に局在している。その経路には、皮質の限られた部分だけが含まれ、認知や情動にとって重要な脳領域に分布しているので、それらの機能を理解するうえで、もっとも重要な神経伝達物質システムのひとつと考えられる。

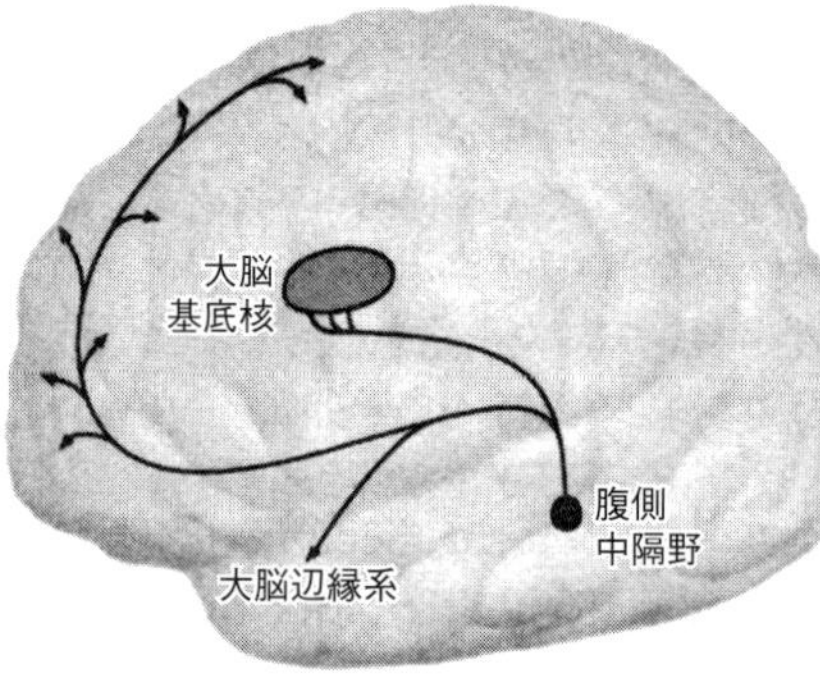

図4 - 21　ドーパミン系

何年間にもわたって、統合失調症は、「ドーパミン仮説」によって説明されてきた。この病気の特徴的な認知や情動の障害は、ドーパミン系の過剰な活動によると考えられていた。ドーパミン系の経路を理解すると、神経遮断薬の副作用のいくつかの説明がつく。古い「定型抗精神病剤」は強力なD_2レセプター遮断薬で、黒質線条体伝達路のドーパミン・レセプターを遮断するため、強い副作用がある。最近の「非定型抗精神病剤」は、D_2レセプターへの効果が弱いため、副作用がより少ない。この副作用は「錐体外路症状（extraphyramidal symptoms）」と呼ばれるが、それは運動野の外側（extraphyramidal）にある大脳基底核の伝達を遮断するからである。これはしばしば、錐体外路系（extraphyramidal）副作用、略してＥＰＳと言われる。

ノルエピネフリン系

ノルエピネフリン系は、青斑核から出て脳全体に広く分布している。その分布を図４‐22にまとめた。この図が示しているように、ノルエピネフリンは、皮質全体、視床下部、小脳、脳幹を含む、ヒトの脳のほとんどすべての領域に影響を及ぼすと言える。この拡がりを見ると、より広範な調節や制御効果を持っているであろうことを示している。

多くの向精神剤、特に気分障害に対する薬剤は、ノルエピネフリン系に作用する。これらの薬が開発されてすぐ、三環系抗うつ剤がノルエピネフリンの再取込を阻害することが知られるようになった。この阻害作用によりシナプス後部のレセプターを刺激するノルエピネフリンの量を増加させるわけである。アメリカの国立精神保健研究所（ＮＩＭＨ）のジュリアス・アクセルロッドは、ノルアドレナリン再取込と抗うつ剤のはたらきのメカニズムの発見に対して、ノーベル賞を受賞した。モノアミ

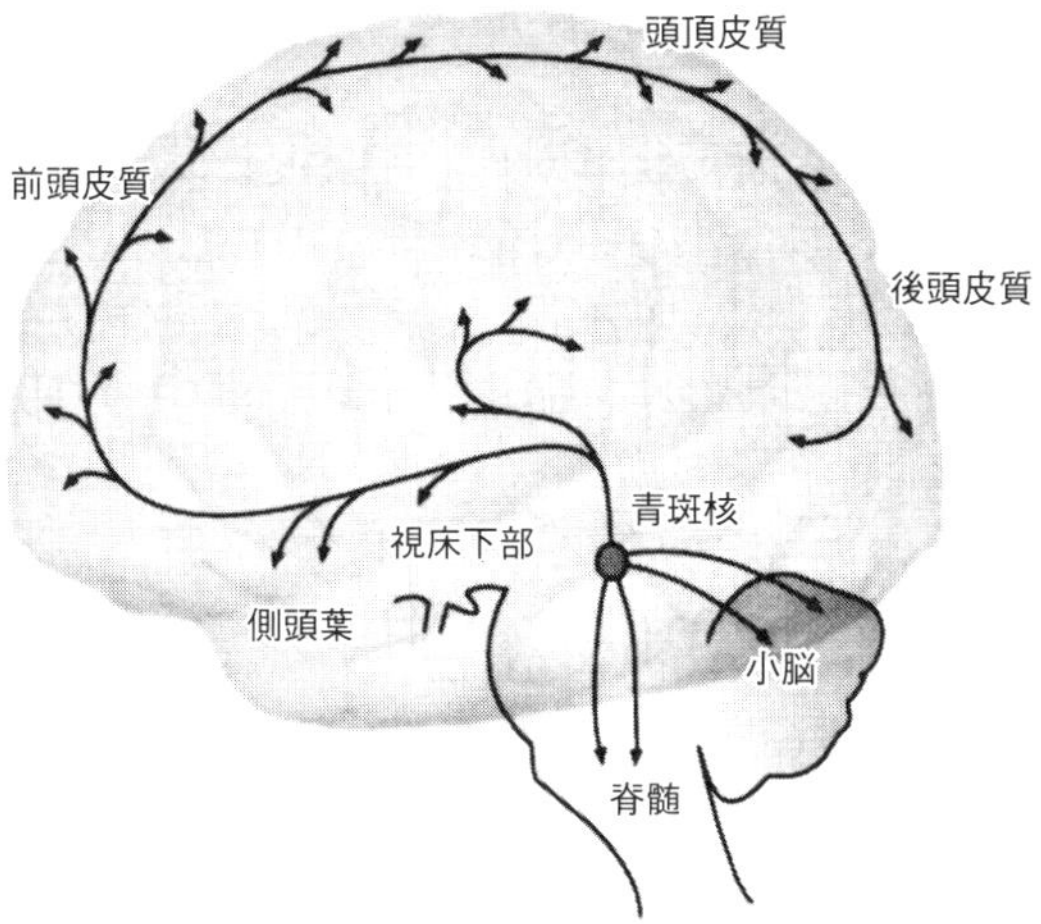

図４‐22　ノルエピネフリン系

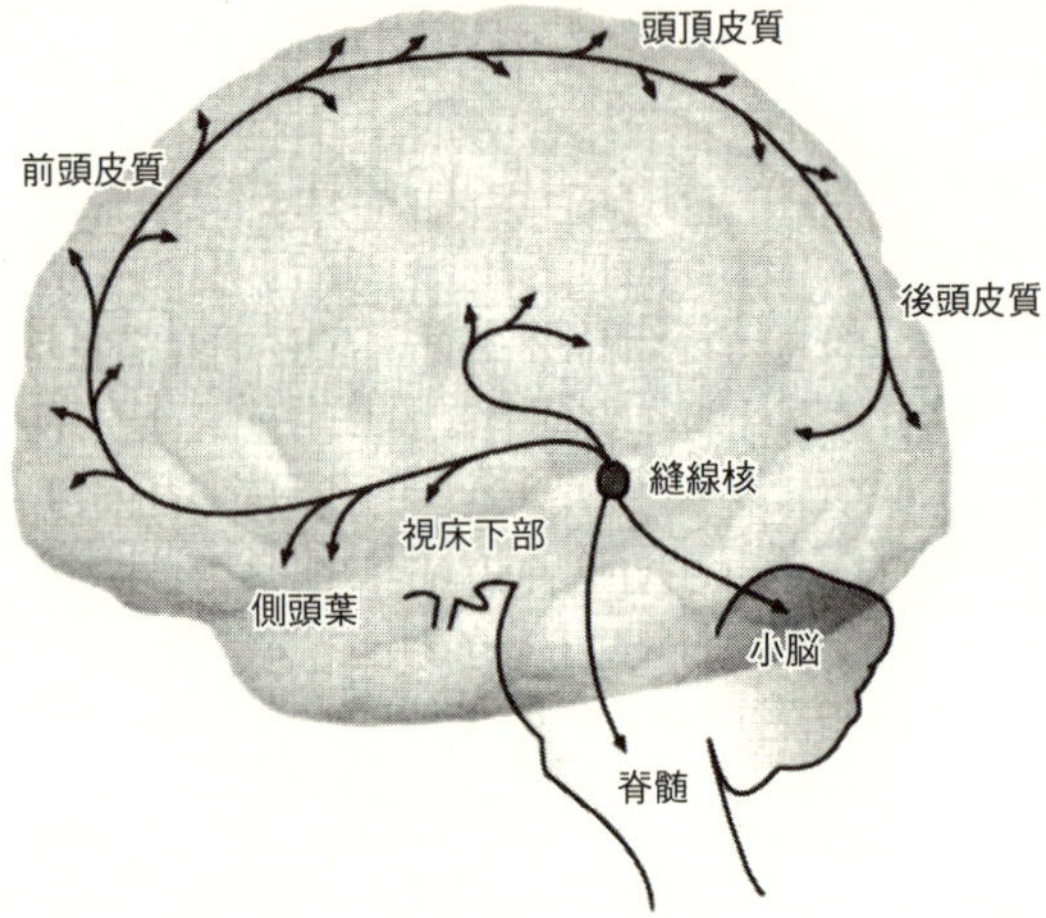

図４‐23　セロトニン系

ン酸化酵素（ＭＡＯ）阻害剤も、同様にノルエピネフリンを分解するＭＡＯの能力を阻害することによりノルアドレナリンの伝達を高める。これらの所見によって、気分障害の「ノルエピネフリン仮説」が提案された。しかしながら、多くの抗うつ剤は、ノルアドレナリンとセロトニンへの複合作用や、純粋なセロトニンへの効果がある（たとえば、選択的セロトニン再取込阻害剤、ＳＳＲＩ）。

セロトニン系

セロトニンのニューロンは、ノルエピネフリン・ニューロンと驚くほどよく似た分布をしている。これを、図４‐23に示す。セロトニンのニューロンは、中脳水道の付近に位置する縫線核から出て、新皮質全体と、大脳基底核、大脳辺縁系の側頭部、視床下部、小脳、脳幹を含む、脳の広範囲に張りめぐらされている。ノルエピネフリン系と同様に、セロトニン系は、総合的な調節系と考えられる。

「うつ病のセロトニン仮説」も提案されているが、主としてプロザックのような、ある種の抗うつ剤による薬剤療法が、再取込を遮断することでセロトニンの伝達を促進するからである。しかしながら、リスペリドンのような新しい非定型抗精神薬もまた、セロトニン系に作用するから、統合失調症でもセロトニン系の調整機能が失われていることが示唆される。したがって、「一つの神経伝達物質が、一つの病気と関係している」という単純な関係ではない。

コリン系

ドーパミンのように、アセチルコリンはヒトの脳の中では比較的特殊な分布をしている。図4-24に概略図を示す。主要なアセチルコリン・ニューロン・グループの細胞体は、淡蒼球の中央にあるマイネルト基底核の中にある。マイネルト基底核からのニューロンは、皮質全体に突起を広げている。ブローカ野と中隔核の対角線上に位置する、アセチルコリン・ニューロンの第二グループは、海馬と帯状回に向かって突起を出している。コリン・ニューロンの第三グループは、大脳基底核の中の局在的な神経回路である。

アセチルコリン系は、まだ詳細なメカニズムは理解されていないけれども、記憶のコード化に重要な役割を果たしている。アルツハイマー病の患者は、アセチルコリンの皮質や海馬への投射を失っており、コリン・レセプターの遮断によって記憶に障害が出ている。ドーパミンとアセチルコリンは、共に大脳基底核内で特に集中的な活動をしていて、神経遮断薬による錐体外路系の副作用を遮断するために用いられる薬は、アセチルコリンの拮抗剤で

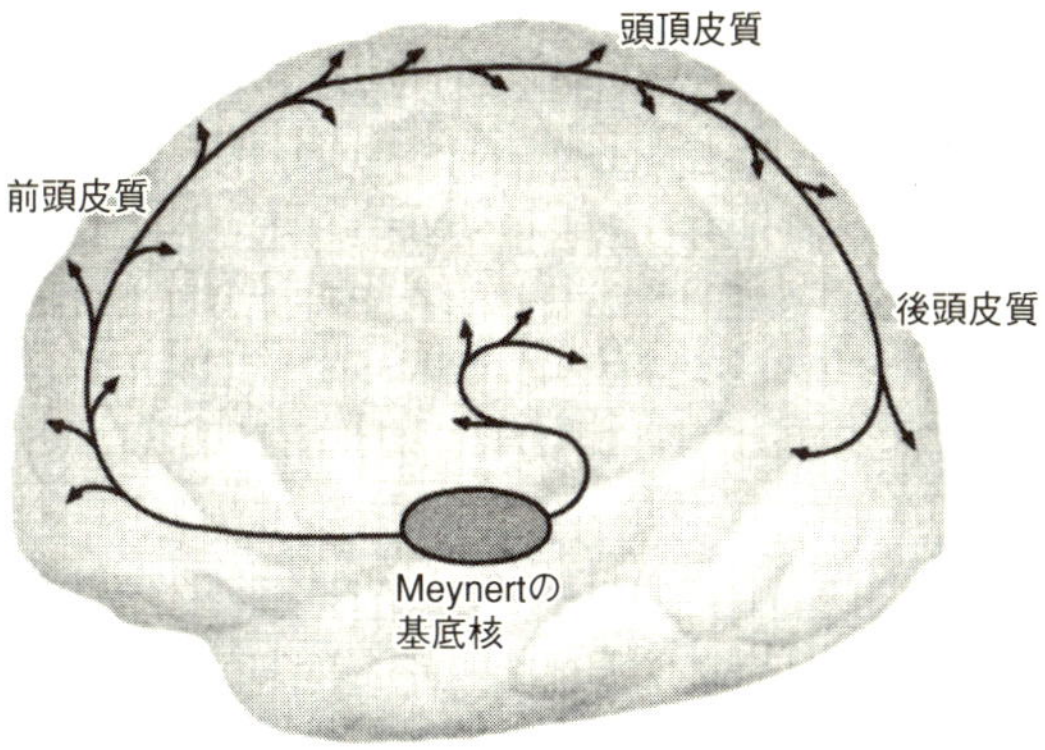

図4-24　アセチルコリン系

あり、運動行動の調整と、おそらくは精神疾患における、ドーパミンとアセチルコリンの拮抗的な相互関係の可能性を示唆している。コリン拮抗剤（「抗コリン作用剤」）はまた、処方された人の学習や記憶のような認知機能を害する。うっ血除去剤のような一般によく用いられる薬の多くが、抗コリン作用効果を持つ。

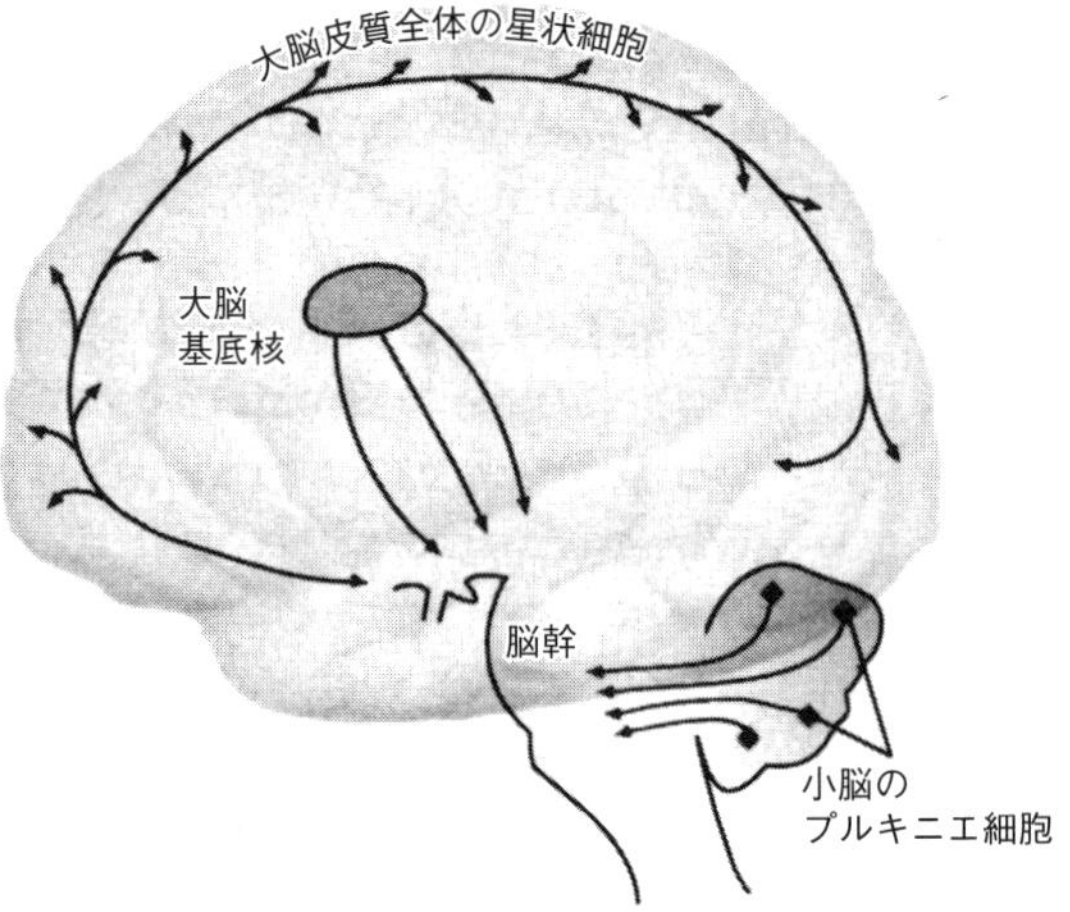

図4-25　GABA系

GABA系

GABAは、グルタミン酸エステルと同じく、アミノ酸神経伝達物質である。これら二つの主要なアミノ酸神経伝達物質は、GABAが抑制的な役割をし、グルタミン酸エステルが興奮性の役割をするというように、相補的な機能を持っているらしい。

GABAニューロンは、局在的な回路と長い神経回路の混合である。局在的な回路のニューロンは、脳の特定の領域にだけある。大脳皮質と大脳辺縁系内では、GABAニューロンは優勢な局在回路である。尾状核と被殻の中にあるGABAニューロンの細胞体は、比較的長い神経路を形成しており、淡蒼球と黒質に投射している。小脳からも長い神経路のGABAニューロンが起始している。GABAの分布を、図4-25に示す。

GABA系は、精神疾患の神経化学の理解に本質的な重要性を持っている。抗不安薬の多くはGABA作動剤としてはたらき、そのため中枢神経系内の抑制を強める。尾状核を淡蒼球につないでいるＧＡＢＡニューロンの長い神経路を失うと、淡蒼球が抑制的な統制から開放され、「自由に活動できる」ようになり、ハンチントン病に特徴的な舞踏様の動きを生む。

グルタミン酸系

グルタミン酸エステル、すなわち、興奮性のアミノ酸神経伝達物質は、大脳皮質と海馬全体にわたって、錐体細胞によってつくられる。グルタミン酸系の経路を、図４‐26に示す。

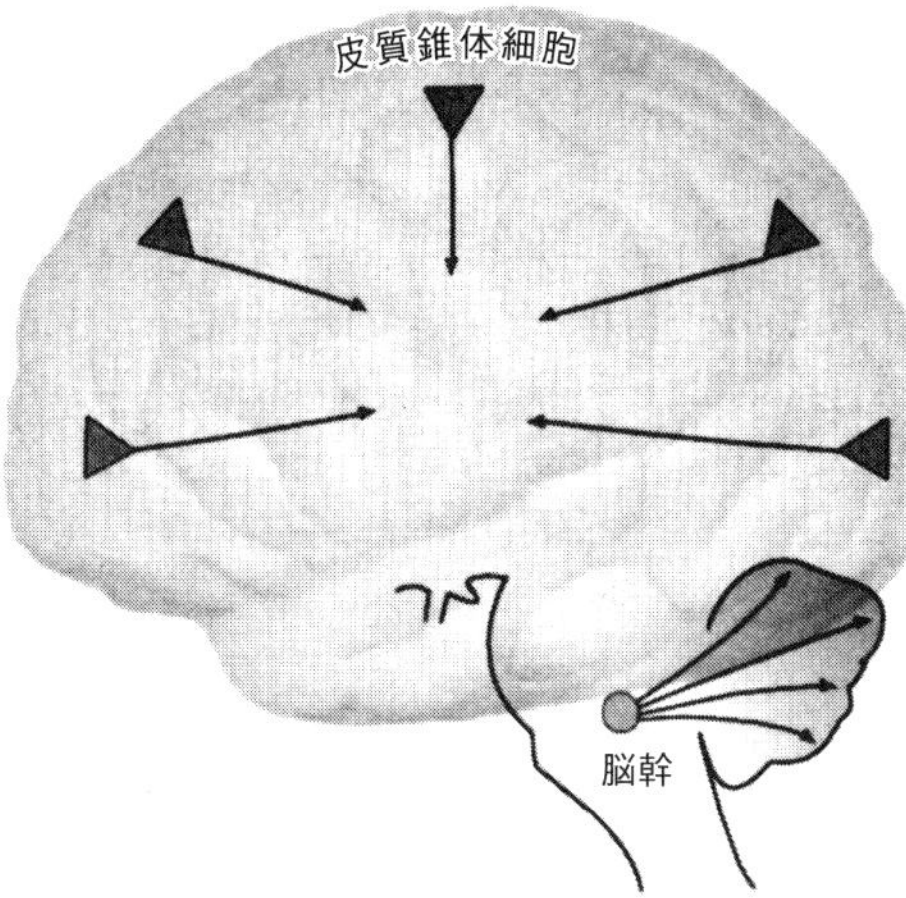

図４-26　グルタミン酸系

グルタミン酸エステルは、神経伝達物質であることに加えて、もし神経的興奮が行き過ぎるほどの量が存在すれば、神経毒であることが何年も前から知られていた。（グルタミン酸一ナトリウムすなわちＭＳＧを、塩の代わりや調味料に使わない理由であり……そして、人によっては頭痛のもとになる理由である。）最近この知識が、フェンシクリジン（ＰＣＰ）の心理学的、生化学的な効果についての知見と結びつけられて、精神疾患やハンチントン病のような神経変性疾患に対するグルタミン酸エステルの関与の可能性が示された。ＰＣＰは、グルタミン・レセプターの一下位グループであるＮＭＤＡレセプターの賦活効果を遮断する。ＰＣＰ中毒は引きこもり、意識の混濁、支離滅裂な思考や会話、妄想のような精神疾患を引き起こす。ＰＣＰとそれに特徴的な精神疾患、そしてグルタミン酸エステル系への影響という三者に考えられる関係から、グルタミン酸エステルが精神疾患の症状を生じさせる（もしくは、保護する）上でなんらかの役割を果たしているらしいことが示唆される。ある種の神経変性疾患は、グルタミン酸活性の亢進により、過剰な興奮によってニューロンの変性が生じたために起こるのかもしれない。

脳の分散回路——全体は部分の総和より大きい

単純に考えた方が何事も理解しやすい。不安は脳のどこにあるのか。記憶はどこにあるのか。過去数十年の神経化学の進歩によって、そのような単純な思考がもはや可能ではないことがわかった。記憶は海馬にあり、言語は左半球に存在すると、何年も言われてきた。このような考え方にも、事実の一端以上のものがある。しかし、このような単純な局在的な考え方は、この三千年紀には時代遅れの骨相学になった。こういう考え方が役に立つのは、脳を構成部分に分けるのは、複雑なものを人間が理解するのに扱いやすいようにするためだ、ということを認識しているときだけである。このプロセスを終えた後では、再びすべてを統合しなければならない。

現代の脳の見方では、脳は多重に分散された回路から構成されている。運動野のように、いくつかの疑似局在的な領域も存在するが、多様な他の部分との共同的賦活や協同なしに、心理的、身体的な機能を行っている一つだけの領域というものはまったくない。われわれが動くとき、通常運動皮質、体性感覚皮質、大脳基底核、小脳、視床などの回路を用いる。運動が、これらのどこかに位置するとは言えない。それらが一緒になったとき、運動が起こる。機能イメージング技術によって、記憶や注意といったもっと複雑な心理的機能を脳がどう行っているかを視覚化することが可能になったため、その機能的な回路構成がさらに複雑なものであることがわかった。

さらに、驚くほど、わたしたちはある時に一つだけの「心理的活動」をすることはほとんどない。数週間前に親しかった友人の告別式に出たというような、大きな意味を持つ過去の個人的な経験について誰かに話すとき、脳の中で何が起こっているかを考えてみよう。何が起きたのかを描写するために、「言語システム」を使う。告別式のときのさまざまなことを振り返り、友人の一生や風貌のことなどを描写するのに「記憶システム」を使う。寂しさや喪失感といった情動が襲って涙が流れるとき、大脳辺縁系を使う。唇を動かしたり、手でゼスチャーをするとき、運動システムを用いる。友人との関係や、彼がどれほど寛大で他人思いだったかを説明するとき、「前頭葉の執行システム」を用いる。実際、この章で述べた「専門化した脳システム」のすべてと、まだ述べていないシステムのいくつかを全部取り上げて、この過去の個人的経験を語るという単一の活動のあいだに、それらがどう使われるかを示すこともできるだろう。しばしば、たった一つのことをするのに、多くのシステムを使う……そして、それら全部を同時に使うのだ。それが、脳＝心が、分散された並列的な回路によって構成されているということの意味なのである。ヒトの脳がなしうることの複雑さには、畏敬の念を起こさずにいられない。

機能的なヒトの脳は、壮大な交響曲を演奏し続けている、大きなオーケストラのようなものである。脳のいずれの一部分、または部分の組み合わせを取り出して、オーケストラを構成しているとか、交響曲を構成しているとかとは言えない。バイオリン、ビオラ、チェロ、オーボエ、クラリネット、ホルンなどすべての楽器が一緒になって、豊かな音の響きを織りなす。トランペットが入ったちょうどそのとき、シンバルが鳴り、あるいはドラムのリズムが加わる。テーマが導入され繰り返されて、統一感が生まれる。情動的な色合いは移ろい、ゆらめく。心的活動という不思議なプロセスは、いつものように、すべての人に、いつでも、才能があろうが普通であろうが、起こっている。われわれ一人ひとりが、個々の心＝脳が、比類なく豊かで複雑な交響曲を奏でるだけでなく、同時にみずからの楽譜を自発的に書き……その指揮をもとるのである。

第5章

ゲノムの地図をつくる

生命と死の設計図

一粒の砂のうちに一つの世界を
一輪の野の花のうちに天国を見る
手のひらに無限を
ひとときのうちに永遠を把握する
——ウィリアム・ブレイク
『罪なき者の予言』

稠密にパッケージされたわれわれの身体のあらゆる細胞（赤血球を除く）に、細胞核と呼ばれる高密度の構造が存在する。核は顕微鏡の発明以来、百年以上にわたって観察されてきた。前世紀における核の内容物と役割の発見は、科学における主要な業績のひとつであった。おそらく万有引力の法則や相対性理論の体系化より重要であったろう。今では、核がデオキシリボ核酸（DNA）からなる遺伝子コードを含むことがわかっている。それは生命をつくりあげ、また破壊するための設計図である。ヒトの場合、核には3万〜4万の遺伝子があり、23対の染色体上に位置している。（正確な遺伝子の数はまだ確定されていない。）

われわれは、「遺伝子は宿命である」と考えがちである。一セットの染色体は父親から、もう片方のセットは母親から受け継がれる。この融合を通して生産された23対によって遺伝形質が与えられるが、それがため遺伝子がすべてを決定すると見られたりする。父親が心臓疾患や アルコール症を持っていたり、母親が乳癌だとそれを引き継ぐのではないかと恐れる。誰も自律性や自由が奪われたと思いたくはない。精神疾患は人間の疾患の中で馴染みのあるもののひとつなので、遺伝的に決定されるという可能性はひとしお脅威である。

幸い、話はそれほど単純ではないし、恐ろしいわけでもない。

なぜかを説明することのできる手がかりがある。われわれの身体のあらゆる細胞には同じDNAすなわち同じ遺伝子がある。しかし同じ遺伝子からつくられるこれらの細胞は互いにまったく異なったものでありうる。脳細胞、肝細胞、腎臓細胞、心臓細胞、皮膚細胞、胃細胞、眼細胞、毛細胞、その他多くの細胞があるが、これらはすべてDNAからなる遺伝子の中にコードされた同じセットの指令により生産されている。なんらかのまだ解明されていない方法によって、DNAに置かれた生命の基本的な設計図が修正されて発現するため、細胞は心、脳、肺あるいは血液を形成するべく分化する。まさしくわれわれの身体の臓器が分化するように、われわれは、両親からひとりの人として分化する。

設計図としてのDNAというメタファーは、なかなかよくできている。われわれのDNAと遺伝子にコードされた設計図は家を建てるときの設計図に似ている。それは家の動線と、非常に一般的な構造のガイドラインを配置する。その家には三つの寝室、二つの浴室、台所の近くに食料貯蔵室、リビング/ダイニングルーム、二台用の車庫があるとする。しかしこの設計図には家が木造かレンガ造りか、壁が塗装か壁紙張りか、床が木かタイルか、コンロが電気かガスかなどは指定されていない。同じように、遺伝子も一般的な法則を定める。誰もが脳、心臓、一対の肺、二本の腕と脚などを持つ。遺伝子はそれらの大きさの限界を設け、虹彩がブルーかブラウンか、男性か女性かといったいくつかの「装飾的な詳細」を特定する。しかしわれわれの生命と身体の多くの側面において、遺伝子は、その周りにある細胞の中、身体の中、そしてそこで身体が食べ、眠り、呼吸し、考える複雑な外部世界の環境と相互に影響しあうのである。

遺伝子はわれわれの運命を指図する独裁者ではない。たとえて言えば遺伝子は生物学的メッセージを受けて反応する立法者グループである。対処すべき状況によって「スイッチを入れ」て活動するか、沈黙したままでいるかを決める。生物学者はこの過程を「遺伝子発現」と呼ぶ。遺伝子発現は柔軟性があるため、われわれは遺伝学的な決定論から自律と自由を得ることができる。さらに遺伝子発現は、精神疾患や他の疾患の治療や予防について、最新の強力な分子遺伝学、分子生物学的手法を使用するための手段でもある。

分子生物学と分子遺伝学は医学に革命を起こし、われわれの生活に、すでに科学的な革命や最近の電子革命によるよりもずっと大きな影響をもたらしている。分子革命のひとつの主要な成果がヒトゲノム計画であり、数十億ドルの投資を必要とし、もっと詳細な人体遺伝子すべてのマッピングを行うという最重要研究である。次のステップはもっとも基本的なメカニズム、つまり遺伝子コードのレベルにおいてヒトの病気の多様性について、その原因を確認することである。この情報を得ることで、究極的には病気の治療や予防のために、患者のＤＮＡを変えることができると期待されている。分子生物学の手法は非常に基本的であるため、精神疾患、癌、心臓血管疾患などさまざまな病気に適用することができる。

われわれはすでに、分子生物学の力（そして脅威）を目撃している。まるで空想科学小説のような話であるが、数年前にドリーという羊のクローンがつくられた。複雑な生物体全体の複製モデルの創造に成功したのである。この事実は、ハックスレーの『すばらしい新世界』に描かれた人間のクローン製造のように不吉に感じられるが、科学者たちはすぐに倫理的な危険性を認め、「すばらしい新世界」を目指すヒトゲノム計画では、これを固く禁じることとされた。初めてのクローン動物である羊のドリーが誕生して数年経つが、クローンにより誕生したものは若くして老化が始まることが最近わかった。この結果は予想外であり、ヒトゲノムという未知の領域の探求に本質的に潜む危険性に対し、さらなる早期警告となったのである。

今後十年か二十年のあいだに、分子生物学的革命の数多くの成果と、警告となる事例が目撃されるだろう。分子生物学的革命がどのようにしてわれわれや子どもたち、および次世代の運命を良くするのか、あるいは悪くするのかを知りたければ、その原理を理解しなければならない。ＤＮＡとは何か？　遺伝子とは何か？　染色体とは何か？　形質や疾患はどのように伝達されるのか？　遺伝子はどのようにはたらくのか？　どうしたらそれらを変容することができるのか？　何がそれらの発現に影響するのか？　新しく紛らわしい専門用語のすべてがわれわれの頭を混乱させる――対立遺伝子、表現型、クローン、組換えＤＮＡ、変異などなど。われわれの運命をコントロールしたければ、分子生物学と分子遺伝学の用語と概念を学び、理解しなければならない。

基礎から始める――鳥、ハチ、エンドウ豆

人間は何年ものあいだ、正常な形質も異常な形質も、たとえば眼の色、髪の色、過度に出血しやすい傾向、精神疾患の発症しやすさなどが家族内で伝達されることを観察してきた。この伝達の多くが起こる過程は、グレゴリー・メンデルの綿密な観察によって法則化された。彼はオーストリア人の司祭で、ずば抜けたアマチュア植物学者でもあった。彼はウィーンで科学研究を経験した後、現在のチェコ共和国にあるブルノのア

ウグスティヌス修道院に戻った。1860年代の半ば、彼は形質がどう伝えられるのかを探るためにエンドウ豆の交配を操作する綿密な実験を行った。彼はエンドウ豆の種子がしわ型か丸型であるか、花が白色か紫色か、茎が高いか低いかを観察した。またエンドウが本質的には両性花植物であることを確認した。すなわち、エンドウは雄性と雌性の両方の生殖細胞を持っており、エンドウの雄性の生殖細胞（花粉に含まれる）を雌性の胚珠に伝えたとき有性生殖が起こる。

この独創的な司祭（ついには、その修道院の院長になった）は、「遺伝子工学」を行うために、去勢したエンドウ豆で実験した。彼はおしべとして知られている花粉を含む雄性の部分を取り除き、自家受粉ができないようにした。代わりに、彼は異なった性質を持つ他のエンドウ豆から花粉を取って柱頭（雌性の器官）につけた。このようにして彼は正常な有性生殖過程が実験的に「人工的に」操られたとき、形質がどのように伝達されるかを観察した。たとえば、彼は二組の紫色の花のもの、二組の白い花のもの、白と紫色の花のものどうしを掛け合わせた。同様に、種子に焦点を合わせて丸型のものどうし、しわ型どうし、丸型としわ型とを掛け合わせた。

「古典的メンデル伝達様式」と呼ばれるメンデルの観察によって、現在理解されている遺伝子と遺伝的伝達の枠組みが生み出された。「遺伝子」という単語がまだつくられていなかったので、メンデルは遺伝子の影響を研究しているということを知らなかった。彼は「形質」ないし「因子」を観察していた。

われわれが現代の遺伝学の中で使用する用語および概念は、1860年代には存在しなかった。それらの多くは、後になってメンデルの研究のゆえに提案されたものである。このオーストリア人の司祭は実験的な操作にもとづいて、エンドウに起こったことを単に観察することで遺伝学の原理を推論することができたが、彼は遺伝子の存在すら知らなかったのである。彼は種子が丸型かしわ型か、さやが黄色か緑色かなど、植物に多種の形質の変化が生じるのを観ることができただけだったのだ。われわれは現在、彼が実験で観察していたのは、遺伝学的設計図から生じる形質である、いわゆる表現型（phenotype, pheno=見えている、type=型）であることを知っている。彼が実際に操っていたのは遺伝子型であった。遺伝子型とは、異なったパターンを持ち、異なった方法で伝達される表現型を発生させる遺伝子を言う。彼の伝達パターンの観察は、優性遺伝対劣性遺伝のような、基本的な遺伝学的概念を発展させた。

メンデルはエンドウの全部で七つの異なった形質を操作することによって遺伝パターンを確認する作業にいどんだが、より容易に彼の観察を理解するために、しわ型と丸型の種子に焦点を当てよう。丸型の父としわ型の母を交配すると、すべての子が丸型であるのに彼は気づいた。これらの子はF_1世代（子孫 filial 第一代）と呼ばれる。次世代、次々世代はF_2、F_3……と呼ばれる。そして彼はF_1世代を交配し続けたところ、植物の4分の3に丸型の種子を生じたが、4分の1はしわ型だった。しわ型の種子の特徴が必ず現れるようにする唯一の方法は、しわ型の種子の両親を交配することだった。彼はまた、最初誰もが推測するようには、二つの異なる純粋な系統の植物を交配しても形質の混合が起こらないことに気づいた。白色の花と紫色の花で交配された次世代はラベンダー色ではない。同様に丸型種子としわ型の種子の交配ではしわ型の種子は生じないのだ。メンデルは彼が研究していた形質が「分離している」という結論を下した。すなわち、それらは「二者択一」として伝えられるのだ。また彼は二つのタイプが交配されたとき、一貫して3対1の比率で丸型の種子や紫色の花が優位に生じることから、ある形質は優性であり他の形質は劣性であることを示すと結論づけた。たとえば、丸型の種子は優性で、紫色の花も同様である。

われわれは現代の用語を使用することによってメンデルの観察と結論をまとめることができる。メンデルは表現型を観察していたが、その背景には遺伝子型があった。母親の柱頭に父親から取った花粉を置くことによって異なった表現型のものを交配させたとき、それらの遺伝子を伝達しているのである。有性生殖を通して遺伝子は必ず対で引き継がれる。さまざまな特徴を交配させて、彼は（「父親」からも「母親」からも同一の遺伝子を受け継いだ）ホモ接合体（homozygous）と、（それぞれの親から異なった遺伝子を受け継いだ）ヘテロ接合体（heterozygous）をつくり出した（homo＝同形、hetero＝異形、zygote＝生殖細胞）。対の各メンバーは対立遺伝子と呼ばれる。二つの対立遺伝子は同じことも異なることもある。対立遺伝子が同じ（たとえば両方とも丸型の種子をコードする場合）とき、遺伝子型はホモ接合である。二つの異なった形質をコードする場合（一方が丸型でもう一方がしわ型）、遺伝子型はヘテロ接合である。メンデルは表現型のみでしか遺伝子型を見ることができなかった。それにもかかわらず、彼は遺伝子型に相当する何かの存在を推論していた。それが彼が観察した伝達パターンをもっともうまく説明するからである。

図5-1はメンデルの実験の説明である。この図で、大文字のAは優性形質を、小文字のaは劣性形質を表す。彼は「純粋に丸型」と「純粋にしわ型」と思われる二つのエンドウ豆を交配することから始めた。実際彼は遺伝子型を知らなかったので、純粋さに関しては推測するしかなかった。それらの子、すなわちF_1世代は、両親が本当に純粋なAAか純粋なaaならば、その混合物のAaになるだろう。表現型

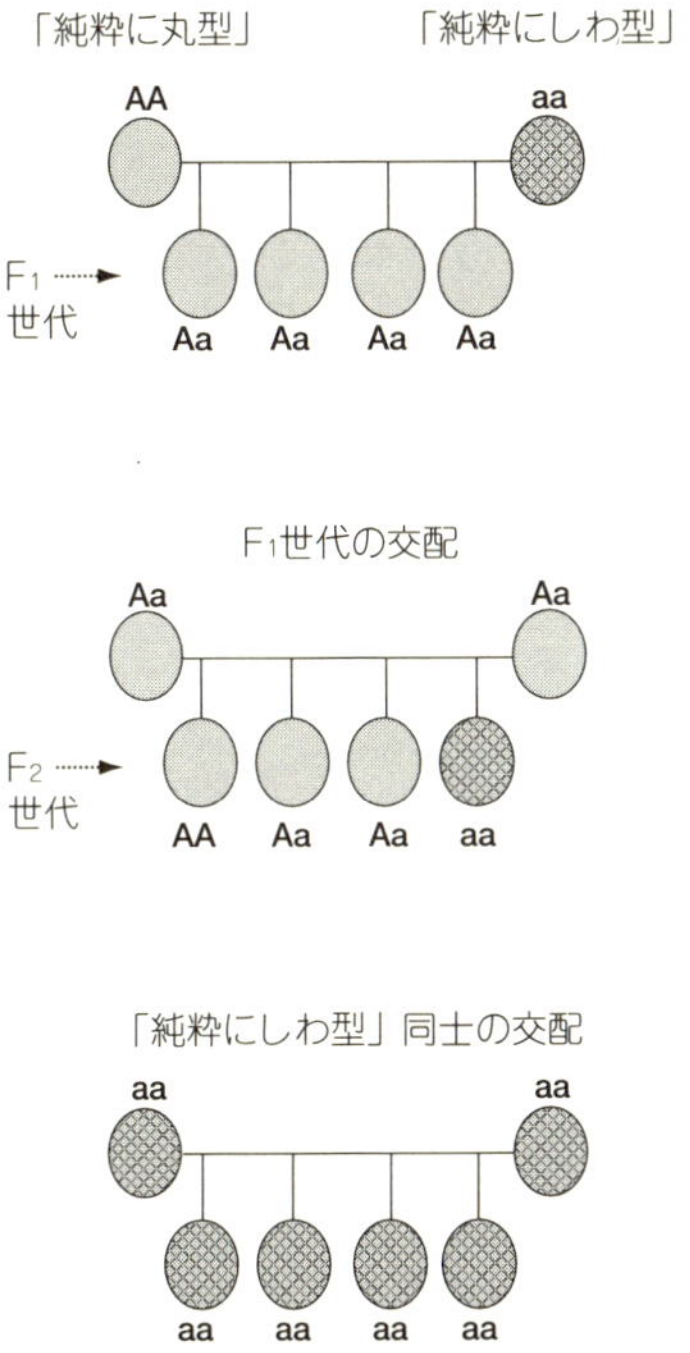

図5-1　メンデルの実験

のレベルでは、子を区別することはできなかった。全部丸型の種子だったのである。F_1を両親と戻し交配させ、次世代すなわちF_2世代をつくったところ、丸型の種子を持つ三つとしわ型の種子を持つ一つが得られた。有性生殖による対立遺伝子の組み合わせにより、メンデルが直接見ることができず推論するしかないパターンが生まれた。すなわちAA、Aa、Aa、aaである。こうして生まれたしわ型の種子を持つ植物と、しわ型の種子のものとを交配すれば、子はすべてしわ型の種子を持つと確信することができる。これらの多種の実験から導かれる論理的な推論は、種子タイプの違いが、種子を覆っている表面をコードしている遺伝子によって制御されるということである。遺伝子には二つの対立遺伝子がある。一つは優性、もう一つは劣性である。優性の対立遺伝子は丸型の種子を生じ、劣性の対立遺伝子はしわ型の種子を生じる。

ヒトの形質や疾患を理解するためにメンデルの観察を応用する

誰しも、両親から子どもへとどのように形質が伝わるのかに興味をそそられる。赤い顔をした新生児と対面したとき何を言ったらよいのかまったくわからなくても、機転が利く人なら、「おお、ほんとにお母さん似だね」などとコメントする術を知っている。また家族写真で何世代も伝えられてきたてっぺんが反り返った鼻を見て楽しむ。ショッピングセンターをぶらぶらしていると、青い目のブロンドの母親と父親が三人の青い目のブロンドの子どもをつれている光景に微笑んだりする。われわれは皆、青い目などいくつかの形質が劣性であることを知っている。しかしながら、特に興味をひかれるのは、疾患が家族内で伝達されるかどうか、より正確に言えば、どの疾患が伝達されるかである。遺伝には優性と劣性があるというメンデルの観察によって、多くの疾患の伝達を理解し、これらの疾患が親から子どもへと伝達される見込みをある程度の確かさで予測できる。

人類遺伝学はエンドウ豆の遺伝学よりも複雑である。われわれは今、遺伝情報が23対の染色体の上に位置するのを知っている。そのうちの一対は、男性であるか女性であるのかを決定する性染色体である。二つのXがあると女性になり、XとYだと男性になる。他の22対は「常染色体」と呼ばれ、われわれの身体の形質の残りを決定する。これらの23対の染色体を図5-2に示す。

これらの23対のヒト染色体がどのようなものであるかが知られている。人間のように、染色体には個々の個性といくつかの共通の特徴がある。各々が他のものとわずかに異なって見える。ウエストでくびれている領域は動原体と呼ばれる。それらには皆四本の腕がある。1番染色体のようにいくつかの染色体では腕の長さがほとんど等しい。一方、13~22番染色体のように、先端に比較的短い腕を持つ対もある。図5-2の染色体上に見られるバンドパターンはギムサと呼ばれる色素に反応してつくられる。メンデルのエンドウや自然における有性生殖のケースのように、われわれは母親と父親から一セットの染色体を得る。したがって、われわれは（理論的には）、両親からの遺伝子の50／50の混合物である。しかしながら、父方、母方の遺伝子が影響を及ぼす実際の程度は、何であれ取り上げた形質の対立遺伝子が優性であるか劣性であるかに依存する。

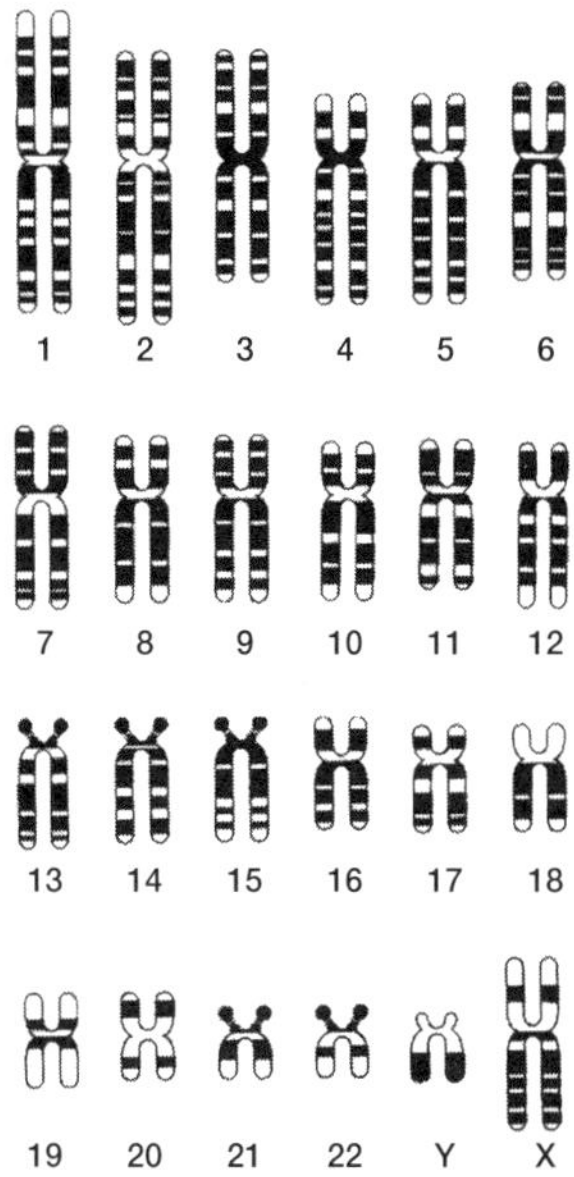

図5-2　23対のヒト染色体

遺伝パターンが集約的に表れている家系図を調べるのが、現代の遺伝学に共通した方法である。家系図の用語を理解するために、い

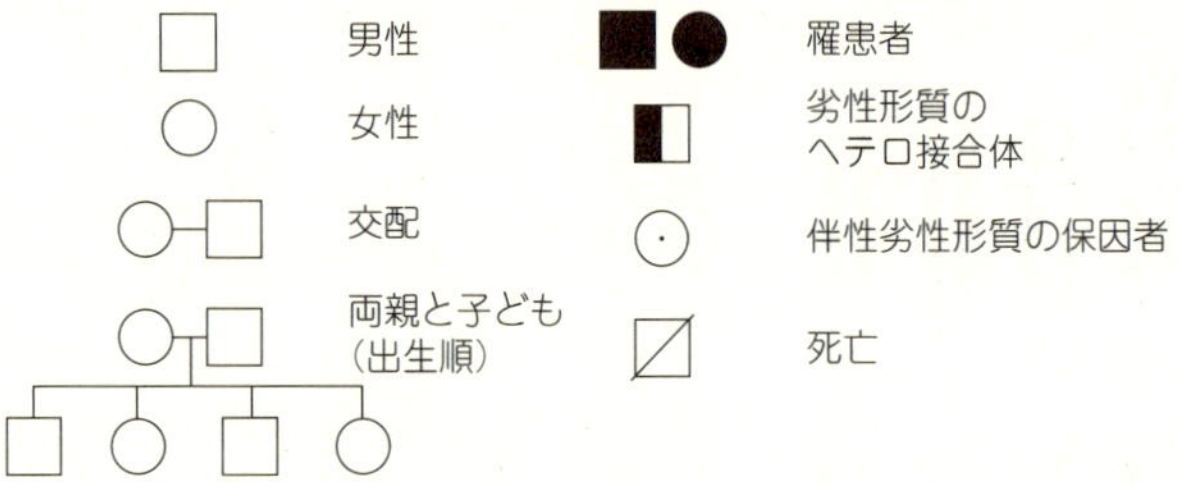

図5-3　家系図によく使われる記号

くつかの記号を学ぶ必要がある。それらが図5-3にまとめてある。

メンデルの観察にヒトの多くの染色体と性染色体の特別の役割についての理解を補って、現代の遺伝医学では四つの古典的なメンデル遺伝のパターンが認められている。すなわち常染色体優性遺伝、常染色体劣性遺伝、伴性優性遺伝、伴性劣性遺伝である。この四つの主要な古典的メンデル遺伝を図5-4に示す。優性、劣性の対立遺伝子は、Aが優性、aが劣性を示す記号で表される。この家系図は全部四人の子どもがいる家族で、実在のものではなく概念的なものである。子の性別と順番、および対立遺伝子の分布は、現実にはたぶん起こらない標準的な方法で示されている。各図で、子の順番は女性、男性、女性、男性である。対立遺伝子の分配は、母親の一番目の対立遺伝子がまず父親の一番目と対になり、次に父親の二番目と対になる。それから母親の二番目の対立遺伝子は父親の一番目、二番目と対になる。常に優性の対立遺伝子が劣性の対立遺伝子の前に示される。この概念図では、疾患がいつも最年少男子で発症するパターンになっている。現実には、対立遺伝子のパターンはでたらめな順番で起こるため、劣性疾患が最初に生まれた子に生じたり、常染色体優性疾患が最後に生まれた子に生じたりする。

今では、このような古典的なメンデルの遺伝パターンで伝達される多くの疾患が確認されている。

劣性遺伝疾患

劣性疾患は不意に発症することから、おそらくもっとも好奇心をそそられるものである。劣性疾患はしばしば予想外の家族に発症する。図５‐４に示すように、両親は二人ともその疾患を持っていない。両親、祖父母、おばまたはおじなど、親族のひとりが病気の場合にのみ、病気の遺伝子を持っている（すなわち「保因者」である）と知ることができる。常染色体劣性疾患の例には、テイサックス病、フェニルケトン尿症、嚢胞性線維症などがある。

テイサックス病は、ドイツ・ポーランド・ロシア系ユダヤ人やフランス系カナダ人が罹患する。テイサックス病の子どもは出産時に異常はないが、やがて神経変性の徴候が現れ始める。そして出産後三〜四年以内にほとんどすべて死んでしまう。テイサックス病はいくつか異なった変異によって起こる。これらの変異すべては比較的まれなものであるが、限られた集団の中での婚姻が行われやすい共同体や状況ではテイサックス病の子が生まれるリスクが増える。孤立した村や都市内のゲットー（ユダヤ人強制居住区）に隔離されたときのユダヤ人がそうであった。

フェニルケトン尿症（ＰＫＵ）も常染色体劣性のメンデルの表現型として遺伝する。ＰＫＵは二つの異なる突然変異によって生じ、どちらもあらゆる食物のタンパク質類に存在するアミノ酸フェニルアラニンの分解酵素群が障害される。テイサックス病と同じく、ＰＫＵの子どもは出生時は健常であるが、傷害された酵素によってフェニルケトンが蓄積されて徐々に中枢神経系を損ない、罹患した子どもは知的障害と人格変化の徴候を示し始める。また、尿は特異臭を発する。ＰＫＵはもっとも早く識別された遺伝病のひとつであった。現在、子どもは出生時にＰＫＵのスクリーニングテストを受けることとなっており、異常であれば、フェニルアラニンが入っていない特別食が、彼らが成人に達して脳が成熟するまで与えられる。この場合は、

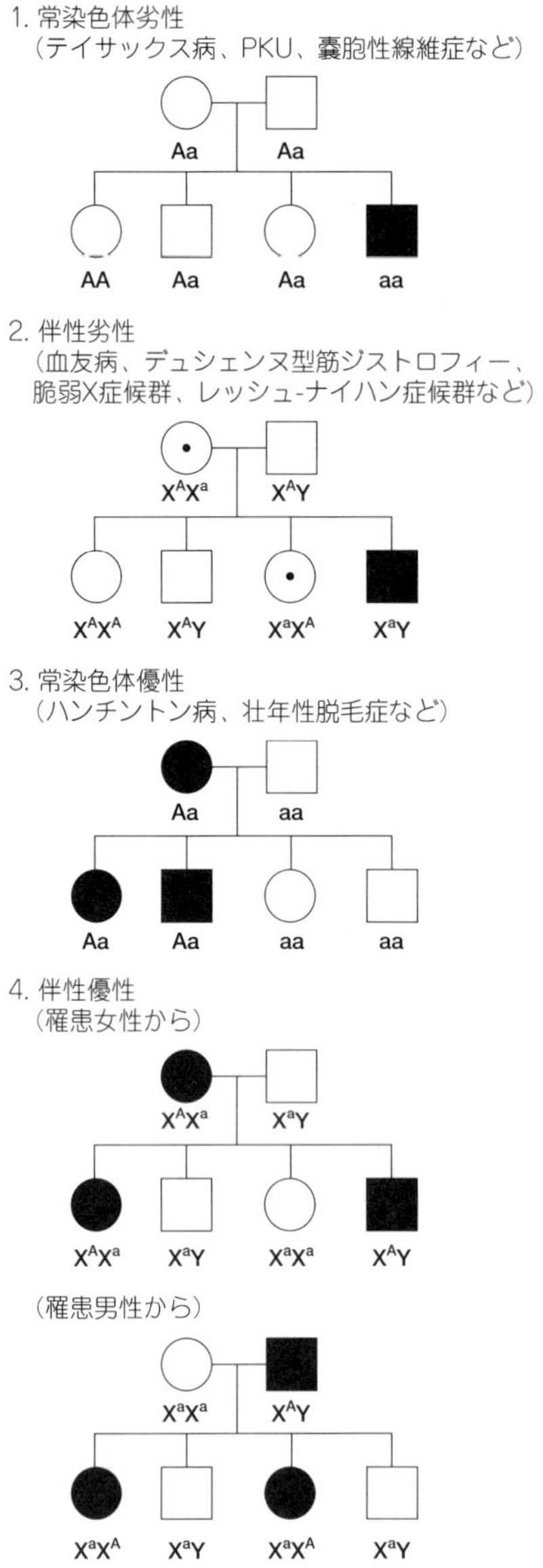

図5-4　メンデル遺伝の4タイプ

遺伝のメカニズムが完全に理解される前に、異常な身体的経過（フェニルアラニンの消化不能）の識別と予防治療（食事変更）がなされた。ＰＫＵの例は、遺伝学的に受け継がれる疾患のパラドックスのいくつかを例証している。遺伝学的に何もわからなくても診療における大きな進歩を成し遂げうるということ、さらに、ＰＫＵの症例は、遺伝病の治療に「環境的治療」（すなわち食事の変更）が可能であることを例証している。ＰＫＵは、遺伝子がわれわれの運命を決定するものではないことをまざまざと示す。

嚢胞性線維症は別の常染色体劣性疾患である。嚢胞性線維症の子どもは肺に異常に多量の粘液が分泌され、呼吸能力に影響し、通常、児童期か思春期に呼吸器感染症による死亡に至る。嚢胞性線維症は脳損傷こそきたさないが、新しい治療法が開発されない限り、感染を繰り返して最終的には死に至り、子どもとその両親は大きな精神的な苦しみを耐え忍ばなければならない。嚢胞性線維症を引き起こす対立遺伝子が１９８９年に確定され、そのＤＮＡの塩基配列が調べられて、単一アミノ酸に対応する三個の塩基の欠失がかかわっていることがわかった。（ＤＮＡコードに関する詳しい情報については次節で述べる。）この突然変異は嚢胞性線維症保因者のおよそ70パーセントに見られる。しかし、残りの30パーセントについてはいろいろな変異からなることが判明した。現在では、多くの異なった対立遺伝子が嚢胞性線維症の表現型を生じていると見られており、現代分子生物学の複雑さの別の一面を例証している。

白皮症はヒトに生じる別の常染色体劣性の形質である。精神機能に影響はないが、病態が生じる生物学的メカニズムがわかっており興味深い。皮膚や髪などの暗い色合いをつくる色素であるメラニン（メラニンは「黒い」を意味する）が生成できないので白皮症者は白い。彼らのＤＮＡには「メラニン生成」の指令を出すコードがない。

伴性劣性の疾患や形質はさらに興味深く、常染色体劣性障害よりもよく知られている。それらのうちの二つ、脆弱Ｘ症候群とレッシュ‐ナイハン症候群は中枢神経系に影響し、精神発達遅滞や異常行動を生じる。血友病はヨーロッパ王室が罹患することで広く知られ、筋ジストロフィーはジェリー・ルイスのテレビ長時間募金番組で話題となった。

これらのさまざまな伴性疾患と形質はＹ染色体が原因となって起こる。Ｙ染色体は人を男性にするものであるが、がっかりするほど小さく非常に少しの情報しか伝えない。性染色体で運ばれる形質は「遺伝的女性上位」になりやすい。伴性の特質で、女性のＸ染色体で運ばれる情報は優位を占め、たいてい最終的な決定権を持つ。Ｘ連鎖遺伝病は女性がかなり有利である。疾患遺伝子の保因者であっても、二番目の健康なＸ染色体が問題を解消する。しかしながら、男性はたいてい太刀打ちできない。弱いＹ染色体は、母から受けた対応するX染色体上の遺伝コードの意地悪な指令に無力であり、X連鎖疾患は主として男性、しかも少年に生じる。

図5-4に示されるように、劣性障害の典型的なパターンは、通常両親共に表現型は健常である。彼らに疾患の徴候はまったくない。しかし、その片方は「保因者」である。さらに伴性劣性症候群では、女性が「保因者」であるが、疾患表現型は男性や少年にのみ現れる。伴性劣性家系に示されるように、母がX染色体（X^a）に劣性対立遺伝子を持っている。少女や女性において、異常な劣性対立遺伝子が健常で優位な対立遺伝子（X^A）と一緒になった場合には、疾患は優性遺伝子の影響で現れない。異常なX^aがY染色体に結びつくとき、すなわち男性であるときに、疾患が起こる。Y染色体は非常に少ししか情報を運ばないので、女性からの劣性遺伝子が優位を占め、その遺伝子がコードする特質が支配する。伴性劣性遺伝のいくつかの簡単な規則を以下に示す。

1　疾患を発症するのは男性がほとんどである。

2　父から息子へは伝わらない。なぜなら、息子は父のY染色体の遺伝によって男性となり、父の異常なX染色体を受け継げないからである。

3　病気の男性の子どもは罹患しないが、娘は皆、父のX染色体を受け継いでいるので、すべて保因者である。

伴性劣性を示す病態では、おそらく血友病がもっとも知られている。ビクトリア女王が保因者で、その多くの子どもを通して疾患をヨーロッパの他の多くの王室に伝えたからである。もっとも有名なのはおそらく、ビクトリア女王のひ孫のアレクシスであろう。彼は五人の子どもの末子で、アレクサンドラとロシア最後の皇帝ニコラス二世の一人息子である。運よくイギリス王室はこの劣性疾患から免れた。血友病は、血液凝固に必要なタンパク質の一つが欠損する障害で、怪我をすると過度に出血しやすくなる。障害の治療は、欠けている凝固因子の輸血であるが、非常に不快で苦痛を伴う。しかも輸血という近代治療法もマイナス面を免れなかった。多くの血友病犠牲者は期せずしてヒト免疫不全ウイルス（ＨＩＶ）を、その存在が知られる以前に輸血され、多くがエイズで亡くなった。

おそらく精神遅滞のもっとも一般的な原因である脆弱Ｘ症候群もまた、Ｘ染色体上の遺伝子によるものである。この疾患は、遺伝学的な異常がよく記述されている。「脆弱Ｘ」という用語は、Ｘ染色体で運ばれた情報が不安定であるという事実を表している。脆弱Ｘを持っている男の子には、異常に多くの「トリヌクレオチド・リピート（３塩基反復配列）」がある。これらはＤＮＡ配列（ＣＧＧ）が何回もくり返して配列されているもので、遺伝情報の転送を妨げる。この異常は遺伝子がコピーされるときに起こる。リピートの数によって、この劣性形質の重症度が異なる点で、脆弱Ｘは興味深い。健常人はＸ染色体上に、５～50のＣＧＧ配列のコピーを持っている。脆弱Ｘ症候群の人は、通常３００～１５００ものコピーがあり、精神遅滞の重症度はリピートの長さに相関する。この疾患は異常の程度がリピート数に相関することから、男性は必ず罹患するが、女性「保因者」もまたなんらかの影響を受けているのかもしれない。

レッシュ‐ナイハン症候群はまた別の伴性劣性遺伝の例である。この例でも、遺伝の突然変異が確認されている。レッシュ‐ナイハン症候群は、体内に不可欠な化学物質プリンを代謝する酵素の欠損によって引き起こされる。この酵素にはヒポキサンチン・グアニン・ホスホリボシルトランスフェラーゼという長い名前がつけられている。リチャード・プレストンの本『コブラの眼』でこの症候群が知られるようになった。狂った科学者が、レッシュ‐ナイハン症候群と同様の疾患を起こす非常に感染性の高いウイルスをつくって化学戦争の計画を練る、というものだった。『コブラの眼』の場合は別として、男性しか罹患せず、両親は共に健常である。正確なメカニズムはわかっていないが、酵素の異常が脳に影響し、子どもにさまざまな著しい行動異常をもたらす。レッシュ - ナイハン症候群の子どもは自傷行為があり、手を噛んだり自分を叩いたり、他者に殴りかかったりする。この行動のため、通常彼らは抑制や拘束の継続が必要とされる。一部のレッシュ - ナイハン症候群の子どもは病識があるようだが、自制が効かない。

「健常な」形質で伴性劣性のものがいくつかある。赤と緑の見分けができない赤緑色盲は、もっとも多いもののひとつである。この場合、異常な遺伝子が、赤と緑の波長を認識する網膜の円錐細胞の情報をコードできないのである。

優性遺伝疾患

X連鎖性優性の病態は、図5 - 4の下部に示したが、実際はきわめてまれである。一例として、低リン酸血症として知られている、ビタミンD抵抗性くる病の異常型がある。図5 - 4に示すように、罹患した女性(すなわちX染色体上の優性対立遺伝子X^Aの保因者)からその息子の半数と娘の半数に疾患が伝わる。罹患した男性(X^A保因者)からはその娘にだけ疾患が伝わる。

最後の主要なタイプのメンデル遺伝は常染色体優性である。この遺伝形式では、ただ一つの遺伝子で疾患が発現する。図5 - 4に、この遺伝形式の一例を示す。疾患が常染色体性であれば、父母どちらが疾患を持っていても、息子にも娘にも伝わりうる。疾患が男女共に罹患するという事実があれば、通常伴性遺伝は除外される。さらに、表現型はあらゆる世代で生じ、子どもが疾患を発症する可能性は半々である。

ハンチントン病は、おそらく常染色体優性障害のもっとも知られた例であり、精神疾患でもある。ハンチントン病は第10章で詳細に検討するが、ここでも簡潔に述べておこう。レッシュ - ナイハン症候群、脆弱X

症候群、テイサックス病、またはPKUとは違い、ハンチントン病は人生の早期には顕在化しない。事実、正反対の遅発性の疾患であり、人生の比較的遅くまで機能発現しないメカニズムによって純粋な遺伝病が引き起こされうることを例証するものである。ハンチントン病の発症は通常三十歳から六十歳のあいだで、それまで症状は見られない。レッシュ - ナイハン症候群やテイサックス病と異なり、彼らは子どもを持つのに十分長生きして疾患を子に伝える。その子どもが病気を発症する可能性は半々で、発症すると人格変化や異常運動が起こり、最後は痴呆を発症し早々に死に至る。

科学者が遺伝子座位の発見と変異の性状の解明に成功しても、遺伝子が実際にどうはたらいて疾患を発現するかがなかなかわからないという点で、ハンチントン病は興味深い例である。4番染色体短腕にある遺伝子変異によってハンチントン病が起こることがわかっている。脆弱X症候群と同じく、変異はトリヌクレオチド・リピート（CAG）の伸長をもたらす。ハンチントン病に関する朗報として、現在、正確な遺伝学的検査が可能であり、遺伝子を持っている可能性のある人は、その遺伝子があるかどうかを調べることができる。検査で陽性ならば子どもを持つことを避ける選択ができ、遺伝子をそれらの子どもに伝える危険を回避できる。

また、伴性遺伝でない性による違いを示す遺伝型式もあり、それは「性修飾遺伝」と呼ばれる。この伝達様式は常染色体性であり、男女共に伝えることができる。しかし、性ホルモンがその発現にかかわるため、形質は一方の性でより多く見られる。

壮年性脱毛症はおそらく性修飾遺伝でもっともよく知られている例である。脱毛症を引き起こす遺伝子が発現できるのは、その保因者がテストステロンを多く生成する時期のみであるため、脱毛症は男性だけが罹患する常染色体優性形質である。このため、常染色体優性脱毛症遺伝子を持つ少年少女の頭にも髪がいっぱいある。成長するにつれ、遺伝子を持つ女性は多くの髪を維持するが、男性は、一定のテストステロンの影響下に身体がおかれた後、通常二十代早々から半ばにかけて髪を失い始める。

性修飾遺伝と伴性遺伝は、単に疾患者の性比の観点から見るだけで、その特定の遺伝学的メカニズムまでさかのぼらなければ、区別不能である。脆弱X症候群、レッシュ - ナイハン症候群、血友病、脱毛症、統合失調症、多動性障害の割合は男性に高く、これらもほんの一例にすぎない。統合失調症や多動症がなぜ男性に多く見られるのかはわからないが、共に脳発達過程におけるなんらかの問題に起因しているように見える。壮年性脱毛症と同じく、統合失調症もテストステロン値が上昇し始めるのと同時期に症状が明らかとなるため、興味深い。結果として、性ホルモンがその発現になんらかの役割を果たしていると考えられる。もしくは、多動症や統合失調症といった障害が男性でより多く発生するということは、それらが性連鎖性で劣性の遺伝子（脳発達や脳化学に影響するX染色体上の異常）によって部分的に引き起こされることを示しているのかもしれない。男性や少年がより多くより重度に罹患する障害について、これらの二つの可能性を共に見きわめなければならない。

メンデル後百年――二重らせんとセントラル・ドグマ

メンデルの研究は最終的に、遺伝疾患と遺伝形質の分子・代謝性の基礎の理解にとって重要な洞察となったが、何年間も日が当たらない状態のままだった。メンデル自身が公表しなかったのも一因である。彼がローマ・カトリック教会からの非難を恐れたのではないかと推測される。

次の大きな躍進がおよそ百年後に起こった。１９５３年、二人の意気盛んな青年、アメリカ人のジェームズ・ワトソンとイギリス人フランシス・クリックが、科学史における偉大な新機軸を『ネイチャー』誌に発表した。「核酸の分子構造――デオキシリボ核酸の構造」という題の一ページたらずの論文で、DNA構造（有名な二重らせん）について説明したモデルを示した。二重らせん構造の模式図が図5-5である。それは二本のらせんから成り、リン酸化された糖鎖のバックボーンが、ちょうどよじれたはしごの段々のように、グアニン-シトシン（GC）とアデノシン-チミン（AT）の二対の塩基で結合している。ヒトだけでなく、すべての生き物の構造と発達を書き込んだ遺伝情報がDNAには含まれている。種によって量と複雑さは異なる。また、DNAは生命を保全・保存するメカニズムでもある。生きているすべての細胞が再生し、新しい世代をつくり出すことを可能にする遺伝子列からなっている。ワトソンとクリックは魅惑的だが控え目な言葉でその短い論文を締めくくった。「われわれが仮定した特定の対合が遺伝物質の複製メカニズムを直接的に示すということに注目せざるをえない。」

DNAがどう機能するかに関する話は、その後急速に展開していった。

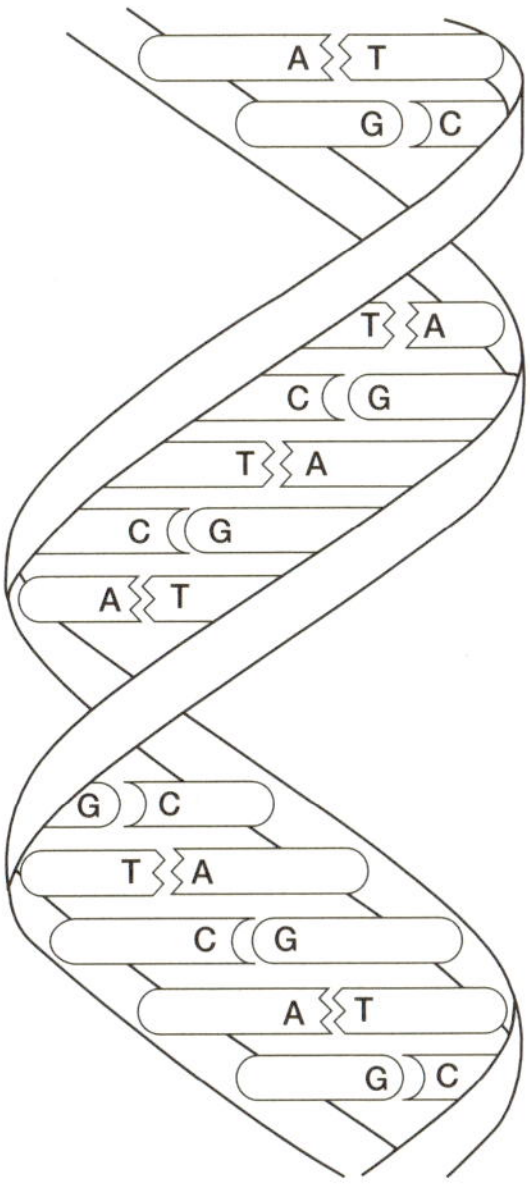

図5-5　二重らせん構造

遺伝子とは何か？

第一の大きな謎の一つは、四つの塩基対のような簡単なもので、どのように膨大な情報をまとめることができるのかということだった。A、T、G、Cの組み合わせ方は相対的に限られている。ワトソンとクリックを含めて当時のほとんどの科学者が、DNAが化学的機能をコントロールする情報をコード化し、化学・代謝を調整するタンパク質を生成するに違いないと考えた。たった20個しかないアミノ酸が結合してタンパク質を生成することから、DNAが特定のタンパク質を作成するのに必要なアミノ酸のコードを含んでいるという仮説がもっとも可能性が高いと考えられた。

クリックは、南アフリカの分子生物学者シドニー・ブレンナーと共に研究に取り組み、「コード」がトリプレットと呼ばれる三塩基配列にもとづくことを示した。ブレンナーはこれらトリプレットを「コドン」と名づけた。1961年に、NIH（国立保健研究所）の二人の科学者マーシャル・ニーレンバーグとジョーハン・マッセイが遺伝学的なアルファベットの最初の文字を同定した。彼らは、アミノ酸フェニルアラニンにはコードUUUがあると報告した。そして、残りのコードも着実に解読された。コードとコードされる20のアミノ酸を表5－1にまとめる。いくつかのアミノ酸には複数のコドンがあるので、このコードは時に「縮重」と呼ばれる。たとえば、ロイシンには六つある。おそらくコドンが三つのヌクレオチドからなるので、分子生物学者は三文字単語で話すのを好み、20のアミノ酸は慣習上三文字で示される。

アミノ酸の61のコドンに加えて、三つの「終止コドン」があることに注意してほしい。終止コドンは与えられたタンパク質のアミノ酸配列コードの終わりを示す。ほとんどのタンパク質が百個以上のアミノ酸からなるので、どんなタンパク質にも長いアミノ酸配列が必要である。特定のタンパク質のための完全なコドン配列は「転写解読枠（ORF）」として知られている。奇妙なことに、われわれのDNAの大部分は、長い不要なヌクレオチド配列からなる。それは比較的短い転写解読枠の集まりのあいだや周囲に点在している。これらの大きい無意味な並びは「ジャンクDNA」と呼ばれる。人間のゲノムのおよそ2パーセントだけに、タンパク質合成を指示する役に立つ情報が含まれている。

したがって、遺伝子とは特定のタンパク質の生成をコードするコドンの配列なのである。たとえば、モノ

表5-1　遺伝コード

アミノ酸	略語	コドン
アラニン	Ala	GCA GCC GCG GCU
システイン	Cys	UGC UGU
アスパラギン酸	Asp	GAC GAU
グルタミン酸	Giu	GAA GAG
フェニルアラニン	Phe	UUC UUU
グリシン	Gly	GGA GGC GGG GGU
ヒスチジン	His	CAC CAU
イソロイシン	Ile	AUA AUC AUU
リジン	Lys	AAA AAG
ロイシン	Leu	UUA UUG CUA CUC CUG CUU
メチオニン	Met	AUG
アスパラギン	Asn	AAC AAU
プロリン	Pro	CCA CCC CCG CCU
グルタミン	Gin	CAA CAG
アルギニン	Arg	AGA AGG CGA CGC CGG CGU
セリン	Ser	AGC AGU UCA UCC UCG UCU
スレオニン	Thr	ACA ACC ACG ACU
バリン	Val	GUA GUC GUG GUU
トリプトファン	Trp	UGG
チロシン	Ty r	UAC UAU
	終止コドン	UAA UAG UGA

アミンオキシダーゼ（ＭＡＯ）の遺伝子はノルエピネフリンをＶＭＡ（バニルマンデル酸）に分解する酵素を生成する。この特定の酵素は、主要な化学的伝達物質のひとつであるノルエピネフリンを調整する。その活性は、抗うつ剤ＭＡＯ阻害剤を用いると、大きく妨げられる。神経栄養因子（ＢＤＮＦ）などの他のタンパク質は脳の成長を規定する。他のタンパク質は、ニューロンが互いに伝達するのに使うさまざまなドーパミンやセロトニン・レセプターなどの神経レセプターを形成する。これらのタンパク質がＤＮＡを通してどう生成されるかについて適度に複雑な話は学ぶ価値があり、最終的に精神疾患の原因・治療・予防の説明となるだろう。

遺伝子はどのようにはたらいているか？

ＤＮＡの役割は１９５６年、フランシス・クリックにより明確に記述されたが、これはしばしばセントラル・ドグマと呼ばれる。ＤＮＡに蓄えられたコードはデータベースである。ＤＮＡの目的は、種々のタンパク質を合成するための指示を与えることであり、それらのタンパク質が細胞の基礎的成分となり、われわれの体内において代謝や化学反応の調節を行っている。この概念は次の単純な図式でまとめられる。

セントラル・ドグマ

ＤＮＡの複製 —転写→ ＲＮＡ —翻訳→ タンパク

セントラル・ドグマの本質は遺伝子情報の流れの道筋を明確にしていることであり、それはまず細胞の核内におけるＤＮＡの転写に始まり、細胞質内にあるＲＮＡ（リボ核酸）に渡され、それがさらに情報をタンパク質合成へと翻訳する。セントラル・ドグマによると、ＤＮＡはＲＮＡの鋳型として機能し、そしてＲＮＡはタンパク質の鋳型として機能する、というように、情報の流れは一方向にしか進行しない。その後、クリックのセントラル・ドグマは二つの例外があることが見つかったが、それでもなお、ＤＮＡのデータベースがどのように機能しているかについての基本的な法則として用いられている。二つの例外とは、ＡＩＤＳの原因となるヒト免疫不全ウイルス（ＨＩＶ）や、クロイツフェルト・ヤコブ病（「狂牛病」）の原因となるプリオンのような、レトロウイルスである。

ＤＮＡの二本鎖は分離して、二つの主要な目的のための鋳型としてはたらく。ＤＮＡの一つ目の機能は、完全なデータベースを新しい細胞や子孫に伝達するために、二重らせんの鎖の一本全体を複製することである。複製の一つの形式は細胞分裂中に起こる（有糸分裂と呼ばれる）。この過程では、二つの新しい細胞のそれぞれが、元となるＤＮＡの正確なコピーを持つことが必要である。この場合、（染色体全体からなる）らせんの全部の鎖がほどける。このほどけた鎖が鋳型としてはたらき、これに相補的な二つの新しい鎖が形成される。こうして、相補的な二対の鎖により、新しくつくられた二つの細胞の核内で染色体が形成される。生殖の基礎となる減数分裂は、この過程の変形である。この場合、相補的な鎖は分離したままで、ヒトが持つ23対の染色体の一方が各配偶子に割り当てられる。男性と女性からの配偶子が互いに結合すると、再び23本の染色体を持つ一個の新しい新しい細胞がつくられる。この細胞は父方と母方のＤＮＡが混ざり合うことによりできたもので、まったく新しい生命体の基礎となる。

二つ目のＤＮＡの主要な機能は、セントラル・ドグマに明確に述べられているように、タンパク質の生成である。この場合、個々の染色体の構成成分のうちのごく一部分、つまり特定の遺伝子を含む部分だけがスイッチを入れられる、あるいは「表現される」。ここでは、転写が行われる鋳型をつくるために二本鎖ＤＮＡの一部分のみがほどける。この過程の最初のステップはメッセンジャーＲＮＡ、つまりｍＲＮＡの形成により細胞核内で行われる。ＲＮＡは、一つのらせん（糖 - リン酸のバックボーン）しか持たないということとチミン（Ｔ）がウラシル（Ｕ）に置き換わっているということ以外は、ＤＮＡに類似している。図５ - ６はＤＮＡの転写と翻訳の図解である。

転写の過程は、転写因子と呼ばれる調節機能を持つタンパク質により開始される。これらの因子により、二本鎖ＤＮＡはある一個の遺伝子の場所からほどかれ始めて開いていく。相補的に組み合わさっていき、ＧはＣと、ＡはＵと並んで、ｍＲＮＡのまとまりがつくられる。最初にセントラル・ドグマが定式化されて以

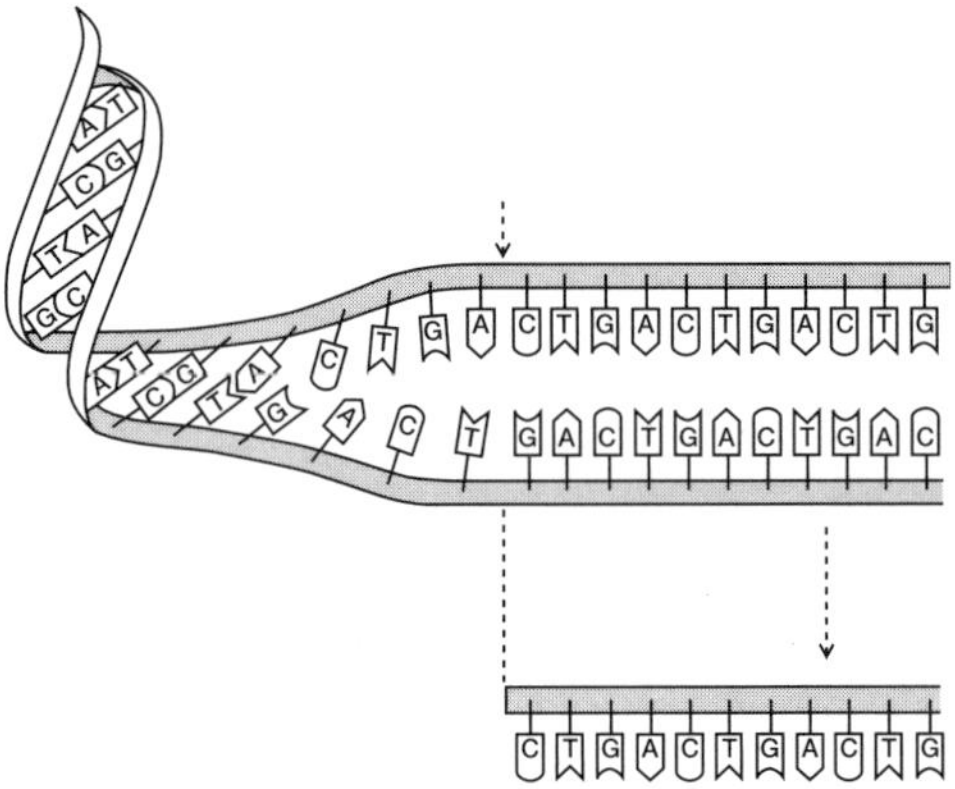

図5-6　DNAの転写

来、「ジャンクＤＮＡ」についてより多くのことがわかってきた。今では、遺伝子は、タンパク質合成の指令を簡潔にまとめたコドンの小系列ではないことがわかっている。そうではなく、「エクソン」と呼ばれる単位が、「イントロン」と呼ばれる単位と共に点在している。エクソンは、最終的なタンパク質をつくるのに使われるアミノ酸の配列に必要なコードを含んでいる。介在する配列であるイントロンは、調節機能を持つ情報を含み、そして選択的スプライシングに対する重要な土台として役立っているものと思われる。これにより、ある一つの遺伝子がいくつか異なるタンパク質をつくることが可能であり、そして伝えられる情報が増加する。（われわれの3万個から4万個の遺伝子が50万個以上のタンパク質をつくるために使われていると思われる。）イントロンは、ｍＲＮＡが合成される転写の過程で除去される。それゆえイントロンは翻訳においては何の役割も果たさない。

　ｍＲＮＡは、もとのＤＮＡ鋳型からアミノ酸配列を読み取っていき、終止コドンを介して配列の終わりを認識する。エクソンとイントロンを含んでＤＮＡ配列全体が長いＲＮＡ鎖に転写された後、イントロンが切り離され、タンパク質合成の指令を出すことのできる、よりコンパクトで機能的なＲＮＡが生成される。タンパク質合成の過程は、リボソームとして知られている核外の細胞質内にある小さな構造物上で行われる。この過程は、トランスファーＲＮＡ（ｔＲＮＡ）として知られているより小さいＲＮＡの単位を介して行われるが、これはアンチコドンとして知られている三つのヌクレオチド配列からなる。ｔＲＮＡの単位は、適切なアミノ酸を伸長しているタンパク質鎖に取り付けるために使われる。

謎の核心——遺伝子発現の調節

この章は、われわれの身体についての大きな謎のひとつについて考えることから始まった。どの細胞も同じＤＮＡを持つという事実があるが、それにもかかわらず、どういうわけか脳細胞、血液細胞、肝細胞など多くの異なる種類の細胞にうまく分化する。ヒト内で細胞の分化が進むにつれて、心臓や肺といったような異なる器官がつくり出される。われわれの脳はさらに分化し、一連の神経伝達物質系や記憶や言語といった機能体系をつくり出し、同時に、異なる性格や能力を生み出し、われわれ一人ひとりを歴史に二度と同じ人間がいない個人たらしめている。

このように驚異的に複雑なことが、どのようにして単一の事象、つまり23本の染色体一セットを提供する卵子とそれと補完的な23本の染色体一セットを含む精子が合わさって一つになることから生じるのだろうか。この二つの細胞が合わさり一つの細胞がつくり出され、それがＤＮＡの中にコードされている指示を用いてヒトの生命をつくりあげる。まず最初の９ヵ月の短いあいだは子宮中の暖かい水の世界で、そしてその後の70～80年間は寒くて過酷だったり、温暖だったりする外の世界において生涯が築き上げられる。一人の人間

における あらゆる身体的成長と衰え、あらゆる身体的・精神的反応は細胞核内に存在するDNAにより決定づけられるが、それは、間近で起こる細胞内の温度変化から、レイプされたり強盗に襲われたときの精神的ストレスのようなものまで、さまざまな外界の「事象」と互いに影響しあうことによる。

遺伝子発現の調節は、分化や適応の背後に潜む謎である。遺伝子はいつも活動していて忙しいわけではない。ある刺激に応答して作動したり停止したりする。その刺激が遺伝子に、細胞壁などの体組織の構成成分を形成するために利用されるタンパク質をつくり出したり、あるいは化学反応を引き起こす酵素を生み出し、その化学反応により、次々とホルモンや神経伝達物質レベルなどの調節が行われるように告げるのである。各々の遺伝子は「作動‐停止スイッチ」に先導されるが、このスイッチは停止状態にあったり、なんらかの原因で作動状態に入り、遺伝子に活動を始め、複製を行うよう告げる。

この「停止‐作動スイッチ」はフランソワ・ヤコブとジャック・モノーにより発見され、彼らはこの発見により1965年にノーベル賞を受賞した。彼らは、腸内に存在し豊富に利用できる大腸菌で実験を行った。大腸菌はラクトースを常食とするが、細胞の環境を変化させることによりこれを利用する大腸菌の能力がどのように影響されるかを調べた。数々の実験により、彼らはいつ作動し始めるかを遺伝子に伝える制御装置である「停止‐作動スイッチ」をDNAは持っているに違いない、と結論づけるに至った。このスイッチは、個々のタンパク質に対するコードを含む遺伝子部分のすぐ前方に位置する、「信号塔」である。細菌では、プロモーターとオペレーターと呼ばれる二つの部分からなる。ヤコブとモノーは、複雑な要因群によってこれらの領域の活動がどのようにして決定されるかを説明した。それらの要因群としては、細胞環境内のラクトース（単糖類）の量（「ラクトース停止‐作動」）、彼らが「ラック・リプレッサー」と呼ぶ調節機能を持つ物質などがある。ラック・リプレッサーは停止‐作動サイトに位置しており、スイッチを停止状態に保つ。

後の実験により、ラック・リプレッサーはタンパク質で、周囲の状況に応じてその形状を変化させることが示された。この形状の変化によりオペレーターに対する抑制が解かれ、遺伝子の作動を許す。そして、遺伝子はラクトースを分解しバクテリアが食物をとるのに必要な酵素をつくり始める。言い換えれば、その前には静止状態で不活性であった遺伝子が今や「発現」されている。こうして、細菌は生き続けるのに必要な食物を消化し始めることができる。

遺伝子発現の調節に関する話は、分子生物学におけるその後の数々の実験により、特に、より複雑な（真核生物と呼ばれる）有機体の研究を通して発展していった。真核生物の遺伝子は、転写因子を結び合わせる短い基本単位の配列である、多数のプロモーターやエンハンサーの要素を含んでいることが知られている。それぞれの遺伝子はこのような多数の要因によって調節され、組み合わさってはたらいている。

大部分の遺伝子は通常「停止」の状態にあり、ある刺激によってそれらが必要とされるときのみ作動するのに対して、頻繁に利用される必要のあるいくつかの遺伝子（これらは鍵となる多くの役目を果たすので、時に「ハウスキーピング遺伝子」と呼ばれる）はずっと「作動」状態に置かれたままの傾向があることが知られている。また、調節機能を持つ物質は抑制因子か活性因子のどちらかであり、そして遺伝子発現の抑制力は正か負のどちらかであることもわかっている。遺伝子を作動させたり停止させたりする基本メカニズムは取り巻く周囲の化学的環境に反応してその形状を変化させるタンパク質の能力にあり、必要に応じて鍵に差し込む錠前のように形状をフィットさせてスイッチをオンにしたりオフにしたりすることが知られている。遺伝子上に存在する、調節機能を持つサイトのいくつかは、手指に似た形状を持っていることが知られている。いくつかの有名な典型例は、「ヘリックス・ターン・ヘリックス」型の種々のタンパク質であり、手指に似ていてオペレーターをつかんで保持することができる。「ジンクフィンガー」は、２００以上のＤＮＡ

転写因子に存在し、その名のように亜鉛も構成成分の一つで、一対の握っている手指にも似ているまた違うタイプの調節装置である。

遺伝子発現の調節を理解することは、どのように病気が起こりそれらをどのように治療できるかの重要な手がかりを与えてくれそうである。たとえば、多くの調節過程はストレスの発生やホルモンの影響、そして精神疾患のありうるメカニズムからそれほどかけ離れてはいないその他数々の要素に左右される。たとえば、われわれの身体は、副腎からホルモン（コルチゾールなどの、糖質コルチコイドと呼ばれるステロイド・ホルモン）を分泌してストレスに反応することがすでにわかっている。これらのステロイド・ホルモンは細胞質のレセプターに結合し、そして細胞核に移動して調節機能サイトに結合することにより、適応性のある反応が発現するのに必要なタンパク質の転写が始まる。この複雑な過程を理解することは、コルチゾールがある程度原因としてはたらいている多くのタイプの精神疾患を治療するのに使われるであろう手がかりを与えてくれる。テストステロンやエストロゲンのような性ホルモンもまたレセプター・サイトを活性化し、思春期にそれらのホルモンのレベルが上昇すると性器の変化が始まる。少なくとも主要な精神疾患の一つである統合失調症は、典型的には思春期以後に発症し基本的に男性を冒すので、テストステロンが思春期以後の脳の発達に関与する遺伝子発現をどのように調節しているかを理解することによって、最終的には、統合失調症の原因の一つとなりうる要因に関する手がかりにたどりつくであろう。

このような洞察は、乳癌のような、いくつかのタイプのホルモン感受性癌に対する治療を発展させるのにすでに役立っている。乳癌は、少なくとも部分的には、エストロゲンが過度の細胞分裂や増殖を引き起こすタンパク質を刺激することにより起こる。乳癌の治療剤のひとつであるタモキシフェンは、通常はエストロゲンにより作動している転写因子上のサイトを遮断することにより、直接遺伝子レベルに作用する。逆に、エストロゲンはアルツハイマー病の進展に対しては保護的な因子のようである。アルツハイマー病（詳細は第10章）において、エストロゲンがアミロイドやプレセニリンのようなタンパク質を過剰に生成するメカニズムにどのように影響するのかを理解することによって、いつかはこの精神荒廃に至る病気の治療や予防に対する手がかりが得られるだろう。

「野生型」と突然変異体

細胞分裂や生殖、そしてタンパク質合成のためのＤＮＡの複製は、明らかに途方もなく複雑な過程である。うまくいかなくなる機会が数多くあり、時には実際に失敗する。人々が苦しんでいる病気の多くは、複雑ではあるが整然としたＤＮＡの複製過程でなんらかの崩壊が起こった結果として生じる。遺伝子のコードにはいろいろな変化が起こりうるが、これは突然変異として知られている。突然変異のいくつかはまったく無害で、有益なことすらある。事実、今われわれを取り巻く世界の動植物がかくも豊かに創造されたのは、少なくとも一部は、望ましく有益な突然変異が起こった結果であり、これにより新しい生命体が進化し、生き残ったのである。しかしながら、突然変異のいくつかは望ましくない結果をもたらす。病気の研究にとってはこういう突然変異が関心の的である。病気の遺伝子を探索する目的の一つは、どんな突然変異が起こったのか、そのタイプを確定することである。

図５‐７は、非常に簡略化しているがＤＮＡの短いセグメントの例を用いて、簡潔にいろいろな異なるタイプの突然変異をまとめたものである。

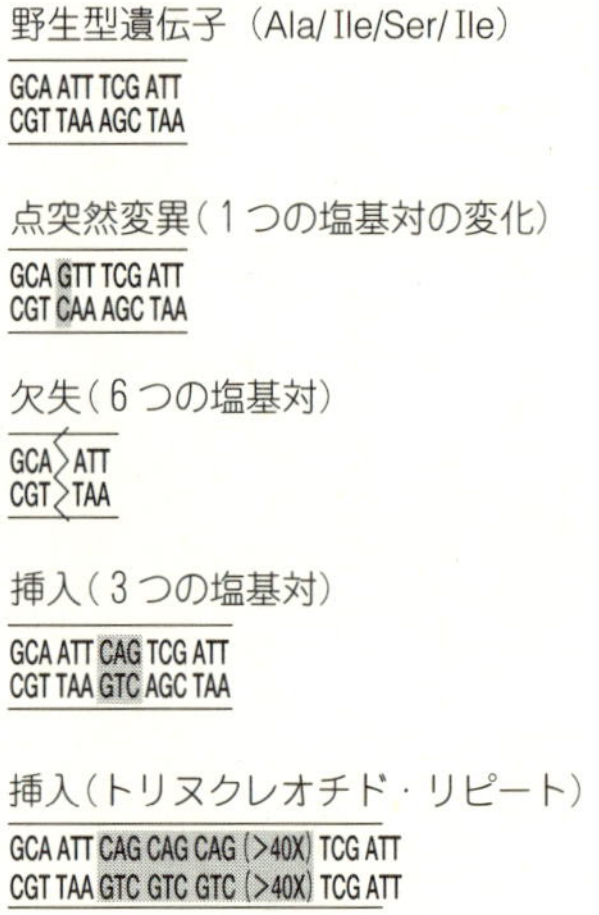

図５-７　変異の種類

「野生型」はきわめて普通！

この図の最初の例は「野生型」の遺伝子である。

分子生物学者でない人が初めて「野生型」という言葉を聞くと、よく面食らう。この用語は、あたかも、何か「野生」、つまり異常に関連しているように聞こえるから、特に精神疾患の遺伝学に興味がある人にとっては訳がわからないかもしれない。しかしこの用語は、まさにその逆を意味している。もともとはショウジョウバエの研究に由来しているのだが、このハエは、生殖周期が14日しかないので、メンデルのエンドウに代わって実験室で遺伝子伝達を研究する材料として使われるようになった。ショウジョウバエでよく研究される特性のひとつは眼の色で、自然の状態では赤色である。したがって、果樹園や果物売り場のような自然界で見られるこのハエの眼の色を制御している遺伝子が生み出す色は赤である。ショウジョウバエの眼の色を調節している遺伝子にはさまざまな突然変異が起こりうる。たとえば、白眼はよくある突然変異体である。ショウジョウバエが実験室で研究され始めたとき、自然界で認められる型が実験室での標準、つまり、変化を比較するための基準となった。こういうわけで、「野生型」という用語は、自然界の集団でもっともよく見られる対立遺伝子や、標準となる実験ストックにおいて使用される対立遺伝子について言うようになった。これは、ある遺伝的な偶然に先立って、あるいは科学的研究による操作の前に存在する、遺伝子型を表している。

図に示されている例では、遺伝子は四つのコドンを持っている。ＧＣＡ、ＡＴＴ、ＴＣＧ、ＡＴＴで、これらはアラニン、イソロイシン、セリン、そしてイソロイシンをコードしている。歴史的に、ショウジョウバエは変異体を生み出すメカニズムを研究する上でとても有用だった。たとえば、ひとつの方法はハエを放射線に曝露させることで、突然変異した新しい対立遺伝子が著明に増加する。こういうわけで簡単に言うと、野生型の対立遺伝子は、変異を認識するための単なる固定参照ポイント、つまり標準なのである。野生型の対立遺伝子も変異体の対立遺伝子も、優性のこともあれば劣性のこともある。

変異とは何か？

細胞が分裂し、DNAが複製されるとき、絶えず変異がわれわれの身体に起こっている。それらはすぐに修復されるので、おそらく、これらの変異の大部分はわれわれやその子どもの健康、幸福にまったく影響しない。したがって、変異は見過ごされる。科学者は、変異がどのように、なぜ起こるのかを解明している最中である。いくつかの理由はすでによく知られている。たとえば、早期に行われたショウジョウバエの実験すべてで、放射線の被曝が突然変異率を増加させることが知られている。広島、長崎の原子爆弾の生存者や、慎重な防御が行われる前の初期にエックス線を使用した医療従事者などのように、放射線を大量被曝した集団に癌発生率が増加したことから、放射線被曝が癌の危険性を増加させることも知られている。変異は白血病、リンパ腫、骨髄腫などの癌のように、ある種の細胞が無制限に成長することにつながる。いくつかの変異の原因はまだ完全には明らかになっていない。たとえば、子孫に血友病をもたらしたビクトリア女王は、知られる限り血友病の家族歴はまったくなく、彼女自身がなんらかのタイプの変異を経験したのかもしれない。また、「古いDNA」や高齢者の細胞のDNAほど、より不安定で、突然変異に似た現象である染色体不分離を発生する可能性の高いことが知られている。そのため、たとえば、ダウン症は三十歳代後半や四十歳代で受胎出産した女性の子どもにより多く見られるのである。

　疾患との関連で変異を考えるとき、変異率の重要性に気づくことが大切である。一般に、家族性の疾患は変異率が低いことが多い。たとえば、ハンチントン病はほとんど完全に遺伝性である。一つの変異対立遺伝子に起因するが、かなり以前に祖先の生殖細胞に変異が起こり、その異常な対立遺伝子がその後の世代に伝達される。たとえば、アメリカのハンチントン病のほとんどの症例は、たった二つの移民家系にたどることができる。ハンチントン病の別の起源は、異なる集団における同じ変異から起こったと思われ、ベネズエラのマリカイボ湖の周りに住んでいる人々に現れる。この集団からＤＮＡを得て、ナンシー・ウェクスラーはついにハンチントン病の遺伝子を同定する研究を成功させた。

　他方、いくつかの障害では高い突然変異率が特徴的である。この場合、障害は疾患の家族歴のまったくない人に自然発生的に起こる。神経線維腫症、いわゆる「エレファントマン病」がその例である。この病気は神経線維腫と呼ばれる小さい腫瘍が特徴的で、皮膚と内臓に発生する。また、この障害がある人々には、カフェオーレ斑として知られている異常な皮膚の色素沈着がある。いったん発症すると、この障害は常染色体優性である。

　また、癌と多くの精神疾患も高い突然変異率を持つ疾患の例であろう。なぜなら、これらも時に家族歴の知られていない人に発生し、その後の世代で再発生するからである。疾患が常染色体優性であればそのパターンをより容易に追跡できるが、劣性だと非常に紛らわしい場合がある。何が突然変異を引き起こす原因となったのか、そして同時にその影響と伝達の様式を理解することが、癌や精神疾患のような疾患の原因理解のための研究を進めるひとつの道である。

　表５‐２はよく知られているいくつかの疾患の突然変異率を示す。まったく家族歴がないときに遺伝的な

表5-2　いくつかの疾患例の突然変異率

体染色体優性	突然変異率 (1配偶子あたりの頻度)
ハンチントン病	0.1×10^{-5}
神経線維腫症	$3\text{-}25\times10^{-5}$
多発性ポリープ（巨大結腸症）	$1\text{-}3\times10^{-5}$
伴性劣性血友病	$2\text{-}4\times10^{-5}$
デュシェンヌ型筋ジストロフィー	$4\text{-}10\times10^{-5}$

変異が起こる場合、「孤発的」と呼ばれる。いくつかの変異は、変異の伝達者が子どもを持つことができないため、遺伝的とはなり得ない。生殖能力を妨げないその他の孤発的な変異は明らかに家族性となる（したがって、しばしば「遺伝的」と呼ばれる）。なぜならそれらはその後の世代へと伝達されるからである。また、その伝達パターンがそれとわかる特徴を持っている場合がある。このように変異を考えてくると、遺伝子 対 環境という区別はまったく恣意的なものだという事実を浮かび上がらせる。なぜなら、放射線の被曝のように環境が原因となって起こる変異が、その後遺伝子によって伝えられうるからである。

変異はさまざまなレベルで起こりうる。大きく分けて、二つのタイプがある。遺伝子突然変異と染色体突然変異である。遺伝子突然変異の場合、対立遺伝子が変化する。対立遺伝子の変化自体にも多くの異なるタイプがある。染色体突然変異では、染色体のセットの全体か個々の染色体の全部、または染色体の一部（セグメント）が変化を受ける。このタイプの変異の一例は21トリソミー、いわゆるダウン症候群であり、21番染色体が三つ存在している。

148ページの図5-7は変異のいくつかのタイプを例示している。最初の小さな系列は「野生型」で、参照標準である。二番目の例は点突然変異を示す。そこでは、一つの塩基対だけに変化が起こっている。転写の誤りや電離放射線で発生した変化などの不幸な事故を通して、配列の四番目の塩基GがAに置換されている。この非常に小さな変化のためにアミノ酸の全体の配列が変更される。つくられるはずだったどんなタンパク質も、もはや現れることがない。

欠失変異では、複製の過程でDNAのセグメントが永久に失われる。遺伝コードの断片が失われているので、遺伝子はもはや正しいタンパク質の生産を指令することができない。図5-7の例では六つの塩基対が欠失している。そのため、二つのアミノ酸に関する遺伝情報が失われている（まずイソロイシン、続いてセリン）。

挿入は、別種の複製の誤りである。挿入は短い場合も長い場合もある。図5-7の挿入の最初の例では、三つの塩基対（CAG）が挿入されている。

図に示される二番目のタイプの挿入は、トリヌクレオチド・リピートとして知られている。この変異は、よく知られている二つの精神疾患、ハンチントン病と脆弱X症候群のメカニズムであるため、特に精神科医にとって興味深い。ハンチントン病では、塩基対配列CAGが複数回繰り返されている。わずかな数のリピートは正常であり、40かそれ以上のCAGが繰り返されるときにのみ、実際の疾患表現型が顕在化する。二つの重要な精神疾患においてトリヌクレオチド・リピートが起こるだけではなく、それらはときどき他の障害で見られる伝達のパターンも生み出す。

トリヌクレオチド・リピート（そしてハンチントン病）は「遺伝的表現促進」として知られる現象と深く関係している。「遺伝的表現促進」とは、疾患が顕在化した後に続く世代で、病気の発病年齢が徐々に若くなっていく傾向があり、また症状もその後の世代でより重くなっていくことを意味する。したがって、ハンチントン病を持っている親の子どもはより若年で病気になり、症状が重く、より早期に死亡する可能性がある。現在われわれは、分子レベルでハンチントン病を理解しているので、遺伝的表現促進の生物学的メカニズムが、その後の世代におけるトリヌクレオチド・リピートの長さの増加であることを知っている。たとえば、初期世代の人は反復が40か50くらいで五十歳か六十歳のとき発症するかもしれない。しかしながら次世代では、症状が三十歳か四十歳で発症するかもしれず、１００の反復を持つかもしれない。統合失調症など他の疾患も遺伝的表現促進を示すという示唆がいくつかあり、このような疾患においてもトリヌクレオチド・リピートが関与しているかもしれないという手がかりを与えている。

疾患遺伝子を探す

すでに読者は、ヒトゲノムがわれわれの不変の運命を書き記す堅固な構造ではないことに気づかれただろう。われわれの身体に脳があるように、細胞には遺伝子がある。それらはダイナミックな過程で生み出され、柔軟性と可塑性で応じる。それらは細胞内環境と身体全体の影響に対応して変化する。また、生命をつくりあげる基本素材の生産を統制することによって、細胞の生物学を支配する。これらの重要な過程と機能にどのようにして異常が発生し、ヒトの数限りない疾患をつくり出すのかを学ぶことが生物医学研究の長期的な目標であり、分子生物学の強力な新しい道具とゲノムをマッピングすることから得られる多量の情報を利用して研究が続けられている。

これほどいろいろわかってきたというのに、なぜそれほど解明するのが困難なのだろうか。なぜそれほど長く時間がかかっているのだろうか。愛する人が精神疾患となり、あるいは自ら精神疾患を持つ多くの人々が口にする疑問である。

複雑な疾患の遺伝子学

「簡潔に」がここまでの方針だった。分子生物学にあまり馴染みのない方は、常染色体性 対 劣性遺伝とか、コドン、アミノ酸などの用語に少しばかりひるんだかもしれないが、実際はさらに複雑である。ここに述べるのは「複雑な疾患」についてであって、これはときに簡潔なメンデルの法則に従わないが、それすら、われわれが理解するにはとても多くの時間がかかったのである！　実際、多くの遺伝性疾患は複雑であり、メンデルの法則で説明できる疾患はほんのわずかしかない。

1970年代後半から1980年代の前半にかけて分子遺伝学と分子生物学の道具と方法が着実に洗練されたため、研究者はさまざまな主要疾患のメカニズムをはっきりさせるのにそれらが急速に利用可能になるのではないかと、大きな希望を抱いた。いくつかのブレークスルーが達成され、その期待はいや増した。ハンチントン病の遺伝子が短期間で見つけられる、他の精神疾患も同じように簡単に見つかるだろうと多くの研究者が信じた。腫瘍遺伝子（癌の変異の原因となる遺伝子）などの決定的な物質も発見され、癌の治療や予防の新しい方法も確立されるだろうことが示唆された。こういう研究の多くがメンデルの枠組みという文脈の中で生じた。この文脈は当時有効に見えた。ハンチントン病は最終的に、低い変異率のメンデル型優位の遺伝であることがわかった。

精神医学の領域では、何年にもわたって患者から家族歴を取っているが、ほとんどの精神疾患が古典的なメンデルのパターンに従わないことが知られていたが、分子遺伝学のバックグラウンドを持つ基礎科学者はそれをものともせず、精神疾患の疾患遺伝子の熱心な探究を始めた。すべての初期の研究がメンデルの枠組みの中で行われた。というのも彼らの用いた連鎖解析の技術（以下で説明する）は、特定の伝達様式が仮定されるときにのみ有効だからである。「双極性遺伝子の発見」など二、三の成功が発表されたが、それらの大部分は間違いであったことがわかり、結局、失望と挫折に終わった。

分子遺伝学者は基本的な問題に突き当たっていた。ヒトの疾患のほとんどは「複雑な疾患」である。今、科学的な会議で繰り返し聞かれるこの単語は、ほとんどのよくみられる疾患がおそらく多数の遺伝子によって引き起こされるという事実を述べている（すなわち、多遺伝子性である）。疾患を持つすべての人にすべてが起こるわけではない。それらはまた、遺伝子の行動と発現に影響を及ぼすさまざまな非遺伝因子によっても引き起こされる（すなわち、多因子性である）。ヒトを苦しめる一般的な医学的病態の大部分は単一遺伝子によって引き起こされる病態とは異なる「複雑な疾患」のカテゴリーに入る。それらは古典的なメンデル遺伝のパターンに従わず、非遺伝因子によっても引き起こされる。糖尿病も心疾患も癌も、ハンチントン病以外のほとんどすべての精神疾患と同じく、「複雑な疾患」である。

その結果、科学者らは戦略を変えていった。癌やアルツハイマー病の遺伝子の探索を修正した。研究者は、現在、ほとんどの疾患が多数の遺伝子によって引き起こされると仮定している。それぞれは比較的小さい効果しか持たないかもしれないが、いくつかが付加的または相乗的に蓄積して疾患をつくり出すのに違いない。さらに、非遺伝因子の役割の探究が始まっている。たとえばアルツハイマー病を発症させる危険性は、低い教育レベルや頭部外傷や全身麻酔など、さまざまな非遺伝因子によって増大する。

さらに複雑にする二つの問題——浸透率と表現度

また別の二つの概念が、ヒトの疾患の「現実生活」においてなぜ古典的なメンデルのパターンに従わないのかの理解に役立つかもしれない。まず浸透率である。浸透率はある遺伝子型を有するすべての人々が実際にはそれと関連する同じ表現型を呈するわけではないという事実を示すものである。ハンチントン病の遺伝

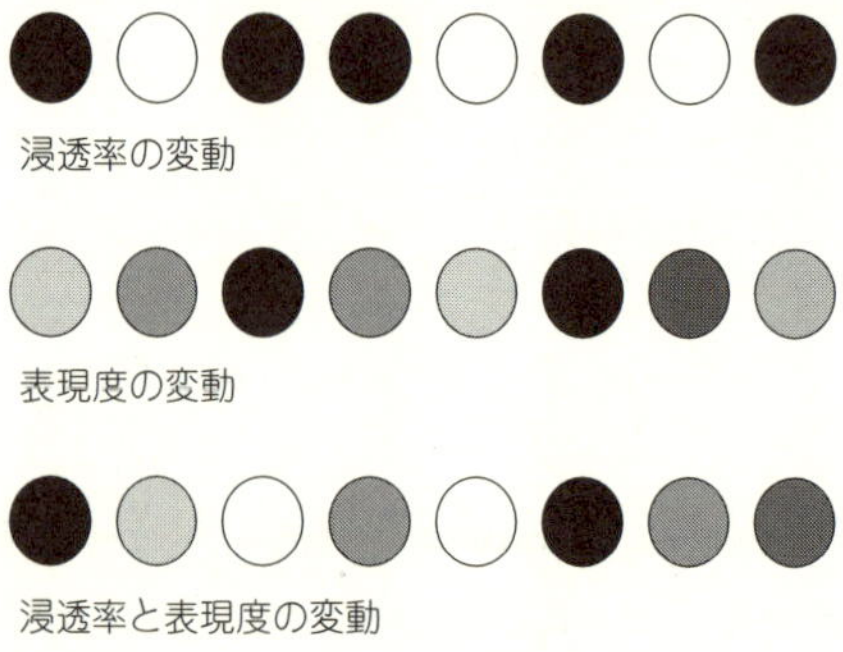

図5-8　浸透率と表現度の変動

子など、いくつかの遺伝子は完全に浸透する。これは遺伝子の異常を持つすべての人には最終的に疾患が現れることを意味する。しかしながら他の障害は、「不完全浸透率」を示す。すなわち、ある人は疾患の遺伝子を持っていても、それが実際に現れることはない。保護的な環境の影響や遺伝子発現の変調などのような、遺伝子が浸透しないいくつかの原因がある。表現度は浸透率に関連する概念である。浸透率と表現度のあいだの区別を図5-8にまとめておく。

浸透率は「全か無か」の現象であるが、表現度は発現の程度を示す。遺伝子型は同一であるが非常に軽度から非常に重度まで、その現れ方は変動する。同じ遺伝的症候群を持っていても、人によって異なった特徴を示す。神経線維腫症は表現度が変動する疾患の例である。神経線維腫の遺伝子を持っていても、一つか二つの内臓に線維腫が起こるだけで、外見上身体的徴候がまったくない場合もある。爪先や腹部のどこかに一つ目立たないカフェオーレ斑か線維腫を有するだけの場合もある。極端な場合は「エレファントマン」病といわれるように、重度の神経線維腫症が現れる場合もあり、数年前に演劇や映画で感動的に描かれた。外見が醜く変形し、主人公の知性と感受性豊かな心を覆い隠してしまう。浸透率と同じく、表現度も非遺伝環境要因とゲノム上の他の遺伝子からの影響によって変化しうる。

これらの二つの因子、浸透率と表現度が変動するため、疾患が古典的なメンデルのパターンに従うときでさえ、遺伝学的な伝達を決定するのは難しい。事実上長年にわたって、浸透率と表現度の変動性という二つの問題が基本的な「邪魔者」であるために、主要疾患のパターンが簡単には見つからないのだと思われていた。われわれは現在これらが複雑な疾患であること、表現型（後に述べる）の定義にはいろいろと問題があることなど、他の問題も認識している。

浸透率と表現度の概念はまた、遺伝学的な検査によって完全な予測をすることがいかに難しいかも明らかにした。疾患が完全に浸透し、完全に表現されると知られている場合は問題はないかもしれない。しかしながら、ほとんどの疾患はどちらもでない。したがって、ある人は遺伝子を持ちながら、疾患表現型を顕現していないかもしれない。遺伝学的な検査が健康保険や雇用等に使用されれば、そのような人は非常に不公平に扱われる可能性がある。一方、浸透せず、顕現もされない疾患遺伝子を持つ健康な人は、その遺伝子を子どもに渡すという深刻な危険があり、その場合、遺伝学的な検査によって重要な情報が得られるということもあるだろう。

遺伝子理解への五つの道

最近は「～の遺伝子が発見された」という発表が毎週のように行われる。分子遺伝学と分子生物学に十分な知識のない人々は、このような報告を聞くと何か大きな健康問題が今や解決されたのだと思ってしまう。ヒトの疾患の大部分は複雑な疾患であり、その場合には関与する遺伝子が多数あるのであって、「一つの遺伝子が見つけられた」と言うのが、より正確だろう。ヒトの疾患のほとんどは小さい効果を持つ多くの遺伝子の結果として発症するので、記者会見で最初に華々しく「病原」遺伝子が発表された後、他の研究者が結果を再確認できなかった、という報告が続くのが通例である。時には最初の報告が正しい場合もあるが、多くの遺伝子のうちのひとつにすぎず、その遺伝子が疾患の発症に寄与する割合が小さい場合には、後に続く研究者の結果は最初の報告と異なるものになるだろう。このような可能性が考えられ、また実際にしばしばそうなのであるから、別の集団について研究してみると、遺伝学的な連鎖や関連が統計学的に有意なレベルで存在しないことも多々見られる。さらに、ハンチントン病についてのオリジナルのケースがそうだったように、たとえその遺伝子が見つけられても、その発見は、遺伝子と人間の疾患との関係を理解するのに必要な長い過程の第一歩にすぎない。

人間の疾患遺伝子の作用を理解する過程は、異なる五つのステップからなる。これらの五つのステップを表5‐3にまとめておく。「遺伝子（より正しくは通常「遺伝子群」）の発見」の動向をおさえることに本当に関心がある人は、これらの五つのステップについて理解しておくべきである。最初の一つはもっとも簡単だが、科学者が五番目に行き着くまで、作業は終わらない。

表5‐3　遺伝子理解の5ステップ

発見・座位の確認
クローニング
配列決定
生成物の同定
機能の同定

遺伝子の発見または座位の確認が、第一歩である。これは、しばしば特定の染色体上に遺伝子の位置を見つけることを意味する。これを行うための方法については次のいくつかの節で述べる。23本の染色体のどれに遺伝子が位置するかを決定するために、さまざまな方法が適用される。その後で、研究者はより詳細に、明確な位置に焦点を合わせようとする。たとえば、短腕か、長腕か、他のすでに知られている遺伝子とどのような位置関係にあるかなどである。

遺伝子のクローニングは、特定の遺伝子を取り出してコピーすることである。いったん遺伝子の位置が確定されると、実験器具を用いてそれを染色体中で単離し、次に、遺伝子のベクター（運び屋）にそのコピーを移す（通常、ベクターはウイルスである）。ベクターは遺伝子の多数のコピーをつくる。組換えＤＮＡをつくるためのこの技法はポール・バーグによって開発され、彼はこの業績によりノーベル賞を受賞した。組換えＤＮＡ技法が最初に開発されたとき、濫用されたり、不幸な生物学的事故のもととなるのではないかという懸念が拡がった。その結果、審査委員会が組換えＤＮＡ研究を評価するために創設され、すべてのプロジェクトについて慎重に審査するシステムができあがった。ＤＮＡ組換え技術の危険性が最小に近いことが知られるようになり、実験室での組換えＤＮＡの誤用に関する懸念はもはや高くはないが、遺伝子クローニングと再挿入のための技術はまだ濫用される可能性を残している。リチャード・プレストンの小説『コブラの眼』は、この技術が「細菌テロ」に使用される戦慄のシナリオを描いている。

遺伝子配列の決定は、遺伝子中の基礎的な塩基対の順序を決定する仕事である。このステップはかつては大変手間がかかったが、現在では機械化されて、非常に簡単になった。このステップが完了して、われわれは、なんらかの意味のあるレベルで遺伝子が実際に何であるのかを本当に「知っている」と言うことができる。配列決定はハンチントン病の遺伝子における大量のトリヌクレオチド・リピートなどの異常の同定を可能にしたステップである。クローニングと配列決定のステップは、科学者がコンピュータ探索により、より詳細に研究したい領域を増幅する「プライマー」を設計するための配列データを用いて、特定領域中の遺伝子を同定できるようにする技術の進歩により短縮された。

生成物を同定することが、第四ステップである。単に塩基対とアミノ酸の配列を知っていても、その特定の遺伝子がどんな生成物をつくるかはわからない。「生成物」はコンピュータによって予測されるが、それは既知のタンパク質の抗血清への反応があることを示すなど、生物学的技法によって確認されなければならない。このステップは難しい場合がある。たとえば、ハンチントン病の遺伝子がどんな酵素や構造タンパク質をつくるのかを、われわれはまだ知らない。これは異常な遺伝子が引き起こした危害を理解するための決定的なステップであるが、達成するのが非常に難しい場合がある。

異常な対立遺伝子の機能を同定することが、最後のステップである。これは「機能ゲノミックス」と呼ばれることがある。タンパク質が何かを知っても、必ずしもその目的を知っているわけではない。はじめ、この事実は直観に反しているように見えるかもしれない。ノルエピネフリンを分解してその作用を失わせるような、特定の化学過程で酵素としてはたらいているタンパク質を遺伝子がつくることがわかれば、遺伝子がなぜどんな方法で疾患を引き起こすのかがわかるのではないだろうか？　しかしながら、あいにくこの過程はそんなに簡単ではない。多くの酵素群は脳で広く分散され、それらの化学機能はその位置や脳の発達や老化のタイミングによって多くの異なった結果を引き起こす。

遺伝子の位置を同定し、理解する方法

疾患遺伝子を確認するという成果は、日進月歩の進化をしている一連の方法や技術に支えられている。他分野の科学者、医師など門外漢の人は、一般的な科学記事や科学文献の結果を解釈する手助けになる程度のことを学ぶだけで、詳細な技術面を知る必要はないだろう。表5‐4に遺伝子座を探索するのに用いられてきた、あるいは現在用いられている通常の手法をまとめた。

連鎖研究

連鎖研究はもっとも古い方法であり、長年遺伝子研究に用いられてきた。最初期の精神医学的研究では、メンデルの遺伝パターンの知識を用いて、精神疾患の遺伝子座を見つけるためにこの手法が適用された。たとえば、ジョージ・ウィノカーは、長年アイオワ大学精神科の主任を務めた高名な双極性障害の研究者であ

るが、双極性障害と赤緑色盲がいくつかの家系で同時に起こることを観察した。彼はまた、双極性障害では父から子への伝達がめったに起こらないことにも気づいた。このことから彼は、双極性障害がX染色体と関連していると推論した［当時すでに、色盲が性染色体に関連しているということは知られていた］。しかし、この所見はその後確認されなかった。おそらくその遺伝子は、多くの遺伝子因から生じる疾患のなかのほんの一部のごく小さな影響である可能性があり、ひょっとすると双極性障害にかかわる遺伝子のひとつかもしれない。

連鎖研究では、「多発家系」（二人以上が同じ疾患を有している家族）からDNAを集めなければならない。そういう家族を探し出し、そこからDNAサンプルを集め、慎重に診断を下すには、かなりの精力的な作業が必要である。連鎖研究で最大のパワーを取り出すために、科学者は、何世代にもわたって多数の疾患罹患者を有し、しかもその疾患は一方の家系だけから起こっているような大家系を探し出さなければならない。そして、それは労働集約的な作業であるため、研究者はグループを結成し、そのデータをプールする。早期のさまざまな精神疾患における「遺伝子座を同定した」という報告は、このような大家系の連鎖研究に依存していた。少なくとも1990年後半まで、「統合失調症の原因遺伝子が6番染色体に発見された」というような報告は、このタイプの連鎖解析によるものだった。これに代わる方法は「罹患同胞対法」として知られている。この場合、DNAは罹患同胞二名以上、そして両親から得られる。

連鎖研究は色盲や血液型など、すでにだいたいの位置が知られているもの（マーカーと呼ばれる）を利用して、簡単な研究から始められた。その後、分子遺伝学の知識を導入し、新たな方法が開発された。DNAの内容や構造をもっと詳細に理解するこ

表5-4　遺伝子座の探索

連鎖
候補遺伝子と関連研究
ゲノム・スキャン
スニップとチップ
動物モデル

とができるようになり、またＤＮＡ解析機器も進歩したことにより、連鎖研究もより精巧になった。分子生物学者は制限酵素断片長多型（ＲＦＬＰ）と呼ばれるマーカーを開発し、遺伝子座を見つける指標とした。ＲＦＬＰは遺伝子ではなくマーカーである。ＤＮＡという広大な地図をカバーすることができるが、ＲＦＬＰ自体は生物学的機能を持っていない。ＲＦＬＰが役立つのは、ヒトゲノムの広大なＤＮＡ地図の中に単に標識を立てることだけである。ＲＦＬＰは、特定の遺伝子を探すためにどの染色体を調べればいいのか、その染色体のどこを探せばいいのかなどを教えてくれる。だがＲＦＬＰ技術はもはや新しい方法にとって変わられようとしている。プライマーにより増幅可能な短い繰り返しマーカーや、さらには後で述べるが最近では一塩基多型マーカー（ＳＮＰ）を標識として使う技法が使われるようになっている。

連鎖研究では、多発家系が集められ、ＤＮＡマーカーが特定の疾患遺伝子の近くに位置している（「連鎖がある」）確率を予測するために、統計的検定が用いられる。もっともよく使用される統計はロッドスコア（lod score）と呼ばれるもので、これは、連鎖が起こっているオッズ比の対数である（すなわち、log-odds="lod"）。臨床的に意味があるためにはどれくらいロッドスコアが大きい必要があるかについての基準が徐々に発展した。現行ガイドラインは＋3というロッドスコアが合理的なカットオフ値となっている。この値で、連鎖があるとオッズ比が1000対1になるからである。同様にマイナス3というロッドスコアは有意な連鎖がほとんど否定できると見なされる。複雑な疾病にはもっと厳密なレベルが必要である。多くの遺伝子の表現度、浸透率、相互作用のようなさまざまな原因が問題にかかわっているからである。

候補遺伝子と関連研究

連鎖研究はときに「逆遺伝学」と呼ばれることがある。ある遺伝子がどの染色体上にあるか、あるいは特定の染色体上のどこにあるかを同定するために、既知のマーカーの位置や家族内での疾病の遺伝パターンなどの情報を利用する。連鎖研究では、さらに研究しなければ、遺伝子自体を実際に同定はできない。連鎖研究の貢献は、何百万という塩基対から、もっと小さな研究可能な数にまで、探索の場所を狭めることにあり、通常何が病気を引き起こすかという理論にもとづく研究ではない。連鎖研究の結果は、テロリスト集団がその本部をローマではなく、アトランタに設置したと知るようなものだ。そのテロリストの任務、彼らがどのような人物であるのか、誰のためにはたらいているのかは告げない。

候補遺伝子研究は連鎖研究とは逆向きに進められる。ある特定の遺伝子が疾患に関与しているだろうという理論から始めるのである。候補遺伝子は「何がおかしくなって」統合失調症、アルツハイマー病、双極性障害などの病気が発生するのかという理論にもとづいて選択される。多くの疾患理論は、神経伝達物質の機能に問題があるとの仮定に立っているので、早期に行われた候補遺伝子研究のほとんどは、ドーパミンやセロトニンのレセプター、伝達物質などの遺伝子に目を向けていた。候補遺伝子研究ではＤＮＡは双極性障害などの特定の疾患群と健常なボランティア群から集められる。この研究では、候補となる遺伝子のクローンがすでにつくられており、また多重対立遺伝子が同定されている必要がある。二つの群で、それらの対立遺伝子の頻度を比較する。その頻度が対照群と比較して、疾患に罹患している人々に有意に増加しているなら、候補遺伝子が見つかる見込みが高くなる。

この戦略はとても有望であるように見えるが、現実に適用するのは難しいことが判明した。連鎖研究と同様、研究初期には楽観的な報告が次々現れたが、後の研究でまったく再現されなかった。

関連研究は、候補遺伝子もしくは非常に近くに位置するマーカーを用いて行われる。後者の可能性の主な困難は遺伝子に近接するマーカーを手にすることだが、ヒトゲノム計画によって今後ますます遺伝子地図が詳細になれば、この問題は軽減されるだろう。

とはいえ、候補遺伝子を使うこの戦略にはいくつか成功例もある。もっとも重要なのは、アルツハイマー病の候補遺伝子として、アポリポタンパクEのE４対立遺伝子（略してＡＰＯＥ４）を成功裏に同定したアラン・ローゼズの始めた研究である。当初の研究はアルツハイマー病患者群と健常対照群の比較によってなされた（症例‐対照比較研究）。

候補遺伝子の症例‐対照比較をするのが容易であるのは強みだが、混乱した結果や誤った結果が得られることがあるという弱点も持っている。二つのサンプルに民族的不均衡などの「撹乱要因」がありうるので、研究者が疾患について発見した、と思ったことが、実はただの民族的差異だったということがありうる。そのために関連研究は、家族内に対照を求める研究法を加えて補強されるようになった。この研究法は、患者とその両親を同定し、彼らからＤＮＡを得るだけなので、比較的簡便である。両親が子どもに疾患の対立遺伝子を伝えているのかどうか見きわめるため、統計学的なテストを使用し、特定の候補遺伝子を二世代にわたって追跡する。

アポリポタンパクＥ（ＡＰＯＥ）４対立遺伝子の同定は、この方法によるサクセス・ストーリーである。ＡＰＯＥには三つの対立遺伝子があり、アラン・ローゼズの当初の研究でE４が対照群よりも疾患群で大きく関連しており、その後も多くの研究で同様の結果が得られた。ＡＰＯＥはアルツハイマー病患者に見られる老人斑に沈着するタンパクであるため、この発見は直感に訴えるものがあった。ローゼズのもともとの研究は症例‐対照関連研究であったが、家族内対照にもとづく関連研究によって確認された。

ＡＰＯＥのケースは候補遺伝子／関連研究戦略、そして分子遺伝学一般がかかえる問題をよく示している。まず、現存データから、約60パーセントのアルツハイマー病患者がE４対立遺伝子を持っているが、残りの

40パーセントはそうでない。さらに、八十歳を超えるアルツハイマー病のリスク年齢に到達している人の中で、この対立遺伝子を持ってはいるがアルツハイマー病ではないという人々はかなりの割合に上る。Ｅ４対立遺伝子の存在だけがアルツハイマー病の決定的な、あるいは単一の原因というわけではないばかりか、Ｅ４の検査をして罹患しやすい人を同定したり生命保険の用途に用いるのは、危険な方法である。アルツハイマー病はほとんど間違いなく、Ｅ４が存在するとき、それとさまざまな非遺伝要素が絡み合って発症するのであって、Ｅ４を持っていても、さまざまな非遺伝要素によってアルツハイマー病を発症しない人もいる。さらに、Ｅ４対立遺伝子は唯一の「アルツハイマー病発症遺伝子」というわけではない。これまでの研究で、アルツハイマー病の原因遺伝子は、１、14、19、21などの染色体上にも見出されている。分子生物学の世界における現在の「スター」の一つであるこの疾患ですら、その遺伝学的なメカニズムを完全に理解するにはまだまだ長い道のりを要するのだ。しかしながら、この困難はこの科学の質が劣っているせいではない。それ自体はすばらしいものであり、むしろ、そのような研究がもともと困難であることの反映なのである。

今日しばしば目立って用いられている戦略は、連鎖法により同定された領域で候補遺伝子を研究するというもので、両方法の長所を組み合わせている。この方法は、精神科遺伝学でしだいに重要になりつつある。研究知見が現実的な数の染色体領域に収斂しつつあるからである。

ゲノム・スキャン

ヒトゲノムの23対の染色体にコードされる情報量はとてつもなく膨大である。はじめの一歩は、塩基配列のおもな参照点とそこにある配列構造を確定することであった。それ（ヒトゲノムの塩基配列のドラフト）が達成されたことが、２０００年にヒトゲノム計画の「完結」として発表された。これは二つの異なる観点から、フランシス・コリンズとクレイグ・ベンターにより共同で行われたものであるが、ヒトゲノムの理解の広大で長い過程の第一歩にすぎない。マッピングが完全になされたときに初めて、われわれはヒトのすべての遺伝子座位とヌクレオチド配列を知ることとなる［2001年4月に全塩基配列決定の日・米・欧の世界同時発表が行われた］。このことはもちろん、必ずしも遺伝子の産物や機能を知るということを意味するわけではないが、完全な配列を知るだけでも偉業と言ってよいであろう。

ヒトゲノム計画の生物医学的有用性は、その膨大な情報を、罹患者と家族の厳選サンプルを用いて、慎重に計画された疾患研究と結びつけることにかかっている。すでに、統合失調症や双極性気分障害を含めて、いくつかの精神疾患に対して包括的なヒトゲノム・スキャンが行われている。これらの研究は多方面の研究者の協力を必要とする。これまでの研究は連鎖研究のみで、ごくわずかながら注目すべき所見が見つかっている。遺伝にかかわる研究は皆同じであるが、統計的なテストの多くは偽陽性のリスクを見越す必要があり、また疾患表現型やその遺伝子的な基盤が偽陰性のリスクを持っているので、こういう研究は慎重な解釈が必要とされる。それでも、連鎖／関連研究または「スニップ」と「チップ」を用いて、ゲノム全体のスキャンを行うことによって、次の数十年間に、精神疾患の遺伝学と分子生物学の知識は相当に増加するだろう。そして、よりよい治療と予防への道が開けるであろう。

「スニップ」と「チップ」

医師やコンピュータ科学者、役人、分子生物学者はときおり、一般人には理解しがたい専門用語で会話し、そのことにある種特別な喜びを見出しているように見える。スニップ（Snip）とチップ（Chip）は、現在流行の専門語のひとつである。「スニップ」とは、一塩基多型（single nucleotide polymorphism）を意味し、その略語ＳＮＰの呼び名である。この少し発音しにくい単語はＤＮＡ配列のヌクレオチドの多型性を表している。図５‐７で示す点突然変異はスニップ多型検査によって探知される変異のタイプの一例である。このタイプの変異は比較的よく見られる。スニップ多型検査によって患者群にその疾患を引き起こしたり、かかりやすくしている特定の対立遺伝子を持っている頻度が増加しているかどうかを対照群と比較して決定することができ、ゲノム関連のすべての研究に有用だろう。ＳＮＰ戦略はゲノムを一通り見て、多型性の存在を確認する必要がある。これはかなり骨の折れる仕事であるが、現在進められている。

チップ（Chip）とは「チップリーダー」という装置を用い、ＤＮＡサンプルを高速に処理することを可能にする技術的道具である。この設備はとても高価で、現在のところ限られた実験施設でしか利用できない。与えられた試料から23すべての染色体をスキャンし、それらの対立遺伝子のバリエーションを調べ上げることができるものだ。この技術が成熟し、患者やその家族からの適切なサンプルが得られれば、以前よりも早く「ＤＮＡ掘索」ができるようになるだろう。チップ技術は21世紀に入って急速に普及を見せるだろう。そして、疾患遺伝子の探索において、患者群と対照群の対立遺伝子の違いを同定するのに使われるようになるだろう。一般的な科学統計では偽陽性の所見が１００のうち5ほどと言われているので、多くの偽陽性報告が出てくるのは疑いようもない。それでもチップ技術は何千もの対立遺伝子を一斉に比較し、何かしらを見つけるに疑いない。研究報告が積み重ねられていけば、真性の発見に至るであろう。

マウスとヒト

動物モデルは、疾患の原因となる遺伝子を探し求めるために用いられるまた別の道具である。動物モデルは癌や糖尿病といった身体疾患を研究するのに非常に役立つが、精神疾患に適用するのは困難である。それにもかかわらず、精神疾患の遺伝学を理解するのにも使用することができるだろう。動物モデルは、潜在的に二つの異なった方法で役に立つ。

まず動物モデルは、障害の基本的な神経メカニズムを解くために開発される。第11章で述べる恐怖条件づけ反応の研究は、不安障害の神経回路や基本的な生理学を理解するのに非常に役立った。癌やパニック障害をはじめとするさまざまな疾患のための新しい薬剤治療は動物実験でまずスクリーニングされるため、動物モデルは薬剤開発に役立つ。しかし、恐怖条件づけの例が示すように、障害を「引き起こす」神経化学メカニズムや、さらには基本的な原因遺伝子の解明にも導いてくれるだろう。

遺伝的に設計された動物、特にマウスはもう一つの重要な道具である。(マウスは人間の疾患の遺伝学的な研究によく使われる動物である。姿形がよく似たラットと違って、マウスは比較的小さく大人しいからである。)「ノックアウト・マウス」は、ヒトの疾患の遺伝学研究者に現在もっとも好まれている。ノックアウト・マウスはマウスのゲノムから特定遺伝子を取り除いて交配させたマウスで、通常遺伝子工学により野生型を不活性化したコピーで置き換える。「ノックアウト」される遺伝子は、疾患の過程を理解するために興味深い、ある特定のタンパクを生成するものが選ばれる。たとえば、マーク・キャロンはドーパミン・トランスポーター・ゲノムを欠くノックアウト・マウスを開発した。シナプスからドーパミンを取り除くドーパミン・トランスポーターがもはや供給されないので、ドーパミンが増加し、マウスは多動になる。このタイプの「マウスモデル」は、ドーパミンのはたらきが異常と見られる統合失調症や注意欠陥多動性障害(ADHD)のような行動異常を示す疾患の研究に多大な示唆を与える。「ノックアウト」実験から、すでにびっくりするような結果が得られている。たとえば、一酸化窒素の合成ができないマウスはまた、多動である。(一酸化窒素は比較的最近発見された神経伝達物質で、バイアグラの効果をもたらすのと同じものである。)

「ノックイン・マウス」は遺伝子を取り除くのではなく、付け加えるという方法をとる。この場合、その遺伝子は、与えられた疾患にかかりやすくなるような変異を引き起こすことがわかっている。ノックイン・マウスは、受精卵に変異したDNAを直接注入することでつくられる。腫瘍遺伝子や癌の発育を促進する遺伝子を持つノックイン・マウス（遺伝子移植マウス）が、現在もっとも使われているモデルの一つである。遺伝子移植マウスの戦略は、疾患をもたらす遺伝子が確認されている必要がある。いったん確認されれば、どのようにして、その疾患をもたらす遺伝子がその効力を発揮するのかを解明するために遺伝子移植マウスを使って研究できる。遺伝子移植マウスは、われわれが「機能ゲノミックス」と呼んでいる分子遺伝学の難解な領域に有用だろう。

表現型の問題

疾患遺伝子を探索する過程では、疾患（表現型）を持つ人々の定義方法を知っていることが前提であり、そうして初めて疾患を持つ人がどんな遺伝子を持っているか（遺伝子型）を発見するために彼らを研究できる。

いくつかの疾患に関しては、表現型を認識するのは容易である。嚢胞性線維症のようにいくつかの疾患は診断が容易である。しかしながら多くの場合、表現型を定義し、それを有する人々を発見するのははるかに難しい。いくつかの要因が、表現型を定義するのを複雑にしている。

そういう要因のひとつは、すでに述べたように、表現度の変動性である。神経線維腫症のように明確で簡単な定義を持つ病気でさえ、内臓に神経線維腫を一つか二つしか持たない場合、疾患が見逃される可能性がある。彼らは偽陰性（表現型を持たないと誤って診断される）となるだろう。この場合、実際には遺伝子を持つのに持っているとはされないので、連鎖研究や関連研究のような先に述べた方法を使用する研究が台無しになる。

表現型を的確に発見するのを複雑にしているもう一つの要因は、発症年齢がさまざまであることである。テイサックス病や脆弱X症候群のような早期幼年期に起こる病気に関する遺伝学的研究は行いやすい。疾患を持つすべての人々が発症し、以後五～十年のうちに病気になるケースも見逃さないだろう。一方、アルツハイマー病やハンチントン病のように発症年齢が遅い病気は、遺伝学的研究で表現型の例を探すときに、見過ごされる可能性がある。まだ病気を顕現しない人々がいて、実際は遺伝子を持っていても疾患表現型を持たない。これらの人々が研究に含まれると、偽陰性表現型を持つことになる。

三つ目の問題は表現型の多様性である。臨床的には同一の症状と医学的定義を持つ疾患が、実際に遺伝子レベルでも同じかどうかを確認できない場合にこの問題が起こる。よい例が糖尿病である。疾患の表現型は適切な量のインシュリンの生成不能によって定義されており、インシュリン不全の結果、尿糖の出現、血糖値の上昇、体重減少が起こる。この臨床的表現型はさまざまな条件下で血糖値を測定するという簡単な臨床検査によって定義することができる。臨床検査は特異疾患を識別し、他と区別するための伝統的な方法である。

しかし糖尿病を発症する人々は、その重さにも発症年齢にも違いがある。比較的若いときに糖尿病を発症する人は臨床的に管理することが難しく、経過が悪い。彼らは若年型糖尿病と呼ばれている。他の人々は三十歳代や四十歳代、または五十歳代で糖尿病を発症する。彼らの重症度は異なり、若年性より緩やかな臨床経過をたどる。彼らは成人発症糖尿病と診断される。各「タイプ」の糖尿病の人々は同じ表現型、同じ疾患を持つと言えるのだろうか？　あるいは遺伝学者は、これらを二つの異なる疾患と考えるべきだろうか？これら二タイプは事実上二つの異なる疾患と見なされるべきで、異なる遺伝学と異なる病理生理学を持つというのが現在の一致した見方である。

アルツハイマー病のような精神疾患も、その障害の開始の「出発点」はもっと後年に設定されているけれども、同じような問題を持っている。つまり、若年発症型アルツハイマーと老年発症型アルツハイマーがある。糖尿病と同じく、ここでも重症度と経過が異なる傾向がある。これらは遺伝学的研究において区別されるべき二つの異なるタイプのアルツハイマーなのか、あるいは実際は同じ表現型なのだろうか？　糖尿病のように、この疾患を定義するのに利用される決定的な臨床検査がある。死後剖検による脳内の老人班（プラーク）と神経原線維変化の存在である。若年期と老年期のどちらのアルツハイマー病にもプラークと神経原線維変化がある。さらに、決定的な診断が死後にしか行えないという条件が、アルツハイマー病の遺伝学研究における表現型の決定を複雑にする。利便性と必要性から、ほとんどの遺伝学的研究が的確な死後の臨床検査ではなく、死亡前の臨床症状にもとづく診断をしている。これらのサンプルには、偶然に他のタイプの痴呆が含まれる可能性がある。このようなケースは偽陽性と呼ばれる。

他の精神疾患の表現型の定義にもまた、このような多くの問題がある。ほとんどが表現に変動性があり、発症年齢も異なり、表現型に異種性があるという問題を持つからである。

気分障害がよい例である。われわれはそれらを「気分障害」というただ一つの用語に分類するが、それらがすべて同じ病気なのか複数の異なる病気なのか、確信はない。病気が遺伝学的な分析において「同じ」ものとして扱われるべきかどうかの検査のひとつは、それが家族内で「純系」かどうかである。「純系」とは、ある障害を多くの世代でたどったとき、ただ一つの形式、タイプで起こるという事実を指す。たとえば、もしある家系内でアルツハイマー病を発症した人がすべて五十歳までに症状を表したなら、これは純系の若年発症型アルツハイマー病であると言われる。（アルツハイマー病を持ついくらかの家系はこのパターンを示すが、ほとんどが遅い発症、またはさまざまな年齢で発症する。）気分障害に関する古典的な問題は、双極性と単極性の形式が同じものとして考えられるべきか、あるいはそれらは二つの異なる障害であるのかというものだった。双極性の病気を持つ家族の系図を調べると、双極性の病気を持つ人とうつ病のみを持つ人が混在していることが明らかである。これは、単極性の人々は十分長く生きると双極性になるということなのだろうか？（そうとも言えない。なぜなら双極性の病気を持つほとんどの人が四十歳前に最初の躁病の兆候を表すが、八十歳代で躁病を発症する可能性も除外することはできないからである。）

第9章で述べるように、双極性の障害が純系であるという証拠がいくつかある。双極性の病気を持つ人は単極性の人より、家族内に双極性の病気がある割合が高い（5パーセントに対して10パーセント）。しかしながら、単極性の病気の割合は単極性と双極性の患者の家族内でほぼ同じくらいであることがわかっている。したがってこれらの二つの潜在的亜型のあいだにはなんらかの部分的一致があるように思われる。この問題は精神疾患の遺伝障害の遺伝学的研究では重度のうつ病を双極性障害の軽症例として扱っている。双極性の遺伝学的研究だけに限らない。若年型糖尿病を持つ人々の家族は成人発症糖尿病を発症するかもしれず、同様に遺伝学的分析を難しくしている。

ほとんどの精神疾患について、遺伝学的研究を行ううえでの主要な問題点は、病気の存在を定義するために利用できる生存中に可能な臨床検査がないことである。主な精神疾患の中で、アルツハイマー病のみがそのような検査を持っている。糖尿病の場合に指摘したように、臨床検査によってすべての問題が解決されるわけではないが、少なくとも問題のひとつの局面は取り除かれる。優性で完全浸透の単一遺伝子が発見されたハンチントン病以外では、いかなる精神疾患に関しても生存している人に行いうる決定的なマーカーや診断検査はない。精神疾患の診断はたいてい、兆候や症状が同じようなパターンで集中的に同時発生するといった臨床的発現にもとづいている。

第7章で述べるように、すべての精神疾患に関する評価基準が開発されたため、すばらしい信頼性を持つ定義がもたらされた。標準の評価基準を用いれば、ボストン、サンディエゴ、東京、アンカラ、いずれにあっても臨床医は、同じ人々を統合失調症、双極性疾患、パニック障害などと診断するだろうと合理的に確信できる。遺伝学的研究にとって、関心は信頼性（評価基準を用いての「障害の有無」についての臨床医間の一致）にあるのではない。その妥当性（標準の定義が原因や治療への反応、転帰に関してある種の正確な予測をもたらす条件を示すかどうか）にあるのである。次の数十年、さまざまな特定の精神疾患の遺伝子を探索している科学者は、表現型を定義する最良の方法を見つけるための奮闘を続けるだろう。その過程において、既存の臨床的定義もより精緻なものになるだろう。

病気の定義が臨床的分析によるのでなくある種の客観的な方法に関連づけられるならば、もっと効果的に遺伝子探索ができるという可能性を探っている研究者たちもいる。これらの客観的な基準はときどき内部表現型（endophenotype）とか中間表現型（intermediate phenotype）と呼ばれる。なぜなら、それらは臨床の表面上で見られる症状よりも病気の内部の局面（endo = 内部）を測定しているからである。このアプローチを利用して、完全な臨床的定義は満たさなかったが潜在的に遺伝子を持っていて内部表現型としてのみ発現している可能性のある家族に、「中間的」な診断をすることもできる。（そうでないと、これらの人々は偽陰性となる可能性がある。）

たとえばハーバード大学のフィリップ・ホルツマンは、統合失調症の患者は追跡眼球運動（両眼で動く目標をなめらかに追う）に問題があるなど、さまざまな神経生理学的異常を持つことを示した。追跡眼球運動の異常は統合失調症の第一度血縁者に比較的共通して起こる。この客観的な測度は、神経発達に影響を及ぼす遺伝子ないし遺伝子群によって引き起こされた、統合失調症の基盤にある「連絡異常症候群」や「情報処理欠陥」の指標なのかもしれない。第一度血縁者もこの遺伝子を持ち、臨床的には「健常」であるが、完全には発現されない閾値下の病気を持っているのかもしれない。背後にある生理学的・生物学的過程をより直接的に反映しているであろう内部表現型ないし因子に病気を分解するのは、疾患遺伝子の探索に有用な戦略である。

疾患の探索を続けるのに際して、研究者は環境的表現型模写という別の問題も心配しなければならない。環境的表現型模写は散発性のケースであるが、ＤＮＡではなく外部環境の「変異」によって起こる。それらは遺伝学的見地からは偽陽性である。内部表現型の概念は、遺伝子を持っていても病気を表さないかもしれないこと（偽陰性）を意味し、環境的表現型模写の概念は、遺伝子を持っていないのに病気を発現させるかもしれないこと（偽陽性）を意味する。環境的表現型模写は疾患が非常にありふれたものだったり、その原因に大きな環境的要素を持つ場合には特に問題である。たとえば、人はさまざまな理由でうつ病になり、うつ病の臨床的定義を満たすかもしれない。一つには彼らはうつ病の強い遺伝的素因を持っていて、高い遺伝負荷があるためにうつ病になりうる家系なのかもしれない。しかしながらまた一方では、病気になるような経験を若いころや最近したためにうつ病となり、大うつ病の全症状を表したのかもしれない。遺伝学的には、「純粋な環境うつ病」の人と強い家系の遺伝負荷を持つ人とはまったく異なるだろう。遺伝的研究においてこれら二つを一緒にすれば、結果に障害をきたすおそれがある。このような理由から、遺伝学者は環境的表現型模写のリスクを減少させるため、できる限り多発家系を研究するのである。

生命と……死の設計図を利用することを学ぶ

ヒトゲノム地図が完成するとき、われわれは病気の分子メカニズムを同定したり、特定の遺伝子が環境とどのように相互作用するのかを学んだり、またさまざまな病気の治療のためにこれらの過程をどのように操作できるかを理解する方法を手にするだろう。問題は複雑であり、進歩はわれわれが望むよりは遅いだろう。しかしながら、単純に表面的な症状を治療するのではなく、病気に早期に介入し、原因となる分子メカニズムに直接はたらく薬剤治療によって、統合失調症やアルツハイマーなどの病気の経過を変更できるときが確実にやって来る。おそらくこれらの治療は、脳内の加齢を促進させたり、規則的な脳の発達過程を変更させたり、「フルスピードで走れ」と突っ走る制御装置によってホルモンの調節器を眠らせたりする異常型の遺伝子の発現を識別することから生まれるだろう。科学者たちは疾患発生遺伝子の異常な発現を修正する治療を開発するだろう。分子生物学は、いつか、遺伝子レベルでの精神外科を可能にするだろう。

第6章

心の地図をつくる

神経イメージングで見る脳のはたらき

重要なのは疑問を抱き続けることだ。好奇心には存在理由がある。永遠の神秘、命の神秘、現実の奇跡的構造の神秘を熟考するとき、畏怖の念にかられずにはいられない。毎日、この神秘のほんの少しを理解しようとするだけで十分である。神聖な好奇心を失ってはならない。

自然はペテン師だからではなく、崇高だからこそ、その秘密をさらけだしてくれる。

——アルバート・アインシュタイン

私は1970年代初頭に精神科医になろうと決意した。統合失調症や、うつ病、痴呆といった精神疾患の研究をしたいという強い願いに根ざしたものであった。それぞれの疾患は違った意味で私には魅力であった。心臓病学（これもまた特に好きな分野であった）は、その精密さに興味をそそられたが、精神疾患に比べれば単純であった。医学生だったとき、もっとも興味をひかれ、挑戦したいという意欲をかきたてられたのは精神疾患であった。統合失調症を特徴づける心の自律性の喪失とそれに続く見知らぬ声の侵入や生き生きとした感情を奪われてしまうことを、なんと説明したらよいのか？　人を深い憂愁の淵に陥れるうつ病は、どうして物事がうまくいっているときでさえ、すべての自信や自己価値を奪ってしまうのか？　とても聡明で機敏であったのに、心のはたらきを損ない始め、最後にはすべての人格を失い、胎児のように言葉を失って無力に生涯を閉じる高齢者がいるのはなぜか？　こういう疑問は興味深いだけではなく、これらの疾患は非常に多い。どれか一つでも解決できれば、何百万もの人を救うことができる。

われわれの医学生時代には精神医学と神経学は互いに関連を強めていたが、どちらの専門分野にも、私が関心を持った三疾患が脳の病気であることを疑う人はいなかった。当時のアメリカ精神医学で主流となっていたのは力動精神医学であったが、私がトレーニングを受けたアイオワ大学では精神科医の責任を、より広い視点で見ていた。われわれはハーバードやスタンフォードの同僚のように個人心理療法や家族療法を身につけるだけでなく、地方の医者ならそうあるべきように、頻度の高い一般疾患も治療できるよき一般医でなければならなかった。

われわれは精神医学の専門医であるが、夏休みには伝道医師としての仕事もできなくてはならないと教えられた。アルバート・シュバイツアーは多くの賞賛をあびる当時の医者のかがみであった。実のところ、今は私がその名を継いでいるアンドルー・H・ウッズ教授名は、先代の精神医学講座主任ウッズ教授の家族の寄贈によって開設されたのだが、彼はまた、中国に渡った伝道医師でもあり、上海で二番目の精神医学講座を開設した。アイオワ大学の精神医学の研修医はすべての患者の身体診察を行い、ルーチンの検査を依頼し、医学診断をして、比較的簡単な疾患であれば自分で治療することを教えられていた。われわれはそもそも医師であり、脳と心の疾患をたまたま専門としているというのが、われわれのアイデンティティであった。

１９７０年代の精神医学講座における研究はもっぱら脳に向けられていた。主な研究道具といえば脳波（ＥＥＧ）と、脳が刺激に反応するときの誘発電位として知られる電気活動の測定とであった。遺伝学は興味をひかれるもう一つの分野であった。これは、特に養子研究によって遺伝がどの程度疾患に影響するかを追跡するもので、統合失調症、アルコール依存症、気分障害、反社会性人格障害について研究されていた。大所帯の神経化学の分野ではセロトニン、ドーパミン、ノルエピネフリンといった神経伝達物質（末梢代謝産物と呼ばれる）の代謝を阻害する薬剤についての研究をしていた。活発に活動していた心理学部門では認知機能評価のトレーニングを行い、痴呆の初期の認知機能の変化に対してより感受性の高いテストの開発に取り組んでいた。これらは精神医学に興味を持つ科学者の卵にとって、すばらしい環境であった。

私にとって問題だったのは、自分がどうしても答えを出したい疑問、つまりどうやって、なぜ、ヒトの脳はこのような興味深い症状を引き起こすのかを問うにあたって、これらの技術の力が足りないのではないかという疑いが頭を離れなかったことだ。養子研究は、疾患に遺伝的要素があることを示したが、遺伝的要素が脳へどう影響し、さまざまな症状や疾患を引き起こすのか（現在、機能ゲノミックスと呼ばれる分野）は説明できなかった。末梢の代謝産物は身体の他の部分からの産物も含まれているため錯綜しており、脳に特有の活動について直接に教えてくれるものは何もなさそうだった。脳波は脳の機能をもっとも反映する測定方法であったが、痴呆だけが脳波に異常をきたすだけで、それも特異的なものではなかった。さらに、脳波技術はあらゆる種類の撹乱的な人工要因の影響を受けやすく（たとえば眼球運動の影響）、また非常に微弱な信号しか検出しないため、扱うのが難しかった。私は、これらの技術のいずれもが自分の答えを導くための役には立たないという結論に達した。

私の精神医学研究の最初の十年は、自信をなくすことの連続だった。本当にやりたいことができなかった。つまり、文字どおり統合失調症や気分障害の人々の「頭の中に入り」、脳がどのようにその奇妙な症状を引き起こすかを調べることはできなかった。そのための道具が、なかったのである。イライラした。しかしながら、しっかりとした記述的精神病理学に、時間と技術を注ぎ込んだ。信頼性ある方法で症状の重症度を定義し測定する方法をデザインし、実験認知心理学の方法を応用した。

そして、１９７０年代の中頃、わたしの科学人生――そして結局は他の多くの精神医学研究者の科学人生――を変える出来事が起こった。アイオワはＣＴスキャナーをアメリカで最初に導入した医科大学のひとつになった。これは、統合失調症者の脳を視覚化し、いつかは客観的な測定を可能とすることが期待される装置であった。私はきっと何か興味深いことが見つかるだろうと思った。放射線医学や内科学の同僚や、政治家や、資金を得るための評価委員会を納得させるのに時間がかかったが、最終的にはわれわれは、統合失調症における脳の異常性に関してパイオニアとなる成果の一端をあげることができた。ＣＴスキャンは精神医学に新しい道を開き、あまたの道具の中でも、精神疾患患者の脳の視覚化――なかんずく測定――を可能とする初めてのものとなった。十年以上の挫折の後、私は突然お菓子屋に来た子どものようになった。他の人が「脳図譜」を見ていた所に、私は、生きている人々の頭の中に入り込み、目にしたものを定量的に測定できる探り針を見出した。医学進学課程で学んだ物理学のすべてがイメージング技術の基礎であるから、とても役立った。

時が過ぎ、われわれ精神科医は、脳の構造や機能を研究するためのさらに多くの道具を手に入れ、どんな一人の人間もすべての熟練者となることはできないほどになった。われわれは現在、生きて、働いて、考えて、感じる脳を研究することができる。これは人類の歴史の中でかなり最近の進歩である。技術の偉大な進歩は研究においてまぎれもない新しい航海を可能とし、そこでは、研究者たちは、以前には不可能であった人間の心と脳の地図をつくっている。

表6-1　生体脳イメージング

構造（解剖学的）イメージング
コンピュータ断層イメージング (Computerized Tomography, CT)
磁気共鳴イメージング (Magnetic Resonance Imaging, MRI)
機能（生理学的／神経化学的）イメージング
単光子放出コンピュータ断層イメージング (Single Photon Emission Computed Tomography, SPECT)
陽子放出断層イメージング (Positron Emission Tomography, PET)
機能的磁気共鳴イメージング (Functional Magnetic Resonance Imaging, fMRI)
磁気共鳴スペクトロスコピー (Magnetic Resonance Spectroscopy, MRS)

生きている脳を見る道具

この探索の航海に用いられる技術は「生体脳イメージング」と呼ばれ、表6-1にまとめてある。生体脳のイメージングによって、生きている脳を視覚化し研究することができる。

脳の解剖学的地図作製と測定
——構造イメージング技術

コンピュータ断層イメージング（CT）は新しいイメージング技術の中ではもっとも古く、1960年代に開発された。開発者のサー・ゴッドフリー・ハウンズフィールドとアラン・コーマックは、この功績により1979年にノーベル賞を受賞した。1970年代初頭から実用に供され、精神医学研究と患者の臨床評価において広く用いられるようになった最初の生体脳イメージング技術である。CTの前には、大脳気脳写撮影法のような、粗雑で侵襲的な方法でしか、脳の構造を視覚化すること

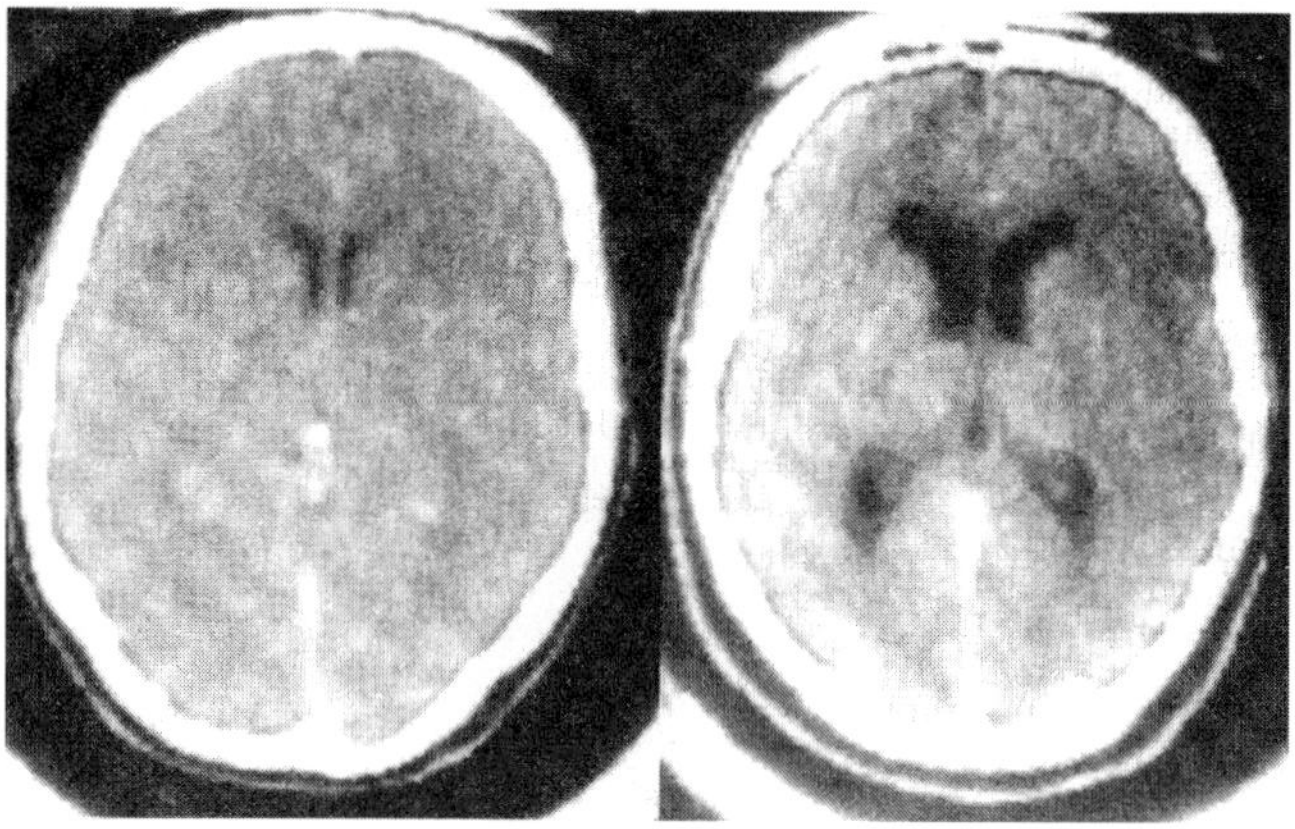

図6-1　健常対照者(左)と統合失調症患者(右)のCT脳画像

はできなかった。「気脳写」は脳室から脳脊髄液を排出して、そこに空気を注入し、空気で充満した脳室の大きさや位置をX線で視覚化するもので、通常は脳腫瘍が疑われたときにだけ施行される、かなり苦痛を伴う方法だった。図6-1に典型的なCTイメージを示す。

横断面は、水平面と平行な面で脳をスライスする。これは脳室システム（脳脊髄液で満たされた脳内の広い空間）を通過するように選択された。CTスキャンでは脳脊髄液は黒に、脳組織は灰色になる。左図は健常者の脳で、脳室が小さい。右図は統合失調症患者の脳で、脳室が大きい。初期のCT研究では、研究者たちは脳室のサイズと脳のサイズを測定し、VBR（脳室対脳の容積比）を求めた。五十以上の研究で、統合失調症者のVBRは健常者より大きいことが示された。これらの研究は、少なくとも、主要な精神疾患のひとつである統合失調症において、患者群の脳と健常者群の脳を比較すると一貫して脳の異常性が見出されるということを確実に立証し、精神疾患研究に脳イメージング技術を応用する最初の基礎を築いた。

磁気共鳴イメージング（MRI）は、1980年代に中心となってきた。磁気共鳴現象を発見したのはエドワード・パーセルとフェリックス・ブロッホで、彼らもまた１９５２年にノーベル賞を受賞した。ＭＲＩにより脳の解剖学的構造が詳細にわかるようになり、現在では科学的道具としてＣＴに取って代わる存在となっている。

ＭＲＩはどの方向の断面からでも脳の再構成と視覚化ができる。脳は非常に複雑な三次元構造をしているため、多面的に見ることができるのはとても有用である。冠状断（つまり、脳の前‐後軸に直角で、地面に対し垂直な断面）は特に、尾状核や被殻、扁桃核、海馬など皮質下の小構造の視覚化に有用であり、これらの部位は精神科では関心が高い。ＭＲＩの解像度は鮮明で、まるで死後に病理の研究室で手にするような脳の「スライス」を描き出す。ＣＴとの比較のため、図６‐２に、横断（水平断）、冠状断、矢状断（脳の

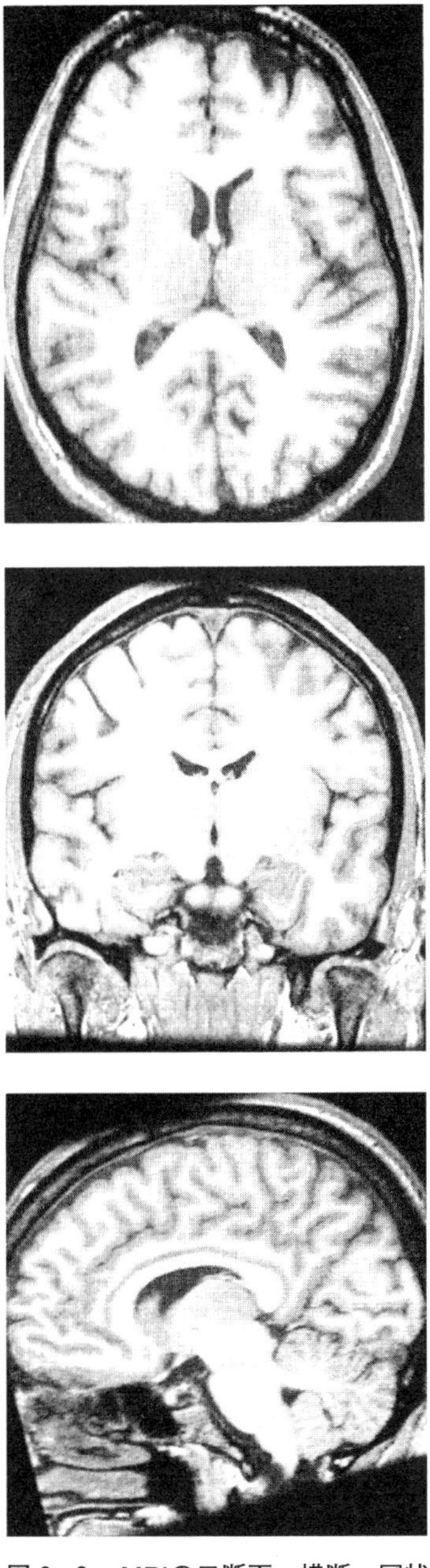

図６-２　MRIの三断面。横断、冠状断、矢状断

前‐後軸を含み地面に垂直な面）の三面を示す。横断面は図６‐１のＣＴとほぼ同じである。

心のマッピングと測定――機能的技術

神経イメージング技術の第二のグループは「機能的技術」として知られている。これには、単光子放出コンピュータ断層イメージング（ＳＰＥＣＴ）、機能的磁気共鳴イメージング（ｆＭＲＩ）、陽子放出断層イメージング（ＰＥＴ）、磁気共鳴スペクトロスコピー（ＭＲＳ）がある［その他最近わが国で開発された近赤外光スペクトロスコピー（ＮＩＲＳ）もある］。これらの方法で、考える、記憶する、見る、聞く、想像する、喜びや不快を体験する、ドーパミンなどの神経伝達物質によってシナプスを介して情報を送るなど、実際に心として機能している脳を観察することができる。構造的技術と機能的技術は、互いにとてもうまく補いあう。構造的技術では詳細に脳が観察できるし、各部位の相対的空間的位置関係がわかる。機能イメージング技術でわかることは、脳が代謝や血流量を変化させて、どのように考えをつくりあげ、どのように課題に反応するか、ニューロンが化学伝達物質を経由してどのように情報交換をするのか、種々の薬がどのように脳機能を変化させるのか、といったことである。機能イメージを構造的イメージの上に重ね（このプロセスを「イメージ位置合わせ」という）、機能的変化が正確には解剖学的にどこで起こっているかを決定することができる。いくつかの方法を組み合わせれば、ヒトの脳の発達と認知に関する未踏の分野を視覚的にマッピングできる。

単光子放出コンピュータ断層イメージング（ＳＰＥＣＴ）は、もっとも古い機能イメージング技術である。これは、化学物質（トレーサー）を用いて、単一の光量子を発するいろいろなアイソトープで血流や神経レセプターにタグを付けるところから、この名がついた。ＣＴ同様、ＳＰＥＣＴも旧世代の技術でイメージング革命をもたらすのに一役買ったが、現在は脳血流量の測定以外にはほとんど使われない。精神疾患における脳血流量の研究は１９４０年代にシーモア・ケティによって開拓されたが、当時の技術は精密なマッピングをするには未発達にすぎた。最初に同じ原理にもとづく局所脳循環量測定法（ｒＣＢＦ）を用いて統合失調症者の脳異常を示したのはデイヴィッド・イングバルで、前頭葉の血流の減少パターンを観察し、前頭葉機能低下と呼んだ。この発見は現在ではＳＰＥＣＴとＰＥＴの両方で、多くの研究者により繰り返し確認されている。

ＰＥＴは、長年、機能イメージングの働き者だった。これは陽電子（陽性にチャージした反物質電子）を発するトレーサーを使う。グルコース代謝はもっともエネルギーを消費する脳部位の指標であるが、ＰＥＴを使ってそれを測定する方法を国立精神保健研究所のケティとルイス・ソコロフが開発した。ちょうどＭＲＩがＣＴより解析力に優れ、より強力であるように、ＰＥＴもまたＳＰＥＣＴより精密であった。高い解析力でグルコース代謝を測定できたため、神経科学者たちは、健康な脳とさまざまな病的状態にある脳の違いを研究するのはもちろんのこと、生きている脳における思考や情動の神経科学的基盤をマッピングしたり、以前の方法で得られた結論と比較したりすることもできた。

ＰＥＴは、血流量を測定するのに加えて、さらに能力を広げた。血流量を測定するトレーサーであるH_2O^{15}は、半減期がとても短く（約２分）、精神活動中の脳の短時間の連続「スナップショット」が撮影できる。これは人間の身体の動きを研究した初期の写真による時間-動作研究によく似ている。ＰＥＴはまた、さまざまな神経レセプターをラベルして、その密度、分布、精神作動薬への反応性を検査することにも利用されている。ＰＥＴで使用するアイソトープ（C^{11}、O^{15}、F^{18}が一般によく使われる）は生物界に広く存在し、それゆえ薬などの有益な分子に比較的簡単に付加することができるため、ＰＥＴはきわめて広く応用できる。このため、ＰＥＴは代謝、神経化学、生理学過程などさまざまなプロセスの研究に利用することができる。

ｆＭＲＩとＭＲＳは、脳機能研究におけるＭＲイメージングの能力を広げた二技術である。どちらもＭＲＩの脳組織からの信号の発し方（パルス系列として知られている）をいろいろ変えられるという能力を利用して、脳の生理学と化学という二つの違うタイプの情報を得ることができる。それまでＰＥＴで行っていたのと同様に、研究者はｆＭＲＩを使っていろいろなタイプの知覚や認知の課題に反応する脳血流量の変化を視覚化できる。ＰＥＴと違って、ＭＲＩは放射能への曝露が必要ないという利点がある。同様に磁気スペクトロスコピーはリン、水素、フッ素スペクトルを測定でき、これで脳内の膜組織の統合性や薬の集積状態を知ることができる。

ＭＲＩテクノロジーを利用する——われわれは何を学んでいるのか

「脳の映像」は、健常脳と精神疾患についての科学的疑問に答えを出すために使えるわけだが、それでは、これらの新技術はその「脳の映像」をどのようにつくり出すのだろうか。

脳機能イメージング技術の発達は、高効率でハイスピードなコンピュータが発明されて可能となった。すべての神経イメージング技術が、天文学的な数字データの収集を必要とする。すべてが同様の原理を利用する。

脳は連続したスライスに分割される。それぞれのスライスはさらに小さな立方体（「ボクセル」と呼び、体積または容積の単位を表す）に分割される。ＭＲＩ研究の初期には、スライス幅が１センチメートルだったためボクセルも大きかった。テクノロジーが精巧になるにつれ、ボクセルはどんどん小さくなり、映像はより鮮明となり、脳表面の視覚化といった新しい応用もできるようになった。この本を書いている今、私の

MRI研究では0・5ミリメートルのボクセルを使っており、おそらくこの数年でさらに小さくなるだろう。MRIではそれ以上薄くはできないであろうが、こうした小さなボクセルで、脳を詳細に見ることができる。

さて脳は、こうした何千もの小さなボクセルから構成される。ボクセルはある方法で脳組織をいったん攪きまぜて画素（ピクセルと呼ぶ）に変換されるが、その方法はイメージングによってさまざまである。その攪きまぜによってそれぞれのボクセルの組織を特徴づける数字（信号強度と呼ぶ）が算出され、その数字の大きさが、組織片の性質や状態を反映する色や黒／灰色／白の陰影に変換される。これらは巨大な三次元ドットで表されたイメージと考えることができるが、通常は各スライスごとに二次元で描かれる。

各ボクセルの信号強度は、われわれの身体が水素プロトンで満たされているという事実を利用してつくり出される。プロトン（つまり陽性にチャージされた水素イオン）であるため、小さな棒磁石（常磁性体と言われる）のように、磁気モーメント（磁石のようなプラス極とマイナス極）がある。このため磁場での感受性が高い。MRIスキャンをするとき、脳を大きなドーナッツ型磁石の中に入れる。通常では、体内の小さな棒状磁石／水素プロトンは、ランダムにあちこちを向いている。これが、大きなドーナッツ型磁石の中に入れられるため、兵隊のようにひとかたまりに整列してきちんと並ぶ。このように整然とした構造にすることによって水素プロトンにより生じる磁気モーメントの力を凝縮させ、測定するのに十分な大きさにする。そしてプロトンはラジオ波の周波数シグナルで励起されてエネルギーを与えられる。しかし、そのエネルギーの揺さぶり効果は短く、すぐに減弱しはじめ、もとのエネルギーレベルに戻る。もとに戻るときに放出するシグナルを、コンピュータで「信号強度」として取り出し、MRIのイメージをつくり出す。慣例的にMRIは信号強度のサイズを描き出すのに黒／灰色／白のスケールを使い、その値は0から200ぐらいのあいだである。

ＭＲＩは驚くべきテクノロジーである。われわれは皆ＭＲＩ研究の最初の被験者となったが、当然、水素プロトンを整然と並べてしまって体内に何か良くないことが起きるのではないかと心配した。しかし、今では何百万の人々がスキャンされ、何の悪影響も見られていない。他のすべてのイメージング手段と違って、放射能への曝露がなく、それゆえ多数の健常サンプルにも安全に利用できる。「ＭＲＩの作用機序」を簡単に上述したが、集められたＭＲシグナルが情報に変換される過程をすべて十分に説明したわけではない。機能測定を目的とするＭＲＩの利用法については、次の項でさらに詳しく述べる。しかし、脳構造研究のためのＭＲＩの応用には心が躍るし、着実に熟練し熟成してきている。

たとえば、ＭＲＩ以前には、脳組織の評価はすべて死後脳組織を用いて行われ、必然的に研究材料は限られていた。数も少なく、保存には費用がかかる。評価のために一度スライスしたら、再カットできないし、もとに戻すこともできない。そして、亡くなった方の多くは高齢で、死に至らしめた病気をいくつか持っているし、「正常」の死後脳組織でも厳密にいえば正常ではない。一方、ＭＲＩを使えば広い年齢層にわたって多数の研究ができるし、幼少期や思春期の脳変化や加齢に伴う脳変化、もしくは遺伝子や環境が個人個人の類似性や違いにどう影響するかなどの、わくわくするような疑問に答えることができるようになる。

われわれは、見事な三次元画像をつくり出すＭＲＩの能力と、脳をさらに鮮明に視覚化するコンピュータの魔力を利用することができる。スライスし、再度スライスし、またスライスし——同時に三つの標準断面（横断、冠状断、矢状断）を見られる。非常に薄くスライスもできる。もしこれを死後脳組織で行ったなら、賽の目の山のようにバラバラになるだろう。しかし、ＭＲＩスキャンを使えば、すべてファイルして保存できるし、何度も繰り返し見られるし、解決したい問題ごとに検討方法も変えられる。さらに、特別に開発したソフトウェアでとても正確に定量測定ができ、それは死後脳組織からは得られない。

たとえば、脳の神経線維（白質、ＷＭ）の量や、ニューロン細胞体（灰白質、ＧＭ）の量、脳脊髄液（ＣＳＦ）の量を知りたいとき、死後脳組織でこれら三つを別個に切り分けることはできない。実際、ＣＳＦは脳を取り出せば流れ出てしまう。しかし、組織分類プログラムが開発されて、スキャンしたすべての人のＣＳＦが測定できるようになった。第４章の図４‐１にこの技術を例示してあるが、これは種々の組織によって信号強度が違うことを利用している。図６‐３に、二十歳の健常脳と七十歳の健常脳を示す。その違いは明らかである。七十歳では、脳室内と脳表面のどちらのＣＳＦも増加しており、灰白質と白質の所見に違いがある。われわれはあなたに（われわれのスキャンを受けたいと訪れた人には誰にでも）、脳の灰白質、白質、ＣＳＦの量を教えることができる。二十歳の脳は、灰白質が６７１、白質が４０１、ＣＳＦが67㎤、七十歳の脳は灰白質が６７８、白質が３４６、ＣＳＦが２７９㎤である。七十歳の脳ではＣＳＦが著明に増加しており、一方、白質は減少している。これらの変化は脳が全体として縮小していることを反映しており、主としてニューロン間のつながりが失われてきていることを示す。灰白質の容量はだいたい同じであるが、友人や隣人との連携が少なくなっている。

脳溝や脳回にどれくらい個人差があるのかも知りたいところだ。ＭＲＩができる以前は、このトピックに関する決定版とされていた本は二十例の死後脳の解析にもとづいていた。ＭＲＩができてからは、多数の脳を正確に再構築して、バリエーションを比較し、表面の特性も測定できるようになった。図６‐４に６人の脳を示す。全

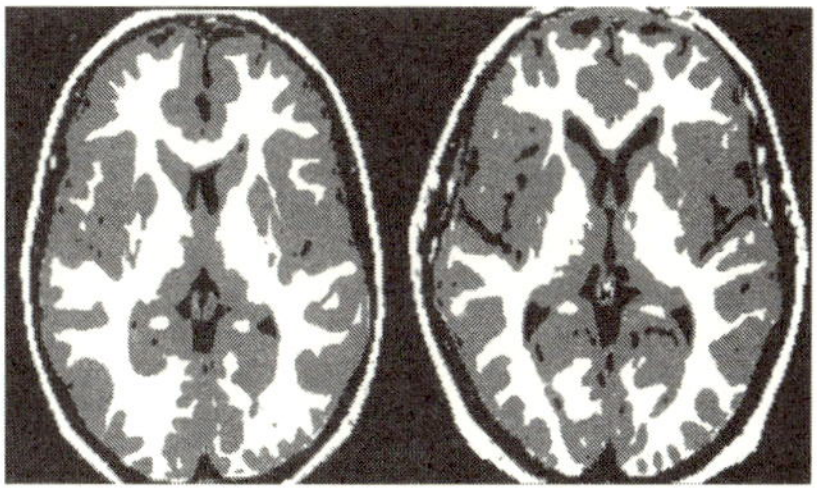

図６-３　MRIスキャンによる組織分類イメージ　コンピュータプログラムにより組織を灰白質、白質、脳脊髄液に分類する。左が若年者、右が高齢者。

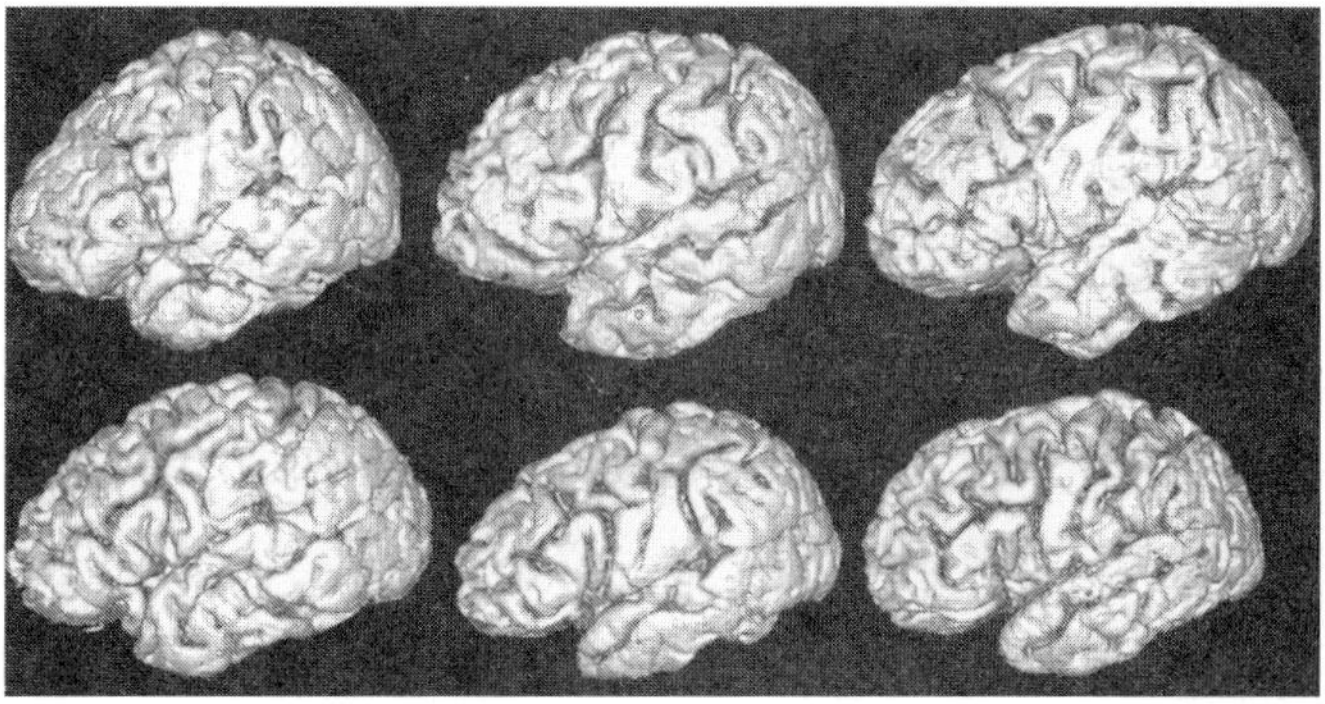

図６-４　脳表面解剖の多種性を示す、６人の再構成されたMRIスキャン

体として、主な脳溝（つまり、シルビウス裂と中心溝）は同じであるが、脳回の個人差が大きい。次の段階は、われわれの研究室で現在進行中であるが、脳回の個人差が、心理学的、精神的特性に関係しているかどうかを明らかにすることである。たとえば、知能指数（ＩＱ）のより高い人では、脳回がより高度に発達し、その脳がより複雑に折りたたまれていると考えられる。

ＭＲＩで定量的測定が可能となり、すでに脳の特性や知的能力に関してひとつ驚くべき発見がなされた。脳のサイズとＩＱの関係について初めて報告したのはリー・ウィラーマンであるが、そこでは非常にＩＱの高いグループと低いグループという極端なグループが対象とされた。われわれはＩＱ値が広く分布する人口から抽出した大きなサンプルを用いて、同じトピックについて調べ、基本的にまったく同じ知見を得た――身長を考慮しても、脳が大きいほどＩＱは高くなる（つまり、身長が高いと脳は大きくなるが、身長が高いことは頭がよいことと有意に相関はしない）。その後、この結論を確認した研究がいくつかあり、われわれの再研究でも同様で、結論はかなり確立したようだ。相関係数は比較的小さく、約０・３である。相関係数は二乗して分散（研究対象人口のバラッキの程度）を示すのに使える。相関係数が０・３というのはつまり、脳のサイズで説明されるＩＱの違いはたったの９パーセントということである。

ＩＱは通常、「知能」を測るものさしと考えられているが、実際は、ただＩＱテストで何点を取ったかを示すだけである――ＩＱテストはおそらく広い意味での知能というより学校での成績（たとえば問題解決能力とか、抜け目なさとか、創造力など）にもっと関係している。それにもかかわらず、これらの研究が行われるまでは、心的能力と脳のサイズには関係はない、というのが定説であった。なぜ関連があるかはまた別問題であり、これはまだ解決していない。たとえば、脳が大きいほど栄養がよかったのだろうか？　子ども時代のより刺激的な環境だろうか？　より大きく健康な母親だろうか？

遺伝子と環境がヒトの脳の発達にどう影響するかについて、われわれは何を学んできただろうか。

ヒトの脳研究は容易ではない。しかし幸運なことに、一卵性双生児が、この疑問を研究する「天然の実験室」を提供してくれる。一卵性双生児のＤＮＡはまったくといってよいほど一致しており、細かく観察しないと、身体的には同じに見える。しかし、いくつかの違いはあり、成長と成熟の過程で、違った人生を経験していくと、容姿、行動、考え方も違ってくる。最初に非遺伝性の影響を示すサインとしては、出生時に双生児の一方が必ず大きいことである。これはたぶん胎盤からの栄養分がより多かったためであろう。双生児の一方が、より社交的でリーダーシップをとることはよくある。一方の学校での成績が若干よい、ということもしばしばある。一卵性双生児は違う服を着たり、違う食べ物を食べて体重が違ったり、髪の色を変えたり非遺伝的な方法で、違いを拡大できる。では、彼らの脳は似ているのか違うのか。脳に違いがあれば、非遺伝的因子が脳の発達に影響を与えたと推察できる。

12組の一卵性双生児のサンプルを用いて、詳しい検討を行ったところ、脳の構造と機能に一貫した本質的な違いがあることを発見した。サンプル内のＩＱ値の相関係数はたった０・６ぐらいで、これは知的機能の

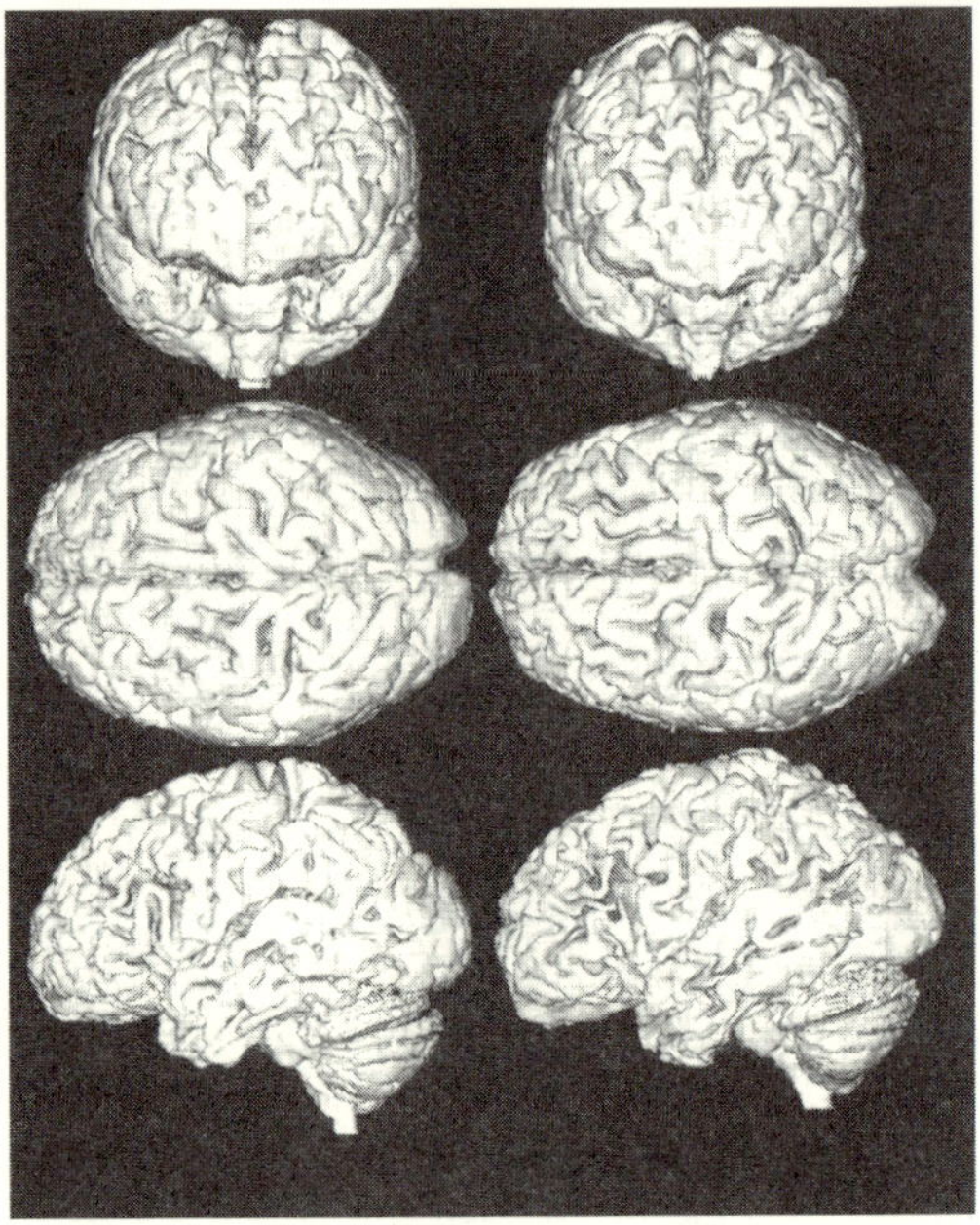

図６‐５　一組の一卵性双生児の表面解剖の違いを示すMRIスキャン

分散のいくらかは、遺伝的プログラムよりも環境因子で説明されることを示唆している（もっと高い相関を示している研究もあるが、これはサンプル数が多いためである）。ＭＲＩを使うと、彼らの脳を視覚化して脳溝や脳回パターンを測定することができる。この脳溝や脳回のパターンは神経発達上の分散の生体指標として使える。図６‐５に、このサンプル中の双生児一組の脳を示すが、表面が解剖学的に一致していない。双生児は主要な脳溝や脳回のパターンと位置は同じだが、より小さな脳溝や脳回は明らかに違っている。

加齢についてはどうだろうか。加齢に伴う脳の無情な退化を測定することはできるだろうか。そもそも脳は退化するのだろうか。脳の成長と発達は、線維の増殖と退縮、そしてプログラムされた細胞死がその特徴であるが、そのプロセスのどの時点でスイッチが入り、細胞、棘突起、樹状突起、シナプスに望まれない喪失が起こるのだろうか。

ＭＲＩは細胞の起こす基本的な生物学的プロセスという基本的な疑問には答えられないが、脳全体のレベルで見て、少なくともその答えの手がかりのいくつかを与えてくれる。MRIの偉大な能力の一つは生きている人間を多数検査できる、その脳を「取り出して」、測定できることである。だから、たとえば、われわれはMRIを使って、十八歳から八十二歳までの148人の健常者グループの脳を集めた。そして、コンピュータの魔法を使って、加齢による脳の変化を知るためにさまざまな角度から脳を測定した。(この「魔術師」プログラムはアイオワで開発し、BRAINS(Brain Research: Analysis of Images, Networks, and Systems)と呼ぶ)。驚くことではないし、慰めにもならないが、脳は加齢とともに変化し、外見が着実に縮んで萎縮してくることがわかった。皮質表面の量的測定によってこのことが確認された。図6-6に測定結果のひとつである皮質の厚さと加齢の関係を示す。

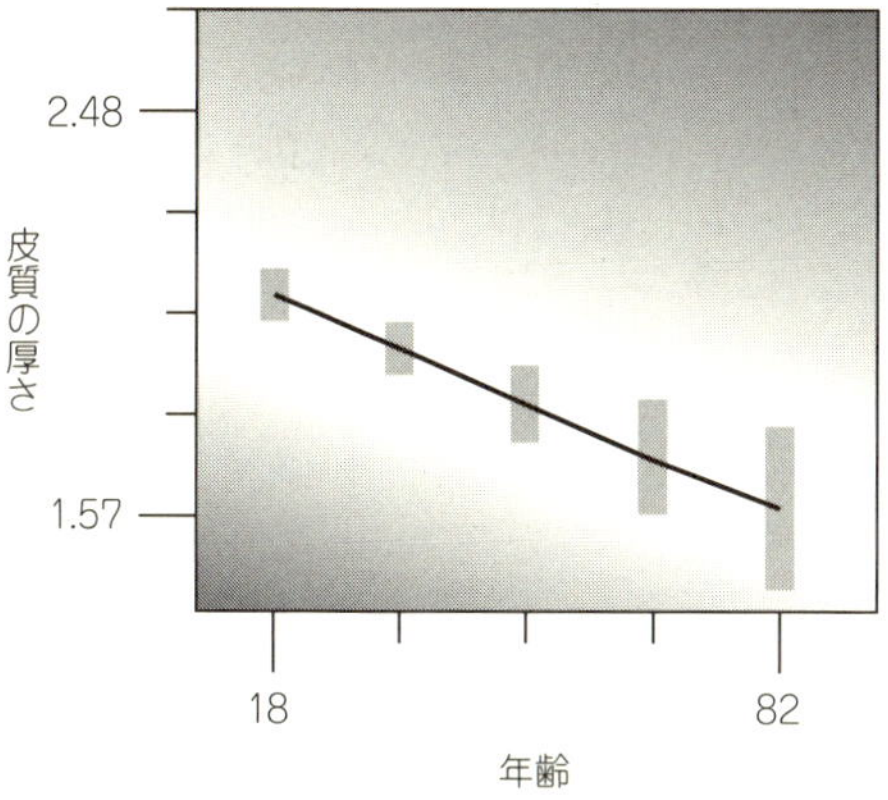

図6-6　MRIスキャンを用いて測定した、加齢に従い薄くなる大脳皮質

われわれは、表面が萎縮すると、皮質が薄くなることに気づいた。その厚さの平均は十八歳の約4・0ミリメートルから、八十二歳の3・12ミリメートルへと薄くなる。男性にとっても女性にとっても残念なことに、女性より男性の皮質の方が有意に速く薄くなっていく。しかし、図6-6にはもう一つ別の興味深いことが示されている。グラフでは直線は全体としての下降を示しているが、直線と交わる縦棒はその時期のバラツキの程度を示す。この縦棒は、若年では互いにとても類似していることを示している。明らかに脳の発達段階や早期の成熟期では、皮質の厚さにほとんど違いがないが、加齢とともに、脳がニューロンや樹状突起、シナプスを失い始めると、個人差が非常に大きくなることがわかる。明らかに少量しか失わない人もいれば、大量に失う人もいる。実年齢より若々しかったり、ほとんど年をとらない人がいる一方で、年齢より老けてしまう人もいる。そして、忘れてはならないことだが、これらはすべて健常者である。さて、なぜ高齢者の中には、あたかも若がえりの泉を飲んでいるかのような人がいるのだろうか。脳の若さを保つ秘密は何だろうか。精神活動か、良好な健康状態か、健康的なライフスタイルか。次はこれを解き明かす必要がある！

ＭＲＩの技術を利用して、遺伝子と環境の相互関係や、個人ごとの違い、加齢のプロセスを研究するのは大変魅力的であるが、精神疾患の研究こそ、われわれの研究プログラムと、イメージング技術を利用している他の多くの精神医学チームが精力的に取り組んでいる目的である。われわれはこれについて何を学んできたのだろうか。

統合失調症は構造的イメージングによって何年も研究されてきており、それによって何がわかったかを示すためのよい実例である。まずはＣＴが大きな貢献をした。統合失調症患者集団に異常性が見られることを示した最初の研究は、１９７６年に、医学雑誌の『ランセット』に発表されたもので、イヴ・ジョンストンとティモシー・クロウらが、当時イギリスの名だたる研究センターであったノースウィック・パークで行った研究である。１９７６年の『ランセット』の研究は疑問視された。当時は統合失調症は悪い家庭環境がもたらす「精神病」だと、多くの人が信じていた。図６‐７に示すように、疑問視していた人々が間違っていたのである。ＣＴを使った研究論文の約75パーセントで、統合失調症群と健常対照群では脳室システムの大きさに有意な差があると結論づけている。

脳室の拡大はおそらく、ある種の広義の脳損傷（正しく脳が成長し発達しなかった場合も、ニューロンや樹状突起の欠損も含む）により起こることから、統合失調症患者ではその脳に、病気に関係するような、そしておそらく身体的な（たとえばウイルス、栄養、出生時の損傷、遺伝的プログラミングの異常など）なんらかの損傷があったと考えられる。しかし、こうした結果は特異的ではなく、診断には利用できないことは

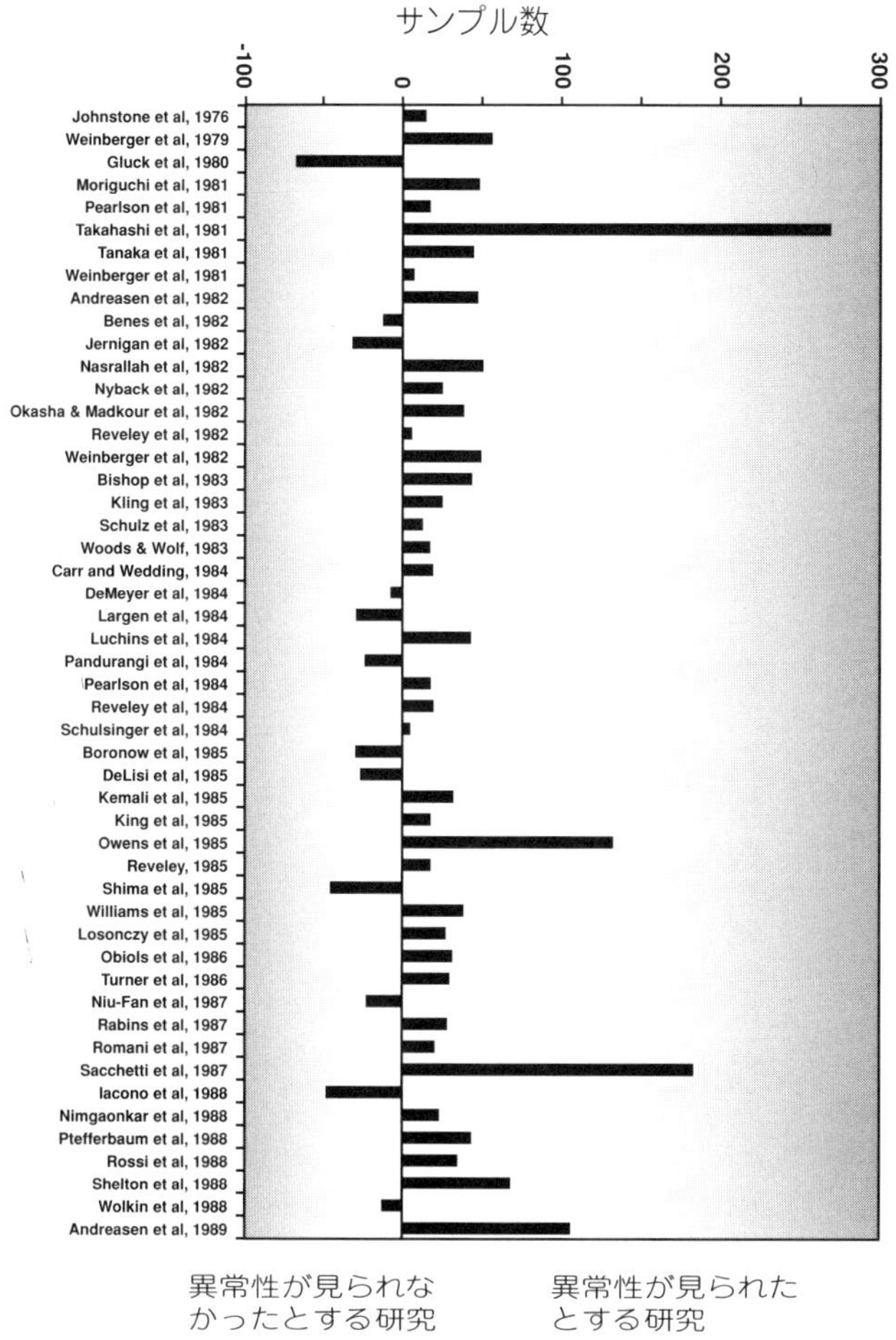

図6-7　統合失調症のCTスキャン研究のまとめ

強調すべきである。脳室の拡大はアルツハイマー病のような他の疾患でも見られ、またすべての統合失調症患者に見られることではない。この発見が重要なのは、統合失調症の患者の中には脳異常が認められる人もいるということが明確に示され、医科学を統合失調症の脳研究へと導いたことである。

この発見が確定すると、次のステップは脳の異常が、どのように、なぜ発生するのかを解明することであった。このために、磁気共鳴と機能イメージング技術がもっとも重要な役割を果たした。これらにより、より良い解剖学的解像度と、生理学的・神経化学的機能不全を研究するよりよい機会が与えられたからである。

脳室拡大は脳損傷の非特異的な指標である。当時、大部分の人が、それは萎縮によるものと考えた。つまり脳が正常に発達した後に起こる組織の欠落であり、正常の加齢でもアルツハイマー病のような痴呆でも起こることである。統合失調症に関係する、もっと特異的な脳領域があるのだろうか。統合失調症研究で大きな関心を寄せられていた脳領域は前頭前野皮質もしくは前頭葉皮質である。デイヴィッド・イングバルは初期に前頭葉皮質に焦点を絞った研究を行っているが、ＭＲＩが利用できるようになるまではイメージング技術を使って前頭葉サイズをきちんと研究することはできなかった。ＭＲＩの脳溝解析力は高度であり、前頭皮質は脳内でもっとも重要な脳溝のひとつである中心溝で範囲を限定されるため、まず中心溝を同定して前頭葉を分け、その大きさを測る。

１９８６年にわれわれは、統合失調症における最初のＭＲＩの質的研究を報告した。驚くことではないが、前頭葉のサイズが縮小しているのと同様に、脳全体と頭蓋腔内も小さかった。頭蓋骨の大きさは脳の成長によってある程度コントロールされ、五歳ぐらいまでしか成長しないから、統合失調症に起こる脳異常は、萎縮プロセスではなく、脳の発達段階におけるなんらかの機能不全によるものではないかと考えられた。しかし、議論の中で、落とし穴があることに気づいた。この初期研究の対照群は多くが医者や他の高学歴の病院職員であり、教育などの要因で結果が説明できてしまう。実際、後に患者の新しいサンプルを集め、患者と学歴レベルを一致させた対照サンプルと比較したところ、前頭葉もしくは脳の大きさに二群間で違いがなかったが、新しい患者サンプルも、もともとの高学歴の対照群とは違いがあった（つまり、前頭葉と脳が小さかった）。この教訓は重要だった。教育レベルが研究の結果に影響することがある。後のＩＱ研究でこれは確かめられた（ＩＱと教育レベルは相関が高い）。

ＭＲＩは機能的有意差を持つサイズの違いを測ることのできる、実に有益な道具であることを、この研究のすべてが物語っている――これは喜ばしい事実であり、同時に完璧な研究デザインを用いることがいかに重要かということに気づかせてもくれた。後のＭＲＩ研究では、われわれも含め多くの研究グループは、患者群とコントロール群の両親の教育レベルを一致させることにした。そうしたうえで、前頭葉測定用のより精巧な解剖地図基盤の技術で測定したところ、慢性患者と、症状発現後二、三ヵ月以内の急性期の患者の両者で前頭葉の大きさが減少していた。これら初期のＭＲＩ研究以来、統合失調症における他の脳領域――たとえば側頭葉や視床などについても、たくさんの興味深い研究が報告されている。

統合失調症の初期の研究は、ヨチヨチ歩きの子どもがおぼつかない一歩を踏み出すようなものだったが、後の多くのより精巧な研究の道しるべとなった。これらの研究によって、ＭＲＩが脳と統合失調症についての基本的疑問に取り組むための探り針となりうることがはっきりとした。以下は、初期の研究から学んだ教訓と、それに関係する質問の例である。

見出された統合失調症の脳の異常を生み出すメカニズムは何か。

神経発達であろうか。

他の領域よりも強く侵される特異的脳領域があるのだろうか。

統合失調症の患者では、加齢に伴って健常者より速い速度で灰白質が失われていくのかどうか、その過程を時間経過に沿って研究する。

どんなに費用がかかっても、慢性期に入る前、初発期の患者を研究する。遺伝子と環境の影響を見るため、双生児研究をする。


冒険は密度の濃い、エキサイティングなものとなり、その話は第8章の統合失調症の章に詳しく述べる。さらに、統合失調症の初期研究で、ＭＲＩは他のいろいろな精神疾患に関する同じような疑問に答えるために利用できるし、利用すべきだということがはっきりした。ＭＲＩは気分障害、痴呆、アルコール依存症、神経性無食欲症、自閉症、不安障害、そのほか多くの疾患における脳構造の研究に利用されている。その結果については、いくつかを後の章で述べる。

脳の機能と化学の測定にＭＲＩを利用する

機能的磁気共鳴イメージング（ｆＭＲＩ）

機能的磁気共鳴イメージング（ｆＭＲＩ）は、１９９０年代はじめに突然現れて、あっという間にＭＲＩを応用した新しい、エキサイティングな機械となった。最初ベル研究所の小川誠二によって開拓された。ジヤック・ベリボー、ブルース・ローゼン、マーク・コーエンが率いるハーバードの優秀な研究チームが、MR技術を限界まで駆使し、それまではSPECTとPETだけで行われていた脳血流の測定にそれを利用した。その新しい考えは、水素原子ではなく、ヘモグロビンの化学原理でイメージをつくり出すというものだった。ヘモグロビンは、歩いたり走ったり考えたり、といったときに使われるエネルギーを生み出す酸素を運ぶ血液中の大きな分子である。ヘモグロビンは、身体の活動のひとつに燃料を供給するために酸素分子を放すと、デオキシヘモグロビンは水素原子と同様に常磁性である！　このため、理論上、デオキシヘモグロビンもMRIの磁気内のパルス系列で操作しイメージをつくることができるはずである。問題は量が多くないことである。体内に水素は豊富であるが、ヘモグロビンはそれほど多くない。そのため、つくり出されるシグナルを検出するには弱すぎる。再び、高速コンピュータの驚異がこれを救った。もし、シグナルが少ないのなら、よりたくさんのシグナルを頻回に集める方法を見つければよい。もし、通常のMRIスキャンの膨大なデータが心を萎えさせるなら、fMRIのそれはほとんど卒倒ものだろう。しかし、研究者はこの莫大なデータを扱う精巧な技術をいろいろと開発してきた。

初期のfMRIによる人間の認知研究はさながら「踊る熊」［ハードボイルド作家、ジェームズ・クラムリーの小説のタイトル。――じっと待ち、いくつかの冬に耐え、金が入ったら最後の踊りを始めよう］で、印象的だったのは、その方法が多少なりとも使えたことだ。測定可能な信号を得るトリックのひとつは被験者に同じ作業を繰り返し繰り返し行わせることだった。不運にも、MRIのスキャン環境は決して心地よいものではなかった。被験者は狭い中空の管の中に全身を入れなければならず、密室に閉じ込められたような恐怖を感じてしまう。被験者が管の中に入ると、刺激を加えることも難しいし、被験者が言われたとおりの作業をしているかどうかを確かめるのも難しい。（指示されたように100から数字を逆唱する代わりに今夜のデートについて考えているかもしれない）。スキャナーはパルスを放出するときに大きなリズミカルな騒音を出すが、これは聴覚を用いる研究を妨害するだろう。この方法は刺激や作業を繰り返し、また脳の同部位で測定を繰り返さなければならないため、被験者のちょっとした動きがデータを台無しにしてしまう。

そのようなしだいで当初、研究者たちは手馴れた分野の研究をした。たとえば、パッと光るチェッカーボードなどで強い刺激を視覚に与え、一次視覚野の血流の増加を見るなどである。もしこれが起こらなければ、この技術は価値がないことになる。だが！　未来が開けた。はじめは、ハーバードの初期の研究で、その後、米国中の他のセンターや他国でも有効性が確認され始めた。指の運動は運動皮質の手領域の血流を増加させるだろう。そのとおりだった。その変化はとても小さかった――最大５パーセントである（ＰＥＴによる血流量研究での測定では、視覚刺激によって25～40パーセント増加する）。しかし、変化は小さいけれどあったし、再生可能だった。

技術は徐々に改良された。最初は、脳の活性化されるであろう部分を選んで、そのスライスを一つだけ見ていたが、そのうちすぐに、ずっとＰＥＴでしてきたように、シフトさせて脳全体を見るようになった。こうして、一つの同じ作業によって活性化されるいくつかの離れた領域を同時に見るようになった――これは共同して課題を行う機能回路や領域を視覚化する神経イメージング装置の手がかりとなる。脳全体が調べられるようになって、たとえば、右手で複雑なタッピング運動をするときには、左の運動領域と右の小脳が同時に活性化することを観察できるようになった。――これはよく知られている、運動活動を調整する解剖学的回路である。被験者が左手に変えると、反対のパターン――右の運動野と左の小脳の活性化が観察される。このパターンの例を図６‐８に示す（カラーページ）。

この段階から、より複雑な認知作業研究へのステップは一足飛びだった。認知研究をしている神経科学者は、fMRIがワーキングメモリや空間注意や他のたくさんの複雑な心的活動の研究に有用であることを示した。進歩は急速で、fMRIは今や心的機能の道具としてPETより広く利用されている。健常認知の研究から疾患の研究までのステップは短かった。精神疾患における脳機能については、今日まで多くの研究が行われ続けている。

fMRIはPETより多くの利点を持つ。PETセンターの維持には高額な費用がかかるため、PETをおいているセンターはあまりないが、どのメディカルセンターもMRIスキャナーをおいている。このようにMRIはどこでも使える技術であるため、PETがなくても研究ができるようになった。いくらかコストが低くなることに加えて、電離放射線を用いない（放射能に被曝しない）こと、作業／スキャンを繰り返しやすいこと、側脳室の解像力がよりよいこと、など他の利点もあった。しかし、PETに比べて限界もある。PETの利点は、血流の絶対量が測定可能なこと、体の動きによる影響への感受性が低いこと、fMRIにあるような、いくつかの脳部位（たとえば、眼窩前頭皮質、前外側小脳皮質）の信号を減弱させてしまう影響要因への感受性が低いこと、などである。PETのイメージング環境はより静かだし、fMRIスキャナーより閉所感が少ない。MRI検査中にでるリズミカルな騒音は、リズムとタイミングを検査する研究にはとりわけ不適切である。さらに、精神疾患の患者では閉じ込められるMRIよりPETの方が我慢できる。

磁気共鳴スペクトロスコピー（MRS）

磁気共鳴スペクトロスコピー（MRS）は、大学で物理化学を学んだ限られた人々にはよく知られている技術である。これは、組織のサンプルをとって、磁界中に置き、その変化を利用して組織の化学構造スペクトルを決定するために使われる。常磁性イオンを含むどんな化合物も研究できる。P^{31}、C^{13}、F^{19}、Na^{23}、Li^{7}、そしてもちろん水素も可能である。他のイメージング技術とは違って、これは「脳図譜」はつくらず、定量を行う。MRSのイメージは特定の化学物質群のスペクトルである。MRSは生体脳化学研究で威力を発揮する。脳組織の成分決定をして、病理学的プロセスの評価を行う。神経伝達物質や治療薬剤の密度や分布の研究にも使用できる。

MRSの初期研究としてはリンP_{31}のスペクトルがある。このスペクトルが選ばれた理由の一部は、もっとも鮮やかではっきり判断できるMRスペクトルの一つをつくり出すためだが、それに加えてリンは細胞膜の重要な構成物質であり、またエネルギー代謝の重要な構成物質であるためである。ニューロンはサンドイッチのように保護細胞膜に挟まれていて、両側の「パン」はリン脂質で、これは絶縁と保護の役目をする脂質化学物質である。真ん中の「肉」はレセプターと他の構成物質で、神経伝達物質を制御する。リン脂質には二つの主要なクラスがある。フォスホモノエステラーゼとフォスホジエステラーゼである。モノエステラーゼは基礎的構成材である。細胞が成長したり正常に機能するときにモノエステラーゼが優勢になる。ジエステラーゼはニューロンの脱落やダメージを示す分解産物である。MRSは今日、幼児期の疾患、気分障害、統合失調症などのたくさんの興味深い障害の研究やカフェインが脳に及ぼす効果の研究などの健康の研究に利用されている。

思考や情動を視覚化し測定するための機能的イメージングの利用

第4章では脳の機能システム、言語、記憶、注意、執行機能、情動について説明した。百年以上のあいだ、われわれは脳のはたらきを理解するのに主に障害法に頼っていた。典型的な例としては、一人か二人の科学者や医者が、一つのケースを観察して、失われている機能を基に脳システムについて価値ある推測をする、というものだった。患者タンはポール・ブローカに「人間は左脳でしゃべる」ことを教えた。症例H・Mはスコヴィルとミルナーに、記憶の保持には前側頭を使うことを教えた。フィネアス・ゲージはハーロウに、成熟した社会的判断や適切な情動反応には前頭前野皮質が重要であることを教えた。もし、一つの興味深いケースを検討することで多くのことを学べるなら、多数の人々の研究をすれば、もっとたくさんのことが学べるし、個人差についても理解できる！　そしてもし、しゃべっているとき、学んでいるとき、覚えているとき、情動的判断をしているときに損傷のない脳を直接研究できたならば！

機能的イメージングは今、その機会を与えている。ゲノムは今、ダーウィンやメンデルが今、生きていたら息を飲むに違いない精密さでマッピングされつつあり、成果をあげている。そしてブローカやハーロウは、何千もの生きた人間の脳を使って、彼らの所見が拡大されマッピングされているのを見たら肝をつぶすだろう。

PETイメージは、脳組織のチャンク（ボクセル）で起こっていることの情報を集めて画素（ピクセル）に変えるという意味ではMRIに大変よく似ている。素人の視点からは、機能イメージ画像は慣習的にカラーでディスプレイされ、脳の構造というよりも機能を示してくれるから、よりきれいであるし、インパクトも強い。健常ボランティアが心的作業をすると明るい黄色や赤い色合いで「ライトアップ」される脳部位や、精神疾患を持つ患者が同じ作業をしているときにはその場所が青く非活動的であるのを、実際に見ているように感じられる。また、患者の脳が、幻覚や強迫思考などの異常な脳活動をしたときにどの部分が過活動状態になるかも興味深い。

PETを用いた正常な認知と疾患プロセスの初期の研究では、「グルコース法」（すなわち、トレーサーとしてF^{18}フルオロデオキシグルコースを使う）を使って、脳の代謝活動を測定した。パワフルである一方、この方法はイメージを集めるのにとても長時間（約一時間）かかり、たった一セットのイメージしか手に入らず、したがってたった一つの心的作業しか研究できないという制限があった。

　スキャン装置が改良され、標識がO^{15}に、トレーサーがH_2O^{15}に変わると、ＰＥＴスキャンは劇的に変化した。このトレーサーは血流測定に利用される。血流は代謝の増加に反応して増えるため、代謝と密に相関している。H_2O^{15}の半減期は非常に短い（たったの二分）ため、同一の被験者に複数回繰り返して撮影することができる。そこで研究者は微妙に違う一連の作業を選択するという巧妙なデザインを開発し、微妙に違う心的活動が、どのように脳の違った部位に影響するかをマッピングすることが可能となった。この「水トレーサー法」を使ったパイオニアはマーク・ライクル率いるワシントン大学グループ、アラン・エヴァンズ率いるモントリオールのグループ、リチャード・フラッコイアック率いるイギリスのハマースミス・グループ（現在のクイーンズスクエア神経学研究所）の三グループである。ＰＥＴを利用できた他のグループも同じようにこの快速列車に飛び乗った。ＰＥＴ研究のデザインに必要な専門知識は、物理学者や化学者から認知心理学者や精神科医、神経学者へと移った。

　マーク・ライクルは「水トレーサー法」を使って心的プロセスをマッピングする研究を初めて開発した一人である。驚くことではないが、彼は言語機能の検査を選んだ。これは障害法によってすでにマッピングされていたシステムである。この初期研究の結果は本の表紙によく使われる。このイメージはとても人目を引くし、結果は安堵感を与えるものだからである。研究デザインはこうだった。被験者がスクリーンの一つの単語を見ているあいだにスキャンがなされる。一つのスキャンのあいだ、被験者はただその単語を見ているように言われる。次のスキャンでは、その単語を声を出して言うように言われる。三つ目のスキャンではその単語の「用途」を言うように言われる（たとえば、ナイフ - 切る）。脳卒中後に失語になった患者を何年も観察して得られた予測どおりに被験者の脳は反応した。最初のスキャンは視覚皮質を、二番目のスキャンはブローカ野（言葉を生み出すところ）を、三番目はウェルニッケ野（言語連合を起こすところ）を活性化した。

機能イメージングが発達し、ｆＭＲＩが道具のレパートリーに加えられると、問われる問いもその答えも絶えず変わっていった。目標はもはや作業によって活性化される特定の領域をライトアップすることではなく、損傷のない脳が考えたり感じたりするときに使う複雑で分散した機能的回路をマッピングすることであった。脳は大部分が使われないという昔の説とは反対に、脳の大部分は実際はほとんどずっと忙しく、しかもとてもダイナミックにはたらいていることをＰＥＴは示した。

たとえば、われわれはあるＰＥＴ研究で、二つの違う作業、新しい顔を記憶することと、顔が男性か女性かを認識すること、を行っている最中の脳活動の比較を行った。この二つとも人間にとってとても重要な作業である。ほとんど生後すぐに、人間は顔パターンの複雑なバリエーションを組み合わせて、周囲の人が誰かを認識する学習プロセスを始める。人間の顔は容貌は違っても、共通しているところの方が多い。二つの目と眉毛、一つの鼻と口、すべて同じ空間パターンである。知り合いの顔かそうでないかを見きわめたり、男性か女性かといったカテゴリーに分けたりするには、とても微妙な識別能力が要求されるが、これはおそらく生き残るためには絶対必要である。この能力は幼児期早期に発達し、母親の顔を認識することをすぐに学ぶ。また、家族、友達、敵、同じ集団や部族、別性の人々や（必要な行動ルールとともに）、現在、過去（もしくは未来）の性的パートナーを、顔で認識することも学ばなくてはならない。

この研究でわかったのは、初めて見る顔（スキャンの前に60秒見た顔）を記憶することと、初めて見る顔を男性か女性か同定することでは、二つのまったく違う機能的回路が使われていることだった。その違いを図6‐9に示す（カラーページ）。

初めて見る顔の記憶は主として右前頭葉皮質から反対側の小脳へ走る回路――第4章で述べた心的調節回路――で行われる。他の回路としては、左側頭葉のもっと小さな領域、右頭頂葉（これまでの多くの障害研究で顔の認識に関連することが示され、おそらく、顔の記憶痕跡の詳細のコーディング（記号化）にかかわっている）、帯状回前部（たぶん、注意を集中する必要を反映しており、これは帯状回を活性化する課題である）などがある。

この研究や他の研究によって、脳がどのように記憶を行っているかについてのわれわれの理解が、症例H・Mが教える比較的単純な物語を越えて、実質的に拡大された。われわれや他の研究を組み合わせてみれば、前頭葉が記憶のコーディングと検索の両方に積極的にかかわっていることは明らかである。上記の研究では、患者は主として目にした顔の記憶の検索に従事し、彼らが用いていた場所は主に右前頭葉皮質にあり、一方左皮質のもっと小さな領域はおそらくコーディングをしていたことがわかった。（この「左でのコーディング、右での検索」パターンは、もともとはタルビングが提唱し、記憶研究の中で繰り返し見られてきた。）

性別認識についてはどうだろうか。興味深いことに、しかし、驚くことではないが、このもっと原始的で知的にも負担の少ない作業は、脳のもっと原始的な辺縁領域を活性化した！　それはまた、これまで一度も、脳の重要な領域として論じられたことのなかった領域へわれわれを導いた。顔の性別認識で活性化される領域の一つは、前頭葉の真ん中の底部――まっすぐなので「直回」と呼ばれる部分――にある。臭いをかぐときに使う嗅球はそのすぐ下を走っている。それは原始皮質であるが、その機能ははっきりは確認されてい

6-8A

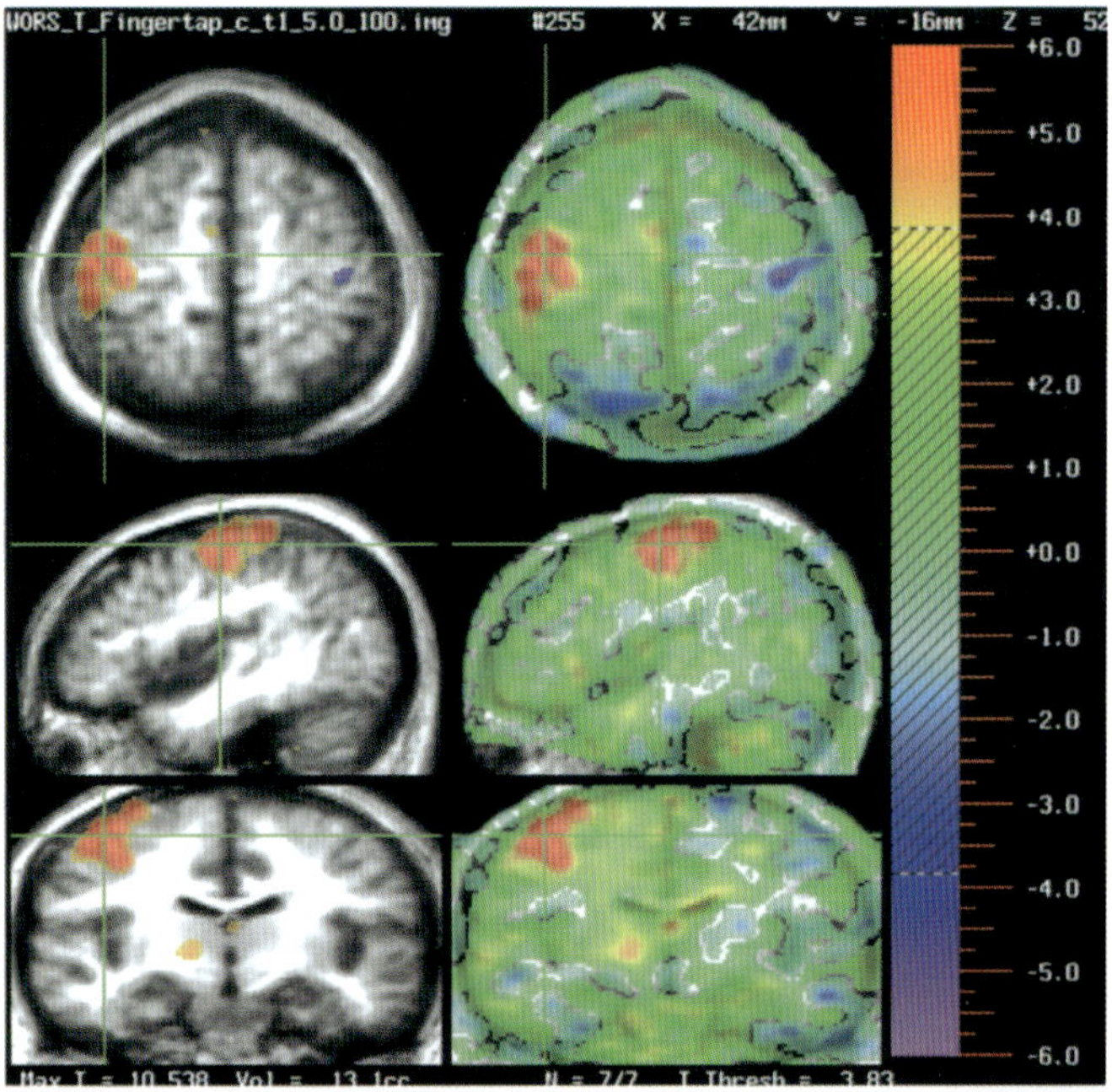

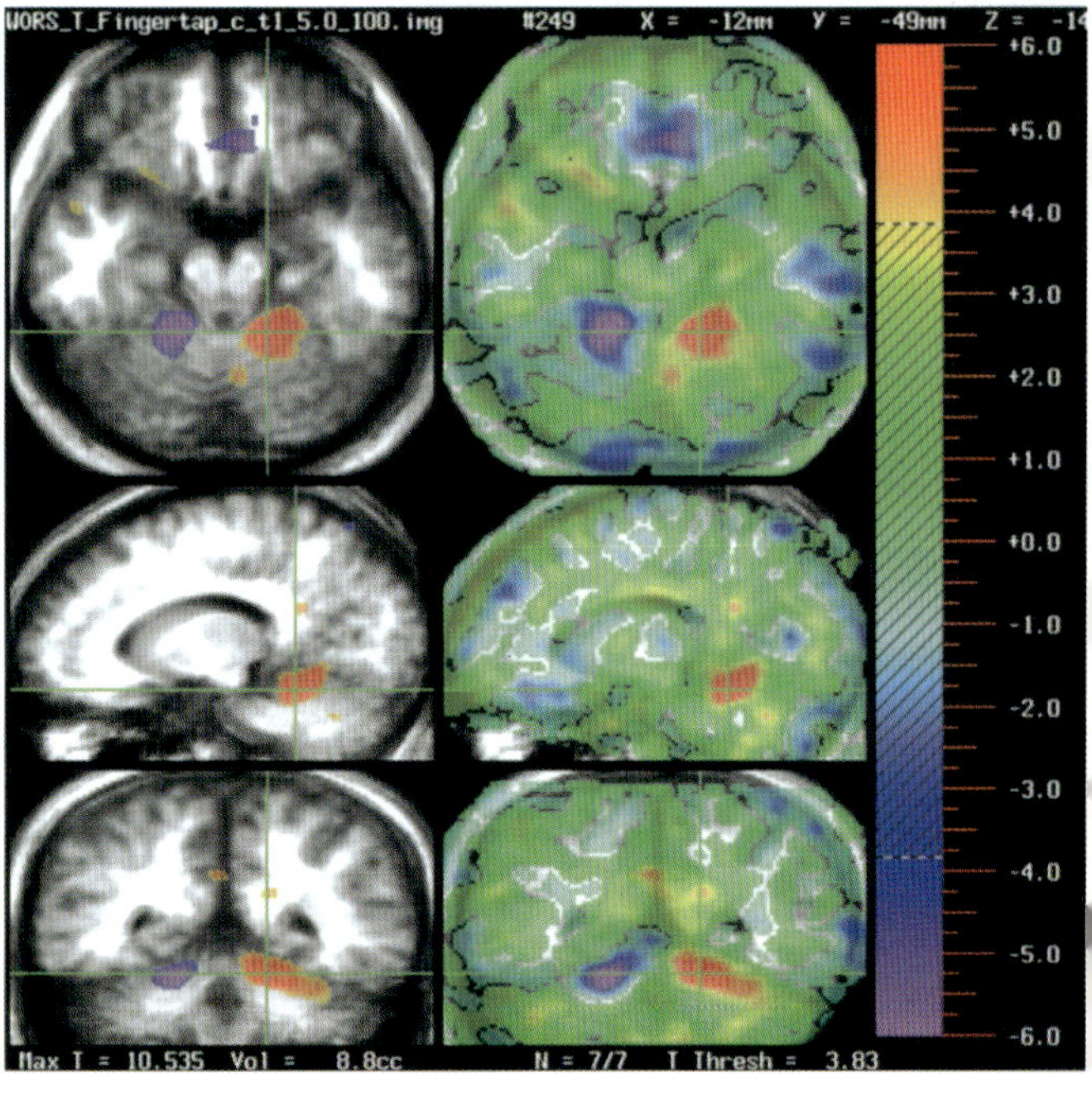

6-8B

図6-8　fMRIによる指タッピング課題により賦活された脳領域

脳画像は放射線学の慣例に従って描かれている。（足元から見上げているため、左右が逆になっている）。図6-8A（上段）は運動領野の賦活を示す。左手指タッピングに反応して右（赤）の広い範囲が賦活され、右手指タッピングに対応して左（青）の小範囲が賦活されている。左手指のタッピングはより多くの努力を要し、このため血流量が増えてより広い範囲が賦活される。図6-8B（下段）は小脳における賦活の比較を示す。右の運動領野は左小脳（赤）と連携しており、左の運動領野は右小脳（青）と連携している。これらはよく知られている解剖学的神経回路で、血流量の測定法としてfMRIが正確であることを示すものである。

6-9 A

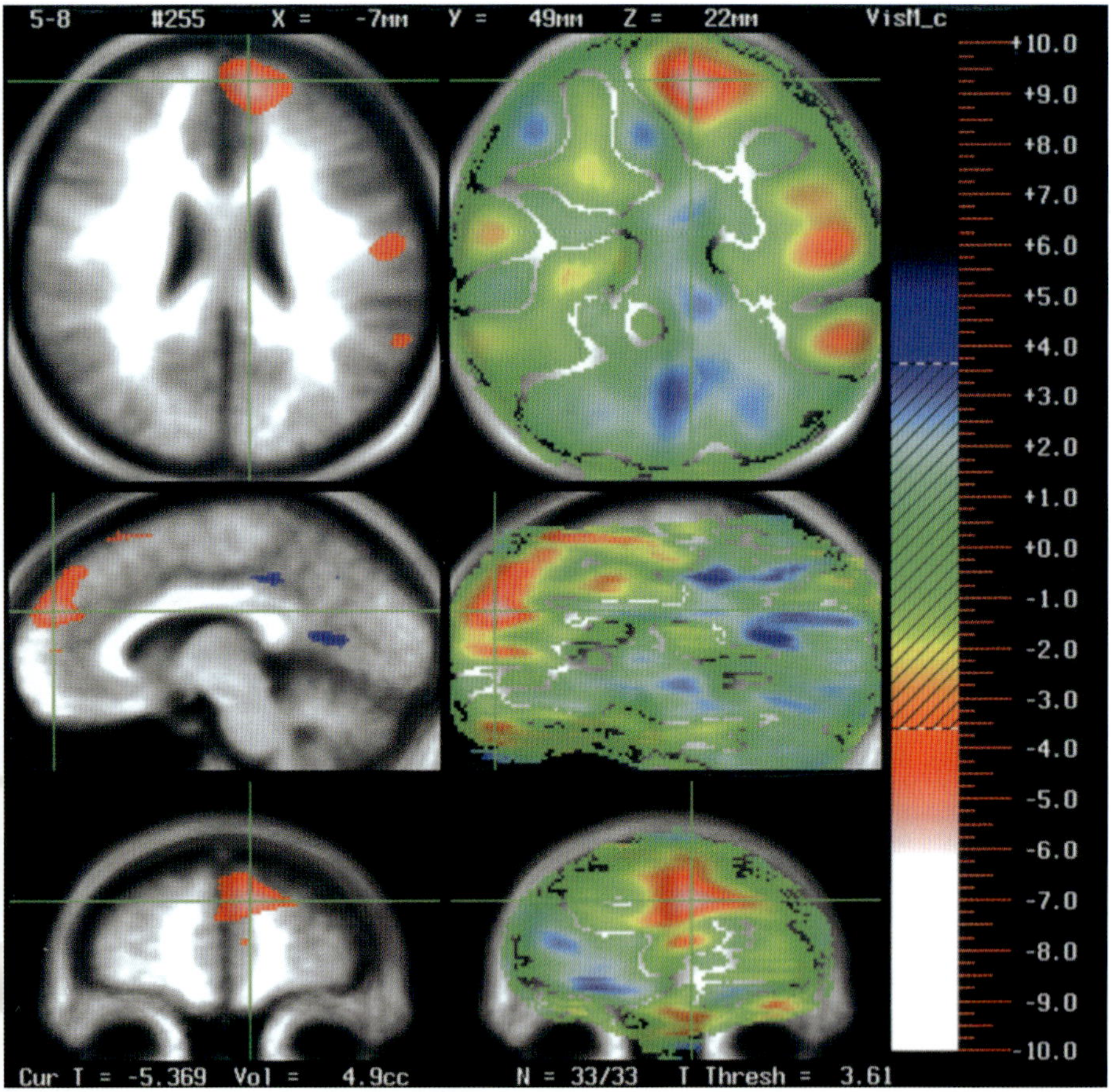

図6-9　初めて見る顔の記憶と顔の性別認識課題時のPET所見　A（上）は右前頭葉、前部帯状回、左頭頂葉、左小脳領域を含む「記憶回路」の血流量が増加していることを示す。B（左ページ）は顔の性別認識ではまったく違う回路が使われていることを示す。性別認識では直回や側頭葉内側領域を含む、より原始的な領域を賦活する。

6 - 9 B

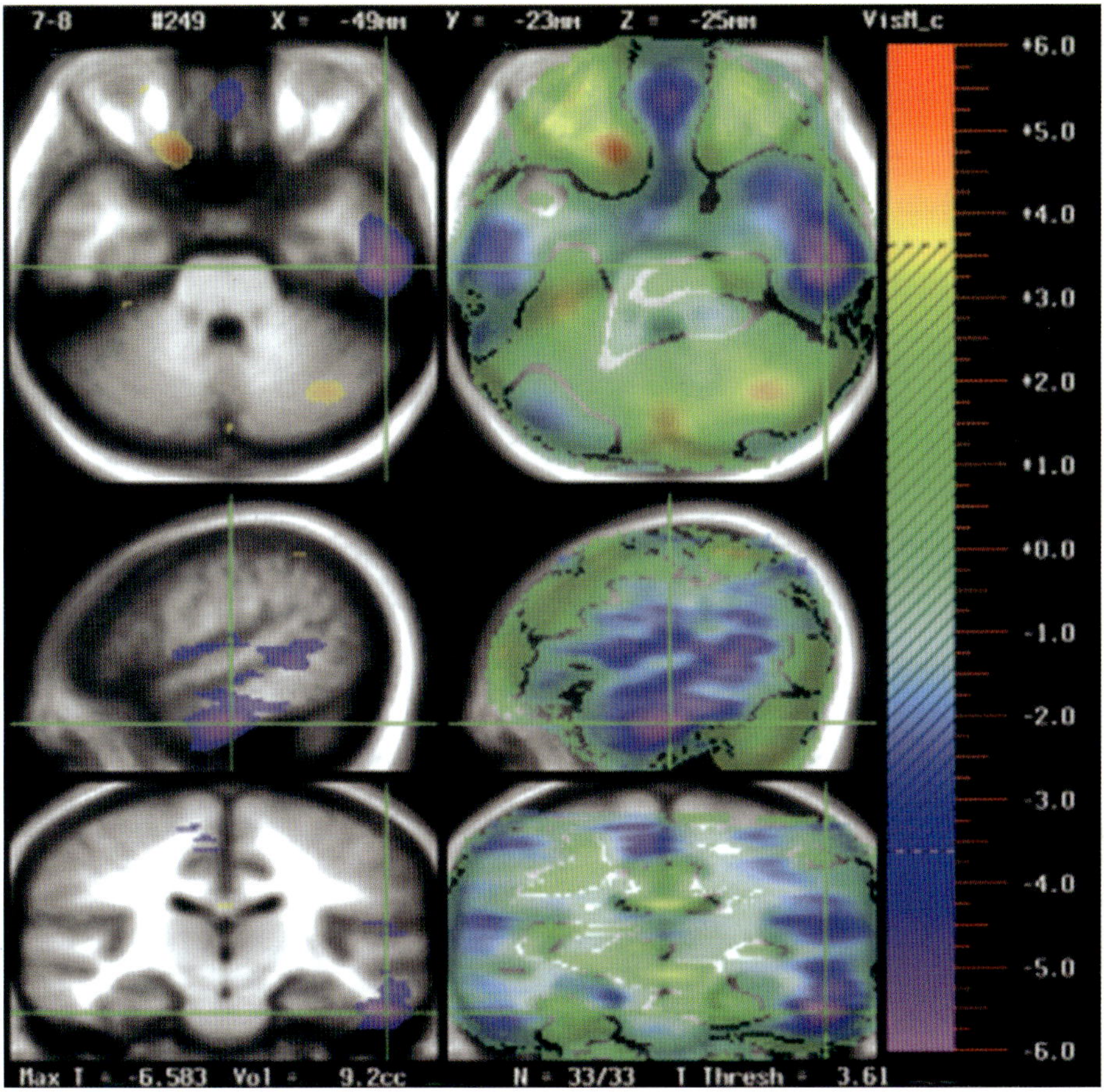

7-8 #249 X = -49mm Y = -23mm Z = -25mm VisM_c
+6.0
+5.0
+4.0
+3.0
+2.0
+1.0
+0.0
-1.0
-2.0
-3.0
-4.0
-5.0
-6.0
Max T = -6.583 Vol = 9.2cc N = 33/33 T Thresh = 3.61

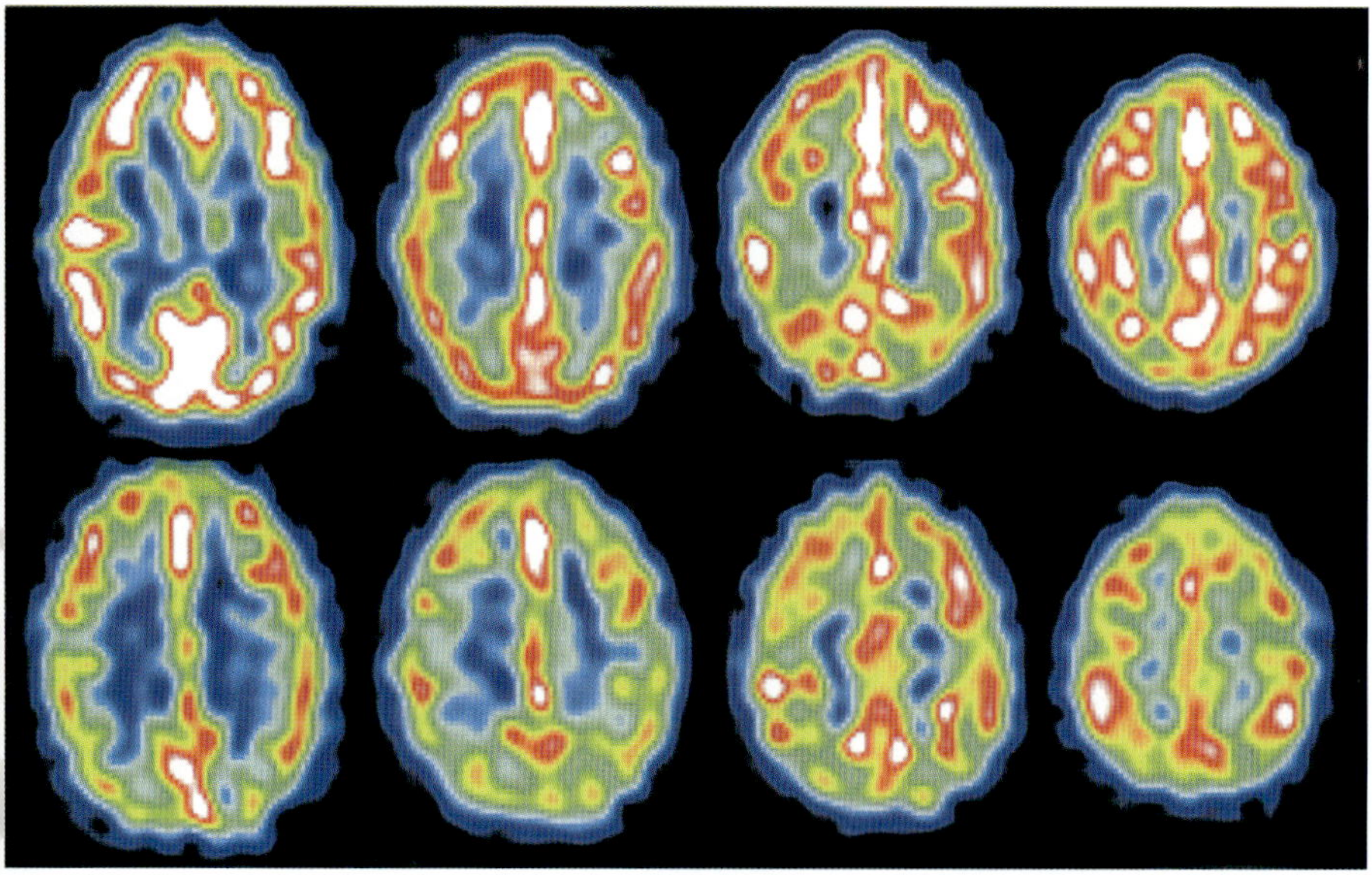

図 6 - 10　記憶課題時の一卵性双生児の脳血流量の違いを示すPET所見
上段が一方の双生児、下段が他方の双生児。

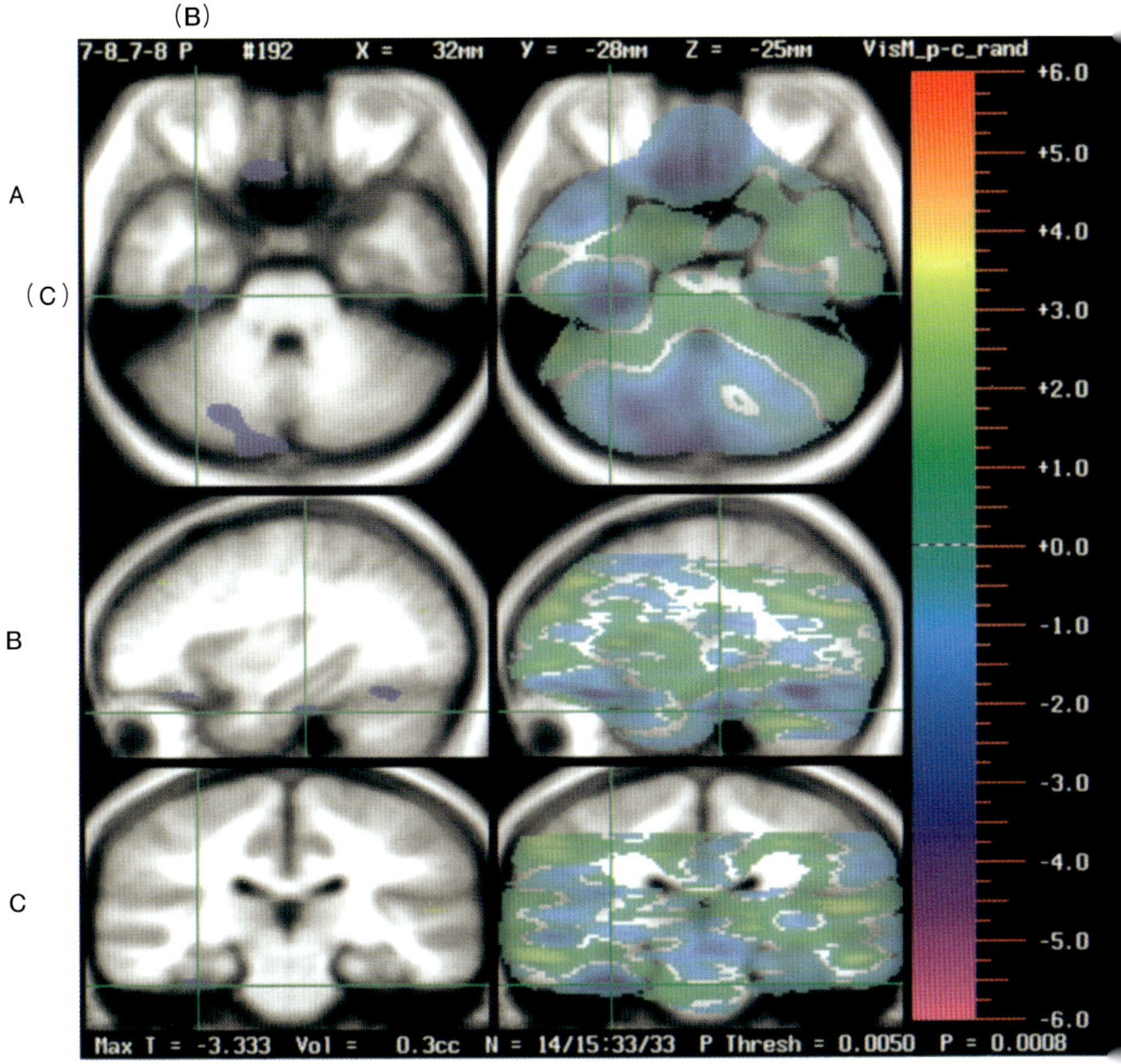

図 6 - 11　統合失調症の患者と健常ボランティアのPET所見の差違：初めて見る顔の記憶課題時　青く示されているのが血流量が減少した患者の領域で、直回、海馬傍回、視覚皮質を含む。Aの(B)の断面がB、(C)の断面がC。

8 - 3 A

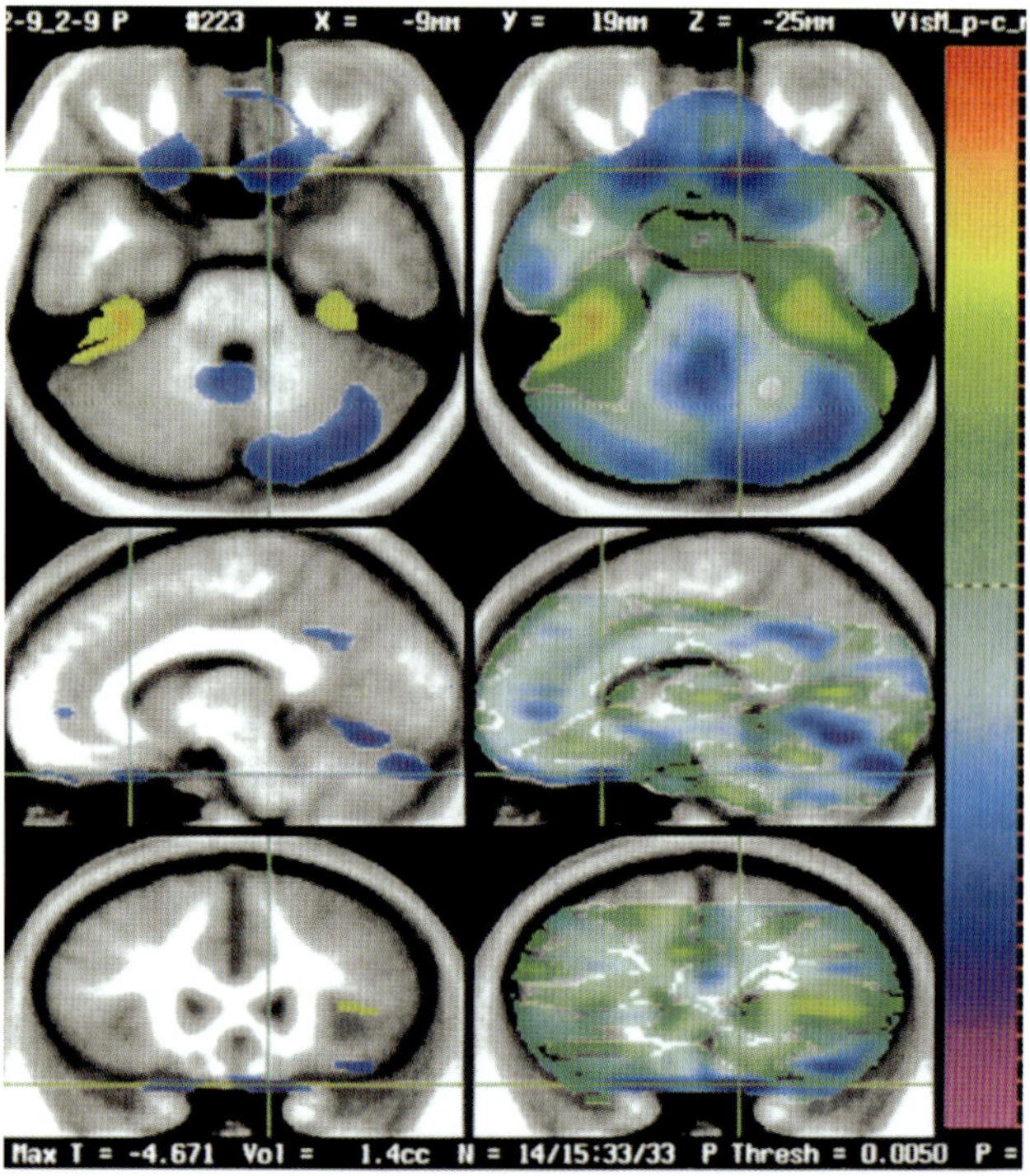

2-9_2-9 P #223 X = -9MM Y = 19MM Z = -25MM VisM_p-c_
Max T = -4.671 Vol = 1.4cc N = 14/15:33/33 P Thresh = 0.0050 P =

8 - 3 B

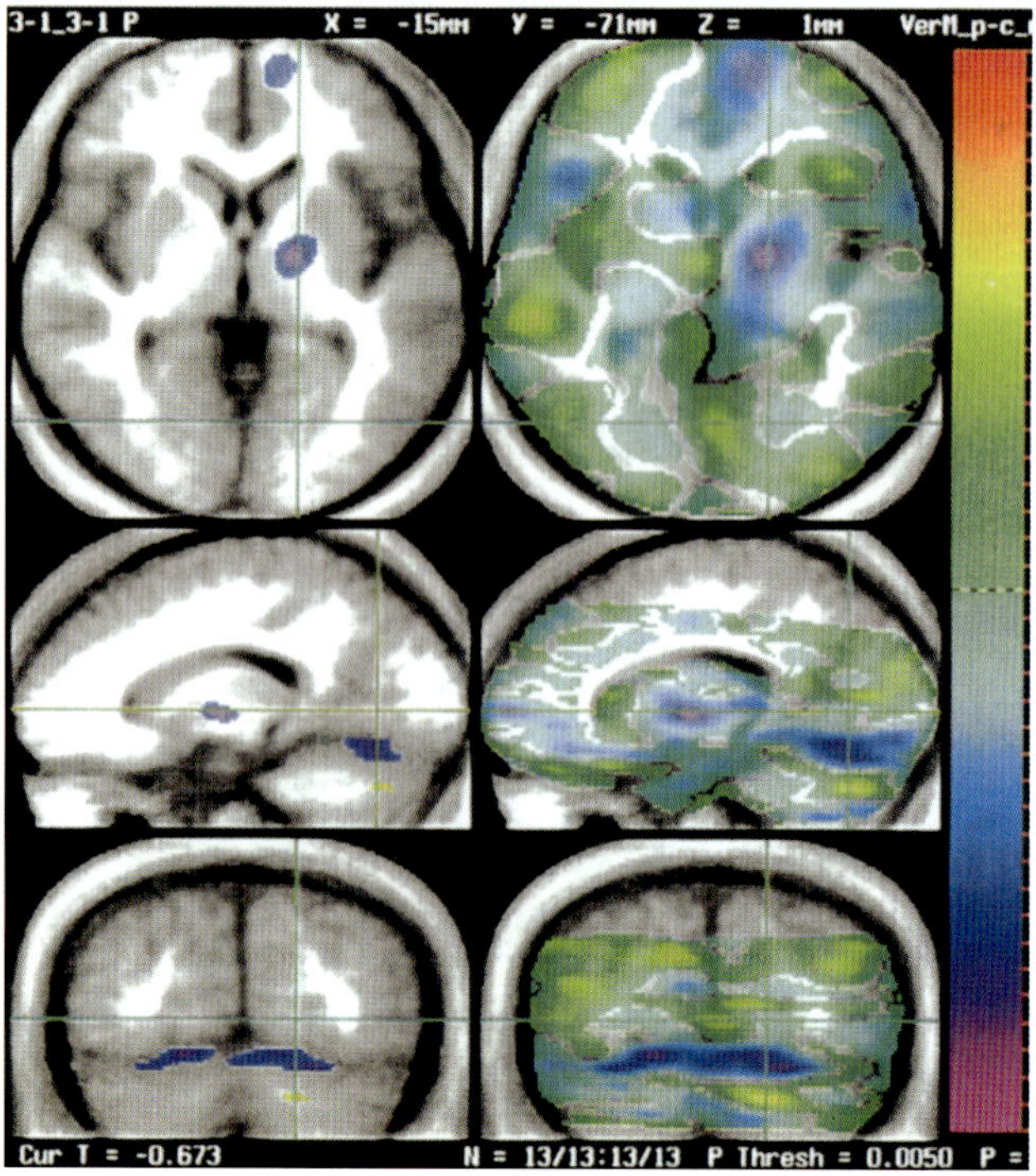

3-1_3-1 P X = -15MM Y = -71MM Z = 1MM VerM_p-c_
Cur T = -0.673 N = 13/13:13/13 P Thresh = 0.0050 P =

8-3C

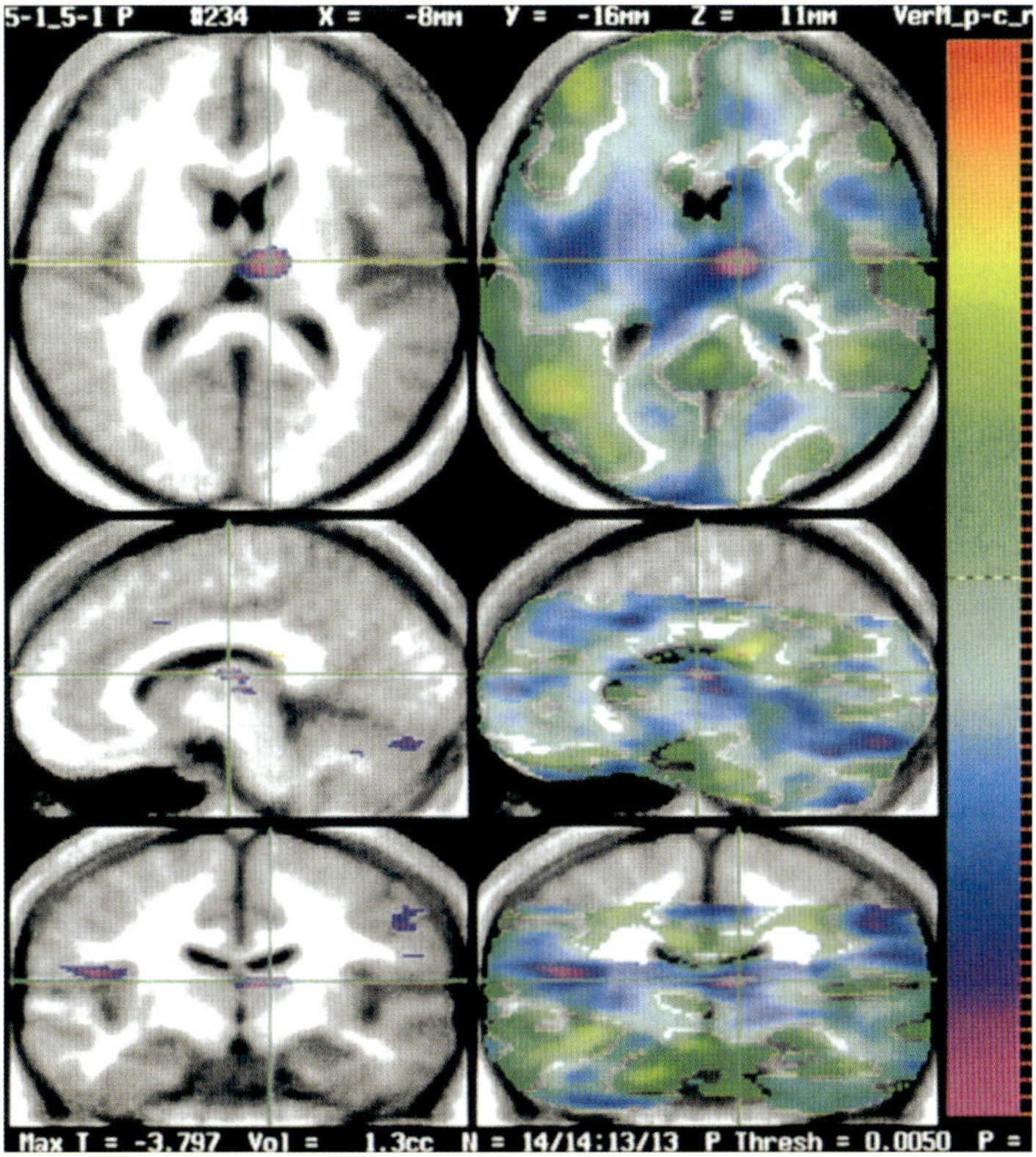

図8-3　いろいろな心理課題を行っているときの統合失調症患者のPET所見の異常
健康なボランティアと比較して患者の血流が減少した領域（青色）と増大した領域（赤色）。図8-3A（右ページの上）は、単語の再認記憶課題時の所見。患者は下前頭葉、帯状回、小脳の血流が減少している。前側頭葉領域では血流が増加している。図8-3B（右ページ下）は、前もって聞いた物語を想起する課題時の違いを示す。患者の血流は、前頭葉前部、視床、小脳で減少している。図8-3C（上）は、単語の再生時における相違を示す。患者は帯状回、前頭葉、側頭葉、視床、小脳で減少している。皮質領域は課題に応じて変化するが、患者は一貫して小脳で血流が減少し、前頭部と視床でもしばしば減少する。このパターンは、脳神経回路の異常が統合失調症の多くの症状と認知障害を説明する可能性を示すものである。

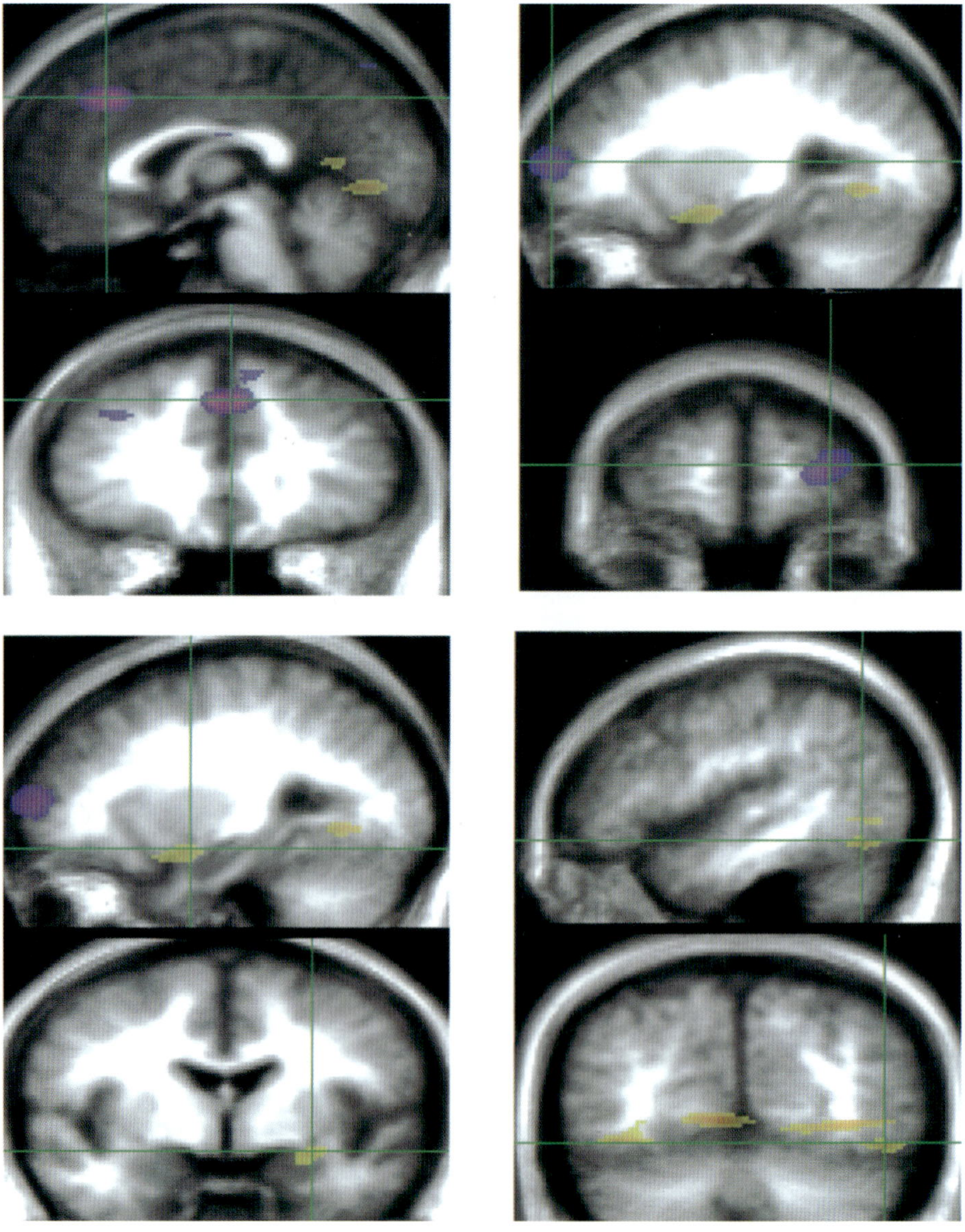

図 11 - 5　快刺激と不快刺激への反応を示すPET所見　黄色の領域は、不快刺激を見たときに血流が増大したことを示す。（特に下の４つの図を参照。扁桃体と視覚連合野で血流の増大が見られる。）青い色の領域は快刺激に対する血流増大領域を示す。（上の２図と中段左を参照。）快イメージは皮質領域、とりわけ前頭葉皮質の血流を増大させる。

ない。嗅覚でも使われるが、記憶でも役割を果たしているに違いない。他の研究でわかったことと、この研究を組み合わせると、直回は個人的で自らに密接にかかわる記憶——個人のアイデンティティを定めるたぐいのこと——のコーディングや検索に使われると考えられる。他者が同性か異性かを同定することは、確かにもっとも個人的で自分に密接にかかわる行動のひとつである。性別認識で活発にはたらく他の領域としては、左下内側側頭葉——その底辺が扁桃体の方向に走っている——がある。これもまた原始的な領域で、辺縁系の一部である。最後に、視覚皮質（おそらく、注意深く顔をスキャンするためであろう）と「方形葉」として知られる左内側頭頂領域も活性化される。ここは多種類のものを見るプロセスで使われるようである。

顔処理回路はマッピングされている多くの機能回路のひとつである。計画する、決定する、認識する、想起する、痛みを感じる、悲しみを体験する、危険を認識する、その他、この驚くべき一キログラムほどの忙しくはたらく組織の塊を使って行う数え切れないほどの行動を、脳内の互いに連結した多くの領域がどのように共同して行うのか、機能イメージングからわかった多くの興味深いことについて、数冊もの本を書くことができるだろう。しかし、機能イメージングは他のトピックを調べるのにも同じように大きな可能性を秘めている。

たとえば、われわれはMRIから加齢とともに脳組織、特に皮質の組織が失われることを学んだ。これは何か機能的な違いを生み出すのだろうか。PETやfMRIで脳の加齢を研究すれば、機能的な違いがわかるだろうか。

われわれは別の研究で、健常被験者に目を閉じてただ静かに横になってもらい——この状態を「安静」という——、血流と加齢の関係について調べた。脳が実際には決して休まないこと（おそらく眠っているときでさえも！）は内省から明らかであるから、別の研究でわれわれは、目を閉じて横になっていたときに実際何を考えていたかについて、研究の後に彼らに話を聞いて調べた。通常、エピソード記憶を語る。その日やその週に起こった過去の出来事について考えていたり、この後に何をしようかと計画をたてたりしていた。こういう思考の秩序は、いくらか検閲を免れてランダムに振舞う。この状態は精神分析の「自由連想」のときに見られるものに近い。略称語好きなので、われわれはこの状態をランダム・エピソード黙考（Random Episodic Silent Thought）、ＲＥＳＴと名づけた。

最初に、加齢と脳内の全般的血流の関係について調べた。一般に加齢で起こる皮質の薄層化と違い、加齢に伴う全体的な脳血流量の減少は観察されなかった。明らかに、脳の代謝活性のレベルは年をとっても、少なくとも五十歳代までは（本サンプル中のもっとも高齢者）、だいたい同じレベルを保っている。

しかし、加齢はどこか特定の小部位に影響を与えるだろうか。答えはまさしく「イエス」である。

加齢とともに、脳内のいくつかの領域のニューロンは数が減るか効率が減少する。これはＰＥＴで視覚化してみると、負の相関を示す。つまり、年をとると、血流が低下する脳領域がある。たとえば、視覚野の血流はマイナス０・62レベルで加齢と相関して減少する。われわれはこれを主観的に経験している。視力の鋭敏さがなくなって新聞や本を持つ手がだんだん遠くなり、ついにはあきらめて眼鏡を買うのである。敏捷さや覚醒に重要な役割をする帯状回でも加齢に伴う減退が起こり、マイナス０・68レベルに達する。正の相関を示す領域もあり、ここでは加齢とともに血流量が増加する。この場合、その領域では「神経機能の減損」も起こっているが、残った細胞はそれを補うために、よりハードにはたらいている。たとえば、記憶に重要な海馬では、加齢と０・５レベルの相関で増加しており、それが、25パーセントの変動を説明している（分散のどれほどを説明するかを決めるには、相関係数を二乗するのが一般である）。海馬はアルツハイマー病ではじめに冒される領域である。かなり若いサンプルでも、名前を思い出すのに苦労するようになったり、鍵の置き場所をなかなか思い出せなかったりし始めたら、実際の症状が現れる前に、海馬は比較的早期に「衰え」はじめているのだろうか。脳のある特定の領域では加齢とともに血流に明らかな変化が見られ、それは機能的回路に認められる変化と一致している。これらの特定の変化は比較的早期——四十歳代終わりか五十歳代のはじめでも起こる。他の研究によると、その変化はより高齢になると、もっと広がっていく。このパターンはアルツハイマー病の神経プラークの広がりに似ていて、変化は側頭葉前部で始まり、疾患の進行とともにゆっくりと皮質全体に広がっていく。

機能イメージングは脳の可塑性や、遺伝と環境の影響の研究に利用できるだろうか。再び、答えは「イエス」である。一卵性双生児の脳構造の類似点と相違点の比較に加えて、彼らの脳の機能的活動性をも視覚化できる。機能は構造よりもっと可塑性があるから、もっと大きな違いを見つけられるだろう。われわれは、双生児二組に、言葉と顔の両方を含む新奇の記憶作業をさせて観察した。一組のPETスキャンの例を図6-10に示す（カラーページ）。

簡単に視察所見を述べると、血流パターン（作業中にもっとも積極的に使われている脳部位を示す）が異なり、血流量も違う（脳が全体としてどれだけ懸命にはたらかなくてはならないかを示す）ことがわかる。このペアの場合、双生児の一人がいつももう一人の双生児より聡明で優秀な学生だったが、血流量が少ないのはこちらの方だった。彼女にとって記憶はより簡単であるため、彼女の脳は記憶するのにより少ないエネルギーしか必要としなかったのである。多くの一卵性双生児のように、このペアも顔や身体はとてもよく似て見えた。しかし、脳——人間の身体の中でもっともダイナミックで可塑的な器官——は、身体の中でももっとも違っている部分のようである。

PETは、精神疾患における脳の機能的活動性について何を教えてくれたのだろうか。

精神疾患の機能イメージング研究はSPECTを使って統合失調症研究に始まり、前頭葉機能低下の概念を打ち出した。最初のPET研究は、1982年にモンテ・ブックスバウムが報告したもので、グルコース法を使ってこの結果を確認した。前頭葉機能が障害されることは、MRI、SPECT、fMRI、PETといったすべてのイメージング技術を使った多数の研究で見出されている。非常に重要なことに、「前頭葉機能低下」は入院した統合失調症者の初期段階（初回エピソードの患者）ですでに起こっていることが研究でわかった。いろいろと違った心的作業をすると、患者は健常者と同じようには前頭葉皮質を活性化させることができない。さらに、統合失調症の慢性期の患者は、服薬をしないと前頭葉皮質を活性化させることができず、未治療の初回エピソード患者と同程度の前頭葉機能低下が見られた。新しい「非定型」抗精神病薬による治療は、古い従来型抗精神病薬に比べて、前頭前野皮質の代謝活動性を改善する。

こうしたイメージング研究により、多くの重要な結論に到達することができた。未治療の統合失調症では前頭葉機能が低下していること、この低下は治療によるものではないこと（未治療の初回エピソードの患者でも起こる）、疾患が慢性化して起こったものではないこと、顕著な陰性症状と関連しているであろうこと、そして一部は投薬で回復可能なこと。このタイプの研究により、統合失調症にかかわる脳領域を確定する試みを続けることができるようになった。そしてまた、疾患の治療薬剤が、根底にある解剖学的、神経化学的、代謝的欠陥を治す手助けとなることを示唆じた。いつかは、このタイプの研究が、もっと完全に欠陥を治すことのできる効果的な薬を見つける手助けとなると期待される。

しかし、統合失調症の物語はもっと複雑である。先に述べた記憶研究や他のたくさんの機能イメージング研究によって、脳は多数の結節点をもつ分散回路を用いてはたらくことがわかった。統合失調症のように複雑な疾患が、たとえ前頭葉皮質のように重要な領域であったとしても、単一の脳領域の関与によって説明されるというのはありそうもない。第8章では統合失調症についてもっと詳しく述べるが、もっと複雑な課題を使った最近の研究では、統合失調症はおそらく、前頭葉皮質、視床、小脳といった大きく離れているけれども重要な領域間の連絡が機能的に誤っていることが示されている。

第8章へのプロローグとして、顔によって活性化される領域についての話が記憶に新しいうちに、統合失調症患者が初めて見る顔を記憶するとき、健常コントロール群とは違う脳領域が賦活されることを簡単に見ておこう。この課題は患者にとって「新しい人に会うことを学び」、彼らが誰であるかを覚えるという挑戦となるが、彼らはどこに問題を持っているだろうか。よくはたらかないのは、脳のどの領域だろうか。

答えは図6-11にあり、健常コントロールより血流が減少している患者の脳領域を示す（カラーページ）。この図に示された血流量の少ない領域には、個人的でみずからに密接にかかわる記憶に使われる興味深い領域、直回、海馬傍回（海馬複合の一部）、小脳が含まれる。他に血流が減少しているのは、視床、帯状回、眼窩前頭葉領域と内側前頭葉領域である。覚えたり、注意を払ったり、心的活動を調整したりするのに使われる分散回路がすべて機能障害を起こしている。特に、脳の辺縁系が侵されている。

PETとSPECTによる治療のモニター

もし、精神疾患で脳が機能障害を起こしているとしたら、もっとも重要な作業はその機能障害の治療法を見つけ出すことである。そして、実際、もっともエキサイティングで実りの多い生体イメージングのひとつは、脳内の神経伝達物質システムとそれに対する薬の効果の研究である。

その課題に適した特別なトレーサーを見つけなくてはならないので、精神疾患における神経伝達物質の研究は特に難しい。グルコースと水が、比較的よく使われる。代謝と血流とは、すべてに関連がある。ドーパミンやセロトニンや他の神経伝達物質システムの研究をしたいなら、これらの伝達物質や、前駆物質、もしくは分解物質、もしくはレセプターをラベルする特別な化合物を見つけなくてはならない。最後の選択——レセプターのラベルづけ——は多くの研究でもっとも簡単な方法であることが証明されているが、それでもまだ難しい。

　これまで使われてきた原理はレセプターを占拠して作用する薬を見つけることであった（待合室やレストランで椅子を占めるのとだいたい同じである）。実際に治療効果のある薬である必要はない。しかし、理想を言えば、それはきわめて特別であるべきである。つまり、たった一つの神経伝達システム、そしてそのシステム内のたった一つのクラス、たとえば、ドーパミン２（D_2）やセロトニン２（$5HT_2$）のレセプターに反応するものであるべきである。そういう特別な化合物は簡単には見つからないし、またそれを、F^{18}やC^{11}のようなアイソトープで、機能的活性を変えてしまうような化学構造変化を起こさない方法でラベルしなくてはならない。この課題が達成されたら、その化合物をＰＥＴスキャンの前か途中で注射し、それが脳内に広がっていく様子を視覚化する。本質的に、ＰＥＴ研究は化合物がラベルしたレセプターの位置を映像化する。次の課題はその方法を用いてどう測定を行うかを考えることである。ＰＥＴ研究の目標は量的データを得ることだからである。

　レセプターの測定方法は三つの研究グループにより開発された。スウェーデンのカロリンスカ グループ、ボルチモアのジョンズホプキンス グループ、ニューヨークのブルックヘヴン グループである。カロリンスカ グループが開発した方法は今ではＳＰＥＣＴにも適用でき、もっとも広く使われるようになった。１９８０年代と１９９０年代に行われたこの初期の研究の目標は、統合失調症のD_2レセプターの数を数えることで、これは疾患の化学作用がドーパミン系の機能的過活性により説明できるかどうかを決めるためであった。ドーパミン活性の亢進が犯人ではないかと疑う理由は、もっとも効果的な統合失調症の治療薬剤がドーパミン伝達を遮断することによって作用するので、D_2が選ばれたのは、治療効果がD_2遮断効果とほぼ相関していたからである。そこで、統合失調症の患者ではD_2レセプターの数が増えているであろうという仮説が立てられた。しかし、テストするにはもう一つの難しい課題をクリアしなくてはならなかった。動物実験では治療によりレセプターの数が増加することが示されたので、研究者は未治療の統合失調症患者を見つけなくてはならなかった。(脳はまぬけではない。レセプターが遮断されてメッセージが通じないことを認識し、それに反応してもっとレセプターの数を増やす)。ホプキンスとカロリンスカのチームはこの問題の答えを出し、その作業を最初に完成させるべく競っていた。世界中が注目していた。

その結果、良い知らせと悪い知らせがもたらされた。

悪い知らせとは、その仮説はおそらくあまりに単純で間違っていたことである。D_2レセプターは統合失調症で特に増加しておらず、この疾患で冒されるシステムはD_2だけでは(もしくはドーパミンでさえ)なかった。

良い知らせは、この過程で多くのことが研究され、開発された方法がさらに多くの興味深い疑問に応用され、かなり臨床的価値のあるものだったことである。レセプターの視覚化と測定が可能になると、統合失調症の治療に使う薬をどれだけ使えばレセプターを遮断するか(レセプター占拠と呼ばれる)、そして速く遮断するかがわかるようになった。結果は魅力あふれるものだった。この仕事はゴラン・セドヴァルとラルス・ファルドが率いるカロリンスカ グループと、シティイ・カプールとフィリップ・シーマンが率いるトロントのグループに引き継がれた。

もっとも興味深い所見のひとつは、比較的少量の薬でかなり多量にレセプター遮断ができることだった。薬の適正量を見つけるのは容易ではない。ほとんどの薬剤開発テストは試行錯誤しながら進められる。しばしば用量範囲探索研究（三～五種の違う量を試して、どの量がもっとも適しているかを決める研究）が行われるが、そのサンプル数は、実際に臨床で使われるようになってから何年ものあいだに使われる数に比べ、はるかに少ない。医師は量を少なくするか多くするかを経験で決めることが多い。ほとんどの精神活性薬剤は効果が出るまで時間がかかるが、病棟の医師、患者、看護婦は速く改善したいと思うから、量をどんどん増やしてしまいがちである。たとえば、１９６０年代後半にアメリカでハロペリドールが初めて用いられるようになったとき、推奨適量は約2～8ミリグラムだった。しかし、次の十年～二十年で適量が漸増し、50ミリグラムを処方される患者もいた。ＰＥＴ研究は適量を決める科学的証拠を提供した。そして当初の推奨量が正しいことがわかった。ハロペリドールは2～4ミリグラムでD_2レセプターの約60～75パーセントを遮断する。適量では約80パーセントのレセプターを遮断する。

ＰＥＴを使ったレセプター研究のおかげで、薬の適量を選択するための合理的で、脳を基盤とした戦略ができあがった。しかし、なぜこれを見つけるのにＰＥＴが必要だったのだろうか。そしてなぜ、そんな少量でよい効果が得られるのだろうか。

すでにレセプター機能について概観した第4章で述べたように、精神疾患の治療薬剤のほとんどが、すぐに治療効果をあげることができないことは、長年よく知られていた。多少の改善は見られるが、それは通常副作用のためであり、精神症状の結果として、混乱したり、逸脱行動をとったりする患者を鎮静させる。妄想などの精神症状が減弱するのには数週間かかる。レセプターは信号をニューロンから第二のメッセンジャーシステムへ送るのだが、ＰＥＴは薬がどれくらい速くそのレセプターを遮断するかを視覚化した。そして、答えは、レセプターはすばやく遮断されるのである。薬は注射直後に脳内へ送られ、マッチするレセプターに向かって移動し、レセプターを占拠し、レセプターのあるニューロンへの入口を閉める。レセプターはほとんど瞬時に遮断される。

もし、治療効果がすぐに出ないのであれば、それは実際そうなのだが、治療効果は遮断だけによる以上のなんらかの結果であるということである。治療効果が出るには第二メッセンジャーシステムを通してつくられるタンパク合成が必要であり、これについてはポール・グリーンガードが見事な研究をしている。これが精神活性薬剤に関して真実である限り（長期にわたって、その大部分について真実だろう）、患者も「健康ケア・プロバイダー」（たとえばHMOや、マネージド・ケア・システム、保険会社など）も忍耐強くなくてはならない。脳／身体は、その回復のテンポを速くするということはできない。

PETを使った神経伝達システムの研究方法により、合理的精神薬理学の方法ができあがった。薬理学はニューロンがどう連携しているか、薬がどうレセプターを遮断するか、薬の効果が量によりどう変わるかについての知識にもとづくようになった。ある意味で、PETは糖尿病の血糖レベルチェックと同じである。しかし、脳疾患で、われわれが興味をひかれるのは薬剤の「脳内濃度」であり、PETによる脳内濃度と活動性の測定をもとに、薬剤量と臨床反応の関係を研究することができる。これは、ついには医者にもっとも効果的な薬剤量についてのよりよい情報を提供し、望ましくない副作用を引き起こす過剰な量を患者に使わない、「新しい世界」である。

大変理解できることだが、患者とその家族は、こうした技術の進歩について、とても実際的な疑問を持っている。技術の進歩によって、診断が確かになったり、治療が確立されたりして、患者の生活を改善させることができるのだろうか。

研究の道具か診断の道具か

現時点では、この目的のいずれに対してもその価値は比較的限られている。ＭＲＩと機能イメージングスキャンは診断に利用できないし、アルツハイマー病にさえ、決定的な実験マーカーや遺伝学的テストがない。こうした技術の進歩のほとんどはまだ研究の道具であり、脳内に探りを入れたり疾患の分子的メカニズムを調べるのには有用である。現在までのところイメージングと電気生理学によって集められたすべてのデータは、グループ間の比較によるものである。ある特定の診断のついた患者グループを健常ボランティアと比較して、グループ間の相違を見出す。これらは、疾患の脳内メカニズムについて——つまり、疾患が前頭葉皮質を侵し、分散している他の諸回路も巻き込んでいて、神経発達上の異常を示唆しているなど——を教えてくれる、とても有益な研究である。しかし、これらの研究は特定の個人について、特段の何かを予測することはできない。ただグループについて予測するだけである。このように、神経科学者や精神科医が、統合失調症における前頭葉機能低下や脳室拡大について語るとき、前頭葉の代謝活性の減少や脳室拡大がすべての統合失調症者に起こると言っているのではない。このように、これらの発見は、スクリーニングや診断テストとしては今のところ役立たない。

しかし、これらの道具が臨床的に有益な場合もある。初発の若い人については、ＣＴスキャンやＭＲＩなどの構造イメージング技術で脳室が拡大しているか、脳溝が目立っているかなどを検査するべきだと考える臨床家は多い。もしそうなら、それらは、その後の長い経過についての有用な情報を提供する、いろいろなその他の特徴と相関している。脳室拡大のある統合失調症患者は陰性症状（たとえば、無感動や無為）が優性になり、治療への反応が悪い傾向がある。構造的異常は、痴呆、アルコール依存症、神経性無食欲症、ある種の気分障害など、他の多くの精神障害でも見られる。これらの中には、時間と共に構造的異常がひどくなる疾患があるが（たとえば種々の痴呆）、こうした疾患では、その後の経過を探知するのにイメージング技術を役立たせることができる。他の疾患では、その異常が可逆性であるため、どの程度改善したかをモニターするのに、イメージング技術を使うことができる。アルコール依存症の人が断酒したり、摂食障害の人の体重が回復すると、彼らの脳も正常化する。改善を追跡できれば、患者は、断酒を継続したり、正常体重を維持したりといった難しい課題を続けようという気持ちになるだろう。

第3部

THE BURDEN OF MENTAL ILLNESS

精神疾患を抱えて

第7章

心の病を理解する

過去、進歩への序章

心は独自の場所を占め、それ自体で地獄の天国を、天国の地獄をつくり出すことができる
——ジョン・ミルトン
『失楽園』

人類は何千年も昔に、洞窟の中から出て土を耕し始めた。四、五千年前から、その歴史を文字を使って書き留めるようになった。われわれは、いつ初めて精神疾患を患うようになったのか、なぜ精神疾患が起こったのかを知らない。だが、数千年の昔から精神疾患はわれわれと共にあり、病についての書物が書かれ始めたときにはすでに精神疾患についての記述がある。今日に残るエジプトのエーベルス・パピルスや、ヒポクラテスやガレノスの書物など、紀元前1900年頃にまでさかのぼる最初期の医学書に、精神疾患について記されている。精神疾患はその歴史の大部分において、思考や情動の変化を主とする脳の病気であると認識

されていた。初期の医学書では、水腫（心不全）や糖尿病といった他の病気と同列に論じられていた。聖書の中にも、サウル王が深刻なうつに陥ったことが記されている。文献の中でも、アイスキュロスが復讐の女神に苦しめられたオレステスを語り、エウリピデスはメディアの妄想的狂気を描いている。シェイクスピアと彼の同時代の書き手たちは、あらゆる「狂気」の劇作を書いている。キッド『スペインの悲劇』、ウェブスター『モルフィ公爵夫人』、シェイクスピア『ハムレット』『リヤ王』。

しかしながら、精神疾患が脳に起因する心の病気であるという古代の認識に逆らってきたのが、精神疾患患者に烙印を押したり彼らを残酷に扱うという逆の伝統である。過去を顧みると、この逆の伝統は前の千年紀の半ばあたりに起こり、さまざまな社会的力の混合によってつくられたと思われる。

精神疾患への誤解や差別・偏見はどのように生まれたか

ローマ帝国の没落と十七、十八世紀の科学・哲学革命に挟まれた時代、大部分の権力、政策決定、富は国よりむしろ教会に集中していた。信仰や行動の逸脱は、おしなべて耐えがたいことと見なされた。宗教改革と反宗教改革によって状況はさらに悪化し、社会全体を極端へとおしやって異端者や魔女を探すようになった。各地域や国に流布する宗教的な信念にもとづく「真実」や「基準」から逸脱した不幸な多くの人々は、彼らに制御することのできない病気にかかったというより「悪魔に取り憑かれた」のだと受け取られた。二人のドミニコ修道会の修道士によって書かれた有名な『魔女の槌』など、魔女を探し出す方法を記した本が著わされた。この本には、悪魔に取り憑かれた魔女を知る方法がこと細かに書かれている。この記載を五百年後のわれわれが読めば、著者は精神病性うつや統合失調症などの精神疾患について述べていることが明らかである。しかしながら、誤解や誤った認識という問題は、ローマカトリック教会や牧師だけに限られたものではない。イングランド・スコットランド王（ジェームズI世）もプロテスタントの見方から、負けず劣らず同じように記した。1611年に出版された彼の本『悪魔学』には、単に異なる視点から書かれたというだけで、ほとんど同じ議論と政策方針が述べられている。

精神疾患の本質についての誤解を生んだ二番目の社会テーマは、今日われわれが知るところの「よそへ行ってくれ」という要求、すなわちNIMBY（Not In My Back Yard うちの庭先はごめん）症候群である。幸い健康だったり裕福だったりする者の多くは、病気や貧困、醜さに直面するのがとりわけ心地よくない。何世紀も、この問題への解決は、貧者の家、狂気の家、孤児院、監獄など呼び名はさまざまだが、そういう人々の「収容施設」をつくることだった。これらの施設は「レ・ミゼラブル」のごった煮だった。殺人者、重罪人、不当な法システムに汚名を着せられた被害者、両親の亡いホームレスの子ども、精神発達遅滞の子ども、エレファントマン症などの身体に変形を生じる病気の患者、統合失調症などの精神に損傷を被る病気の患者などを一緒にすることが、社会的に正しいとは必ずしも言えない。しかし、社会の利便性という観点から、何世紀にもわたってこういうことが続けられた。これらさまざまな人々が一緒にまとめて遠くに隠されるなら、「悪」と「狂」が簡単に混同されてしまうというのもたやすく見て取れる。精神疾患を収容施設から解放する利益と、よるべとしての家がないという問題とのあいだの緊張をめぐる今日の懸念は、何世紀も人々が直面してきた問題の繰り返しにすぎないのである。

しかしながら、これらの問題と誤解も、強い対抗力によって反対の方向に動きつつある。

一つは、二百年ほど前に、経験的な科学分野として医学が再浮上したことである。医学が迷信といんちき療法から科学へと移行したために、精神疾患の理解が改善し、心と脳の病という正しい場所へと戻り始めた。

もちろん迷信や恐怖の古い伝統の残滓が、時にとりつくろった表面の下に潜んでいる。現代社会においては、ジャンヌ・ダルクを火あぶりにするようなことはないにしても、いまだに「狂った人々」に侮蔑の言葉を投げつけたりする。しかしながら、精神疾患の重要性とその生物学的起源についての認識が増してきている。

精神医学の医学としての専門性と精神疾患についての現代的な概念化は、十八世紀の啓蒙主義に発している。すべての人間の基本的な尊厳という信念に導いたあの刺激的な新しい進歩の時代である。それは、「すべての人間は平等につくられている」、そしてすべての人間に「生命、自由、幸せを追求する」権利があるという、偉大な考え方を生み出した。この流れのなかで、社会改革者たちは薄暗い「収容施設」の世界を検分し、そこも多大の啓発を必要としていることを見て取った。ヨーロッパやアメリカでは多くの改革者たちが、精神疾患を患う人々や精神発達遅滞者のために声をあげ、このような人々が人間らしい治療を受けられる医学的施設の創設を論じた。この運動は、最初の世代の精神医学者かつ二番目に古い医学専門家を生み出した（もっとも古いのは外科で、医師とバーバー・サージョン［怪我や歯の治療も行った床屋］の区別に始まった。バーバー・サージョンは近代外科の先駆けとなった）。

精神疾患治療への挑戦に興味をそそられるようになった医師は、病院や養護院を設立し始めた。そうした偉大な人々としては、ペンシルベニア病院を設立し、アメリカ独立宣言に署名したベンジャミン・ラッシュ、フランス革命のリーダーでパリのサルペトリエール医院を改革したフィリップ・ピネル、慈悲心に富んだ医師でイタリアの施設を改革したビンチェンツォ・キアルージら、多くの人々がいる。彼らは、身体全体を冒す病気を治療する一般医として訓練を受けたが、第一に心＝脳＝魂に影響を与える病に焦点を合わせようと意識的に決断した。ここに初めて、身体の単一のシステムないし器官への共通の興味にもとづく、医学におけるサブグループが確立された。心や魂を癒す医師を指すために、精神医学者（psychiatrist）という言葉が生まれた（psyche＝mind/spirit, iatros＝healer）。これら初期の精神医学者は心の病についての新しく革新的な考え方をつくり出した。何よりもまず、心の病は病気であり、可能な限りの人道にかなった医学的治療が与えられるべきである。第二に、数学や物理学など他の分野で生み出されている科学的方法の技術を用いて、さまざまな兆候や症状を研究することができる。第三に、精神疾患にかかった人々は、病気の不運な犠牲者であって、犯罪者や社会の落後者ではない。

これらの初期の精神医学者は英雄的であり、先見の明ある人々であった。私は彼らを思うとき、賞賛を禁じえない。彼らが日々の生活の中で示した利他主義は、あまりにもしばしば忘れられ、あまりにも見習われることが少なかった。アメリカでは、二百年以上も前に初期の精神医学者十三人が共に加わり、精神障害者のための病院監督団をつくり、現在のアメリカ精神医学会の先駆となった。彼らの第一の目標は、患者にいかによりよい治療を施すかについての知識と情報を分かち合うことであった。ベンジャミン・ラッシュもこの十三人のうちの一人であった。彼らの後継者の一人、アマリア・ブリガムは科学論文や臨床観察を公表して情報を共有できるよう、雑誌を創刊した。ブリガムは彼自身が孤児で貧困から這い上がったが、卓越した医師となり、自費でこの雑誌を出版した。最初に出版されたのは１８４４年で、１９９４年には百五十年記念祝典が行われた。この雑誌はアメリカで現在も出版されている、もっとも古い医学専門誌である。私はアマリア・ブリガムの伝統の直接の継承者であり、『アメリカン・ジャーナル・オブ・サイキアトリー』の第十一代編集長であることを誇りに思う。

精神疾患の特定のタイプはどのようにして発見されたか

ラッシュやブリガムがこうした初期の精神病院、もしくは、「養護院」と彼らが通称していた所で治療した患者は、共通に一つの特色を有していた。彼らの心臓や肺、筋肉は普通（いつもではないが）よくはたらいていたのに、彼らの心はあまり良くはたらいていなかった。しかし、彼らの症状は多様であった。外側の力からのゾッとするような侵入を経験していて、苦しめられている人々がいた。百年か二百年前だったら「悪魔の乗り移り」と呼ばれたであろうような経験である。また、不合理に見える混乱した考えを言い続ける者たちもいた。不安と恐怖を感じている者たちもいた。声が聞こえている者たち、黙って自分自身の世界にこもり、まったくコミュニケーションがとれず、身動きすらしない者たち、抑うつ的となり、罪の意識にさいなまされている者たちがいた。多くの患者は、これらのさまざまな精神症状を組み合わせて持っていた。

これらの初期の医師たちは、治療を計画するために、どのようにして患者をさまざまな精神疾患の単位に組織立てられたのだろうか。もしくは、すべてを同じと考えたのだろうか。つまり心に影響を及ぼす単一の病気、単一の精神疾患の現れと考えたのだろうか。これらのすべての異なった精神疾患の表現は、単一の身体因を持っているのだろうか。もしくは、違った原因があるのだろうか。これらは興味深い疑問であり、ブリガムの『アメリカン・ジャーナル・オブ・インサニティ』（後の『アメリカン・ジャーナル・オブ・サイキアトリー』）の中で、初期の精神医学者たちによって議論されている。同じような議論が、イギリスやドイツなど至る所で行われた。一般的に、多くの初期の精神医学者は、精神疾患は脳機能の特定の障害によって起こり、異なったパターンの症状を引き起こすと信じていた。たとえば１８４４年にアマリア・ブリガムはこう記述している。

しかし狂気はしばしば、脳の小さな一部の外傷もしくは病気の影響であり、多くの症例では、心の機能の少数のみが障害される。このことからわれわれは、脳は単一の器官ではなく、器官の集合体であると推測できる。……そこで、それぞれの心の機能は独自の器官を有し、それゆえに脳の病気によって特定の機能が障害され、他の機能は影響されないのである。

古典時代にさかのぼるサブグループを用いて、これらの初期の精神医学者たちはメランコリア、躁、せん妄などを異なった病気のカテゴリーであるとした。そして彼らは、当時の脳科学の知識を用いて、異なった神経的原因についての議論を始めた。

顕微鏡といろいろな細胞の染色が可能になると、初期の精神医学者たちは診断と分類を改良するためにこれらの道具を利用した。まもなく、患者のグループの一つを明確に取り出すことができた。彼らは、梅毒トレポネーマ、略してＴＰとして知られ、形が螺旋状をしていることからスピロヘータとも呼ばれるバクテリア（細菌）の感染によって精神疾患にかかる。梅毒として知られているこの感染症は、三つの古典的ステージを通過する。最初の段階（第一期梅毒）は性病による病変、小さい無痛性の潰瘍もしくは水泡が発達するときで、しばしば気づかれずに通過する。第二段階（第二期梅毒）は数週間後、バクテリアが全身に廻り、発熱や寒気、他の症状を引き起こす。このときバクテリアが脳内へ入っても、第二期のあいだは精神症状は隠れている。そして潜伏期となるが、サイレントキャリアは他人に感染を広げる。脳内に重篤なＴＰの感染を持つ人々は、最終的に第三ステージ、第三期梅毒となることがある。これは感染した人々のうちおよそ15

～30パーセントに起こり、十年から二十年後、パラノイア、誇大妄想、意識混濁などの症状が現れる。フリードリッヒ・ニーチェやポール・ゴーギャンも第三期梅毒の有名な犠牲者である。

幸いにも、二十世紀初期には病気を第二期で止める治療が発達し、後の狂気という恐ろしい判決を伴う第三期梅毒は防げるようになった。ヨーロッパの精神医学者ユリウス・ワグナー・ヤウレッグは第三期梅毒の治療を開発した。彼は、マラリアに感染した人々の大半で、梅毒の症状が消滅したように見えることに気づいた。素朴なものではあったが、この治療は実際に恐ろしい病に対する大きな突破口となり、その発見に対してユリウス・ワグナー・ヤウレッグはノーベル賞を受賞した。水銀やヒ素などの他の治療法も発達した。アイザック・ディネーセンは彼女の小説『アフリカの日々』で夫に梅毒をうつされたことを書いているが（後にロバート・レッドフォード／メリル・ストリープ主演で映画化され〔『愛と哀しみの果て』〕、アカデミー賞を受賞した）、第二期のあいだに治療が成功し、第三期梅毒を防いだ有名な例である。

最終的に、神経梅毒は抗生物質の開発によって根絶され、ほとんどの人々はもはや梅毒を精神疾患とは考えなくなった。しかしながら百年前には、精神病院にたくさんの梅毒患者がいた。そう遠くない1960年代70年代には、梅毒のスクリーニングテスト（ＶＤＲＬとして知られている）が、精神疾患症状を持つ患者の精神障害施設への入所を認める標準的な手続きだった。臨床的な記載から効果的治療のための実験室のテストに至る、この特定の精神疾患を詳細に描き出したことは、これまででもっとも大きな精神医学者の成功物語である。精神医学研究者はいまだ、「梅毒の成功」は、彼らの求める一種の聖杯だと考えている。最終的にわれわれは、すべての精神疾患に同じプロセスを再現したいと思っている。臨床的記載、原因の同定、症状に対する治療法の発見、予防策の開発である。

第三期梅毒が詳述され治療されたので、精神医学者たちは二十世紀初頭の精神病院に入院していた他の多くの患者にも同じ成功を成し遂げようと試みた。ドイツの精神医学者エミール・クレペリンはこの努力に貢献し、その後の二十世紀の土台となった、そして今もわれわれが立っている、精神医学の礎を築いた。

クレペリンは「四重の脅威」を体現する精神医学者であった。偉大な臨床家であり、科学研究者であり、教育者であり、指導者であった。彼は心がどうはたらくのかについての強い好奇心に突き動かされていた。彼は初期の訓練を高名な心理学者、ウィルヘルム・ヴントから受けた。ヴントはどのように学習が生起するか、どのように連合が成立するか、いかに記憶が形成されるかに興味を持っていた。クレペリンはすぐに、一連の重要な部門の主任となった。最初はドルパット（現在のエストニアのタルトゥ）、次にハイデルベルグ、そして最終的にはミュンヘンであった。彼は多くの患者を診、彼らの兆候、症状、転帰の所見を細部にわたって記録した。彼の研究生活の比較的早期に、彼はこの所見をまとめ、精神医学の教科書として出版し始めた。何年にもわたって、所見が蓄積し改良されるのに伴って、彼は多くの改訂を行った。彼の教科書の最後の数版は、彼が医学生に与えた講義の写しと共に、彼が記した百年前にそうであったように、今日でも変わらず真実であり正確な古典である。（私は幸運にも研修期間中にこれらの教科書の希少な英訳版を手に入れることができ、この卓越した臨床家にして科学者から精神医学を学べて、本当に幸運だった）。クレペリンは神経科学という言葉が発明されるはるか以前に、その重要性を認識していた。彼自身、ヴントの伝統を受け継いでおり、今日ならさしずめ認知神経科学と呼ばれただろう。というのも彼自身の実験の多くは、学習と記憶におけるアルコールの影響に関してだったからである。

彼がミュンヘン大学の主任教授になったころには、彼自身のまわりに多くの精神医学者、神経科学者を集め、彼らの名は伝説となっている。図7-1は1900年、三人の同僚と小さな船に乗っているクレペリンである。そのうちの二人（アルツハイマーとニッスル）は今日神経科学における巨人と見られている。ミュ

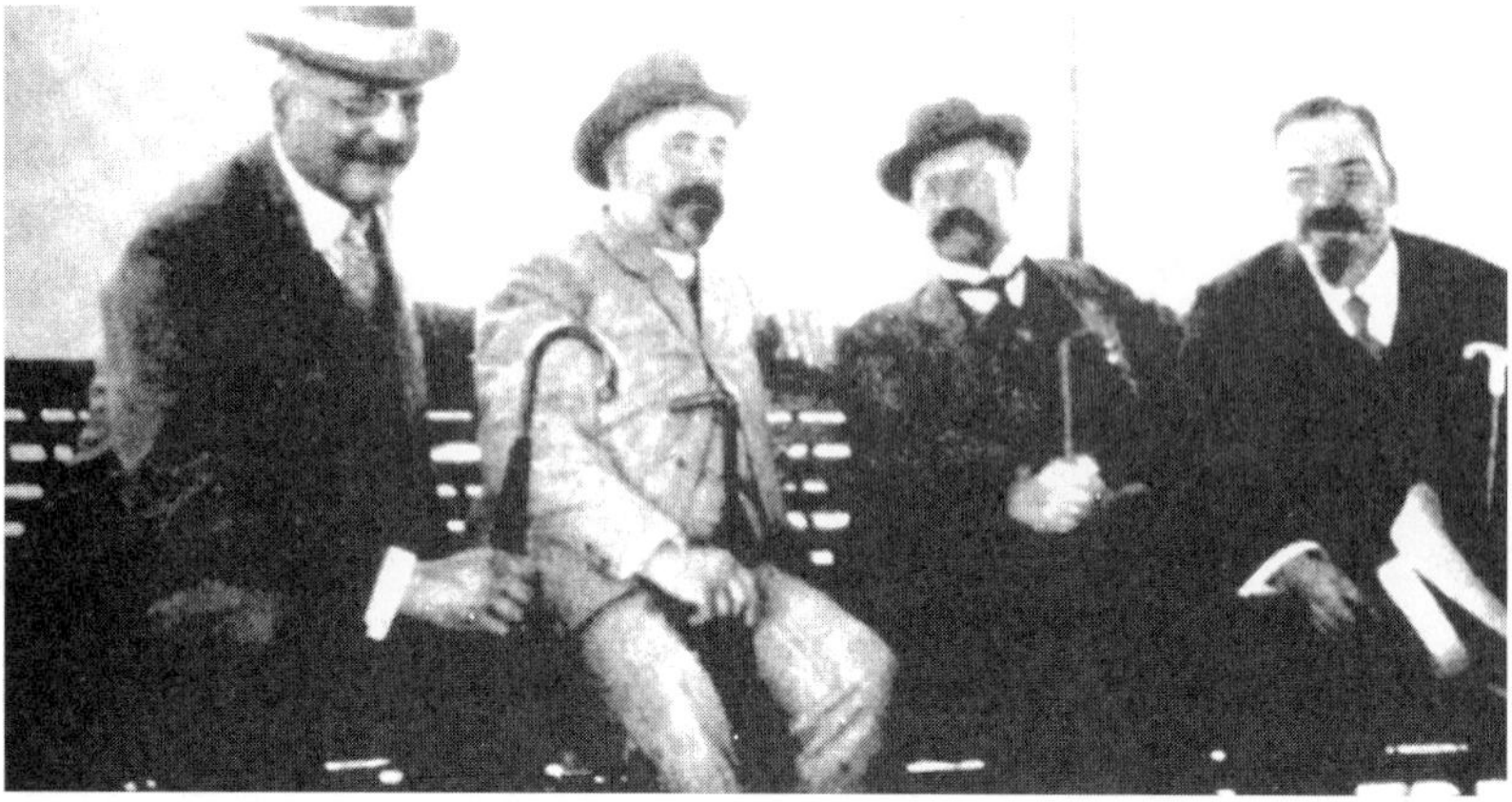

図7-1　クレペリンとその同僚　1900年船旅を共にするアルツハイマー、クレペリン、ガウプ、ニッスル。

ンヘンのクレペリンの学部にはブロードマンがいて、彼は脳皮質におけるブロードマンのニューロン地図をつくった。ニッスルがいて、彼は神経を視覚化するためのニッスル染色を発見した。アルツハイマーがいて、彼は記憶障害や人格変化を有する患者の脳組織の研究にニッスルの技術を応用し、患者の中にはニューロンのもつれ（神経原線維変化）や彼が老人斑（プラーク）と呼んだ沈澱組織を持つ者がいることを発見した。クレペリンとアルツハイマーは、これらの所見が、クレペリンが早期の痴呆もしくは「早発性痴呆」と指摘した若年患者ではなく、基本的に痴呆のある老年の患者に起こる傾向があることに気づいた。クレペリンは老年期のこの疾患を「アルツハイマー病」と呼ぶようになり、名前が歴史に刻まれた。

もう一方の症候群である早発性痴呆についてはっきりと記述したのはクレペリンであるから、私はこの相方の症候群がクレペリン病と名づけられなかったことをいつも不運に思う。皮肉にも、アルツハイマーはほんの二、三の論文しか公表せず、一方クレペリンは多産の著作者であったのに、ほとんどの人はクレペリンの名前を聞いたこともない。

クレペリンの墓にはこのような銘が刻まれている。「彼の名は忘れ去られようとも、彼の業績は生き続けるであろう。」もし彼が別の精神宇宙からわれわれを見下ろしているとすれば、この後半の予言が現実となっていることに満足しているだろうと思う。

クレペリンと同僚たちの集まりから、今も使われ続けている疾病分類学の骨格がつくられた。それは、老年期に発症し進行性である障害の一グループ、痴呆を識別した。アルツハイマーはわれわれがアルツハイマー病と呼ぶ疾患のマーカーとして役立つ特定の神経メカニズム、すなわち、プラークと神経線維のもつれを確認した。患者の二番目のグループは、同じような症状を持つが、より若年で発症する。クレペリンはこれらを第二のカテゴリーであると考え、早発性痴呆と名づけた。現在われわれが統合失調症と呼んでいるものである。クレペリンはまた、障害の第三グループを確定し、躁うつ病と呼んだ。アルツハイマー病や早発性痴呆症の人々と違って、躁うつ病にかかった人々は、一時的に極端に病的な期間を有するが、最終的には完全に回復する。彼らの発症年齢は、若年から壮年、老年に至るまで多様であり、一時的な認知や人格の障害に加えて、顕著な気分の障害がある。これらの患者はハイであったりローであったり変動するため、クレペリンは彼らの状態を躁うつ病と言った。クレペリンの三つの疾患カテゴリーは今も使われ、精神科医が治療する三つの主な病気グループであり続けている。われわれはクレペリンたちの基本的な疾病分類構造に、控え目な修正を加えたのみである。

クレペリンと彼の科学者仲間たちは、これらすべてのタイプについて、精神疾患にかかった患者の死後の組織を集めた。しかし、彼らは統合失調症でも躁うつ病でも、特異的な病変を発見することはできなかった。われわれは現在、統合失調症や躁うつ病が神経伝達物質や神経連絡の異常であるために、当時の神経科学の手法では異常が目に見えなかったことがわかる。神経伝達物質はまだ発見されておらず、生体内での精神機能を追跡したり、視覚化したりする方法も発見されていなかった。

クレペリンと彼のチームがミュンヘンで、痴呆や統合失調症、気分障害を明らかにしていたころ、ウィーンの精神医学者たちは、神経症として知られているもう一つの疾患グループに注目していた。逆説的であるが、シグムント・フロイトはエミール・クレペリンと同じようにして研究生活を始めた。彼は、画期的な新しい神経病理学の手法に惹きつけられ、彼自身、ニューロンの染色法を考案しようと試みた。彼は脳と行動に対する薬の効果を試し、コカインの向精神作用について実験した。彼はパリで神経学を学び、偉大なフランスの教授、ジャン・マルタン・シャルコーのもとで訓練を受けた。シャルコーは、麻痺などの説明できない身体的訴えに対する治療として催眠を用いることに特に興味を持っていた。

彼がウィーンに戻ったとき、おそらくは反ユダヤ主義のため、大学のポストを手にすることができなかった。彼は個人開業し、そこで同じようなタイプの身体的訴えに対する治療をシャルコー療法として専門にした。説明できない麻痺や痙攣、意識消失を持つウィーンの紳士、淑女が、彼の診療所を訪れた。彼は催眠が役立つと思ったが、彼が「自由連想」と呼ぶようになった新しい技術も実験した。診察室の長イスに横たわる患者の額に手を置き、彼は患者に、心に浮かぶことを、何でもそのまま述べるよう勧めた。興味深いことが飛び出してきた。しばしば性的な、過去の記憶と隠された願望である。その時代はビクトリア朝時代の慎み深さが根強く残っており、テーブルの脚（legs）ですら男性器の連想を抑制するために「肢（limbs）と呼ぶことが要求されていた。自由連想はフロイトの患者の、予期しなかった性的抑圧をあらわにした。彼は継続的に観察し、患者のさまざまな兆候や症状を説明する精神力動的な多くの理論を打ち立てた。

フロイトの仕事は痴呆と精神障害を強調するクレペリンの仕事を補完するものであった。フロイトの患者の多くは、現在われわれが総称的に不安障害として言及している疾患にかかわっていた。たとえば強迫神経症やパニック障害、外傷後ストレス障害、解離性障害などである。フロイトは心的エネルギーの分配の概念を用いて、これらのさまざまな状態を説明し、その理論は「精神力動論」と呼ばれるようになった。フロイトの用語と概念は、今でも不安障害の理解と治療の分野で広く用いられている。現代の神経科学の分野でのひとつの主要な努力は、精神力動的心理療法やその他の心理療法が、いかにして神経レベルで連合記憶を変化させ臨床的な改善をもたらすのかを理解することである。

精神疾患理解の進歩における四段階

われわれは梅毒の物語から始めたが、これはほとんどあらゆる生物医学的な疾患の理解と征服における医学の進歩の一般的パターンをよく示している。この進歩は、四つの段階からなり、表7-1にまとめてある。

症状を分離するという最初の段階は、症状のパターンと時間的な変化のパターンが、特定の疾患を示すかどうかを見ることを指す。「症候群」という言葉は、文字どおりには「共に生起する」ことを意味する。梅毒の例ではそのパターンは、少なくとも医者たちがそれに気づくようになってからは、比較的はっきりしていた。今でこそ梅毒の理解を偉大な成功の物語として顧みるが、それを同定し根絶する過程は、病気の表れが複雑であるうえに、性行為感染症であるという事実のため、長い生物医学的な行程であった。（一次予防、つまり性交渉を控えて感染の可能性を避けるように言うことは、ほとんど不可能である！）

表7-1　医学の進歩の4段階

特徴的な症候群を分離する
その病態生理を同定する
その病態生理を正常に戻す治療法を発見する
その病態生理の発現を防ぐ予防法を発見する

梅毒はときおり、ヨーロッパへの「新世界の最初の贈り物」と言われる。クリストファー・コロンブスと船員たちは、夜ごとの饗宴の間に、感染をもらい受けた。この疾患が最初に医学的に記述されたのは、コロンブスの探検が成功裏に帰還したすぐ後である。生殖器に現れる痛み（第一次梅毒）が流行し、数週間ないしは数ヵ月後に感冒に似た症状（頭痛、発熱、喉の痛み、皮疹、痛み——第二次梅毒の兆候）が続いた。数ヵ月ないしは数年後、第三次梅毒の兆候や症状が出始めた。もっとも、当然ながら、最初の感染とそれとを結びつけるには、多少の時間がかかった。

1530年にイタリアの医師、ジロラーモ・フラカストロは、シファラスと名づけた仮名の患者の臨床的経過を詳しく吟味して、この疾病を記述することができた。梅毒（Syphilis）という名称はここからつけられたのである。それに続く世紀の医学文献は、この疾患の三つの時期と、起こりがちな兆候や症状の組み合わせを、いっそう明確なものにしていった。梅毒は三つの段階を持ち、それらが個人によって異なる間隔で起こるために、とても複雑な疾患である。皮膚から脳や血管、骨、関節などとても多くの身体システムに影響を及ぼしややこしい。さまざまな他の精神疾患や非精神疾患と誤って受け止められやすく、そのため「偉大な模倣者」の名が与えられた。それはまた、感染した人のうち約30パーセントしか第三次梅毒（または神経梅毒として知られているもの）に発展せず、これも混乱の元となる。こういうあらゆる複雑で多様なパターンにもかかわらず、梅毒がヨーロッパに持ち込まれて五十年から百年以内に、梅毒はよく認識され、よく定義された医学的症候群となった。

病態生理を同定することが、医学的進歩における第二段階である。ここでも、梅毒の例が啓発的である。「病態生理」が多くのレベルから起こっていることを明らかにするからである。「病態生理」という言葉は、医学の分野で、病気が起こり、（慢性疾患の症例においては）それを進行させ続けるメカニズムを指す。梅毒は性行為感染症であったために、医師はすぐさまその病態生理が「伝染病」を示唆していると考えた。もちろん、顕微鏡によって微小生物が目に見えるようになるまで、伝染病のまさに特徴的な本質を明確に理解することはできなかった。梅毒の場合、実際の微生物梅毒トレポネーマは、1905年まで発見されなかった。しかしながら推測によって医師は、病気が生殖器の無痛性の腫れ物やその他の身体部位から感染が広がり、第二次、第三次梅毒のさまざまな症状を引き起こすに違いないことを認識していた。その病態生理の一部分は、細菌による神経組織の特異的な疾患であったが、スピロヘータはまた心臓と皮膚への障害を引き起こしもする。後期の皮膚病変は「ゴム腫」として知られる醜い有痛性の腫れ物である。

病態生理を逆転させる治療法の発見が、医学的進歩の第三段階である。この段階が、病態生理が完全に理解される前に起こることがたまにある。たとえば、水銀やマラリア治療のような有効な梅毒治療がしだいに発見されていったが、原虫自体が発見されるまで、それらの治療が原虫を根絶しているのだと認識することはできなかった。治療は第二期のあいだに用いられたとき、明らかにより効果的であった。というのもおそらく、活性な梅毒トレポネーマの数を減らし、後期の第三次梅毒の障害が起こるのを防止したからだと思われる。抗生物質が使われるようになると、梅毒が特定の原虫によって引き起こされることは四十年ほど前から知られていたため、抗生物質が梅毒に対する当然の治療であることは明らかだった。最後の一押しは、梅毒トレポネーマを攻撃する最良の抗生物質の発見である。これがペニシリンであるとわかり、今では梅毒のすべての段階に対する標準的な治療となっている。幸運にも、この治療は大成功を収めたので、この原虫とそれによって引き起こされる疾患は、西欧諸国ではほぼ根絶された。

病態生理の発現を予防する方法の発見が、医学的進歩の第四段階である。疫学者は多レベルでの予防について述べる。一次予防は病気の完全な予防を指す。梅毒の場合、北米とヨーロッパ諸国ではすでに一次予防がなされており、保菌者もいないし互いに感染させることもない。もし第一次梅毒にかかったら（たとえばまだ梅毒の残っている国で旅行者が「関係」を持ったら）、第一次梅毒の病変が最初に観察されたときにペニシリン治療を受ければ、まだ予防が可能である（気づかれる限りは。女性の場合しばしば見えない内部病変である）。この早期の治療によって先の病態生理が予防される。すなわち、第二期、第三期が防げる。一次予防の他の例は、痘瘡などの感染性疾患の予防注射や、ＨＩＶやその他の性行為感染症の蔓延を防ぐためのコンドームなどの予防手段を講じることなどがある。

第三次梅毒は一時、精神病院の患者のおよそ25パーセントを占める精神疾患であった。それは、三百五十年にわたって続いた恐ろしい苦難であり、現在は本質的には消滅している。この本の平均的な読者はおそらく、神経梅毒がかつてとても重要な精神疾患であったとは知らないだろう。それは実際、この医学的成功物語への賛辞なのである。

しかし、いまだわれわれを取り巻く他のすべての精神疾患については、われわれはどこにいるのであろうか。梅毒の場合、症状から病態生理を同定するまでの道筋は三百年かかり、有効な治療が発見され予防が実施されるには、さらに五十年を要した。統合失調症や痴呆、うつ、その他の精神疾患にはどのくらいの時間がかかるのであろうか。

症候群としての精神疾患——だから精神疾患は神話なのだろうか

ほとんどの精神疾患の定義は、まだ症候群レベルにある。すなわち、梅毒が三百年近くそうであったように、兆候や症状の寄せ集めを長期の経過と組み合わせて定義されている。われわれはほとんどの主な精神疾患の臨床的定義を、転帰や治療に対する反応の違いによって有用なカテゴリーに分類することで、着々と改良してきた。さらにわれわれは、その家族遺伝性についてや、(いくつかの例では)脳の構造や機能の変化について、莫大な量の情報を集積した。特定の病変や梅毒トレポネーマのような特定の原因をいまだ見つけられていないため、何人かの批判者(もっとも名高いのはシラキュース大学のトーマス・サスである)は、精神疾患は神話に違いないと主張した。

精神疾患の本質についてのわれわれの現在の理解を広い見通しの中に位置づけるためには、二つのことを考えなければならない。まず、表7 - 1に示した四段階が、たとえ論理的進歩を形づくるように見えても、必ずしもその順序で起こる必要はないということである。ときには、その仕組みを理解する前に有効な治療法を発見することがある。たとえばジギタリスは、命令中枢からの神経線維束による支配に反応して心筋がどう収縮するかの原理をよく理解する前から、数世紀にわたって心不全の治療に使われてきた。ときには症候群がよく認識され、かなり適切にその病態生理を理解しても、有効な治療や予防の探求がなかなかうまくいかないことがある。癌とハンチントン病がこの問題のよい例である。ときどきは抗生物質の開発のような単一の発見が、ペニシリンが発見されたときの梅毒に起こったように、以前は困難だった疾患の突破口となる。われわれは科学を合理的で論理的なものだと考えがちであるが、いつ、いかにして、なぜ突破口が開かれるのか、常に予測できるわけではない。

精神疾患理解の進歩の現状を、それぞれの四段階の「成績表」にして要約することができる。この成績表(2001年時点の成績)を表7 - 2に示す(2010年、2020年までに、どのくらい成績が向上しているかを見てみるのもおもしろいだろう)。

これらの成績の詳細な説明は、後に続く四つの章にまとめられている。しかしながら、この成績表は精神

表7-2　精神疾患の理解の進歩——成績表

疾患分類	症候群の定義	病態生理	治療	予防
1900年の神経梅毒	A	C	D	D
2000年の神経梅毒	A	A	A	A-
痴呆	A-	B+	D+	D+
統合失調症	B+	B-	C+	D
気分障害	B+	C	A	D-
不安障害	B+	C	B+	C-

疾患の理解の進歩が一様でなく、複雑で、予測できないものであり、偶然の発見にかかっていることをよく示している。ときには、症候群と病態生理の知識に始まってよりよい治療の開発へと仕事が進められることがある。痴呆の症例では、ハンチントン病の遺伝的メカニズムについてかなり学びアルツハイマー病の脳や遺伝のメカニズムについて相当学んだ。これらは主要な二大痴呆である。しかしながら、今日までのわれわれの治療の進歩は比較的乏しく、よって成績は「D+」である。程度がDでなくD+なのは、ハンチントン病の遺伝的メカニズムについての知識によって、遺伝的検査をし、ハンチントン病の遺伝子を持つ人々が子どもをつくらなければ、予防できるからである。アルツハイマー病の治療の開発に莫大な努力が費やされており、この成績が急速に良くなることを多くの人が期待している。統合失調症などのいくつかの疾患では、われわれはよい症候群的定義を持ち、主として脳内領域の誤った連絡を引き起こす神経発達の病態生理を示唆する神経イメージング技術の応用を通じて、病態生理学の理解にかなりの進歩を遂げた。治療は改善しているが、まだ長い道程が残っている。不安障害や気分障害については、病態生理学について知るところが少ないが、有効な治療剤の発達のおかげで、治療面では比較的良い成績となっている。

次章以下では、科学がどのようにしてわれわれに現在レベルの成功をもたらしたのか、そしてこれからの数十年のあいだに成績表が大幅に改善する希望について述べる。

診断・統計マニュアル（DSM）――症候群的定義はいかにしてつくられたか

現代の精神医学で使われている症候群的定義は、注意深く開発されてきた診断マニュアルに要約されており、現在第4版である。DSM-Ⅳとして知られているもので、アメリカ精神医学会の *Diagnostic and Statistical Manual of Mental Disorders*（『精神疾患の診断・統計マニュアル』）の第4版を意味する。DSM-Ⅳは、定義、基準、用語、その他の資料からなる886ページの大冊で、児童期の障害、薬物関連障害、痴呆、一般的な医学状態に付随する二次的な精神障害、摂食障害、睡眠障害、適応障害などを含むあらゆるタイプの精神障害の診断の基礎となっている。各障害に、診断的特徴、有病率、経過、家族内分布などのトピックを網羅する簡潔な記述がなされている。一般的な記述に続いて、特異的な診断基準が与えられている。

適切な訓練を受け、知識を持っていることの「質的保証」とも言える資格免許を取ろうとする精神医学者は、DSMの定義の知識をテストされる。薬剤投与についても心理療法についても、その指針はDSMにもとづいている。このマニュアルはまた、心理学者や神経学者、法律家など、他の分野の専門家にも広く使われている。

DSMは影響力の大きい本ではあるが、長所と同じく制約もあることを理解することが重要である。それは細心の注意を払ってつくられ、非常に明確な規則を持つために、ときにあたかも精神疾患の定義や境界のついて神の啓示であるかのように、過度の尊敬が寄せられる。辞書や百科事典などの他の標準的な参考書と同じで、その時点で可能であった最良の知識にもとづいて、人間によって書かれたものにすぎない。聖書やコーラン、タルムードと同じように敬われるべきものではない。こういう宗教的文書と違い、DSMは医師と科学者からなる委員会によって書かれた。精神医学の知識ベースの変化にもとづいて、定期的に改訂される。もっとも新しいDSM-Ⅳ-TR（記述改訂版）は2000年に出版され、この先十年以内に再び改訂されるだろう。聖書やコーラン、タルムードにはそのような頻繁な改訂は必要ないようである！

精神科医によって使われる標準的な診断マニュアルをつくろうという考えは、第二次世界大戦後に起こった。歴史上初めて、アメリカ中（世界中からさえも）の精神医学者が、臨床の場に集められ、常に共通の診断用語を使っているわけではないことを発見した。統合失調症やうつ病をどう定義するかの概念は、ピオリア［イリノイ州中北部の市］でもマンハッタンやロンドンとまったく同じというわけではなかった。疾病を非常に広く概念化し、患者数を大きくとるよう訓練された精神科医もいれば、より狭い概念を持つ精神科医もいた。第二次大戦後、退役軍人援護局は、退役軍人の精神医学的障害の決定という問題に直面し、国家的標準化の必要性を認識した。これが『退役軍人援護局診断マニュアル』となった。これが1952年に出版された最初の『診断・統計マニュアル』（DSM-Ⅰ）の先駆けとなった。次に1968年、改訂版（DSM-Ⅱ）が出た。初期のDSMは控え目な文書で、比較的簡潔で電文体の定義からなっていた。たとえば、DSM-Ⅰ（1952）、DSM-Ⅱ（1968）、DSM-Ⅲ（1980）、DSM-Ⅳ（1994）の統合失調症の定義は次のようなものである。

※警告　一般の方々はこれらの文章を注意深く読むことに多くの時間を割かないこと（もし精神医学者や法精神医学者になるつもりでなければ）。あまり意味をなさない専門用語だらけである。文体にのみ注意してほしい。定義のスタイルが時間と共にどのように変わったかを把握してほしい。

DSM-Ⅰ――統合失調症性反応

この用語は以前使用されていた「早発性痴呆」と同義語である。それは、感情的、行動的、知的障害をさまざまな程度と混合で持つ、現実関係と概念形成の根本的な障害によって特徴づけられる精神的反応のグループを表す。この障害は、現実からの後退、感情的不調和、予期できない思考の流れの障害、後退した行動、さらに場合によっては「荒廃」の傾向によって特徴づけられる。

DSM-Ⅱ——統合失調症

この大きなカテゴリーは、思考、気分、行動の特徴的な障害によって明らかにされる障害のグループを含む。思考の障害は、現実への間違った解釈や、しばしば心理的に自己防衛的な者に現れる妄想や幻覚を引き起こす、概念形成の交代が特徴である。一連の気分変化には、両価性や圧迫感、状況にそぐわない感情反応を含み、他者への感情移入が欠如する。行動は、引っ込みがちで、後退し、奇異となることがある。精神状態が第一に思考の障害によるものである統合失調症は、気分障害が優勢な大感情障害とは区別される。

DSM-ⅡとDSM-Ⅲの主な変更点は、マニュアルにおいて各精神疾患を定義するための診断基準が使われるようになったことである。

DSM-Ⅲ——統合失調症性障害の診断基準

A　病気の期間中に少なくとも以下の一つが認められる。

1　支配されているという妄想や、自分の考えが放送されているという考え、考えが吹き込まれているという考え、考えが抜き取られるという考えなどの奇異な妄想（内容が明らかにありえないことで、事実である可能性がないもの）。

2　迫害や嫉妬の内容を伴わない身体的、誇大的、宗教的、虚無的などの妄想。

3　いろいろなタイプの幻覚に関連した迫害や嫉妬の内容を伴う妄想。

4　個人の行動や考えに注釈を述べ続ける声や、二人ないしそれ以上の声が互いに会話する幻聴。

5　抑うつや気分高揚には明らかな関係のない、一、二の単語にとどまらない内容の幻聴がいくつかの状況で生じる。

6　連想の緩みが特徴的な、顕著な非合理的思考、もしくは下記のうち少なくとも一つと共に見られる会話内容の貧困が特徴的な支離滅裂。

a　鈍麻した、平坦、もしくは状況にそぐわない感情。

b　妄想もしくは幻覚。

c　緊張病性もしくは他のひどく解体した行動。

B　以前に比べて仕事や対人関係、自己管理などの機能が低下。

C　持続期間　疾患のいくつかの兆候が現在あり、生涯のある時点で、少なくとも六ヵ月間、持続的な疾患の兆候が存在すること。その六ヵ月の期間はA症状のある活動期がなければならない。

D　完全なうつもしくは躁症候群があるとしてもなんらかの精神病症状の後に起こる、もしくは、Aの精神症状の持続期間に比べて持続期間が短い。

E　四十五歳以前の発症。

F　器質性障害や精神発達遅滞によるものではないこと。

もしこれらの基準が平均的な読者にとって大変複雑で難解なものに聞こえるとすれば、それはまさにそうだからである！　ＤＳＭ-Ⅳでは定義がかなり簡潔になっている。

ＤＳＭ-Ⅳ――統合失調症の診断基準

Ａ　**特徴的症状**　以下のうち二つ（またはそれ以上）、各々は一ヵ月のあいだの大部分存在する（治療が成功した場合はより短い）。

1　妄想
2　幻覚
3　解体した会話（頻繁な脱線または滅裂）
4　ひどくまとまらない行動または緊張病性の行動
5　陰性症状、すなわち感情の平板化、思考の貧困、もしくは意欲の欠如

（注　妄想が奇異なものであったり、幻聴が患者の行動や思考に逐一注釈し続けるものであるか、または二つ以上の声が互いに会話しているものであるときには、Ａの症状を一つ満たすだけでよい）。

Ｂ　**社会的職業的機能障害**　障害の始まった以降の期間の大部分で、仕事、対人関係、自己管理などの面で一つ以上の機能が病前に獲得していた水準より著しく低下している（または小児期や青年期の発症の場合、期待される対人的、学業的、職業的水準まで達しない）。

Ｃ　**持続期間**　障害の持続的な兆候が少なくとも六ヵ月間存在する。この六ヵ月間には、Ａを満たす各

症状（すなわち、活動期の症状）が少なくとも一ヵ月（または治療が成功した場合はより短い期間）存在しなければならないが、前駆期または残遺期の症状の存在する期間を含んでもよい。これらの前駆期または残遺期の期間では、障害の兆候は陰性症状のみか、もしくはAにあげられた症状の二つまたはそれ以上が弱められた形（たとえば、風変わりな信念、異常な知覚体験）で現れることがある。

D　**統合失調感情障害と気分障害の除外**　精神病症状を伴う統合失調感情障害と気分障害は以下の基準で除外される。（1）活動期の症状に伴う大うつ病、躁病、または混合性のエピソードはない。（2）活動期の症状中に気分障害のエピソードが存在していた場合、その持続時間の合計は、活動期および残遺期の持続時間に比べて短い。

E　**物質や一般身体疾患によるものの除外**　障害は、物質（たとえば、濫用薬物、投薬）、または一般身体疾患の直接的な生理学的作用によるものではない。

F　**広汎性発達障害との関係**　自閉性障害や他の広汎性発達障害の既往があれば、統合失調症の追加診断は、顕著な幻覚や妄想が少なくとも一ヵ月存在する場合にのみ与えられる（治療が成功した場合はより短い）。

DSM-Ⅰ、Ⅱ、Ⅲ、Ⅳの統合失調症の定義の違いが示すように、精神疾患の定義は、1952年に最初に標準化されたマニュアルができたときから、形も内容も変わってきた。なぜこのような変化が起こったのだろうか。それは進歩を表しているのか、それともただの変化のための変化なのだろうか。

DSM-ⅠやⅡの短い記述的な定義から、DSM-Ⅲ以降のマニュアルの診断基準へと変えるという決定は、定義の精度を改善するという非常に現実的な必要性によって行われた。1950年代から1960年代にかけて、多数の研究で精神医学診断が、矛盾し当てにならない傾向があることが示された。多方面から批判が寄せられた。『カッコーの巣の上で』などの大きな影響を与えた映画で、単に怒りっぽかったり反抗的な人々が統合失調症などと誤診され、結果として非人道的な治療を受けさせられるかもしれないことが示唆された。その証拠は、「狂気の場所で正気でいること」と題され、大いにマスコミでも話題になった論文からももたらされた。自ら精神科病院を受診した何人かの研究者が、比較的軽度な幻覚体験（たとえば「ドッスン」と言う声が聞こえる）を訴え、何も重篤な悪いところがないと判断され退院になるまで、評価のため数週間も入院させられた。この研究は、1970年代に発表されると広く議論された。いくつかの精神科病院では、精神疾患のふりをする正気の人々を見分けられなかったからである。

いくつかの有名な国際共同研究で、世界中の診断慣習を比較し、重大な不一致が注目された。たとえば、国際統合失調症パイロット研究では、十二ヵ国の診断法が比較され、世界中の他の国々よりもアメリカとソビエト連邦でより頻繁に統合失調症の診断がなされることが見出された。同様に、アメリカとイギリスのあいだでも比較研究が行われた。この研究では、イギリスとアメリカの精神医学者が同じ患者を評価した。アメリカの精神医学者はより統合失調症と診断しやすく、イギリスの精神医学者は気分障害と診断しやすかった。

DSM-IやIIの開発を動機づけた目的は、明らかに達成されなかった。簡単な記述的定義では、診断の一貫性が得られなかった。アメリカでは、統合失調症などのいくつかの疾患の範囲が比較的広い一方で、他の障害についてはは比較的狭かった（たとえば気分障害）。1960年代と1970年代に行われた精神医学診断は、批判的な再評価の必要があった。それによって、精度や信頼性が改善されるだろう。正確なステップ——診断基準——を明確にすることが、明らかな解決であった。

診断基準の主な機能は、同じ情報や同じ患者を評価している二人の臨床家間の一致を改善することである。精神測定学者は、これを信頼性と言う。信頼性は、さまざまなタイプの「相関係数」などの一致指標を用いて量的に計測できる。一般的に、０・６や０・７の信頼性のレベルは良いと考えられており、０・８や０・９のレベルは非常にすばらしいとされている。さまざまな探索的研究から、診断基準の導入によって信頼性係数が著しく向上することが示された。そこで、アメリカや世界中の国々の精神医学者が、さまざまな精神疾患について同じ客観的定義を用いているので、臨床活動が実質的に相当改善された。加えて、遺伝的研究やイメージング研究も同じ定義を用いていることが保証されるので、診断基準は精神医学研究をも改善した。診断が標準化されたために、探索的研究においてより大きな統計的検定力を持つ大サンプルをつくるために、異なった病院の患者を一緒にプールすることが可能になった。大きなサンプルを集める能力は、遺伝的研究においては特に重要である。

患者もまた、診断基準によって客観性が増加することによる利益を受ける。二十年か三十年前、精神医学診断はちょっとした神秘であり、多くの人々は「精神疾患」が何を意味するのかまったくあやふやだった。ＤＳＭ-Ⅲの開発により、精神疾患を定義し診断を行う全体のプロセスが客観的で公共的なものとなった。実際、誰でもＤＳＭ-Ⅳの本を買うことができ、インターネットで疾患の定義を見ることすらできる。患者自身が診断基準を見ることができ、特定の診断を有すると考えるかどうか決めることができる。精神疾患を持つ人々が自らを患者と見るにせよ消費者と見るにせよ、彼らは主治医とより等しい立場に立てる。精神疾患の診断過程や定義についての知識を持てることは、彼らに力を与える。

よく言われるように、痛みなしに利益を得るのは難しい。精神疾患のより客観的な定義が明白な利益を生み出した一方で、新たないくつかの問題も生み出した。

診断基準の「欠点」

一つの問題は、ＤＳＭの定義を過度に几帳面に解釈しすぎてしまう人がいることである。ＤＳＭの定義は、可能な限り最良の証拠にもとづいている。兆候や症状の症候群的まとまりや、特徴的な経過に加えて、家族内伝達のパターンの違いや治療に対する異なった反応にもとづいて、特定の疾患が互いに区別されて記述される。ＤＳＭの科学的根拠は信用に値するものである。しかし、絶対に確実というわけではない。ＤＳＭは研修プログラムや品質を保証するテストプログラムに組み込まれて制度化されるようになったので、あまりに尊重され、ほとんど疑われない。症候群的定義はよく進歩してきたが、われわれはまだほとんどの精神疾患の病態生理学について、莫大に学ばなければならないことがあるということを医師も一般の人々も認識しなければならない。もっと学ぶことによって、定義や分類は変わるかもしれない。さらに探索的研究では、精神疾患がどのようにして起こるのかをもっとも深いレベルで調べるために、ＤＳＭによらない定義を用いた実験を行わなければならない。たとえば、若年期にアルツハイマー病を発症する人々は、老年期に発症する人々よりもはるかに転帰が悪い。若年期と老年期のアルツハイマー病は、異なった病態生理を有する明確に異なった二つの障害なのだろうか。多くの研究者は、ＤＳＭの基準は考え方の独創性と柔軟性を制限するかもしれず、精神疾患の基本的メカニズムの理解の進歩を阻害するかもしれないと案じている。

ＤＳＭの基準への二番目の批判は、信頼性を得るために、妥当性を犠牲にしているのではないかということである。統合失調症の基準の進化は、この問題を大変よく示している。歴史的に、そしておそらくは正しく、統合失調症はクレペリンやブロイラーによって、多くの精神機能に影響を及ぼす多システムの障害として定義された。特に、情動反応と明晰に考える能力に変化をもたらす。これらの概念は、DSM-IとDSM-IIによく反映されている。しかしながらDSM-IIIが書かれたとき、統合失調症の過剰診断や低い信頼性についての懸念から、主観的でなくより客観的であるために定義が容易な症状が強調されることになった。特に定義に、幻覚（声が聞こえること）や妄想（外力によって操られている、もしくは迫害されているなどのさまざまな誤った信念）が強調された。統合失調症の定義は、DSM-IIIの新しい基準でより信頼性が高くなったが、その過程で概念の本質が失われてしまったかもしれない。1980年以降に訓練を受けた精神科医は、そのほとんどがDSM-IIIやそれ以降の定義のみを学んでおり、幻聴についてのいつ終わるとも見えない質問を続けることはできるが、その過程において、統合失調症の患者が体験する広い精神内界の問題を理解できず、誤解すらしてしまうかもしれない。研究レベルでは、妄想や幻覚に終始する説明だけでは、統合失調症の病態生理を理解したとは言えない。それはまた、統合失調症の人々が明晰に考える能力や情動反応の変化をなぜ体験するのかをも説明しなければならない。陰性症状の概念を通じて（妥当性を改善するための努力によって）DSM-IVで復活したこれらの症状は、疾患の中核的な特徴である。信頼性のある定義をすることはより困難であるけれども、それらは妄想や幻覚よりも大きな臨床的意義（すなわち妥当性）を持つだろう。

DSMの定義や診断基準に過剰に依存することの三番目の異論は、それらが臨床的な手当ての人間性を奪うかもしれないことである。癌を患っていようと、心疾患であろうと、うつ病であろうと、すべての患者は、主治医がまず第一に彼らを人間として、そしてその次に、「病人」として考えてほしいと思っている。現代の医師には、すばやい診断と治療を強いる多くの圧力が突きつけられている。ＤＳＭは一連の質問からなる比較的単純なチェックリストを使うことによって診断できるので、スピードを促進する。したがって、それはＨＭＯの必要性やコスト管理型組織に便利にできている。しかし、一人ひとりの患者の情動的、心理的必要性には合っていないかもしれない。医師の診察室を訪れる人は皆、個々の経済的、社会的世界に生きており、なんらかの医学的訴えを持っている一人ひとり異なる人間である。彼らは兆候や症状を有する人間であり、たまたまその人に起こった兆候や症状の集まりではない。あまりにもしばしば、ＤＳＭの基準は、特定の経済的、社会的、心的世界に生きているかけがえのない人間としての患者を知るために十分な時間をかけず、特徴的な兆候や症状についての質問に医師がすぐ飛びついてしまうのを助長する。こういう過程が患者の人間性を失わせるだけでなく、もし医師が患者に高額すぎて払いきれない薬を処方したり、宗教的もしくは文化的理由から受けることのできない治療を処方したとすれば、医学への否定的結果を招くかもしれない。

進歩へのプロローグ

この本の残りの四つの章は、精神疾患の四つの主要グループ、統合失調症、気分障害、痴呆、不安障害に関するわれわれの知識がどのようなところにあるかをまとめている。それぞれの四つの章は、これらのさまざまな障害の症候群的定義や、病態生理学に関する現在の知識の状態、現在最適と考えられている治療法を要約している。表７‐２の成績表に要約されているように、これらの状態の症候群的定義はしっかりとしている。ほとんどすべての診断が徴候や症状、それらの時間経過に伴う増悪・軽快パターンによる「病歴」と言われるものにもとづいている。

臨床検査があるのはアルツハイマー病とハンチントン病の二つの診断についてだけである。アルツハイマー病臨床検査は特徴的なプラークと神経線維のもつれの存在を調べるもので、死後脳病理検査でしか行うことができない。そのため生きている人に対するアルツハイマー病の診断は暫定的なものである。臨床検査は典型的には病態生理学の理解にもとづいて進歩してきた。たとえばハンチントン病の検査は、疾患を決定づける遺伝子異常である4番染色体の特徴的な変異を同定する。遺伝子診断や脳イメージング診断は現在、他のすべての障害に対して積極的に適用されているが、将来的にいかなるときにも一つの臨床検査で簡単に診断がつくという単純なことにはなりそうもない。

ほとんどの精神疾患は病態生理学的に「複雑」である。すなわち、その原因とメカニズムは多くの見地から理解されなければならず、遺伝子から環境まで全範囲に及ぶ。次の四つの章で述べられている病態生理学は次の数十年のあいだに急速に進歩するだろう。そうなれば表7-2の成績表の得点は改善されるだろう。しかしながら、良いニュースは、二十年以上前と比べ現在われわれはすでに多くのことを知っているということだ。さらに良いニュースは、これらの主な精神疾患のほとんどに対する治療法が、着実に改善されてきたことである。

疾患のそれぞれのグループを、ある患者の物語によって紹介しよう。精神疾患を本当に理解したいと思う人は、それらが人間生活に与える影響を理解しなければならない。人間の側面を見逃すならば、この本のすべてのポイントを見誤る。精神疾患を患う人々の脳、心、精神の科学的理解を統合するにあたって、一人ひとりの尊厳と価値が失われてしまう必要はないし、失われるべきではない。

第8章

統合失調症

引き裂かれた心

僕は心の中に裂けていくものを感じた――
まるで脳が裂けたかのように――
僕はそれを合わせようとした――一針一針――
しかしうまくは合わせられなかった。
後ろにある考えを、僕は懸命に、
前にある考えと一緒にしようとした――
けれども次々と音もなく
玉のように――床の上に散った
――エミリー・ディキンスン
「ポエム937」

スコットの父母、フィルとスーは、困惑し恐れていた。スコットはかわいい子だったが、ブロンドの髪はもじゃもじゃで、ダブダブの服を着、もはや身なりに無頓着だった。彼はめったにシャワーを浴びず、歯磨きもしていないようだった。妹のローラでさえ、スコットが十代のかっこいいルーズな着こなしの域を超えていると言い始めた。また彼はほとんどの時間を独りで自室で過ごし、友達と出かけることに興味を失ってしまったようにも見えた。彼はクスリをやっているのだろうか。彼は落ち込んでいるのだろうか。彼はどうしてしまったのだろう。

僕に今起こっていることを話せば、彼らはたぶん僕が気が狂ったと思って、精神科医に連れていくだろう、とスコットは内心考えた。ああ、それは怖い。だけどたぶん、打ち明けるべきなんだ。

誰も彼もが、四六時中僕のことをからかっている。それが実際どんなにひどいか、言ったってママもパパもきっと信じてくれないだろう。

それがどんなものか、想像することなんてできないよ。僕の人生が全部変わってしまったんだ。まるで、朝起きたら地獄にいるって思うようなもんだ。周りにいる人のほとんど全員が、まるで悪魔みたいに僕に激しい苦痛を与える。朝学校へ着く、するとみんな僕をじろじろ見ている。廊下にやつらがかたまって立っている。みんな僕のことをしゃべっているんだ。たむろして笑ったり冗談を言いながら、僕の名前を言っているのが聞こえるんだ。ほんとなんだ。本当に彼らは言うんだ「見ろ！　スコットがドアのところにやってきたぜ。あいつは一晩中マスかいてたみたいだな。シコシコバカのスコットだぜ。」そして世界中で一番おかしいことみたいに笑うんだ。「シコシコバカのスコット」というせりふが頭をかけめぐる。僕にはそれがずっと聞こえる。あいつらが周りにいないときでも、僕に話しかけているみたいなんだ。ときどき彼らは、別の意地悪なことも言うんだ。「スコットのクソ野郎！」とか「スコット消え失せろ」とか。

親友のケヴィンとクライドだって何も助けてくれない。実際、彼らは敵になったんだ。友達じゃないって決めてほっといてくれるんならいいさ。だけど、彼らも僕を苦しめたいんだ……どうしてだかわからない。何にも悪いことしたわけじゃないのに。一緒に車を修理したり音楽を聴いたり、そんな風なことをして、よく楽しんだのに。今じゃ彼らは車のバッテリーから電気信号を送ってくる。12ボルトのバッテリーだから、そんなに強いはずはないけれど、だけどほんとに、あいつらは僕の皮膚に電気ショックを当てられるんだ。どうやって空気を通して電気を伝えたり壁を突き抜けて送っているのかわからないけど。でも、彼らはやってるんだ。ときどきときどき僕の乳首に当てることだってある。もう彼らに会おうとは思わない。もし起こっていることを誰かに話しても、たぶん信じてくれないだろう。本当に焼けるし痛いんだ。ときどき、彼らも僕に話しかけてきて、学校で他の子たちが言っているのと同じようないやなことを言う。

これは秘密にしておかないといけない。さもないと僕は閉じ込められちゃうだろう。どこかへ逃げなきゃいけないんだ。

もうこれ以上考えても意味がない。きちんと考えることなんてできない。本当に変なんだ。何か考え始める、すると、物事がきちんとつながらないんだ。まるで言葉がよくわからなくなって混乱しちゃったみたいだ。宿題をしようとすると、まず何百万もの考えが浮かんでくる。そしてそれらがみんなごちゃまぜになって心が真っ白になってしまう。本当に何にもない空白。まるで空洞の縁に立ってまさに中に落っこちようとしているみたいに。

僕は本当に混乱している。本当に恐ろしい。このことは誰にもうまく表現できない。独りでなんとかしないといけない。昔は普通の人間だったけど、今じゃ落ちこぼれだ。何が起こっているんだろう。僕が何をしたって言うんだ。僕は自分が誰なのか、何をするのか、何を考えるのかってことを完全にどうすることもできなくなってしまった。ああ、僕に起こっていることを止めるために何かをしないといけないけど、それが何だかさえわからない。僕は、『カッコーの巣の上で』に出てくる人みたいに気が違っているんだろうか。もしそうなら、僕は自殺するべきだ。もし残りの人生がずっとこんなにひどいんなら、僕は生きていたくなんかない。

スーとフィルには、何がなにやら見当もつかなかった。スコットは彼らにとっての喜びであったのに、今や引きこもって、ときには敵意さえ見せるようになった。完全な子どもなどいないが、スコットもローラも楽しみと自慢の種だった。成績優秀で、趣味も多く、友達がたくさんいた。ところが今やなんと変わってしまったことだろう。スコットは陰気で、無気力で、汚くて、匂いさえ漂っていた。

スコットは今十七歳だが、かつては愛らしい少年だった。母スーは小柄でたった140センチ、体重も40キロに満たなかったので、スコットの出産は厳しかった。分娩は二十四時間にも及び、帝王切開が必要かと思われた。しかし最終的には鉗子分娩で3000グラムほどの男の子を、なんとか出産した。スコットの頭は最初の一週間ほどはバナナのようだったが、その形もだんだん普通になり、非常に機敏で明るい目を持つ赤ちゃんになった。スーとフィルはベビーベッドに横たわる彼を見て、二人で成し遂げた小さな奇跡に驚異を感じたのだった。彼がいつか問題をかかえるなど、そのときには考えもしなかった――実際は正反対だったのだが。彼は力強くおっぱいを吸い、泣き声も大きく、力強く頭を上げたり、活発に腕や脚を動かしていた。彼はスコットより一週間後に生まれた隣家の男の赤ちゃんより早く、ほぼすべてのことができた。六ヵ月で「はいはい」ができ、九ヵ月で「ヨチヨチ歩き」ができた。少し言葉は遅く、十八ヵ月ごろまでは一、三の単語を言うだけだったが、その後は両親に完全な文で話し始めた。それはまるで、彼が赤ちゃんのようにではなく、すべてをきちんと受けとめ、正しく話したかったかのようだった。

フィルは息子ができて大喜びで、スコットとあらゆる種類の遊びをした。スコットは成長するにつれ、身体的、知的両面の遊びができるようになった。彼は二歳で泳げるようになり、三歳でチェッカー、五歳でチェスができるようになった。野球チームでは彼は高校生になるまでずっとスター・ピッチャーで、打撃王でもあった。またテニスを習得して、父や友人を相手に堅実な試合運びができるほどになった。彼は両手利きで、それが野球でもテニスでも彼の財産だった。対戦相手は、右手利きを相手にしているのか左手利きを相手にしているのか、わからないからである。

フィルとスーはスコットの運動面での成功に喜んだが、もっとも嬉しかったのは彼の茶目っ気のある愛すべきキャラクターだった。彼は「わんぱくデニス」のような小さい青い目と亜麻色の髪をしていたが、振舞いはまるで天使アンソニーのようだった……いずれにしてもたいていのときは、ということだが。彼がまだ一歳半だったとき「切り返し」の儀式が始まり、何年も続いた。スーが部屋を出るとき「あなたを愛しているわ」と言うと、スコットは「ううん、まず自分を愛して」と切り返す。すぐに、「まず自分を愛して」が、家族がお互いをどれだけ気遣っているかを示す表現として、フィル、スー、スコット、そして後にはローラも、みんなが使うようになった。

スコットは両親にとっての宝だった。愛らしいヨチヨチ歩きの赤ん坊からやんちゃな幼稚園児を経て真面目かと思えば笑い転げる小学生になってゆく様を、両親は見つめた。少年から思春期にかけて、丸ぽちゃの体つきから筋肉質へと変わっていくのを見つめた。どの発達期でも、ハンサムで魅力的な子どもだった。「冬になると蝶々はどこに行くんだろう」と知りたがったり、「飛行機はどうやって飛ぶんだろう」と考える少年へと、心が拡大し広がっていく様を見つめた。学校ではどんな分野でもB以下の成績をとったことはなく、成績は常にクラスの上位四分の一に入っていた。両親は彼に大変期待した。彼は将来、弁護士、エンジニア、獣医、パイロット、指導的ビジネスマン――望みどおりに何にでもなれるだろう。

北高校の三年になる前の夏に、すべてがバラバラになり始めた。ちょうどガールフレンドと別れた直後だった。スコットにとって彼女は初めて真剣につきあった女性で、その前年二人は互いに夢中だった。フィルとスーには彼らがどうしてうまくいかなくなったのかよくはわからなかったし、以前は両親にオープンであったにもかかわらず、今回は語ろうとしなかった。スコットが独り部屋の中で過ごす時間を増していったとき――最初は音楽を聞いていたが、徐々に黙って壁を見つめているようになり、時には三、四時間も見つめたままであった――、両親は「失恋」と「十代の成長に必ずある痛み」のせいだと考えた。スコットが親友のケヴィンとクライドとつきあうのも止めたとき、両親はさらに驚いた。この三人組は小学生のころからずっと一緒だった――三人で自転車に乗ったりキャッチボールをしたり、商店街に繰り出したり、深夜にピザを注文したり、クライドの家のガレージにあった1982年製のポンティアック・ファイヤーバードを延々と分解修理したりしていた。ついに両親はスコットにケヴィンとクライドとどうなったのか聞いてみた。するといぶかるような目つきで、「あいつらともうこれ以上一緒につるみたくないって言ったんだ。あいつら、もう僕のこと好きじゃないみたいだからね。あいつらは結局、僕の親友じゃなかったんだ」と答えた。フィルとスーには、非常に奇妙に感じられた。

スコットは性格が変化してきたように見えた――自分から何かをやり始めるような愛想のよい外交的な子どもから、無気力の塊のようになっていくようだった。彼は夏のアルバイトとしてスーパーマーケットでレジ係をしていた。その前年に車に雑貨を積み込む仕事から始めて、やっとレジ係になり、給料もちょっと上がって、責任ある仕事に喜んでいた。しかし実は六月半ばに仕事をやめていて、一、二週間もそのことを両親に話さなかった。唯一彼がした説明は、「お客が僕の格好や話し方をからかうんだ」というものだった。今や白髪の混じり始めた両親にもスコットの格好は少し奇妙に見えたが、他の多くの子も同じように奇妙な格好をしているし、髪型や着るものよりも実際の振る舞いの方が大切だからと信じることにした。スポーツマンだった彼が、ブロンドの髪を伸ばし放題にし、毎日ダブダブの破れたズボンを履くようになった。髪を洗うのを止め、ベトベトして匂いさえするようになって、両親の心配は一層強くなった。彼は外見を気にしなくなったようだった。寝るのは朝になってからで、目的もなく時間を過ごしていた。実際彼は違う世界に引きずり込まれたかのように見えた。秋になり学校が始まっても、朝起きることができず授業に行くのは気が進まないようだった。

両親は最初、そういうことは単なる思春期のむら気のようなものだと考えた。その後薬物の心配をした。しいつもは彼のプライバシーを尊重していたが、スコットの外出中に彼の部屋をチェックする決心をした。しかし薬物の存在を示すものはなく、なんらかの手がかりになるようなものもほとんどなかった――あったのは、数冊の車雑誌、ロック雑誌、それに『プレイボーイ』ぐらいだった。両親には何をして何を考えればよいか、もう思いつかなかった。両親はしばらくのあいだ彼を注意深く観察し、時間と場所を与えるしかないと決心した。

そしてある夜、スコットが失踪した。彼は夜の八時ごろ何か「ちょっと考え事をしてくる」というようなことをぶつぶつ言いながら出ていった。顔つきは何かに心を奪われているようで狂気じみていた。両親は単に散歩に出かけて一時間かそこらで帰ってくるだろうと考えたので、どこへ行くかとも尋ねなかった。実際以前に何回も同じことがあった。十時になっても帰宅しないので、両親は心配になり始め、深夜には、いてもたってもいられなくなった。スコットはいつも何をするかということについてはきちんと伝える子だったので、このように失踪するのは彼らしからぬことだった。深夜一時になって両親は警察に相談する決心をした。しかし警察もどうしようもなかった――子どもが両親に何も告げず深夜になっても帰ってこなくても、警察官が親の代理に何かをすることはできないのだ。そして一時半ごろになって別の電話がかかってきた。

スコットが見つかった。彼が橋の上から下に飛び降りるのを、ある運転手が見たのだった。彼は橋の下の鉄道レールの上で発見された。救急車でマーシー病院に搬送され、生命は無事だったがかなり重傷を負っている、というものだった。

救命と砕けた両足が緊急の課題だった。麻酔から覚めて、彼が両親と妹に顛末を話し出すと、家族は戦慄を覚えた。ケヴィンとクライドは学校の他の生徒と同じ悪魔の崇拝者で、悪魔に変身したんだ。あいつらはずっと僕をばかにして、価値のない人間だと言ったり、おぞましい名前で呼んだり、身体に電気ショックを送って苦しめるんだ。ときどき、ケヴィンとクライドの近くにいると、硫黄の匂いさえ感じる。あの夜、彼らはまさしくどうやって「姿を消す」か、命令したんだ。ウィンストン・ストリート橋に行って飛び降りろと言った。その命令に従っただけなんだ。自分に働きかけてくる支配力に逆らうことなんてできなかった。

スコットに何が起こったのだろうか。こういうことは映画の中の出来事で、実際の人間に起こることではない。きっと真実ではないに違いない。スコットは成績もよく正常で将来有望な少年だ。これはきっと折れた足の痛みや麻酔による混乱が引き起こした、単なる錯乱状態だ。心の病気のはずがない。

しかしスコットの内面の苦悩の説明はまったくの真実だったことが明らかとなった。整形外科病棟で牽引術を受けた六週間後に彼を診察した精神科医は、スコットの病状を家族に説明した。医師は家族に薬物使用や気分障害の既往がないことを確認してから、スコットは統合失調症に違いないと結論を下した。スコットが述べた数々の辛い異常な内的な経験は、統合失調症の患者を悩ませるものだった——周りに誰もいないのに声が聞こえること、他人が自分を苦しめ、自分を支配すると考えること、間接的に何かサインやメッセージを送ってくること——医師が「精神病的」と考えるすべての症状があった。スコットはまた性格変化、明白な思考の障害、社会的引きこもりという確実な兆候も示していた。

スコットの「故障した脳」は、骨折した足よりも癒すのは困難でしょうと、その精神科医は気の毒そうに説明した。統合失調症によって故障した脳に牽引したりギプスをはめたりはできない。幸運にも、特に精神疾患症状については薬剤療法がかなりよく効く。非常に効く新しい治療剤が近年開発されている。精神科医は両親に、スコットの妄想や幻聴は薬剤療法を開始して数週以内に劇的に軽減し、完全に消滅するだろう、と請け合った。フィルとスーは大いに安心した。しかし、と医師は、統合失調症は非常に複雑な脳の病気で、患者の人生や性格に非常に影響を与える、とも説明した。「昔のスコット」――弾むテニスボールのように人生に向かっていた明るい人なつっこい少年――を完全に取り戻すのはかなり難しい。統合失調症は時に情動ややる気を枯渇させてしまい、薬剤療法は再びそれを取り戻すのにはあまり有効ではない。しかし家族全員からの愛情、心遣い、援助は間違いなく大きな支えになる。

＊＊＊

それからの数年間は、家族全員にとって困難できつい時期になった。予想どおり、スコットの精神病症状は六ヵ月ほどで消失した。しぶしぶではあったが、クリスマスの後、スコットは復学できた。彼は単位を十分に取っていたので、通常どおり卒業できた。ケヴィンとクライドは、彼の不可解な行動が精神疾患によるものだとわかると、見事に振る舞った。しばしば病院に立ち寄り、退院してからは家に寄り、あらゆる手だてを尽くして彼が軌道に乗って行かれるよう精一杯働きかけた――彼を授業に連れて行ったり、週末外に連れ出したり、一緒に車をいじったりした。スコットも熱心に取り組んだ。しかし何かが変わってしまった。あまりやる気が出なかった。彼の心はふらふらさまよった。集中力が落ちていた。卒業はしたが、もとの生活に戻るまで、もう一年大学への進学は延期すべきということでみんな同意見だった。しかし、きちんと服薬していたにもかかわらず、卒業直後、声と悪魔の幻覚がまた再発した。薬の量を増やしたが、落ち着きがなくなり、おののくようになった。医師は、精神病症状が出ていたときに深刻な自殺企図があったため、症状が軽減するまで数週間、精神科病院に入院するべきだと判断した。

フィル、スー、ローラは、初めて精神科病棟というものを見た。一つのグループには、十代から三十代前半までの三十人ほどの人たちがいて、その全員がスコットの症状と似た症状を持っていた。それは寒気がするような思いだった。これがスコットの未来だろうか？　今十八歳の彼が、テレビの前に座ってタバコを続けざまに吸って前後に身体を揺すっている、二十八歳の男のようになってしまうのだろうか。最初の反応は逃げ出したい、スコットをどこか別の場所に連れて行きたい、彼の入院を拒みたいというものだった。スコットも同じことを思った。スコットはあちこち歩き回ったり、落ち着きがなく、精神的に苦しんでいたのでこの病院に来たのだが、ここで歩き回ったり嘆いたりしている人々とは、実際には似ても似つかないと感じていた。医師はこれらの人たちはすべて彼のような人であり、家族がいて、苦しんでいる人たちだと説明した。医師はスーとフィルに、精神疾患の患者とその家族でつくられた組織である、精神疾患全米同盟（NAMI）に入ってはどうかと提案した。NAMIには地域の支部があって、毎月会合がもたれている。そこで出会う人々にきっと驚くだろう。彼ら自身とほとんど変わらず、同じような恐怖や恐れと闘っている。実際参加してみると、それは大きな示唆を与えてくれるものだった。NAMIはその後何年にもわたって、情報やアドバイス、慰め、そして望みさえも与えてくれる、何ものにも代え難い源泉となった。

スコットは十日後に精神病症状が安定し、退院できるまでになった。しかしその後二、三年間、ときどき再発を繰り返し、再入院しなければならなかった。フィルとスーは保険が精神疾患の入院に「上限」を設定していることに気づいた。一生のあいだのたった六十日間しかカバーされていないのだ。あまりに不十分である。病院のスコット担当のソーシャルワーカーは、永続的な障害の申請をすれば医療補助が受けられると説明した。しかしそれは敗北を認めるようなものだった。スコットはよくなっていくだろうし、一生にわたって精神障害のままということもないだろう。しかしスコットの大学用の学費も底をつき、ローラの分も減ってきているため、仕方なく申請した。すべての書類作業には一年近くかかった。さらにひどいことに、もしスコットがアルバイト以上に働けるほどよくなったら、医療補助の保障を失うのだ。なんとやる気をなくさせるような制度だろう。統合失調症の患者が生産的生活に復活する挑戦を妨げることなく、必要な医学的治療を受ける方法があってもよいはずである。

幸い五年ほどで症状の再発はなくなった。スコットはだいぶん安定し、改善した。時にはアルバイトに行ったり、地域の大学で開かれる短期コースに参加できるようになった。彼はある公園の係員として働き、来園者とのやりとりを楽しめるようになった。家族は彼の病気と共に生きる術を学んだ。病気は表面下にまだ残っていて、いまだに彼のやる気や活力を奪い、他人の気持ちを正しく読む能力を奪っていた。彼はいまだに疑い深く、人を信用しない部分があった。あの輝いていた彼自身は、決して帰ってこなかった。しかし彼はもちろん今も彼らの「スコット」であり、スコットのやり方のままでかわいく、愛らしい、愛する存在なのである。両親は自分たちに万一何か起こったらスコットはどうやって生きていくのかと心配しながらも、恐れがわずかに和らいでいるのを感じた。

＊　＊　＊

おそらく、統合失調症は数ある精神疾患の中でももっとも残酷で荒廃させる病気であろう。人口のうちの約1パーセントが統合失調症をかかえていると言われ、しかもその犠牲者は若い人たちであり、彼らの社会参加が妨げられる。また統合失調症のために大量の経済的な負担が生まれ、社会全体では毎年何十兆ドルにも上っている。

統合失調症は基本的には若者の疾患で、典型的には十代後半から二十代初期のあいだに発症し、非常にたくさんの「顔」を持つ病気である。スコットのように、病気になる前はきわめて正常であるように見えるのに、症状を経験して家族や友達が驚くという場合がある。発症しなかった兄弟姉妹と比較すると、わずかな兆候が見られることもあるが、それも後から振り返って、それとわかるだけである。子どものときに、多少周囲とうまく合わせることができなかったり、内気だったり、不安が強かったり、学習が遅いなどが見られることがある。スコットにはそのような兆候はまったくなかったが、これまでの研究が「素因」として指摘する要素が二つあった。まず、母の分娩が長引き、出産が困難であった。第二に、おそらく出産時に頭部に受けたわずかな外傷により、彼が両手利きだった——右利きでも左利きでもなかった——ということである。

こういう「初期の兆候」は後知恵の産物であり、誤解を招きうる。すでに息子や娘が病気になった後で、こういう高い確率を持つ「手がかり」を見つけ出すのは簡単であろう。過去十年、明敏な科学者たちはいわゆる「前向き研究計画」を用いてこのような初期の兆候を探してきた。すなわち、統合失調症を表す前の、その子どもについて記録された情報を集めたのである。

エモリー大学のイレーヌ・ウォルカーとリッチ・リューインの研究では、NAMIに所属し少なくとも子どもの一人が統合失調症になった家族からホームビデオを入手した。ビデオに映る子ども全員を、周りとどれだけ調和しているか、兄弟姉妹友達とどれだけうまく相互のやりとりをしているかについて、訓練された専門家が標準化された手法で評価した。評価者にはその子どものうちの誰が将来統合失調症を発症するかについて知らされなかった。こういう「目隠し評定」を解析して、ウォルカーとリューインは、統合失調症を発症した子どもは身体的にも社会的にもより不器用であったという傾向を見つけた。

イギリスのロビン・マーレーのチームは別のアプローチをとり、第二次世界大戦後すぐに行われた全国健康研究の記録を調べた。この調査は、1946年のある一週間に産まれたすべての子どもを対象に追跡研究し、一定の間隔ごとに彼らの健康面のすべてを再評価したものである。この将来を視野に入れた革新的な全国研究は、統合失調症はもちろん多くの病気についてたくさんのことを教えてくれる。調査の最後の年までにこの子どもたちのうちの37名が統合失調症を発症したことが確認された。マーレーと彼のグループは健康状況と学校記録を見返し、統合失調症になった子どもは発症しなかった子どもに比べて子どものときにどのような違いがあったかということを比較した。その結果、精神科医が病前兆候と呼ぶ、いくつかの興味深い点が見つかった。病前兆候とは病気になる傾向の初期のマーカーとなりうる小さな標識であり、病気全体が現れる前に存在するものである。その中に両手利きの率が高いということがあった。イスラエルのマイケル・ダヴィッドソンによる別の前向き研究では、軍が収集した健康記録を使用した。イスラエルには男女とも徴兵制度があり、それゆえダヴィッドソンは統合失調症発症前の十代後半に検査を受けた全体を代表する青年について、後の統合失調症の発症を調べることができた。後に統合失調症になる人には、他者との社会的な関係に問題があることがわかった。これらの前向き研究や他の研究から、統合失調症が明らかな症状を表す前に、すでに脳や精神の発達に始まっている異常に原因があるということを示唆する、強い証拠が集っている。

統合失調症とは？

残念ながら統合失調症（schizophrenia）のSchizoはスラングになってしまい、人を貶める意味で使われるようになってしまった。統合失調症という名前は二十世紀はじめに、スイス人精神科医オイゲン・ブロイラーによって名づけられた。ブロイラーはこの病気のもっとも重要な特徴を表現できる名前を選びたいと思った。それ以前この病気は、初めて独立した病気として確認したドイツ人精神科医エミール・クレペリンによって、早発性痴呆という名前で呼ばれていた。クレペリンがそう名づけたのは、「明瞭にものを考える能力を低下させ、持続的で慢性であり（痴呆）」、かつ「基本的に若い人々に起こる病気である（早発）」からである。

スイス人の同僚オイゲン・ブロイラーは、クレペリンの定義のいくつかに最初に異議を唱えた。クレペリンと同じくブロイラーは大規模精神病院、ブルクヘルツリに勤務し、長年にわたって多くの患者を診てきた。ブロイラーは、最初に病気を発症した後にかなり改善を見る患者がいると確信していた。それゆえ、「痴呆」という言葉を使うと、神経変性萎縮疾患に特異的に起こるように、患者が進行性に確実に悪化するような印象を与えるため、誤解を招く。さらに彼は、二十歳代、三十歳代、まれには四十歳代といったもっと高年齢になって発症する患者がいることに気づいた。よって彼は早発性痴呆という言葉をもっと正確に記述する言葉に置き換えるよう提案した。そして統合失調症（schizophrenia）という言葉を提唱したのである。この言葉は文字どおりには精神が「裂ける」「バラバラになる」ことを意味し、古代ギリシア語に由来する（schizo＝裂ける、バラバラ。phren＝精神）。ブロイラーは統合失調症の基本的な特徴が明瞭な思考の障害と思考や会話の過程で「連合の筋道」を統合することの障害だと信じ、この名前を選んだ。彼がつくったこの新しい名前は、クレペリンの早発性痴呆に徐々に置き代わっていった。

統合失調症は患者がきわめて多種多様な症状を持つため、説明や定義をすることが困難な病気である。統合失調症でもっとも衝撃的なことは、人間の脳内の認知や情動のシステムの巨大な配列全体に広く及ぶ損傷を与えることだろう。統合失調症の兆候や症状は多様である。少し例をあげるだけでも、幻聴に代表される知覚の障害、妄想に代表される推論の障害、意欲喪失に代表される目的指向的行動の障害、感情の鈍麻に代表される情動表出の障害などがある。多くの兆候や症状のどれも、単独では、疾患に特徴的ではないし疾患を定義づけるものでもない。ある患者には存在しても、すべての患者に必ずあるものはない。この点において統合失調症は、他の精神疾患、たとえば、記憶面の障害が必須なアルツハイマー病や気分面の障害が必須な躁うつ病など、精神や脳の単一のシステムに特異的に影響を与える病気とは異なる。

統合失調症の兆候や症状はきわめて複雑で多様であるため、さらに納得のいく下位カテゴリーに兆候や症状を分けて、疾患を簡素に考えられるようにしようとの努力がなされてきた。もっとも広く受け入れられている分け方は「陽性（positive）症状」と「陰性（negative）症状」であろう。しかしこの専門用語には少し混乱させる部分がある。というのも、陽性症状には何一つその陽という言葉の意味する「積極さ」や「よい」ことなどないからだ。それらは、幻聴のように不快な体験である。この専門用語は十九世紀のイギリスの神経学者、ジョン・ヒューリングス - ジャクソンに由来する。科学や医学の分野ではよくあることだが、ジャクソンの理論は全然関係のない分野の新しい発想から着想された――この場合、ダーウィンの進化論であった。彼はヒトの脳をタマネギのようなものだと考え、内側の核の部分により原始的なレベルがあり、「高次の」統合レベルがそれを取り巻いて包み込んでいるとした。そして彼は精神疾患における陽性症状は、「解

表8-1　統合失調症の症状

症状	心的機能
陽性症状	
幻聴	知覚
妄想	推論による思考
解体した会話	言語と思考の組織化
解体した行動	行動のモニターと計画
状況にふさわしくない感情	情動的評価と反応
陰性症状	
思考の貧困	言語と思考のなめらかさ
感情鈍麻	情動と感情の表出
快感消失	喜びを経験する能力
意欲喪失	開始と継続の能力
注意障害	集中力

放現象」であると捉えた。高次の統合機能を持つ脳の一部領域が統制力を失ったために、進化的に低いレベルの思考が内側の核から飛び出してしまい、幻聴や幻覚を呈するのだろうというわけである。一方、陰性症状は単なる機能の喪失であり、おそらくは神経の喪失である。意欲低下と興味の喪失がその表現型となる。

私の研究プログラムは統合失調症の症状の研究と、それをもっともよく定義する方法の探求にあり、すでに二十年以上打ち込んできた。われわれの貢献のうちでかなり有用だと考えられることのひとつは、現代的な形でのジャクソンの考えの再導入である。ダーウィン的解釈はおくとして――それはまだ証明されていない――、陰性症状と陽性症状を簡単な記述のかたちに再定義した。われわれはまた、陰性症状の重要性と、それが基底に持つ認知的、情動的障害との関連を強調した。

この現代版の再概念化にもとづくと、陽性症状は通常機能の誇張（本来ないはずのものが存在する）であり、陰性症状は通常機能の喪失（あるべきものの欠損）と定義される。われわれは一連の兆候や症状を、それにかかわる精神機能の種類によって陰性と陽性に分類し、人類が持つほぼすべて心的機能がこの二つのグループに分けられることに気づいた。症状とそれに相当する心的機能を表8-1に示す。

陽性症状は、通常病気への注目を呼ぶ症状である。精神疾患であると認識されるのは通常、陽性症状が、現実感覚を低下させる深刻な問題に彼らが苦しんでいることの明確な指標となるからである。たとえばスコットの場合、その陽性症状が自殺企図を導き、彼が陽性症状について述べたとき両親はショックを受けて怯えた。

陰性症状もしばしば最初に現れる病気の兆候である。たとえば、スコットは部屋に引きこもるようになり、以前楽しんでいたことへの興味を失った。陽性症状は陰性症状に比べてより迅速に、容易に治療が効果をあげる傾向がある。陽性症状が軽快してきても、まだ「治っていない」ことは明白にわかる。陰性症状がしばしば持続し、生活における多くの重要な面で障害が起こる――たとえば働いたり、学校へ復学したり、友達とうまくやっていったり、趣味やスポーツを楽しんだり、ボーイフレンドやガールフレンドをつくったり、家族に親しみを感じたりなどに困難がある。陰性症状は特にぐうたらでマナーが悪いと誤解されたりするが、実際は物事を始めてそれをうまく維持する能力の喪失と、日々の当たり前の活動の幸せや喜びを経験する能力の喪失を反映しているのである。統合失調症の患者は喜びや意欲の喪失をしばしば自覚していて、陽性症状と同じくらいにやっかいだと感じている。陰性症状は患者の人格や個性を崩壊させるように思われるので、ある意味で陽性症状よりもやっかいである。

統合失調症の原因

若い人が精神疾患になると、とたんに返ってくるのが「両親の何が悪かったの？」という反応だろう。だが、統合失調症は両親が原因となって起こる病気ではない。またフィルやスーのような人々にとって落胆でしかないが、両親が防いだり予防できるものでもない。両親の愛情を注ぎ注意していても、病気は犠牲者を捉え、その犠牲者と家族に苦しみながらの服従を余儀なくさせる。統合失調症は脳＝心の病気である。たいていの場合さまざまな要因が一緒になって発達している脳と心に傷害を与えるが、間違った子育てが原因となることはない。

遺伝の影響

これまでの研究から統合失調症の発症に遺伝因子が関与している可能性があることが示され、早期から統合失調症には生物学的な基盤があることを示す証拠が得られていた。第5章で述べたように、遺伝子とその病気への関与を研究する方法は確実に洗練されてきた。最初期の統合失調症の遺伝研究は、しばしば精神疾患が家族内に伝えられることを単純に観察するというものであった。しかし、それは遺伝子の役割を示唆はしても、証明するものではない。家族集積性は学習行動や役割モデルによるものでもありうるからである。統合失調症の場合、実際の家族伝達パターンは遺伝子の役割を示唆している。もし、片親が統合失調症であれば、子どもの誰かが統合失調症になる確率は約10パーセントである。もし両親共に統合失調症である場合は、危険度は40パーセントから50パーセントにもなる。同じように、兄弟姉妹の誰か一人が統合失調症である場合は、発症の確率は約10パーセントで、片親ならびに兄弟姉妹の一人が統合失調症の場合、確率は20パーセントに上がる。よって、もし家族の誰かが一人病気だとある程度の危険があり、二人あるいはそれ以上の家族が病気だと危険度は相当に上昇する。

過去五十年、このような観察による結果をより正確な遺伝子の影響の研究によって裏づける、もっと洗練された手法が使われるようになった。一卵性双生児と二卵性双生児の発症率を比較すれば、もっと直接に遺伝子の影響を理解できる。二卵性双生児に比べて一卵性双生児で一致率が高ければ高いほど、その病気が遺伝に関係している確率が高くなる。二卵性の場合はほぼ50パーセント同じ遺伝子を持っているが、一卵性双生児の場合には遺伝子が同じだからである。「一致率」という専門用語は、双生児が同じ疾患を持つ割合をいう。統合失調症ではこれまでに十以上の双生児研究が行われており、何百組もの双生児について調査された。それらの研究によるとすべてにほぼ一貫して、二卵性双生児より一卵性双生児の方が高い一致率を示した。二卵性では10パーセントなのに比べ、一卵性では約40パーセントもの一致率である。二卵性双生児における10パーセントという数字は、兄弟姉妹の確率10パーセントにほぼ等しい。この比較により得られた結論は、一卵性双生児 対 二卵性双生児の比、すなわちＭＺ対ＤＺ比と言われる。これは、病気がどれだけ遺伝因子による影響を受けるかについてのおおよその程度を示す指標である。統合失調症の場合、ＭＺ対ＤＺ比はほぼ4対1で、遺伝が重要な要因であることを示す明白な証拠なのである。

統合失調症は親の間違った教育や良くない家庭環境が原因だと主張したい人たちは、双生児が同じ家で育ち、特に一卵性双生児の場合は同じように行動するように言われやすいということを指摘するだろう。そこで、二人の天才学者、シーモア・ケティとレオナルド・ヘストンはそれぞれ独立に、統合失調症の遺伝子の役割を分離する新しく有力な方法を見つけ出した。彼らは、家庭環境の要因と遺伝子の役割を分離するため、自分の生みの親（生物学的両親）について何も知らずに育った養子の子どもについて研究したのである。どちらの養子グループも、「健常」で「健康」と考えられる家庭で養育されていた。ケティとヘストンは産みの母が統合失調症である養子の統合失調症の率と、産みの親が精神疾患のない養子における統合失調症の率を比べた。二つの研究とも本質的に同じ結論であった。統合失調症の生みの母から別れて養育された養子の統合失調症の率は、統合失調症の親を持ち同じ家で育った子どもとほぼ同じだった。その率は10パーセント前後であった。一方、産みの親に精神疾患がない子どもの率は統合失調症の人口比率と同じ約1パーセントであった。

このような家族内、双生児、養子の統合失調症の発症率の研究は、統合失調症が「遺伝疾患」であることの証拠としてしばしば引用されるが、このデータを詳細に検討すれば、話はそう簡単ではないことがわかる。もし一卵性双生児が同じ遺伝子を持ち、なおかつ統合失調症が遺伝子要因によってのみ起こる疾患なら、一卵性双生児の一致率はほぼ１００パーセントにならないとおかしい。実際の約40パーセントという数字は、この数字にはほど遠い。さまざまな遺伝研究や家族研究によれば、遺伝子は確かに発症に関与しているが、遺伝子のみで統合失調症が起こっているのではないということを示している。後に述べるが、統合失調症が発症するためには遺伝的な素因に加えて別の要因が必要であると思われる。これはよい情報である。というのも、素因を持つ子どもの統合失調症発症の予防という目的にとって、遺伝子を変化させることは他の要因を変化させるより難しいからである。

第５章で述べたように、科学者たちは、分子遺伝学や分子生物学という手法で統合失調症や他の精神疾患発症の遺伝子を見出そうと日々研究をしている。ハンチントン病を引き起こす単一遺伝子が初期に発見されて、統合失調症のような病気にも単一遺伝子が発見されるのではないかという期待があった。しかし現実はそうではなかった。今たいていの専門家たちは、統合失調症は多くの遺伝子、もしかしたら人により異なる遺伝子が関与するだけでなく、さらには遺伝子とは関係のない環境の影響も受け、明らかな多因子性であると考えている。多くの遺伝子がおそらく関与しているという事実は、「統合失調症遺伝子が5番染色体に見つかった」（または11番、22番、あるいはその他のどこか）というような報告が首尾一貫して繰り返されない理由なのである。おそらくどの遺伝子も、統合失調症の発症にいくらかの説明ができるだけなのだろう。このため遺伝子の影響についての科学レベルの研究は難しくなったが、人間としての立場からは、繰り返すがこれはよい知らせである。多くの遺伝子が必要で共存しなければならないのなら、統合失調症発症の頻度すむからだ。

を減らすことが可能であり、遺伝素因のある子どもたちも「子宮内から運命づけられていた」と考えなくてすむからだ。

特に家族内に統合失調症患者がいる場合、遺伝子の影響を強調すれば必要以上の悲観主義に陥りやすいので、別の楽観的な事柄についても触れるべきである。それは創造性や独創性と統合失調症との関係である。過去二十年間、気分障害と創造性についてはしばしば発表されてきた。私が三十年ほど前に創造性と精神疾患の客観的で科学的な研究を始めたのは、統合失調症との関係を見つけたかったからだ。1970年代初期に始めた私の研究は天才と統合失調症患者との家族関係の逸話的観察に触発されたものだった。私のもっとも好きな作家の一人であるジェームズ・ジョイスにはルシアという娘がいて、一生涯統合失調症を患い、ユングの治療を受け、イギリスの精神病院で死んだ。二十世紀文化を代表するバートランド・ラッセルはそのおじ、息子、孫娘が統合失調症だった。アルバート・アインシュタインにもまた統合失調症の息子がいた。さらに私の当時のアイオワでの同僚のレオナルド・ヘストンは統合失調症の母から生まれ養子になったたくさんの子どもが創造的な興味や趣味を追求するのを観察して、統合失調症と創造性や独創的な思考傾向のあいだに遺伝的な関連があるのではないかと示唆していた。

こういった観察に加えて、別の興味深い事実がある。統合失調症の人はたいてい結婚せず、また自身の子どももいないのに、病気は何世紀にもわたって維持されているし、世界中で同じ率で発生している。これはどうしたら説明がつくのだろうか。「複数の統合失調症遺伝子」には何かしら遺伝的な利点があり、そのため存続しているというのが答えにはならないだろうか。これら遺伝子を持つことで、個人や集団の面で人類に有益な能力が伝達されるのかもしれない。医師ならこういうことを精神疾患以外の分野でよく知っているだろう。たとえば、鎌状赤血球貧血症はマラリアの発症を予防するので、アフリカで存続している。

最近の映画や他の出来事で、天才と統合失調症の関係がクローズアップされた。『シャイン』という映画では、主人公の若いアーティストの病気が過剰に懲罰的で冷淡な父親が原因であるかのように描かれているのが残念であるが、統合失調症に似た病気を持つ天才音楽家の芸術的な大成功が描かれている。1994年、統合失調症を患う人々を研究してきたわれわれの多くは、天才経済学者のジョン・フォーブス・ナッシュがゲーム理論によってノーベル賞を受賞したと知って喜んだ。ナッシュがこの理論と数学の多くの分野に大きな貢献をしたのはもちろんのことであるが、彼は三十代四十代に重い統合失調症にかかり、愛する妻のアリシアに支えられてついには顕著に改善し、高度に機能を取り戻したのだった。最近のナッシュの伝記のはしがきに、天才と統合失調症の考えうる可能性を強く示唆するおもしろい逸話がある。1959年に精神科施設に入院していたが、ある友人がナッシュに、なぜ君のような理性的で論理的な男が、地球外のエイリアンからのメッセージを受けているなどと信じられるのかと質問した。ナッシュは友人を見つめて、答えた。「超自然的存在は、数学の考え方と同じようにやってくるんだよ。だから真剣に受け取るんだ。」

実際統合失調症の人は、普通ではない独創的なしかたで知覚している。こういう能力は、われわれが精神疾患だと考えるような、誤った洞察をもたらすことにもなるだろう。その一方で、この能力は、真実だと後にわかるきわめて独創的な考えや観察を生むかもしれない。統合失調症の子どもを持ち、彼自身もきわめて変わり者であったアインシュタインは明らかな例である。アイザック・ニュートンは後に産業革命の基礎となる力学の法則を発見したが、彼も孤独を愛する変わり者で、四十代に精神症状を経験している。もしかしたら数学や、科学、抽象的創造性の天賦の才能というものは、とりわけ統合失調症と関係しているのかもしれない。ともかく、「統合失調症の傾向」を持つ人が、現代物理学に二つの大きな功績をもたらしたのだ。われわれは万有引力と力学の法則、相対性理論を、ニュートンとアインシュタインという独創的で美しい精神に負っている。

神経発達因子――統合失調症の人は子宮内から運命づけられているのだろうか

実際どうやって遺伝的、非遺伝的な多様な影響が積み重なって、最終的に統合失調症が発症するのだろうか。今では多くの臨床神経科学者は、統合失調症が「神経発達過程の障害」だと考えている。何か、そしておそらくはいくつかの別々のことが、受胎に始まりその後青年後期まで続く秩序だった神経発達の過程のどこかでうまくいかなかったのだろう。

多くの他の神経発達疾患は小児科学や一般内科学の領域でよく知られている。こういうものの中には妊娠期間に始まる脳の異常に原因を持つものもあり、その犠牲者は「子宮内から運命づけ」られる。ダウン症、つまり21トリソミー（21番染色体が一本余計にあり三本）は、21番染色体の異常によって起きる遺伝疾患である。その遺伝子の変異によって、軽度から中等度の精神遅滞、特異的な身体的特徴、愛らしい人格、そして三十代から四十代での知性の衰退傾向が生じる。21トリソミーは母親の年齢が高年齢になるにつれ発症率が高くなり、おそらくは母親の卵中の遺伝子が、高齢化にともない、細胞分裂のあいだの効率が悪くなるためだと考えられる。（女性は卵巣中に人生すべての分の卵を持っていて、この総量は増えもしないし補充もされない。）今では高齢の母親は受胎初期に遺伝子検査を受け、子どもがこの遺伝子異常を持っていないかを調べることもできる。

この対極にあるのが、完全に非遺伝性の神経発達障害である、胎児アルコール症候群（ＦＡＳ）である。胎児アルコール症候群は母親が妊娠時期に過剰のアルコールを摂取し、子宮の中で発達過程にある胎児が大量のアルコールに曝露されて起こる。ＦＡＳの子どもは低体重、小頭症、小脳症、学習障害や軽度精神遅滞、さらに多動性障害を合併する。離れた眼や、平坦な鼻、上唇の特徴的なくぼみの欠損といった特有の顔貌を持つ。ヴィクター・スウェージの率いるＦＡＳの子どもについてのアイオワ大学のわれわれの研究で、脳内で正中を横断する結合構造の形成不全（たとえば、脳梁形成不全など。詳しくは第４章と６章を参照）を反映する著明で容易に視覚化できる障害を持つことが示された。まだ科学者たちは、いつ、どのようにアルコールが脳の発達にこのようなダメージを与えるのかを正確に捉えてはいない。アルコールは脂溶性で脳には脂肪が豊富にあるため、妊婦が摂取したアルコールが直接発達過程の子どもに入っていき、脳の組織に到達する。だが、多くの証拠が示すところによれば、ときおりグラス一杯のワインを飲む程度ではたいしたダメージはないが、非常に大量のアルコールを途切れることなく飲み続けるような場合に、悪影響が生じる。

これらの神経発達障害はどちらも誕生前に始まる。21トリソミーは脳の発達の誤ったプログラムを展開するのに対して、ＦＡＳは脳内を連結する遺伝子のプログラムの秩序だった進行を妨害する毒物を持ち込む。どちらの場合も、出生の前に不可逆的にダメージを与え、分娩室で産まれたその日に、あるいは数日のうちに、たいてい診断が確定する。

しかし統合失調症は違うタイプの神経発達障害であり、統合失調症の人が遺伝因子または非遺伝因子によって子宮内から運命づけられているということはない。たいていの統合失調症の人は、生まれたときは完全に普通であるか、比較的普通である。かなり後になるまで病気の最初の兆候を示さない。最終的に統合失調症を発症した人の中には穏やかな病前兆候を呈する者もいるが、多くはスコットのように病気になる前は正常である。第４章で述べたように、脳の発達は、二十歳半ばあたりまで終わらない、進行し続けるプロセスである。21トリソミーやＦＡＳとは異なり、統合失調症で脳の発達にマイナスの影響を与える因子は、たくさんの段階で発生している。たった一つの因子であっても、重大なものであれば病気になってしまうが、たいていの場合、発症には因子が積み重なることが必要である。もっとも致命的な異常は、十代後半や二十代はじめの脳が最後の「成長」をするが、この脳の発達の最終段階で起こるものであろう。この時期は、若者にとって重要な時期である。親の巣から飛び立ち、自力で生活し、職業を選び、友達や、人生を共有しやがては結婚するパートナーを見つけなくてはいけない時期だからである。

統合失調症が、脳のたくさんの発達過程に影響を与える神経発達障害であることを示唆する科学的証拠が相当あり、確実に増えている。それらによると、多くの異なる種類の影響が関連しており、遺伝要因もあれば環境要因もあると思われる。遺伝因子についてはすでに述べた。科学者たちはいくつかの環境要因の重要性についても証明している。たとえば統合失調症の人は冬期に生まれる傾向がある。冬は母子がさまざまなウイルス疾患に曝露される機会が多い季節である。インフルエンザの流行期に生まれた人の中に統合失調症の率が高いという現象が見られ、このことからウイルスが一つの因子になっているかもしれない。ウイルスは、ヒト免疫不全ウイルス（ＨＩＶ）が中でも悪名高いが、神経システムの組織を破壊する能力、細胞に侵入し遺伝物質に変化を与える能力を持つ。第二次世界大戦中にひどい飢餓に襲われたヨーロッパの諸地域の研究では、妊娠期の飢餓が統合失調症の発症に関連しうることが示された。スコットのように統合失調症を発症する人には、誕生の際や周産期に脳損傷を受けた既往を持つ場合が平均より多い。そのため隠れた頭部損傷が発生し、後の統合失調症発症の下地となる可能性がある。

神経発達での異常を支持するもっとも強い証拠は、神経イメージング研究によるものである。他のグループに加えてわれわれのグループも、脳発達の過程で正常にいかなかったことの証拠となるサインを見つけるため、ＭＲＩを使って統合失調症患者の脳を見ることに特別関心を寄せてきた。そのような異常の一つに「異所性灰白質」があり、これは妊娠第二期、ニューロンが皮質へ神経変異するという大変な作業の始まりの時期に、正しい方向に進まなかった小さい島状のニューロンである（第4章参照）。この痕跡はよく見られるというものではないが、やはり健常者より統合失調症者によく見られる。図8‐1は異所性の灰白質が見つかった統合失調症者の脳である（統合失調症の男性の5パーセントに見つかっている）。別のもっとよく見られる神経発達異常が、統合失調症男性のおよそ20パーセントに見つかっている。われわれはたいてい生まれたとき、脳の二つの半球間に小さい間隙があり、透明中隔腔と呼ばれる。この間隙は早期児童期に脳の成長過程で閉まる。しかし、約20パーセントの統合失調症男性では閉鎖しておらず、早期児童期あるいは

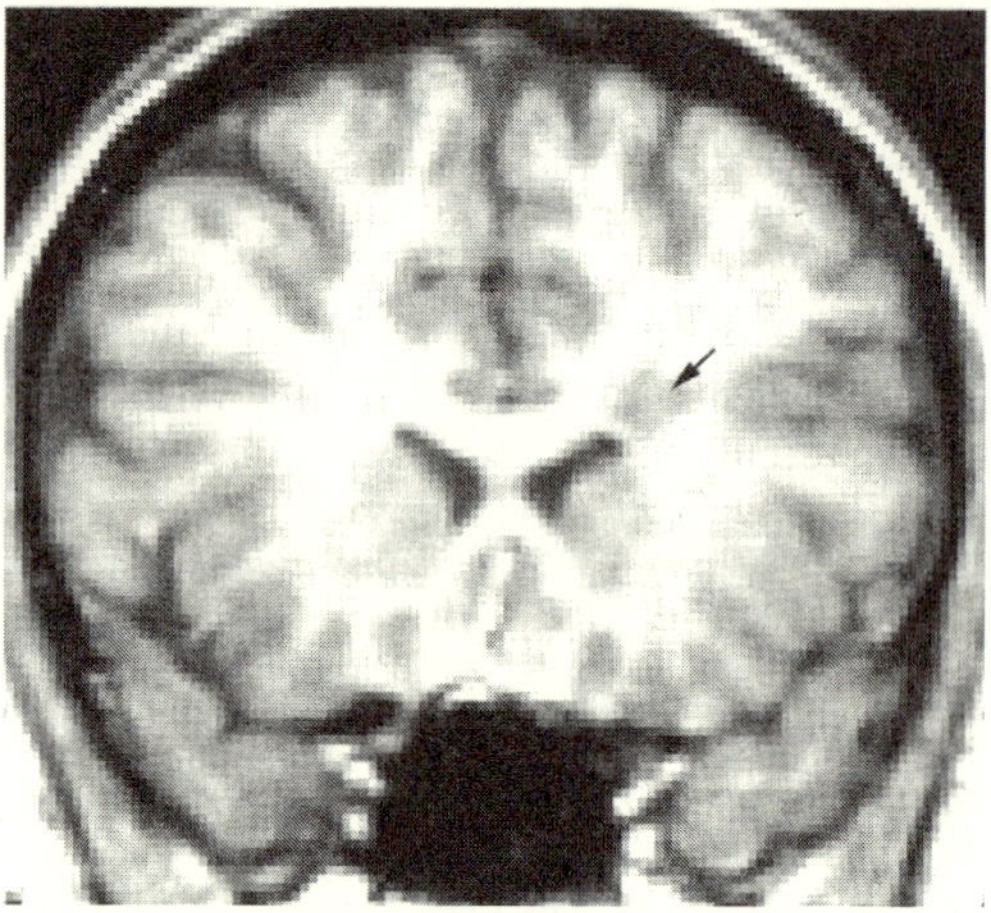

図8-1　統合失調症患者の異所性灰白質を示すMRIスキャン

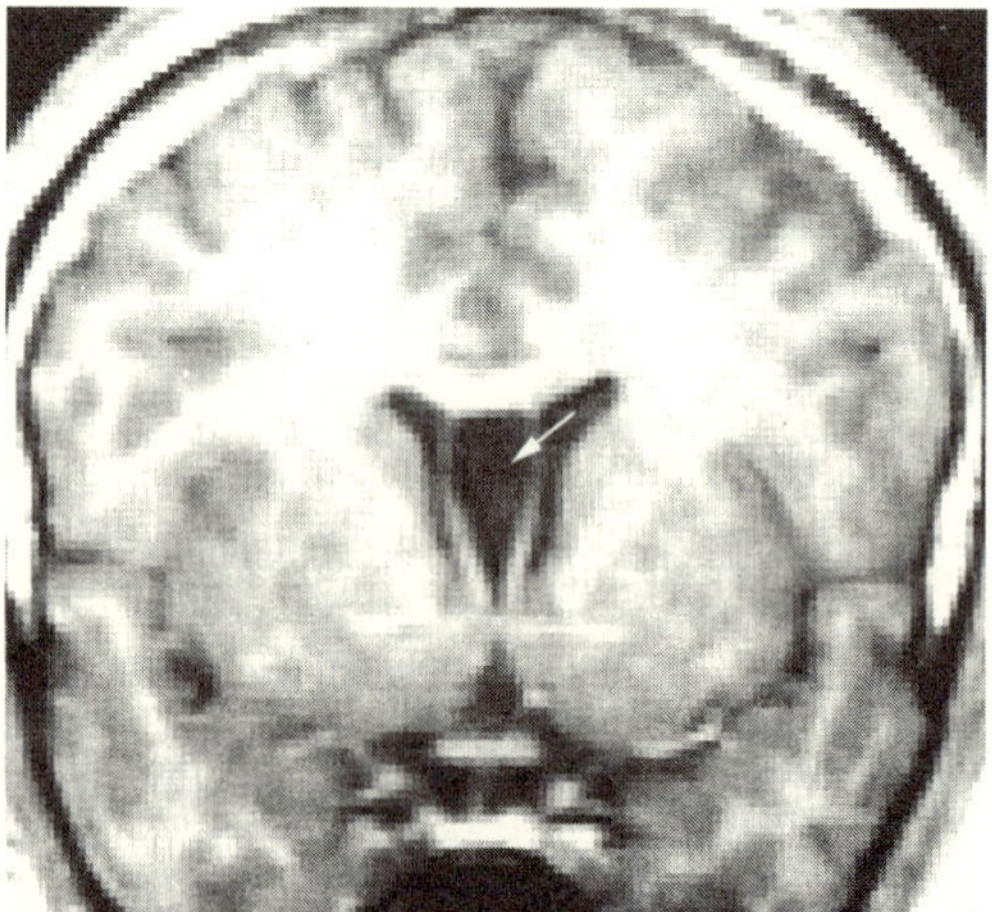

図8-2　統合失調症患者の透明中隔腔の開大を示すMRIスキャン

それ以降に、脳の成長において何かが正常にいかなかったことを示している。この異常を呈する統合失調症患者の脳が図８‐２である。

発症後すぐの統合失調症患者の大量のイメージング研究から、発症前に発生する脳の発達過程の異常があることが示唆されている。臨床神経科学者たちはこれを「初発エピソード研究」と呼んでいる。多くが十代後半から二十代初期で、つい最近発症した若者の生きた脳を視覚化するためにＭＲＩが使われる。こういう研究は非常に有意義である、というのも、薬剤治療や慢性疾患による影響によって変化が起こる前に、事態の早い段階で、可能性のある原因を探ることができるからである。オーストラリア、東洋、イギリス、ヨーロッパ、アメリカ、カナダ、すでに世界中の研究所で五つ六つ、初発エピソード患者の研究が行われている。

これらの研究から、慢性化した患者で見られるのと同じタイプの脳の異常が、かなり一貫して初発患者にも見られることがわかった。すなわち脳室の拡大、脳の表面の脳溝の拡大、全体のサイズの減少、前頭前野皮質や海馬といった脳のきわめて重要な部位のサイズの減少である。さらに、細胞数全体は減少していなくても、皮質が薄く、神経結合を可能にするニューロンの細胞体からの突起（たとえば、樹状突起や神経棘突起）が減少していることが示されている。このような実質的な脳の構造的異常（脳の体積の減少や、脳室の拡大）が少なくとも数年来潜在していて、病気の発症に先行しているのであろう。もっとも見込みのある解釈は、このような異常が、最終的に統合失調症の症状を導く、病前の脳の成長と発達の問題の付加的な標識だということである。

この推論は、国立精神保健研究所（ＮＩＭＨ）のジュディ・ラパポートのチームによって最近行われた、小児期発症の統合失調症研究によってさらに強い支持が与えられた。彼らは多人数の健常な子どもと青年の脳の成長を、最近統合失調症を発症した子どもと青年のそれと比較した。両群について、継時的に繰り返し

ＭＲＩにより得られる脳の解剖学的測定を行った。この研究は、若者が精神的にも社会的にも成熟しつつある非常に重要な十代に焦点を合わせていて、非常に興味深い。彼らの脳は、成熟が進んで機能的な大人になるための重要な神経連絡を行っている。基礎的な神経科学から、このプロセスには神経連絡の過剰があり、それらはその後間引きされる必要のあることがわかっている。このＮＩＭＨのグループは、ティーンエイジ（十三歳から十八歳）のあいだに脳の成長と変化が健常人にも統合失調症の人にも起こるが、その成長曲線がきわめて違うことを示した。小児期に発症した統合失調症患者の脳の発達の進行パターンには、脳全体の量的減少が見られ、一方灰白質の量的増加が認められる。このような研究は、統合失調症における脳の変化が胎児期初期の発達から後の思春期や若年成人にいたるさまざまな時間軸の時点で起こるということの、さらなる証拠である。

なぜこのことが問題なのだろうか。

病気発症の決定的な時間枠を正確に示すことが、病気発症の予防法を見出すための重要なステップである。統合失調症の人が「子宮内から運命づけられている」のかどうかの判断は、病気が遺伝的であるかどうかを質問することだけに限られない。誕生時の損傷やウイルス感染といった、非遺伝要因を問うことも重要である。もし決定的な損傷が胎児期の発達のあいだに起こるなら、病気の進行を止める手段はほとんどない。しかし（たいていの場合がそうであるように）、ティーンエイジのあいだの成熟過程にある脳の変化が重要であるのなら、いつかはその変化が何であるのかを突き止め、その最初期に食い止められる可能性がある。アルツハイマー病や他の神経萎縮疾患で最近進んでいる治療プログラムはこういう戦略を基礎にしている――すなわち、病気を生み出す神経生物学的プロセスをはっきりさせ、その上で発症や進行を遅くしたり食い止めるのである。われわれの多くは、統合失調症にも同じことができるという期待を持っている。

脳の連絡異常疾患としての統合失調症

これまで、統合失調症が遺伝要因と、頭部外傷や誕生時の損傷、ウイルス感染、毒や薬物濫用、ホルモン変化などの非遺伝要因との混合により起こることを見てきた。これらが、人類に起こった非常に長い、おそらくは二十代前半まで完成しない脳の成熟期間に脳の発達に影響を及ぼす。しかし、正確には、このような神経発達の逸脱がどのような影響を与えるのだろうか。もし脳＝心の中に統合失調症の場所を探しに出かけるなら、どこを見たらよいだろうか。この質問に答えるには、「機能ゲノミックス」、すなわち特定の遺伝子たちの影響が脳や心の機能の異常にどのように置き換えられるかということを考えなければならない。

あらゆる場所に統合失調症の座を探せるだろう。だが、一つの場所に特定するのは難しいだろう。アルツハイマー病などのような精神疾患の中には、特定の細胞や細胞層に特徴的な変化があるものもある。ハンチントン病のような他の精神疾患では、脳のある一つの部位に影響がある。しかしながら、統合失調症に関しては、多くの有能な神経科学者が勤勉に探索してきても、特定の部位やニューロンの異常はいまだ見つかっていない。神経生物学的な統合失調症の説明に懐疑的な人の中には、したがって統合失調症は脳の病気と見なすことはできないと言う人もいる。しかし統合失調症が、アルツハイマー病やハンチントン病とは違うしかたで脳が侵される病気であるというのが、より実情に近い説明なのである。統合失調症は特定の細胞あるいは特定の部位を故障させるのではない。むしろ、統合失調症では各部位の連結のしかたに障害があり、結果としてシグナル伝達の故障が起こり、脳のさまざまの部位を行ったり来たりしている情報が歪められたり混乱したりする。神経科学的には、統合失調症は、単一細胞、単一部位というより、分散神経回路を故障させる疾患である。このような異常はしばしば、連絡異常症候群と言われる。

私は統合失調症の患者に話しかけるとき、しばしば、どういうことにもっとも困っているかを聞くことから始める。彼らの答えはこのようなものが多い。

「刺激に対して、爆撃を受けたように感じます。」

「重要じゃない情報を選り分けるのに困ります。」

「考えがきちんと結びついていないようなんです。」

「考えが混乱しているんです。」

要するに、多くの統合失調症の人は、考えたり感じたりする能力がどういうわけか混乱し、うまくつながらず、連絡がおかしいという自覚がある。すでに第6章で簡単に述べたように、神経機能イメージングのおかげで、統合失調症の人が健常者と同じ精神作業をしたとき、脳がどのように違って機能しているかを研究できるようになった。こういう研究から、「連絡がおかしい」「混乱している」という自覚体験が、その基礎にある脳の分散された各部位が効率的かつ正確に情報を伝達しあう能力の問題を反映していることがわかってきた。

コンピュータを完全に脳にたとえることはできないが、一つのモデルとして考えるとわかりやすい。普通コンピュータシステムは絶え間なくたくさんの部位——さまざまなプログラム、蓄えられたデータ、スキャナーやプリンターといった外部機器など——と情報で結ばれている。もしコンピュータに一度に大量のことをさせたり、ソフトどうしあるいはソフトとハードのあいだに整合性が失われると、トラブルを起こしフリーズするのを誰もが経験しているだろう。情報転送速度が遅すぎたり、ファイルが重すぎたりすると、処理能力が落ち効率が悪くなる。統合失調症の基礎にある脳の異常はこれに似ている。つまり、多様な要素の統合の問題が原因なのだ。それゆえ、ＭＲＩやＰＥＴで解剖学的、機能的に測定すれば、いくつかの異常な部位が検出できるとしても、統合失調症を単一の脳内の病変に特定することはできないだろう。

脳の特定の下位部位の特殊な異常が続けざまに見つかっている。ＭＲＩを使った部位のサイズ測定によると、前頭葉、側頭葉、海馬でサイズが小さくなっていることがわかった。さらに最近のわれわれのグループの研究では、視床や小脳の一部で特異なサイズの減少が見られている。このような病巣は脳内のあらゆる所に点在していて、きわめて多数ある。こういった所見を理解する唯一の方法は、統合失調症がこういう病巣のどれか一つの「中に」あるのではなく、むしろこういうすべての部位によって起こり、それらのあいだの連絡や関係の問題によって起こると考えることである。コンピュータの誤作動のように、脳内ネットワークのさまざまな結節が、ファイルの崩壊や混乱を引き起こす情報クラッシュが起こるような具合に情報を送ったり受けたりしているのだ。統合失調症者の中には、誤った連絡を生み出す神経発達の異常の原因が、軸索レベルのニューロン間連結のような大規模な異常「配線」による場合も一部にいる。これは異所性の灰白質があるまれなケースに明らかである。しかしたいていの場合、異常は最終段階、樹状突起のシナプスや神経棘突起で情報を送ったり受け取ったりする段階にある。

アルツハイマー病では死後脳解剖で病巣を特定することができるが統合失調症はできない。しかしＰＥＴなどの機能イメージングを使用して、生きている状態で機能的回路間の連絡の異常を見ることができる。統合失調症の人は健常人と同じ作業をしても、脳内で信号や情報を同じ方法、同じ速度で送受するのが難しいことが、以上のような研究からわかる。

われわれのPETセンターでは、統合失調症の人と健常者にたくさんの作業を行ってもらい、研究をしている。作業としては、過去の体験を思い出す、学習して後にその単語リストや物語を思い出す、快あるいは不快な視覚刺激に対する情動的反応、不快または快の匂いをかぐ、ビデオ画面の特定の領域に注意を集中する、音を聞いてそれがどちらの耳に聞こえたかを言う、特定のリズムで指をタッピングする、特定の時間間隔の長さを判断する、などである。これらは明らかに、それぞれ非常に異なる心的課題で、統合失調症の人が持っているさまざまな種類の心的問題——注意の集中、効果的な記憶と記憶の使用、情動的な反応と快の経験——を調べるために選ばれた。

統合失調症の人にはこういうすべての作業で脳血流パターンの異常が認められるが、すべての作業にわたって異常を示す領域がある。それら常に異常を示す部位は、視床と小脳である。小脳が「メトロノーム」あるいは時間係としての機能に変調をきたし、信号の同調や協調を失わせるような信号を出しているのではないかと、現在われわれは考えている。視床はフィルターないし門番として働き、どのぐらいの情報を脳内に入れ、あるいは出すべきかを決めるのを助ける役割をしているが、情報の選別に失敗し、そのためシステムが大量のデータに圧倒されて、考えが混乱したり活動しなくなってしまう。そのため、課された作業に必要な鍵となる脳全体に分散されている処理センター間の協調が実質的に作動せず、コミュニケーションの失敗が起こる。図8‐3は、統合失調症患者の分散脳回路における異常を示している（カラーページ）。われわれの研究所の研究や他の研究所の研究があいまって、統合失調症がある特定の部位に病巣を持つのではなく、分散された部位間の機能的連絡の病理であることが示唆される。このような理由で、アルツハイマー病やハンチントン病のような疾患に使われるのとは異なる手法で病巣や損傷を見ていかなければならない。遺伝子の影響というレベルでは、われわれは、脳内のすべての構成要素（すなわちシナプス、棘突起、細胞、視床のような鍵となる結節）を含めて、脳内に広く分散した領域の結合をつくったり維持したりする連続的なプロセスの調節を遺伝子がどうやって行っているかを理解する研究をしなければならない。

統合失調症の神経化学

脳内の領域をつなぐ回路では、細胞の両端が互いに通信できるようにする化学伝達物質が使われる。脳内の化学活動が阻害されると、肉眼はもちろん顕微鏡でも「見えない損傷」を新たに発生させる。さまざまな所からの証拠から、統合失調症における化学物質の不均衡は「現実」にあり、症状発症に関与し、脳内の化学物質に影響を与える薬で補正されることがわかっている。

ドーパミンは統合失調症の症状に関連するものとして最初に見つかった神経伝達物質である。この病気にドーパミンが重要であることには、いくつかの方面からの証拠がある。まず、大量のドーパミンを放出させて精神的刺激を誘発するアンフェタミンなどの精神刺激剤で、統合失調症様の症状が誘発されることである。実際、慢性的なアンフェタミンの濫用で脳に不可逆的な変化が生じるし、また統合失調症傾向のある人に発症の契機となる非遺伝要因ともなる。

第二に、抗精神病剤の作用機序の知識が証拠となる。統合失調症症状を緩和するほぼすべての薬が、化学情報を受け取るよう設計されたニューロン膜の小さい点状組織であるドーパミン・レセプターを遮断することで、脳内のドーパミン系の活性を低下させる。クロルプロマジンのような古典的薬から、リスペリドン、オランザピンといった新しい薬まで、ほぼすべての抗精神病剤がこのレセプターを遮断し、情報を伝達しようとしているドーパミン分子を遮断する。ドーパミン量が減少すると、精神症状も鎮静化する。これらの所見にもとづきスウェーデンの神経薬理学者アーヴィド・カールソンは１９６０年代に「統合失調症のドーパミン仮説」を定式化し、ノーベル賞を受賞した。この仮説は直接、卓越した二人の精神科医／薬理学者、ソロモン・スナイダーとフィリップ・シーマンがそれぞれ独立に行ったいくつかの死後脳による神経細胞の研究で裏づけられた。これらの研究は、ドーパミン（2型）レセプターを遮断する力価とその抗精神病作用効果との直接の関連を示した。また統合失調症患者の側坐核といった大脳辺縁系の部位でのドーパミン・レセプターの増加も示された。

ドーパミン仮説は以後およそ三十年間にわたって、統合失調症の化学的不均衡を説明するものとして世界的に受け入れられてきた。簡単に言えば、その意味するところは、統合失調症の症状は基本的にドーパミン系の過剰な賦活に原因があるということである。しかしここ十年のあいだに、話は込み入ってきた。というのも、神経伝達物質についての知識がさらに増え、新しい抗精神病剤や抗統合失調症の薬が開発されたからである。ドーパミン仮説はまだ置き換えられるほどには至っていないが、新たに二つの「同胞」であるセロトニンとグルタミン酸を避けては通れなくなってきた。もっと新しい仮説では、最近の神経化学や神経薬理学の研究を基礎として、セロトニンとグルタミン酸の両方が統合失調症の発症の鍵となる役割を果たしていることが示唆されている。現在、臨床神経科学者は、相互に関係しお互いに調節しあっている多様な神経伝達物質システムを含む、ずっと複雑な化学的不均衡の結果として統合失調症が生じると考えられている。ドーパミンは確かに本質的な要素であるが、他の神経伝達物質もまた重要な役割を果たしている。

どのような治療が可能か

新たな統合失調症の薬剤療法の発達が、過去五十年間の精神疾患の治療に起こった画期的な進歩の一例であろう。統合失調症のような精神疾患が完全に治癒することを願っても、われわれはまだそれを達成できていない。少し立ち止まって、どれほどの道のりを進んだのか振り返ってみることにしよう。

五十年前には、統合失調症と診断された人には三つか四つしか選択肢がなく、そのすべてが同じように不快なものであった。一つは不可逆的外科療法で、ポルトガル人神経学者のエーガス・モーニスによって開発された、前頭前野の白質切截術である。インシュリン昏睡療法や電気痙攣療法が他の治療法であった。これら三つの治療法は症状を和らげる手法であり、実際うまくいった患者もいた。しかし大多数の統合失調症の人は疾患が慢性的に続き、一生涯介護が必要だった。というのも、統合失調症患者は大きな混乱、意欲の低下、精神的興奮状態を経験するために自力でケアをすることもできず、日常生活の必要を満たすこともできなかったからである。文字どおり、病院のベッドの二つに一つは誰かしら統合失調症患者で占められ、世界中の入院患者数の50パーセントを占めていた。

新しい薬剤療法とみせかけの希望

このような状況の中、新たな治療剤クロルプロマジン（米国での商標名はソラジン［日本ではウインタミン］）が１９５０年代はじめに現れた。最初にこの薬が治験されたのは１９５２年で、二人のフランス人精神科医ジャン・ドレイとピエール・デニカーによってパリで行われた。彼らはこの新薬を、躁病、統合失調症、うつ病など多くの異なった診断の患者に試した。平静さや落ち着きに加えて、患者に興奮、恐怖、内的不穏を引き起こす非常に苦痛な幻聴ややっかいな妄想が緩和された。この所見はアメリカを含む世界中ですぐ確認され、統合失調症治療の新たな時代が始まった。精神疾患患者用の入院病床数は劇的に減少し、施設は閉鎖され、ますます多くの患者が、普通に生活できる地域施設の中で、ケアを受けるようになっていった。

ベルギーのポウル・ヤンセンの開発したハロペリドールのような、より副作用の少ない新たな治療剤が治療手段に加わった。

精神科医は新たな希望を持って初発患者の治療に取り組み始めた。もし初発の患者を積極的に治療し、再発を新たな薬剤療法で防げれば、統合失調症も完全に治癒しうると多くの精神科医が信じた。しかし徐々にこの希望は打ち砕かれ、統合失調症は相変わらず人格を崩壊させる容赦のない診断名と見なされ続けた。抗精神病剤は単に幻聴や妄想といった精神症状を緩和するのに効果があるだけで、陰性症状についてはまったく効果がない、ということがわかった。すでに精神症状がなくなっても、患者はなめらかに考えられず、喜びや感動も体験できず、何かを始めたり終えたりすることもできないままでいた。

精神興奮エピソードの最中に入院し、抗精神病治療を受け症状が改善し、仕事や学校に戻るという計画を胸に退院する。が、どんなに頑張っても、どんなに家族や友人の支えがあっても、かつては簡単にできたことができないことがしばしばである。授業に興味がなくなり、日中に仕事を離れてぶらついたり、横になったり、一日中テレビを見て過ごすなどというパターンにどんどんはまっていく。陰性症状は認知や情動機能の低下が原因であることがしだいにわかってきた。かつてブロイラーが記述し、しばしば人間を無能力にする病気として名づけた、精神と情動の崩壊としての「統合失調症」を、抗精神病剤で治癒することは無理だと思われた。１９６０年代に抗精神病剤が導入されて新たな希望が生まれた後に、統合失調症の治療はそれ以上改善しなかった。そう、患者はよくなったけれども、健康とはほど遠いものだった。

次世代の薬剤治療

しかし、最近になって事態は再び改善し、統合失調症のケアがしだいに進歩するであろう希望が高まっている。「新世代」の抗精神病剤が開発され、実際「抗統合失調症薬」となりえる新たな希望が出てきた。これらの薬はいわゆる「非定型」抗精神病剤である。

クロザピンはこういう非定型抗精神病剤の中では、最初のものである。ヨーロッパで細々と使われてきたが、白血球数の減少すなわち顆粒球減少症という危険な状況を引き起こしうると報告された後に使用が中止された。二人のアメリカ人精神科医、ジョン・ケーンとハーバート・メルツァーは重症で慢性的な統合失調症の人たちにクロザピンの有効性を試そうと思い立った。彼らは、「治療困難」患者であった。すなわち、彼らにはいかなる抗精神病剤を試しても効果がなかった。この絶望的な状況下では、多少危険な薬剤療法でも、毎週顆粒球減少症が進行しているかどうか白血球数をチェックしながら試す価値があるように思われた。喜ばしいことに、クロザピンは実際効果があった！　多くの慢性患者が著明な回復を見せた。

クロザピンはいろいろな理由でおもしろい薬である。まず、以前から開発されていたいかなる薬とも違い、ドーパミン系に強力に作用して従来の薬の主な標的であったドーパミン2型（D_2）レセプターを遮断してはいないことである。さらに、統合失調症の陽性症状だけでなく、陰性症状にも作用しているように見えることである。病気の人が徐々に生活への興味を取り戻したり、物事を楽しめるようになったり、より明瞭で論理的な思考ができるようになったりした。さらにクロザピンには錐体外路系の副作用はほとんどなかった。

古典的抗精神病剤は認知機能の改善や陰性症状の軽減に効果がほとんどなかっただけでなく、さまざまな不愉快な副作用を生み出し、その多くはドーパミン系統の遮断が原因であった。しばしばＥＰＳと省略される錐体外路症状には、筋肉の強剛、仮面様顔貌、震え、すり足歩行などがある。古典的抗精神病剤による別の不快な副作用がアカシジアである。これは強烈で本人にしかわからない不安気分であり、休みなく歩いたり動いたりせずにはいられなくなる。また古典的抗精神病剤では患者が抑うつ気分になることがある。こういう副作用は大変不快であるため、多くの統合失調症患者は古典的抗精神病剤を服用したがらない。彼らにとっては、治療が病気そのものよりも不快だからである。もし精神症状をなくすためにＥＰＳを呈することにお金を払うのなら、精神症状の方がましだと思う人もいるだろう。

新しい非定型抗精神病剤はこの点で予想外の幸運と呼ぶべき出来事だった。かつてハロペリドールを開発したポウル・ヤンセンはその生涯の大半をよりよい統合失調症治療の発見に捧げた。彼は、リスペリドン――ドーパミン以外の神経伝達物質に作用し、クロザピンで必要なやっかいな血液検査もいらない新しい非定型抗精神病剤の中の最初の薬――を合成しテストした。ヤンセンに続いて他の非定型薬剤が登場した。オランザピン（ジプレキサ）、クエチアピン（セロクエル）、ジプラシドン（ゼルドックス［日本では未承認］）［わが国で開発されたペロスピロン（ルーラン）、アリピプラゾールもある］などである。こういう薬は、今では「最初に処方すべき薬剤」となった。すなわち、こういう薬が、初めて病気の症状を呈した人の治療に用いられる第一選択薬になり、統合失調症者の治療で古典的抗精神病剤にほぼ取って代わった。「非定型」とされる特徴としては、D_2遮断力が比較的弱いこと、錐体外路系の副作用が少ないこと、陽性症状と陰性症状を共に改善すること、精神的過敏症を軽減することがあげられる。非定型薬はまた遅発性ジスキネジアの発生も少ない。これは古典的抗精神病剤では20～30パーセントの患者に起こる、ほぼ不可逆的な運動障害である。この運動障害でしかめ面、攣縮などが起こり、見た目を悪くしがちである。

しかし新しい非定型薬にも副作用がある。もっとも問題となるのは過剰な体重増加が見られることで、一部は食欲が増進するためであるが、一部は直接の薬理作用である。これに関連した副作用が糖尿病を発症する傾向の増加である。別の問題は内分泌系への作用であり、特に乳房の発達を促進するプロラクチンを増加させる。

認知的、心理社会的なリハビリテーション

統合失調症と診断されることが容赦ない予後を意味していると考えられていたころには、心理療法や心理社会的リハビリテーション、認知的な再訓練などを取り入れようと考える人はほとんどいなかった。新しい非定型抗精神病剤で治療を受けた統合失調症の人がより機敏になり、より物事への興味を持てるようになったために、患者も家族も、新しい薬剤療法に加えてさまざまな心理療法をすれば、症状がさらに改善するのではないかと期待している。治療のこの側面を強調するプログラムは、新しいアプローチが発達するにつれて、すぐ主流になるだろう。おそらく、こういう治療プログラムは二つの部分からなるだろう。

まず、統合失調症の人には、毎日の生活をどう組織立てるかということを学ぶのを援助する必要があり、これを精神科医は心理社会的リハビリテーションと呼んでいる。この病気はティーンエイジや若年成人期という発達の重要な時期に襲いかかる。この時期は、まさに家庭から飛び立とうとするときである。そのために、統合失調症の若者は、独立した家庭を構築し、仕事を探し、普通の日常生活を計画するといった普通大人になるときに経験するプログラムをこなしていく術（すべ）を学ぶ必要がある。統合失調症の人は気後れしたり、他人を怖がる傾向があり、それゆえにグループ活動に加わったり友達をつくるといったことにも手助けが必要であろう。部分入院や集団療法、外来療法がよいだろう。

認知的学習が第二のアプローチである。この戦略をとる治療プログラムはまだ幼児期の段階にある。その要点は統合失調症に特徴的な基本的な認知の異常に注目することである。治療プログラムは、患者が注意をより正確に維持し、問題の解決をより効率的ですばやく行い、会話や発話をもっと効果的にモニターし、運

動と心的な協応を改善する手助けになるようつくられている。こうしたプログラムは第4章で述べた「同時に興奮したニューロンは互いに連絡しあう」という神経の可塑性の考えにもとづいている。もし統合失調症の人が脳卒中のリハビリテーションや、特定の聴覚障害や学習障害を持つ子どもの訓練のような広範囲にわたる再訓練を受けられたら、脳内の再配線が徐々に進み、神経連絡が形成され、より明断にそしてより効率的に考え機能することを学べるだろうと期待される。

第9章

気分障害

情動のジェットコースター

一般の考えとはおそらく逆に、真実が芽生え育つには、華氏九七、八度の平常の血液温度よりも、一〇三、四度の方がはるかに適当な温度かもしれない。

——ウィリアム・ジェームズ
『宗教的経験の諸相』

マルシアは怪訝に思った。ハルは本当に様子が変で、まったく彼の性格に不似合いなことをしていた。マルシアとハルは十五年目の結婚記念日を祝う準備をしていた。思い起こせばすばらしい十五年だった。マルシアは二人の子どもを産み、もはやウエスト五十五センチ、体重四十八キロというわけにはいかなくなってしまったが、まだ五十一キロを保っていて魅力的である。ハルの方が、妊娠を言い訳にできそうである。マルシアの料理で、彼の体重は六十四キロから八十キロに膨れ上がり、愛らしい太鼓腹になってきた。膨れたのは彼の腹だけでなく、財産も大きくなっていた。ハルはサンタフェの住宅開発業者をしていて、その方面の才覚を持っている。1980年代後半から90年代前半にかけて景気が少し足踏みしたけれども、最近の五年は景気が急騰していた。景気が「低調」だったときも、ハル自身は本当にうまくやっていた。ハルは自分が何をしているかを心得ていて、それをうまくやっていくことに注意を払っていた。誰もが彼の心配りに感心していた。ハルは人より先見性があり、しかも本当に細かいところまですべてに心を配っていた。他人から見れば価値のない十四万坪の土地を眺めて、ヘメツやサングレデクリストを望む、立地条件のいい家に続くすばらしい道路を思い描くことができた。彼はそんじょそこらの見掛け倒しの住宅開発業者ではなかった。地域社会やそこの環境にも配慮していた。皆に信頼されていた。皆は彼が誠実であり、品質や規格を落として小銭を稼ぐような人物ではないと知っていた。サンタフェの激しい不動産開発の中にあって、ハルのような人は地域の宝であった。多くの地元の人々が土地を万能のドルに換え、まだ昔のたたずまいを残すサウスウエストで可能なことに文字どおり投資するために、西海岸からも東海岸からも移住者がやってきた。最近ハリウッドもサンタフェの価値に気づき出した。オキーフ［自然物を配した幻想的な作風で知られるアメリカの画家］やかのロスアラモスの伝統が、危険を顧みず手っ取り早い結果を求める人々の襲来の前に屈服しつつある。だがハルやマルシアは昔からのサンタフェの住人である。成功しているビジネスマンではあるが、サンタフェの独特な歴史や環境の保護にも精力的に貢献している。

しかし今、ハルは変な行動をしている。

ハルはこれまでも妻より外交的な方だったが、今はのべつまくなし話し続ける。昨晩は食事しながら、彼女に百万ドル以上もする家が建つ北西側の丘の新しい造成について、早口でまくしたてた。顧客層は有名人で第二、第三の家を持とうという人たちだ。彼は独力で土地開発の資金集めを始めようとしている。その地域を新千年記の世界的平和を称えて、プリンシペ・ド・パス（平和の原理）と呼ぶつもりである。これ自体すばらしい考えだと彼は説明した。彼には購入者を募る大計画がある。まず、一機か二機飛行機を買う。もう調べをつけていて、十五万ドルでかなりいい中古の飛行機があった。ゆくゆくは性能のいいツインエンジンに乗り換え、最終的にはリアジェットにするのだった。第二に、彼は飛行訓練を受けて、彼自身が顧客を乗せ、鳥瞰的に現場を見れるようにその土地の上を飛行する。第三に、馬小屋や馬の牧場もつくる。というのは、人々は車社会に嫌気をさしていて、自然に帰りたいからだ。

マルシアはこのアイデアは部分的にはすばらしいと思えた。だが彼女の頭痛の種は、彼がとても衝動的に、かつあまりに大胆に仕事を進めていることである。ハルは普段はとてもきちんとしている。もちろん、住宅開発業者には多少のリスクが付き物だが、これまでは妥当なものであって、支払能力を超えるほど巨額ではなかった。いつもは、ハルは三十万ドルから四十万ドルの家が十軒から二十軒くらい建つ土地を扱って、一度に一、二軒というようにゆっくりしたスピードで建てていった。ほとんどが建て売りだが、ときどきは五十万ドルもする注文住宅を手がけることもあった。こんな大規模な住宅開発に取り組むような余裕はないし、飛行機のような余計な経費は言うまでもない。彼らの子どもは今十一歳と十三歳で、ハルもマルシアも学資を残しておくことを最優先にすることでいつも一致していた。この計画では、彼らの学資全額が使われてしまう。それに……ミシェル・ファイファーやトム・ハンクス〔いずれもハリウッドのスター〕にサンタフェに引っ越してほしいと言うのは、ハルらしからぬことだった。

こういうもろもろを話す彼のしゃべ方まで奇妙だ。これまでよりずっと早口で、まさに支離滅裂だった。彼は眠っていなかった。だいたい夜中の一時、二時まで起きていて机に向かい、四時か五時にはまた起きてきた。たぶん、不眠のため混乱しているのだろう。昨晩など一時半ごろベッドに入り込んできて、彼女がぐっすり寝ているのにセックスしようと詰め寄ってきた。四時半ごろ、もう一度しようと彼女を起こした。ちょっと度がすぎている。

ハルはいつも活動的でよく働く人だったが、今のハルは野生に戻った家畜のように思える。何が起こったのだろうか。


ハルは朝五時にベッドから飛び起きて鏡を覗き込んだ。彼は自分がすばらしいと感じていた。マルシアと過ごした昨晩もまた、すばらしかった。

彼は自分の風貌をじっくり見渡した。なかなかいい。トム・クルーズほどハンサムではないが、それでも本当にいかしている。彼はじっくりと氷河のような青い目を見て自分自身に、にっこりと微笑んだ。この魅力には逆らえない。歯は白くきれいに並んでいる。歯はその人のいろんなことを教えてくれる。彼は視線を顎のしわに移した。ここは女性が惚れ込む所の一つである。彼自身、顎のゴツゴツ感が好きだ。彼は振り向いて、ドアの裏に取り付けた全身用の姿見に自分を映した。厚みのある体つきだ。ここも女性が惚れ込む所だ。彼はニヤッとした。

たぶん、名前をディック［訳注　dick ペニスの意］にした方がいいな。マルシアのやつ、昨晩俺を拒めなかった。今日から自己紹介するとき、ディック・デイヴィスです、ハルとも呼ばれています、と言おうか。……私は、南西部で最高の土地開発業者です。しかも、最高の男前です。土地……土地……土地……すばらしい……すばらしい土地……見渡す……空中から土地を見渡す……すばらしい土地……ロケーションを見渡す……ふっかける……土地をふっかける。ふっかけるなんて言うな。土地をふっかける。ビルをふっかける。プリンシペ・ド・パスなんて呼ぶな。プリンシペ・ド・ディックって言え。ディックの事業部だ。

たぶん水が十分でないな。どうにかしてやるさ。俺にはそうするだけの魅力がある。プリンシペから何億ももうけるぞ!!　何億だ！！！　コネもつくるぞ（選挙？？！！！）。きっとミシェル・ファイファーにしこたま売れるな。インターネットで彼女のeメールアドレスを探そう。自分の写真を送るぞ。彼女に来てもらうんだ。飛行機でひとっとびして、連れてくるぞ。

ハルはまた鏡の方へ振り向いた。そう、目は青く、歯は白く、顎にしわが刻まれている。ただ、こめかみには白髪が混じり、胸毛にも白いものが混じる。厚みのある身体だが、少し腹が出ている。まあ気にすることではない。彼はまだすばらしいと思っている。

開発計画はどうだ？　大きすぎたかな？　いや、リスクを負う価値はある。大金を生むんだからな。俺とマルシアは一生安心だろう！　いくつかの妥協？　誰が気づく？　おまけに、これが世間のやり方ってやつさ。

最後にまた鏡を見て、彼はすばらしいと思った。ついに、南西部全体の土地開発を手がける準備が整った。

数週間が経つと、マルシアの不安は十分理由のあるものだということがはっきりした。ハルはウキウキと考えが広がる状態からまさに「尋常でない」状態になった。彼らは親密なカップルで、いつも前もって新たな事業について話し合い、どうやって進めるか合意しあっていた。しかし急に、ハルはフリーエージェントのように行動していた。彼は地元の銀行からいくつか巨額な（今までよりはるかに、また彼女が喜んで負えるリスクをはるかに超えた）ローンを引き出した。彼は頭取のジャック・セリーニをどうやってか説き伏せ、プリンシペがよい投資であり、観光牧場や自家用飛行機が将来の流行になるだろうと信じ込ませた。ハルとマルシアは今でも建設事業のローンを何百万ドルもかかえている。ハルはしばらくのあいだ飛行訓練の講習を受けるのを待とうと決めたが、事務所のスタッフを増員し、パイロットや事務長を雇い、秘書も二人増やした。彼らの弁護士（彼もまたハルの熱意と揺るぎない声望から、「その計画」の価値を信じ込んだ）は、十分な給料増額、高額のボーナスやプリンシペの土地を購入できる特別オプションを含む二年間の契約書を作成する手助けをした。これは、事務所に能力のある人を雇うのに必要だった。

マルシアがハルにこれらの決定に疑問をぶつけると、彼女を怒鳴り始めた。どうして君が、僕のベストフレンドが、自分の決定を疑い批判するのか？　とりわけ、疑うやつが他にもいるというときに。二人のライバルの住宅開発業者が、その計画をかぎつけていた。そして計画そのものを阻止しようとしていた。事実、互いに共謀している様子である。いつもは互いに争っているのに珍しいことだ。ハルは、彼に対する共謀が大きくなりつつあると打ち明けた。彼らはまた、ハルがインターネットでミシェル・ファイファーやトム・ハンクス、オープラ・ウィンフリーたちとやりとりしていることを知っていた。彼らはハルのｅメールに進入して、彼のメッセージを読んでいた。どうしてわかるかと言えば、スクリーンに「プリンシペのくそったれ！」みたいな特別なバナーが現れるからだ。画面にチラッと現れるだけだが、ハルはそれらがどこから発進されているのかわかっていた。ハルはこういうことすべてを、威勢良く、ほとんど叫ぶように口にした。時には、きちんと言い終わらずに終わってしまうこともあった。奇妙だ。彼はあまりに陽気すぎる。こういう責任すべてに頭を悩ますべきところなのに。普通なら、小額のローンでさえ悪夢にうなされていたのに。しかし彼は興奮し、熱烈で、はるかに自信過剰だ。この急な人格変化は恐ろしい。

つきあってきた銀行家や弁護士への信頼も失っていたので、いきつけの医者に打診してみることにした。彼女はハルが病気……たぶん頭の病気ではないかと思っていた。

シュワルツ先生は電話で話を聞いた。彼は同情を寄せつつも、問題が何かを把握するためにはハルを診察しなければならないだろうと説明した。彼はハルの家族について二、三質問した。マルシアがハルの姉がうつにかかっていると述べると、彼は「フーム」と考え込むように言った。

「躁うつ病かもしれませんね」と彼は言った。

これはいいニュースではないが、少なくともハルがこんなに奇妙に振る舞っている理由を説明する。シュワルツ先生は二つの選択肢を提案した。ひとつは先生の診察の予約をすること（これはハルには受け入れやすいだろう）。もう一つは、もよりの精神科医に診てもらうよう予約することである。そうこう話しあっているあいだにも、マルシアはどちらにしても説得するのは難しいだろうと感じた。

その夜マルシアは、恐るおそる彼女の思っていることを口にした。ハルはたった数分間聞いただけで激怒した。

「俺が気が狂ったと思っているのか?! 何考えているんだ? 俺はこの近辺じゃもっとも切れる住宅開発業者だ。ジャック・セリーニを説きつけて、金を貸させたんだぞ。おまけにハリウッドのお歴々とだって連絡を取り合っているんだ。俺自身スターなんだ。」

マルシアは彼が本当に彼らと連絡を取り合っているのかという疑問をぶつけた。たぶん、相手は彼らの秘書か補佐だ。また「競争相手」のバナーが出るということも、彼女は本当は疑っていた。彼は彼自身でない。彼は早口でしゃべる。ときどき彼の言っていることに筋が通っていない。彼は寝てもいない。セックスのことばかり考えている。

これがハルには我慢の限界だった。彼はドアから飛び出し、車に飛び乗り、私道をはみ出し、タイヤをきしらせながら走り去った。マルシアは次に何が起こるのだろうかと思い悩んだ。

＊　＊　＊

数時間も経たないうちに、何が起こったかわかった。警察から連絡が入ったからだ。ハルはスピード違反で捕まっていた。警官がハルを止めると、ハルは車から飛び出し、言い争い始めた。パトカーに乗るように警官が言うと、ハルは彼を殴り、自分の車に駆け込み、逃げ去ろうとした。車のタイヤに弾丸が当り、ハルは手錠をかけられ警官を襲った罪で逮捕された。彼は今警察署にいる。彼は大声で怒鳴り、喧嘩腰で、態度が悪い。ディック・デイヴィスと名乗ったが、彼の財布の中にはハロルド・デイヴィスとある。お宅でよろしいんでしょうか。彼はまた、自分がテッド・ダンソン、ミシェル・ファイファー、トム・ハンクスたちの家を建てた有名人だと言っている。そしてミシェルと映画に一緒に出演するんだ、ミシェルとは「とりわけ特別な」関係を持っているんだと言っている。彼はまた、もう一つ重要なことが起こるとも言っている。何かしらプリンス・オブ・ピースが、この神聖な信仰の街であるサンタフェにやってきて、住むことになるとかなんとか。デイヴィス夫人、警察署に来てどういうことになっているのかわかるよう、協力していただけますか。

マルシアはスピード違反しない範囲でできるだけ早く署に着いた。

ハルは取り乱し、身だしなみは乱れ、防衛的で、少々意気消沈しているように見えた。まだ手錠されている。シャツは破れている。彼は制服を着た三人の巨漢に囲まれていた。見るからに、警官を殴る人は誰であろうと容赦しそうになかった。マルシアはハルを気の毒に思った。彼女はまた、たぶん彼は今夜留置所で過ごすことになるだろうと思った。またハルはそんなに悪人ではなく、たぶん病気なのだということを警官に納得してもらわなければならない。彼女は、このような恐ろしい可能性のうちのどちらかを選ぶことになろうとは考えもしなかった。彼女のハルはそのどちらでもなかったのに。

彼女は今にも泣き出しそうになった。

彼女は深呼吸して、警官の目を見つめ、ハルが最近性格が変わったことを小さいが整然とした声で説明し始めた。彼女は、ハルは実際にサンタフェの住宅建築・開発業者であり、腕利きだと言った。まだ規模は小さいけれど、建築業者のあいだでは名も知られ、尊敬されてもいるんです。普段は、彼は真面目な人で、みんなに好かれ、信頼されています。彼はまた、いつもは本当に紳士なんです。めったに怒ったりしないし、今まで誰も殴ったことなどありませんでした。

しかし最近彼に何か起こったんです。彼のすべてが変わったみたいなんです。彼は自信過剰になり、途方もない計画を進め、途方もない金を借りました。しかも彼女に対して不機嫌で意地悪になりました。とっても怖くなったのでかかりつけの医者に話をしたところ、ハルは躁うつ病かもしれないと言われました。実は、ハルの「暴走」は、心の問題かもしれないということに私が率直に触れたのが引き金になったんです。

警官はマルシアが思ったより共感的であった。躁状態の人を扱ったのが初めてではないことは明らかであった。事実、マルシアよりよく知っているようであった。彼らは、ハルをアルバカーキの精神科に連れて行くのがよさそうだと提案した。そこでは四十八時間拘束されるかもしれないが、鑑定を受けられる。もし躁状態が問題なら、告訴は取り下げられるだろう。

ハルはマルシアの話に耳を傾けていたあいだ、驚くほど静かだった。しかし、精神科や「四十八時間の拘束」という話を聞いて、悪いスイッチが入った。

「俺はどこも悪くない」と彼は叫んだ。「そんなことはできない。弁護士を呼べ。銀行家を呼べ。そうすれば彼らは、俺がどんなに重要人物か教えてくれるだろう。おまえらは歴史の流れを変えることになるんだぞ。ミシェルが激怒するぞ！」

マルシアは今までハルと喧嘩したことはまずなかった。彼女はめったに彼と意見を違えることもなかった。彼女は彼を愛し、彼を気にかけている。彼の意思に反して精神科に彼を送ることを決断するのは、今までになく辛く勇気がいることである。しかし彼女は結局そうした。これからの二人の生活で、彼がずっとそれを根に持つこともあるだろうとわかっていた。結婚生活を破壊しかねないし、地域のハルの信頼を落とすかもしれない。また子どもを不安にさせるかもしれない。しかし両方とも悪いように思われる選択肢の中で、これが唯一妥当な選択であることもわかっていた。警官も彼女の意見に同意した。ハルは手錠をかけられたまま、アルバカーキの精神科に連れて行かれた。彼は道すがら、ずっと抗議し続けた。

マルシア……そしてついにはハルも……十分すぎる驚きだった。はじめの数日はかなり不安定であった。というのも、他の人々は彼の途方もない計画やすぐ怒る行動を「気が狂っている」と思っていたと知って、ハルは苦しんだからである。彼はすぐに躁病にかかっていると診断され、しぶしぶ治療を受けることに同意した。投薬を受け少しの鎮静効果があり、怒りや焦燥が劇的に減少した。気分安定剤、リチウムも投与された。二、三日のうちに、自分がどれほど誇大的になっていたか、どれだけマルシアを脅かしたかを理解するにつれて、怒りっぽい仰々しいハルは罪を悔い自責の念に駆られたハルに変化した。幸運にも、プリンシペ・ド・パスの壮大な計画はまだ予備的段階にあり、破産するほどの深みにははまっていなかった。後に、彼とマルシアは彼の「暴走」をありがたく追想して、紳士のハルが警官を殴ったことを笑い飛ばせるまでになった。もし彼が暴走しなかったならば、強制的に治療を受けさせるのにどれだけの時間を要しただろうか。

次の十年間、ハルとマルシアはハルがときどき乗ってしまう情動のジェットコースターとともに生きること――うまく生きていくこと――を学んだ。躁病に罹患した人にしばしばあるように、ハルにもときどきうつのエピソードが見られた。彼らは早期にエピソードを察知して、適切な治療を受けることの価値をすぐに悟った。彼らはハルの問題をジャック・セリーニや同業仲間に説明しなければならなかったけれども、建築業者としてのハルの評判は損なわれなかった。実際評判はよくなっている。正直に言って彼の一過性の気分の問題は、実際助けになったようである。サンタフェ地域の彼の友人たちは、以前にも増して信頼のおける支持者となったからである。

彼らの二十五回目の結婚記念日に、ハルとマルシアは本物のプリンシペ・ド・パスで、本物のシャンパンで祝いの祝杯を上げることができた。プリンシペ・ド・パスは、サンタフェでももっともよくデザインされた一帯のひとつであり、ハル・デイヴィスが中心となって建設されたのである。

＊＊＊

時は二十世紀、1970年代のいつ頃だったか、ある作家が「世界を止めろ、降りたいんだ！」と題するブロードウェイの芝居を書いた。気分障害に悩む人々の気持ちがあまりにもよくわかる。彼らがどのように感じているかというと、無理やりに「情動のジェットコースター」に押し込められ、ブレーキもアクセルもないし、「止めてくれ。もう降りたい」という彼らの叫びを聞いてくれる係員さえもいない。急降下は非常に恐ろしい。逆に上昇するのは刺激的な大波に乗ったような感じがするかもしれないが、時間が経つにつれ、いつしかその昇りが終わり、また次の新たな急降下が待ち受けていることがわかってくる。

何十億もの人々が、この情動のジェットコースターに乗っているということが、あまり認識されていない。

気分障害は、もっとも一般的な精神疾患である。世界人口の約1パーセントの人々がもっとも重症化した型の気分障害、双極性障害（躁うつ病）に苦しんでいる。これがハルの問題であった（したがってマルシアの問題でもあった）。うつ病の定義を狭くとるか広くとるかによって変わるが、一生涯のある時期に少なくとも一回、うつ病を経験する人が10パーセントから25パーセントいる。第2章で述べた「目覚めながらの悪夢」を経験していたジムは、うつ病にかかっていた。WHO（世界保健機構）の統計によれば、うつ病は、先進国社会における経済的損失では心血管系の病気に次いで二番目であり、癌より上位である。全世界中の経済的損失を見るならば、うつ病は四番目に位置する（呼吸器感染症、コレラのような下痢性疾患、および出生時期に発生する病気に次ぐ）。

誰しもが、気分障害を持つ友人や家族がいるか、もしくは自身がその病気にかかっていると考えられる。互いに向きあって、自らのうつ病体験について論じあってみれば、人間の苦悩が沸きたぎる大釜の中を覗いていることに気づくだろう。さらに、気分障害は命にかかわることがある。気分障害にかかった人々の約15パーセントが自殺し、後に残された友人や家族が「何ができ、何をすべきだったのだろう」と自問自答することとなる。

気分障害とは？

気分障害は、感情障害と言われることもあるが、主として世界を感じ取る情動的色彩に影響する病気である。気分障害の主な二つの病態であるうつと躁は、「気分温度計」に示されているように、情動尺度のまったく対極にある。情動的温度が正常の場合、気分はニュートラルである。躁のあいだは、気分が異常なまで

気分温度計

-10	-5	0	+5	+10
不機嫌 うつ ブルー 悲しい		ニュートラル		多幸 ハイ 高揚 誇大的

表9-1　気分障害の分類

うつ病性障害	双極性障害
大うつ病	双極性、躁の局面
気分変調性障害	双極性、うつの局面
	双極性、混合性または急速な交代
	気分循環症

に高まり「ハイ」の状態なので、世界はバラ色の眼鏡を通して覗かれている。うつのあいだは、生活の色合いは青ざめ、悲しい。温度計のニュートラルのポイントから負の方向にしか移動せず、うつの悲哀ばかり感じる人がいる。第2章で登場したジムはこのタイプの気分障害である。ハルのように、さらに激しい情動のジェットコースターに乗り、ハイとローを経験している人もいる。彼らは気分の両極を行ったり来たりするので、双極性と言われる。うつのみを経験する人は単極性と言われることもある。躁うつ病というのは、これらの疾患群の古い名称である。その歴史的重要性のために、この呼び名を使用し続けている人もいる。気分障害のより軽いタイプが二つあり、この場合情動尺度上の揺れはより穏やかなものとなる。大うつ病の人が7から10の範囲のスコアとすると、3か4までしか落ちない人は気分変調性障害と呼ばれる。双極性障害のより軽いものは、気分循環症と呼ばれる。気分障害の分類が表9-1にまとめられている。

医師たちは、何世紀にもわたり、気分障害を医学的問題として認識し、治療してきた。「医学の父」ヒポクラテスの書物にしたためられているとおり、ギリシアの医師たちは、躁病とうつ病のいずれをも治療すべき病気の一覧に含めていた。いくぶん遅れて、医師ガレノスは「体液理論」を提唱した。この理論は十八世紀まで存続し、治療に影響を与え続けた。体液理論によれば、身体は、四つの液体（すなわち体液）から構成されている。血液、粘液、黄色胆汁、および黒色胆汁である。健康体のときには、四つの体液の調和がとれている状態にある。いずれかの体液の量が過度に増加して均衡が崩れた場合、結果として病気が起こる。たとえば、うつ病や抑うつは、黒色胆汁が過多になるために起こる。抑うつ（melancholia）は文字どおり、黒色胆汁を意味している（melan=黒、cholic=胆汁）。

体液理論によれば、体液バランスの軽度の相違によって、人々は異なったタイプの人格ないし気質を持つことになる。血液の割合がわずかに高い人は、多血質ないしは楽天主義となりがちである。黒色胆汁がわずかに過多な人は、陰気だったり憂うつになりがちである。粘液が相対的に増加している人は、冷静だったりゆったりしがちである。黄色胆汁が目立つ人は、易怒的あるいは短気になりがちである。この体液理論は、多様な治療に対して医学的な論理的根拠を与えることとなった。なぜなら、過多となっている体液を減少させることによって、病気を改善することができるからである。不幸にも、血液が体液の中でもっとも採取しやすく、このため瀉血が非常に一般的な治療法となった。これは十九世紀まで、特に感染症と発熱の治療としてよく普及することとなった。それは、これらの病気が赤く紅潮することを特徴としていたからである。二十世紀の初頭というまさにごく最近まで、医師たちは、患者の「過度」の血液を減らすためにヒルを用いていた。うつ病の患者にとって幸いだったのは、黒色胆汁は見つけることも取り除くことも難しかったことである。

気分障害は、何世紀にもわたり、主要な医学的疾患として理解されていたのみならず、この障害は、ずば抜けた才能ないし創造性に関係があるものとも認識されてきた。紀元前四世紀ごろに、アリストテレスが次のように述べている。「哲学、政治、詩、そして芸術において著名となった者は、皆抑うつ傾向を有している。」

情動のジェットコースターに乗っているのは少々恐ろしいことではあるが、そういう人々は、深く感じ、その感情を社会に有益なかたちで表現する能力を与えられてもいるようである。マイモニデス、マルティン・ルター、聖アウグスティヌス、十字架の聖ヨハネ、ジェラルド・マンリー・ホプキンスなど、多くの宗教指導者が意気消沈の時期、あるいはうつに苦しんだ。また気分の問題は芸術家や作家ではごく一般的なことであり、たとえばジョン・キーツ、レオ・トルストイ、アーネスト・ヘミングウェイ、ウィリアム・スタイロン、ロバート・ローウェル、シルヴィア・プラスらがいる。気分障害はまた、オリヴァー・クロムウェル、エイブラハム・リンカーン、テディ・ルーズベルトなど、偉大な政治指導者たちも襲った。こういう人々や、それほど有名ではなくとも彼らに勝るとも劣らぬ多くの重要な人々が、深く感じる能力を創造の宝庫に転じ、人間社会に多大な贈り物をした。精神疾患全米同盟のモットーにあるように、「精神疾患を患う者は、我らが生活を豊かにする。」

気分障害は通常、移り変わるエピソードとして発症する。統合失調症や痴呆といったもっと消耗性の精神疾患のいくつかは、慢性になりやすい。しかし気分障害の人は、情動温度計の中点を言ったり来たりしながら人生の大半を過ごす。中点にあるとき、あるいは少しそこを超えても、彼らはきわめて普通に役割を果たす。第2章で述べたジムは、たった一回のうつエピソードがあっただけであり、彼の母はたった二回である。このような人々は実際われわれの周囲にたくさんいて、精神疾患を経験しても完治しさえすれば、「完全に健常」である。しかし少数ではあるが、まさに慢性的なうつに罹患する人々もいる。双極性の人には多数のエピソードが一般的であるが、彼らもエピソードのあいだでは「完全に健常」、もしくはたぶん平均より少々エネルギッシュで楽天的な程度である。彼らは情動的に繊細で感受性が高いので、気分障害の人はよくいい友人・同僚・仕事仲間をつくる。情動温度計が少し高めで人生の大半を過ごしている人は、いつも楽しく、エネルギッシュで生き生きとしていて、おもしろい。

うつのエピソード

だがうつのエピソードに陥ると、みじめな経験をする。うつの症状には、おもしろさなどまったくない。表9-2に、これらの症状がリストされている。

中心となる異常は、情動面の調子に現れるが、うつ病患者は運動面や認知にも問題をかかえている。この章の後で述べるように、情動面での変化が根本的な問題であり、それに伴って運動面や認知の症状が起こると考えられる。しかし、他の章で述べたように（第3章、4章参照）、これらの下位区分は概念的にも神経の水準においても、多少とも恣意的なものである。

この症状リストを見た人は、きっとこう感じるだろう。「ふむふむ。この症状の多くを体験したことがあるな。いつかうつ病にかかったことがあるんじゃないだろうか。」

事実上「完全に正常な」37℃の体内温度を四六時中維持できる人はいないように、気分の温度も正常範囲内を変動している。気分の温度を中間点から±1℃の範囲に設定できている人は、健常で健康である。一方、マイナス1が中間点の人は、より自己批判的で、世界をより悲観的に見、睡眠障害を持ちやすいだろう。さらに、何かまずいことがあった場合には、誰でも数日間くらいは、マイナス2や3の範囲に落ち込んでしまうだろう。同僚から非難されたり、人間関係が破綻したり、風邪やインフルエンザで家族や友人が病気になったり、手に負えない子どもや老いた親のことで悩んだり、試験の成績が悪かったりしたときには気分が落ち込むものである。多くの事柄が情動の調子に影響を与える。

気分の正常な変動と、病気という診断との違いは、次の三点にかかっている。すなわち、症状の頻度、程度および持続期間である。『診断・統計マニュアル』（ＤＳＭ-Ⅳ）に具体的に述べられているように、精神科医が大うつ病と診断するために使用する基準は、以下のような事柄を必要とする。すなわち、少なくとも五つの徴候が一日の大半にあって、かつほとんど毎日出現し、少なくとも二週間続き、そして、抑うつ気分あるいは興味や楽しみの大幅な低下が、これら五つの症状のうちに含まれることである。さらに、これらの症状は、各人の通常の状態からの明らかな変化でなければならない。「軽くて正常な憂うつ」と「病的な憂うつ」とのあいだのいくぶん恣意的な境に境界線を引くのに、これらの基準は役に立つ。

表9-2　うつの症状

情動面
意気消沈した気分
ほとんどの活動に興味や喜びがなくなる
身体面
体重の増加または減少
不眠または睡眠過剰
精神運動の激越または遅滞
疲労または活力の枯渇
認知面
価値がないとか、過剰なまたは状況にそぐわない罪の感情
考えたり、集中したりする能力の減退、または決断の欠如
死や自殺を繰り返し考える

リストのはじめにある二つの症状は、うつ病における中心的な情動の異常を反映している。気分が落ち込んでいると感じる人は、しばしば悲しい、憂うつだ、気が滅入る、元気が出ない、あるいは絶望だなどと言う。悲哀感情を自覚する代わりに、快楽を感じる能力の変化や、いつもは楽しみとなる事柄への興味を示す能力の変化に気づく場合もある。好きな歌を聴いていて、トランペットが鳴り始めても、いつもは感じられる喜びが感じられない。あ

るいはテニスやブリッジに誘われても、やる気が起きなくて断る。好きな趣味を止めてしまう。友人と昼食を食べたり、コーヒーを飲んだりしたいという自然な思いがわいてこない。おばあさんが孫のこっけいな動作を見ても笑わなくなった、配偶者がセックスも含めてすべてのことに興味を失ってしまった、若者が金曜日の夜でも遊び仲間と外出せずに部屋に引きこもっている、そのようなことに友人や家族が気づくかもしれない。

リストにある症状の第二群は、自律神経系あるいは身体性とも言われる。特に重症のうつ病に関して、これらの症状は重要な指標である。典型的には、重症うつ病にかかると食欲が低下し、体重が減少する。しかし、非定型あるいは軽症のうつ病では、食欲が増加することもある。同様に、不眠は重症うつ病の指標である。しかし軽症または非定型うつ病では、睡眠過多となる場合もある。不眠はしばしば、入眠期、中途睡眠期、出眠期に分けて記述される。入眠期不眠は寝つきの障害で、もし入眠前に、三十分以上も寝つけないなら睡眠障害と考えられる。中途睡眠期の障害は、夜中に一、二時間目が覚めてしまい、その後浅い途切れがちな眠りが続くことが多い。出眠期の障害は通常目覚める時刻よりも一時間から二時間早く目がさめ、再び寝つくことができなくなる。不眠を経験したことのある人なら誰でも知っているように、不愉快な症状であり、とりわけ眠れないあいだ繰り返し同じことを考えたり、悩んだりしやすいのでいやなものである。

メランコリーと呼ばれるもっとも重症型のうつ病の判定に、精神科医は不眠と食欲低下（アノレキシアとも言われる）の症状を考慮する。メランコリーは従来、内因性うつ病（endogenous depression）と言われてきた。というのは、突然何の前兆もなく襲い、明白な理由なく内部から成長してくる（endo＝内部、genous＝成長）ように見えるからである。メランコリーにかかった人は、出眠期不眠と食欲の低下に加えて、他の症状も訴える。そのひとつは広範囲にわたる興味や喜びの喪失で、彼らの気分の変化が通常とは異なるという主観的感覚を含む（たとえば、死別に対して起こる感情とは異なる）。メランコリーのもう一つの指標は、一日のあいだに生じる気分の変化で、午前中にもっとも悪く午後からしだいによくなっていく（日内変動として知られる）傾向が見られる。メランコリーの他の症状としては、過度の罪責感、著しい精神運動制止や興奮がある。メランコリーにかかった人は通常、落ち込んだ気分状態が通常の自分とははっきり違う変化であると認めることができ、しばしば、この変化を引き起こした原因に心当たりがないと述べる。「こんなふうに感じる理由がないんです。」この比較的重篤なうつ病型に関しての良いニュースは、薬が大変よく効き、ときには開始のときと同じくらい明確に症状が消失し、以前の正常だった状態に回復することである。

うつ病の人は、運動活動の水準の変化にも気づくだろう。ペースが落ちたと感じること、すなわち精神運動遅滞又は抑制と言われる状態が、さらに一般的である。うつの人はゆっくり歩き、足の運びにバネがなく、考えたり話したりするときも活力に欠け、短い。重い精神運動遅滞または抑制にある人は一日中椅子にかけていたりベッドに横たわっていたりする。どんな感じか尋ねられると、活力がなくなってしまったとか、何をするにもあまりに疲れている、などと答える。ペースが落ちるのではなく、「精神運動興奮」にかられる人もある。そういう人は落ち着きがなく、そわそわし、じっと座っていることができない。両手を揉み合わせたり、着ているものを引っ張ったり、指でトントンしたり、何もかもがひどいことになったんですよなどとダダダッとしゃべったりする。主観的には、精神運動興奮のある人は、緊迫した不安な気分で、悲しい感じや絶望的な気分も混じっていると言うだろう。

気分の障害とはいっても、うつにもさまざまな認知の症状がある。うつに陥った人は、集中したりはっきり考えることが難しいと訴える。彼らは、学習に集中し続けたり、仕事に専念したり、フットボールの試合を見たり「逃亡物」の小説を読んでいるときさえ、展開を追うことができないと感じる。うつの人はしばしば価値がないと感じ、自信をすっかり失い、散歩に出たり、試験を受けたり、好きなスポーツや音楽活動に進んで参加しようという意欲がわかない。過去のことを、もっとああすべきだったとかそもそもすべきでなかったのだなどと繰り返し思う。ときには、うつの人は、特定の「過ち」に意識が集中し、そんなことをしてしまったのだからもう取り返しがつかないなどと考える。しばしば、やっとのことで何をしたのかを聞き出すと、ちょっとした許容範囲のことで、少なくとも罪を感じるほどのことではないとわかる。なかには、希死念慮にとりつかれ、自殺の可能性を考えるようになる。

うつになった人は、認知の症状が重篤なため精神病的となることがある（たとえば、妄想や幻覚）。これらの精神病症状は通常、統合失調症の人のそれとはまったく異なり、抑うつ気分と調和している。幻覚の声は神から来て、間違った行為をしたので永遠の業苦に追いやられるだろうと告げたり、声は教師や友人で、やることなすこと必ず失敗するだろうと繰り返し言ったりする。妄想思考も典型的に、価値のなさや罪に集中している。ときには妄想が内部に向き、不治の病で内臓が腐っていると感じるなど、自分が罰せられていると考える。時には外に向き、警察が見張りをつけ監視していて、「発見される」だろうとか、怒った隣人が送る電気信号で痛めつけられると考えたりする。

希死念慮はとりわけ面倒なうつ病の症状である。というのは、うつ病は非常に高い自殺リスクをかかえた疾患だからである。自殺リスクはうつ病の重症度と関係がある。重症のうつ病患者について言えば、およそ15パーセントが自殺で命を亡くしている。しかしながら、軽症のうつ病患者の自殺のリスクも過小評価すべきではない。自殺念慮は医学上緊急性があるとされ、通常入院か、さもなければ綿密な行動のチェックと管理が必要と考えられる。

身近な人がうつ病にかかり自殺の危険があるように思われるとき、友人や家族はどのように対応すべきであろうか。断固として否定されるべきいくつかの不幸な噂が蔓延している。そのひとつは、「自殺を口にする人は決して実行しない」というもので、もう一つは、「自殺について尋ねると、その人をその気にさせてしまう」というものである。事実はまったく逆である。希死念慮を口にする人ほど自殺のリスクが高く、以前に自殺を企図した人ほどさらに高い。自殺の懸念に対処する最良の戦略は、たとえば「今まで、自殺しようと考えたことがある？」というように、率直な言葉で、自殺についてオープンに友人や恋人と話し合うことである。しばしば、患者は尋ねられることで気持ちが楽になり、慰めの言葉に反応する。治療を受けておらず希死念慮を持っている人には、すぐさま治療を受けるよう薦めるべきである。患者がはっきりとした自殺計画を立てているか、手段となる薬物や武器を入手していないかどうかを引き続いて聞くことで、自殺リスクの深刻さを測ることができる。言うまでもないことだが、うつ病にかかっている患者の家に武器を置いておくべきではない。

自殺の頻度は社会的暴力の頻度が上昇するのに比例して高くなるので、思春期や若者の自殺のリスクが上がっているのはことに憂慮される。ティーンエイジャーは、どれほど簡単に自殺できるものかをきちんと認識しないで自殺を企ててしまう。彼らはまた、自分たちの考えていること感じていることを、特に親とは話し合いたがらない。このような場合、困り果てた親は、子どもの親友と話し合い、いろいろ尋ねたりするのもよいだろう。あらゆる自殺企図は、それらが明らかに「助けを求める叫び」と見える場合でも、深刻に受け止めるべきである。その叫びを過小に捉えたり重要でないと無視すべきではない。

以上に述べてきた古典的うつ病だけでなく、いくつかのより軽症のうつ病がある。大部分の古典的うつ病患者が治療によく反応し、長期間経過がよいのに対し、より軽症のうつ病はやや慢性化するようである。

非定型うつ病というのは、メランコリーとは対極にある。このタイプのうつ病の人は、冷たくされたり拒絶されたりすることに特に敏感である。何か嬉しいことが起こったときにそれに反応して気分が明るくならないメランコリーの人とは違い、非定型うつ病の人は、楽しいこと、いやなことの双方に強く反応するが、とりわけいやな出来事の方に敏感である。彼らは傷つきやすいので、この「拒絶されることへの過敏性」が彼らの恋愛生活を特に困難なものにさせやすい。彼らは何人ものパートナーをつくり、しばしばその関係が壊れてしまう。その他の症状もまたメランコリーの対極にある。非定型うつ病の人は、体重減少、不眠、食欲不振の症状を示さず、逆に体重増加、過眠、食欲増加の症状を示す。彼らは「むしゃむしゃ食う」傾向がある。時には彼らは、腕や脚が鉛でできているように感じ、あるいはベッドから起きあがれないなどと訴える。非定型うつ病の人は、ほとんどの治療にあまり反応しないが、プロザックのような新しいタイプの抗うつ剤である、選択的セロトニン再取込阻害剤（ＳＳＲＩ）にはしばしばよく反応する。彼らはまた、薬剤療法単独よりも心理療法と薬剤療法を併せた治療法と相性がよいようである。

気分変調性障害というのは、症状は軽いが症状が持続するタイプの気分障害である。ＤＳＭ-Ⅳの診断基準によると、気分変調性障害の人は、少なくとも二年間続く気分の障害をかかえていなければならない。気分変調性障害の人は、慢性的に悲哀感にさいなまれる。彼らは自分たちの気分温度計が、永久にマイナス4とか5のあたりに固定してしまっているかのように感ずる。彼らは時には次のように訴えることがある。「この世に生まれた瞬間からずっと気分が落ち込んでいました」、「一生憂うつだったんです」。気分変調性障害の人は、活力が減退したり、自分は価値がないと感じたり、集中力が障害されたりというような、典型的なうつ病の人が持つ症状に類似した症状を示すことが多く、そしてまた、「認知」と「情動」の両方の症状を兼ね備えている場合が多い。気分変調性障害と診断するにはたった二つの症状さえあれば足りるのであるが、その症状はおおむね少なくとも二年間続いていなければならない。ある種の気分変調性障害の人は、気分が極度に落ち込むエピソードを持ち、さらに重症の大うつ病へと進行していく。そして大うつ病の状態が晴れてきたとき、今度は気分変調性障害の慢性状態に戻る。二つのタイプのうつ病のあいだを行ったり戻ったりするようになると、その人の状態は、二重うつ病と言われる。

躁病エピソード

躁病は、うつ病の反対の極にある。ハルのように、躁病になった人々は気分の温度が6から10のレベルに設定されている。気分が愉快で熱狂的で開放的なので、少なくとも短期間は一緒にいて楽しい人になりうる。実際、躁病の人々は、もし関連した他の徴候がなければ、いつも強烈に幸福なので、理想的な状態で生きていけるだろう。しかし、ときどき躁病の人は、単純に怒りっぽくなったり、あるいは、否定されたり精力的な計画が妨げられると短気になる。こうした状況が生じると、幸福で熱狂的であった人も一緒にいて楽しい人ではなくなる。

この章の始めのハルの物語は、表9-3にまとめてある躁病の多くの徴候をよく示している。うつ病の自信喪失とは対照的に、躁病を「患っている」人々は、無限の自信を持っている。この自信が開放的な気分と結びつくと、ビジネス投資の大きな計画を立てたり、新しい組織を設立したり、宗教的活動を率いたり、本を書いたり作曲したりするようになる。彼らはしばしば、将来を予知したり、人の心を読み取ったり、並はずれた身体的芸当を成し遂げることができるような特殊な能力あるいは力を持っていると確信している。彼らの誇大性が最高のレベルに達したときには、救世主のような宗教家やマイケル・ジョーダン

表 9-3　躁病の症状

気分が持続的に高揚し、開放的または易怒的
自尊心の肥大、または誇大
睡眠欲求の減少
普段よりも多弁であるか、しゃべり続けようとする心迫
観念奔逸、またはいくつもの考えが競い合っているという主観的な体験
注意散漫
目標志向性の活動の増加、または精神運動性の焦燥
まずい結果になる可能性が高い快楽的活動に熱中する

のような有名なアスリートや、プリンスのようなロックスターだと思い込むかもしれない。

躁病のエピソードは、ゆるやかな変化として始まることもあるが、典型的には、その始まりは比較的突然である。躁病エピソードの最中にある人はほとんど病識がないが、家族や友人がその明らかな変化に気づく。極端なケースでは、普段のパーソナリティーは控え目で穏やかに話すので、「正常の自己」と「躁病の自己」との差が著しい。しかし多くの場合、躁病の人の気分の温度はゼロよりもやや高めに設定されており、しばしば、プラス1や2にある。

躁病エピソードにある人は、エネルギーが莫大に高まる。睡眠の欲求が減少し、新しいプロジェクトのためにしばしば遅くまで仕事をし、寝るのは二、三時間で、朝四時とか五時には起床して、それでも元気が回復したと感じベッドから飛び出して再び仕事を始める。大うつ病患者を悩ませるいらだたせるような不眠とは異なり、躁病の人は睡眠欲求の減少を楽しみ、まったく疲れを感じない。都合よく長くなった一日をプロジェクトを計画したり立ち上げたりして過ごす。しかし多くの場合、躁病の人はプロジェクトを仕上げるよりも計画したり立ち上げたりすることの方が得意である。躁病エピソードが始まって一週間から二週間過ぎたころ、本を書き始めたり、メモリを増設するためにコンピュータを分解したり（再び元に戻すことなく）、新しくよりよい家庭のために買物を始めたりするだろう。躁病の人は、まるで曲芸師のように、空中でたくさんのボールを操ることを楽しむ。しかし、熟練した曲芸師とは異なり、芸当を維持することができず、一週間から二週間後には未完成の計画のゴミに囲まれている。ときどき、エネルギーの増加があまりにも激しくなると、身体的に興奮する。そうした場合、半狂乱で歩き、阻止されたりいらだたされると身体的に攻撃的にさえなったりする。

躁病エピソードにある人は、通常とても多弁である。友人であれ見知らぬ人であれかまわず近づき、新しいアイデアや最近の経験について、とても熱狂的に述べたりする。話し方は、早口できわめて大声になりがちである。話しているのを止めるのは難しいだろう。短い応答あるいは「はい」か「いいえ」で答えることのできる質問にさえ、返事が五分から十分続いたりする。口をさしはさもうとしても無視され、彼の長い独白を中断しようとする人に怒鳴って黙らせるかもしれない。精神科医は、これを会話促迫と呼ぶ。会話促迫の背後には「観念奔逸」がある。尋ねられたならば、躁病の人は、いくつもの考えが競い合っているとか何百万もの考えが同時に心に浮かんでくると答えるかもしれない。彼はこの豊富な考えを表現しようとするので、次から次へと話題が飛び、時には支離滅裂であったり、ほとんど意味をなさない。ときおり、駄洒落を言ったり、韻を踏んだり、言葉遊びをして楽しむ。（精神科医は、これを音韻連合と呼ぶ。）ときおり、この混乱した発話パターンは、統合失調症で見られるものと酷似しているが、躁病の人の場合は早く熱狂的に話すところが異なっている。しかし、躁病が改善し始め、話し方がゆっくりになってきたときには、躁病と統合失調症の「思考障害」はほとんど区別できないことがある。

もし、増加したエネルギーと豊富な思考を役立て集中して用いることができたなら、躁病のときは、偉大な創造性と生産性の時でもあろう。しかし不幸にも、躁病の人はコントロールが効かない馬に乗っている。

容易に注意をそらされるので、別の興奮する新しい対象や考えが視界に入ってくると思考も計画も半ばで中断され、また別の方向に進路を変える結果となる。正味の結果は、多くの活動がなされ、その有益な成果はわずかか、まったくない、ということになる。

躁のもっとも被害の大きい症状は、いくらか婉曲に「まずい結末になる可能性が高い快楽的活動への熱中」と言われるものである。躁エピソードを進展させつつある人は、彼らの情動温度計がゼロに近い点を指しているときの性格からかなり外れたふうに考えたり、行動したりし始める。普段は献身的で貞節な配偶者が、当惑するほど過度に淫猥になったり、別の相手との無分別な性行動に走ったりするかもしれない。金のかかるばか騒ぎのうちに、膨大な勘定書がたまってしまうかもしれない。酒場の全員に酒を奢ったりする。友人や雇い人に、高価な贈り物をしたりするかもしれない。躁の真っ只中にいる人は、多少とも「幸せのうかれ騒ぎ」の、真っ只中にいるかのように見える。次の朝、恐ろしい経済的、情動的な頭痛の種とともに目覚めるまで、延々と続くのである。

躁エピソードは、普通比較的突然に始まり、数日のうちに強化されて、その経過をたどっていく。もし治療しなければ、躁エピソードは数日から数ヵ月続く。躁の人は、普通躁エピソードの中にあるときには、ほとんど「何かおかしい」という洞察を持たないが、たいてい、そのエピソードが過ぎ去った後、粉みじんになった人生の破片を拾い上げようとする段になって、怖ろしい思いをする。躁は、結婚、家庭、財産、そして経歴を破壊する。躁からの「降下」は、とても乱暴な着陸、あるいは時には墜落とさえ言えるようなこともあり、双極性障害の人々の多くは、ほとんど直ちに、あるいは一、二ヵ月のうちに、躁からうつのエピソードを循環する。うつになる傾向は、部分的には、心理学的基礎にのっとって説明できる。その人がやったばかな、危険な、あるいは場違いな事々を、まともに思い出すからである。しかし、脳内の循環性の神経活動がこの過程を動かしているということも、大いにありそうである。

うつエピソードを経験した人々が、その後に躁へと進展することはほとんどないのに対して、躁エピソードを経験した人のほとんどは、最後にはうつに苦しむ。この病は、まさに「双極性」である。幸いにも、たいていの双極性気分障害を持つ人は、長い正常な気分状態の期間を過ごす。いくらかの人は、情動温度計がプラス1あたりで過ごすという、心理学的に特によい気候で過ごすに等しい、快適な経験をするかもしれない。しかしながら、平常の気分に落ち着くことが困難で、その代わりに、気分が急激に繰り返し循環するという不運に見舞われる人もいる。精神科医はこれらの人々を急速循環症と呼ぶ。急速循環症は、情動のジェットコースターすべてのうちでも最悪のものに乗っている――一方の極端から一方の極端へ、ほんの数日のうちに、時にはほんの数時間のうちに変わってしまう。

情動温度計のプラス5あたりにある人は、軽躁と言われ、著しい躁の多幸や判断力欠如の一歩手前の心の状態にある。軽躁の人はよくしゃべり、活力に満ちていて、あふれんばかりである。いくぶん不適切な行動、たとえば見知らぬ人に親切すぎるとか、友人に情をかけすぎるとかいうことがあるかもしれない。躁に見られる羽目を外した無駄遣いの代わりに、いくぶん衝動的に、お金を少々使いすぎたりする。大うつ病のエピソードと、軽躁の期間を併せ持つときは、双極性Ⅱ型障害と言う。

気分循環症は、双極性障害のもっとも程度の穏やかなものである。気分循環症の人は、情動温度計の両方の側に、時にプラス3まで上がったり、時にマイナス3まで下がったりという振れが、数日から数週間続くといった、軽度の気分の上下がある。気分循環症は、おそらくは健常性格の偏倚といったものに近いかもしれない。というのも、気分循環症の人が治療を求めて医療機関を訪れることはめったにないからである。

何が気分障害を引き起こすのか

もしも、普通の人に「どうして人はうつになったりするのでしょう?」と尋ねれば、「いやなことがあったか、対処しきれないような問題をかかえているからだろうね」といった答えを聞くだろう。痴呆症や統合失調症について同じ質問をすれば、「何か脳にまずいことが起こって、はっきり考えたり、思い出したりできなくなったんでしょう」と言うだろう。うつは、主として情動を冒す障害なので、また、情動は、周囲で起こっていることすべてに鋭敏に反応するので、われわれは自然と、気分障害は主として最近の個人的経験によって引き起こされるのだと考えがちである。うつは「脳内の化学物質の異常」によって起こる、と意見を述べる人もわずかながらいるだろう。躁とつきあってきた人は、まずこのような説明をあげるだろう。

実際のところは、気分障害もたいていの精神障害と同じように、個人的経験から脳内化学に至る、さまざまな要因の複合によって生じると思われる。そしてこれらの要素の複合の割合は、人により異なっている。

ストレスと個人的喪失の役割

誰しも、ストレスについては分かっていると思っている。プレッシャーを受けている、圧倒されている、それ以上頑張れない、と感じる状況にあるということである。試験の最中、仕事の締め切り、結婚にまつわるもろもろの計画、離婚、聞き分けのない子どもを躾けようとするとき、口うるさい親をなんとかしようとするとき、風邪やインフルエンザをひいたとき、恋人が重病にかかったと知ったとき、家を売り買いするとき、金銭問題に悩むとき、休日の過ごし方について悩むとき、生まれたばかりの赤ちゃんの世話をするとき、年取った両親の世話をするとき……ストレスの種はいくらでも数え上げることができる。二十一世紀の複雑な社会、経済構造の中で生き残っていくのは、実にストレスが多い。こういうこと全部に対処していくのだから、驚異としか言いようがない。

ストレスは心理的に経験されるが、身体にも影響を与える。われわれの身体は内分泌系という微妙に調整されたシステムを持っている。このシステムはストレスに適応し、うまく対処するのに役立つようデザインされている。このストレス・フィードバック・システムについて、以下に述べよう。

われわれの日常生活のストレス体験が、情動的困難として大脳皮質と辺縁系に登録されると、これらの脳の部位が身体の他の部位に警告を送り、ストレスに備えるようにする。この警告の最終的な標的は副腎(adrenal gland)である。副腎は一対の内分泌器官であり、二つの腎臓の上に位置する(ad＝上、renal＝腎臓の)。副腎は生命を維持するのに必要なホルモンであるコルチゾールを産生する。コルチゾールは睡眠、食欲、腎機能、免疫系、その他のすべての健康に関して重要な役割を演じている。コルチゾールが適切に供給されることがわれわれの生存の基本である。まれに副腎がコルチゾールをつくることができなくなる病気になる人がある。この病気のことをアディソン病と呼ぶ。ジョン・ケネディ大統領はこの病気のもっとも有名な患者である。この病気の患者は、ケネディがそうしたように十分にコルチゾールを補わないと、コルチゾール欠乏のために死亡する。

免疫系は非常に重要なので、メッセージは一連の検問所を通って伝えられる。それには視床下部や下垂体が含まれ、メッセンジャーに副腎皮質刺激ホルモン放出因子(ＣＲＦ)と副腎皮質刺激ホルモン(ＡＣＴＨ)を用いる。副腎のコルチゾール生産が高まると、視床下部はそのレベルをチェックし、いつ十分高くなったか、あるいは高くなりすぎているかを感受して、下垂体を通して副腎に、コルチゾールの産生を減らすようにという指示を出す。エモリー大学のチャールズ・ネメロフは、これらの免疫機能が気分障害に対して果たす役割を理解するうえで重要な貢献をした。

気分障害のさなかにある人々のストレス反応機能を測定すると、多くの場合その自己調節が破綻していることがわかる。コルチゾール産生の自己調節機能を調べることが、うつ病の「臨床検査」として有効なのではないか、という提案が一時期なされた。この検査はデキサメサゾン抑制試験（ＤＳＴ）として知られている。この検査の要点は、コルチゾール様の合成物質であるデキサメサゾンを投与することによってコルチゾールのレベルが十分に高くなるため、視床下部から副腎への信号を「切って」そのことを知らせる、というものである。健常な状態では、コルチゾールの産生は一日を通じて特徴的なパターンを示し、朝五時から六時にかけて上昇し始め、目を覚ましてその日一日に立ち向かうのに備える。コルチゾールのレベルは普通正午あたりで最高となり、その後徐々に低下する。その結果、われわれは徐々に活動ペースが落ち、午後十時から十一時ごろ自然に眠りにつくのである。

ＤＳＴの研究が示しているように、気分障害を持つ多くの人々のコルチゾール制御システムはうまくはたらいていない。デキサメサゾンを投与したときに起こるべきはずのコルチゾール産生の抑制が起こらないのである。そのかわり、気分障害を持つ多くの人々では一日中高いレベルのコルチゾール産生が続く。ネメロフの研究によって、図９‐１に示す視床下部‐下垂体‐副腎のカスケードの過活動の基礎にＣＲＦがあるらしいこと、そしてこのことがコルチゾールの過剰産生の原因であるということが現在わかっている。多くの研究と新しい薬の開発が現在ＣＲＦに焦点を当てている。高コルチゾール血症のパターンは、なぜこれほど多くのうつ病患者が睡眠サイクルの問題、特に不眠を呈するのかということを説明するものであろう。ＤＳＴは現在、臨床検査としては使用されていない。というのはあまりに多くの偽陽性の結果を生むからである。

また過度のダイエット、神経性無食欲症、最近かかった風邪やインフルエンザといった気分障害以外の問題によっても、DSTの非抑制パターンが示されることがある。多くの異なった事柄がこのデリケートなフィードバック・ループの調子を崩しうる。そしてこのことは、なぜこれほど多くの異なった事柄がうつ病エピソードの発展に寄与しうるのかということを説明している。ストレスの多い生活のさまざまなことの連続が生物学的な反応（たとえばコルチゾールの過剰）を引き起こす。そしてこの反応はいったん始まると過剰に反応し、気分障害を引き起こしたり悪化させたりするのである。

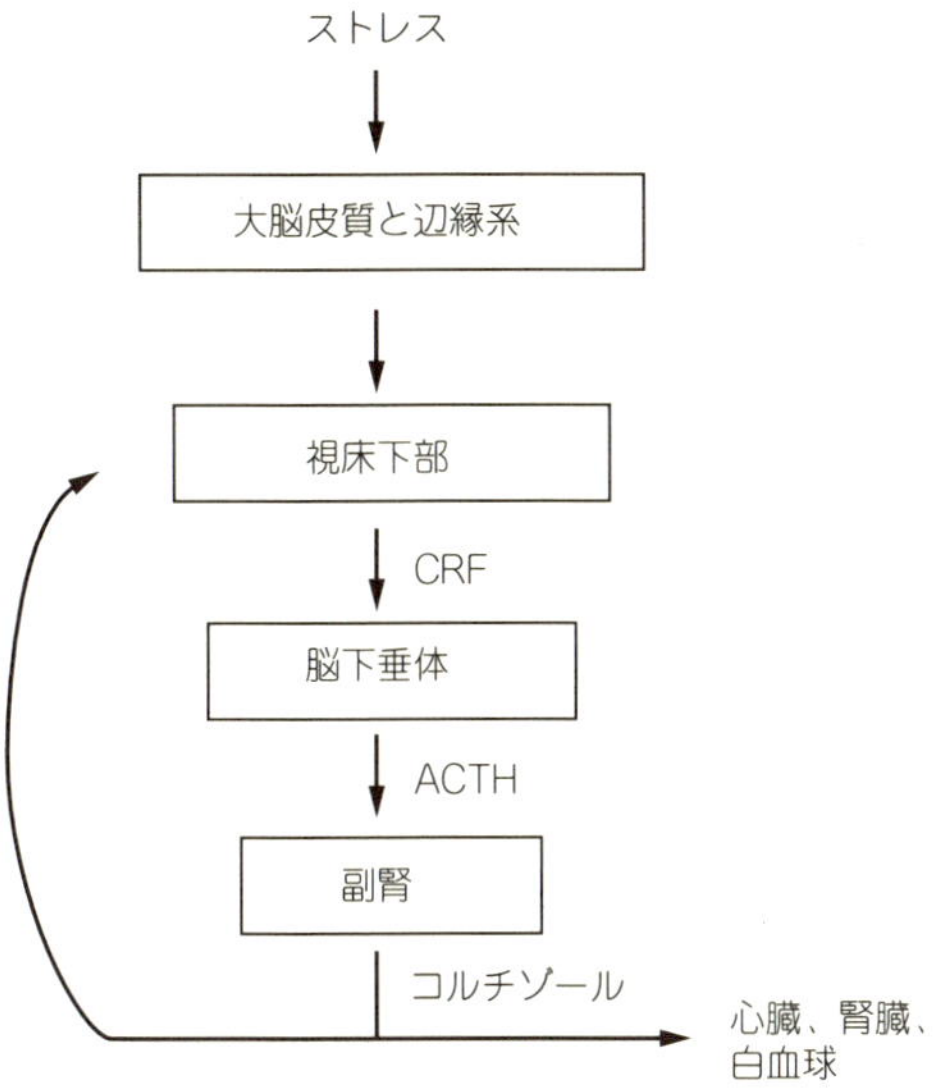

図9-1　視床下部ー下垂体ー副腎の軸

ストレス障害と抑うつ気分障害との関係を調べるために数種類の動物モデルが使われた。初期の一群の研究は、小児精神科医ルネ・スピッツによる、十分な親の愛と抱擁を受けなかった乳児が、依存性抑うつと彼が呼ぶ重篤な無関心を示すようになったという観察に依拠して始まった。ウィスコンシン大学のハリー・ハーロウとウィリアム・マッキニーは、サルが母親から離されたときの影響を調べた。彼らは、子ザルが、まったく隔離されているか、あるいは他のサルを見られるが身体的接触はない網の檻に入れられて飼育されると、人間の抑うつ症状と同じような症候を示すようになることを観察した。生後六ヵ月から十二ヵ月間このような環境で育ったサルは、その後もっと正常な環境におかれても、正常に反応することができなかった。そのかわり、彼らは、抑うつと意欲の喪失を示し、陰に縮こまって他の動物と遊ぶ機会を避けるようになった。

ペンシルベニア大学のマーチン・セリグマンは同様な「学習性無力モデル」によって、ラットを用いてストレスと抑うつとの関係を研究した。ショックのような痛み刺激にさらし、しかもそれから逃げられないようにすると、ラットは同様な意欲喪失と引きこもりの症候を生じる。サルの場合と同様に、ストレスがもはや存在しなくなってもこの反応が続く。人間と同様に、学習された無力感に陥ったラットは、脳‐副腎フィードバック・ループに不規則さを見せる。彼らはコルチゾールのレベルが高く、デキサメサゾンの抑制に反応しない。さらに、彼らの意欲喪失と無気力、人間における抑うつ性のエピソードを改善するのと同様な治療、たとえば三環系抗うつ剤に反応する。

また別の興味深い見方が、ストレスにさらされると気分障害のうつ病の割合が急速に高まるという観察からもたらされた。アイオワ大学、コロンビア大学、ハーバード大学、セントルイスのワシントン大学、シカゴのラッシュ医科大学の研究者チームが、「うつ病共同研究」と呼ばれる大プロジェクトに結集した。われわれは研究結果をまとめ、気分障害のある1000人以上の患者グループとその家族3000人以上を広範囲にわたって評価した。早期の発症がより悪い結果と関係しているかどうかをはっきりさせることに関心があったので、誕生年月日（つまり評価時点での年齢）にもとづいた「コホート」に患者を分類した。そして「コホート効果」として知られているものを発見した。つまり、若い年齢群の人々は、高年齢群の人々よりも一貫して発症年齢がより低かった。

図9‐2はこの研究結果をグラフにしたものであるが、標本が非常に大きく、国全体を代表すると見なせ

るので、家族メンバーのうつ病率のデータとして用いている。図は「累積的危険」、すなわち、人生のある時期に重篤なうつ病になる可能性（尤度）を示している。コホートは誕生年にもとづく6グループからなる。１９１０年以前、１９１０-１９１９年、１９２０-１９２９年、１９３０-１９３９年、１９４０-１９４９年、１９５０年以後。最後の2グループの人々は、大部分ベビーブームに生まれた人々である。標本はまた、男女別にしてあり、うつ病の罹患率の性差を調べることができる。つまり図は、年齢コホートと性にもとづく、大うつ病発症の尤度を示している。年齢コホート間に著しい違いがある。１９３０年以前に生ま

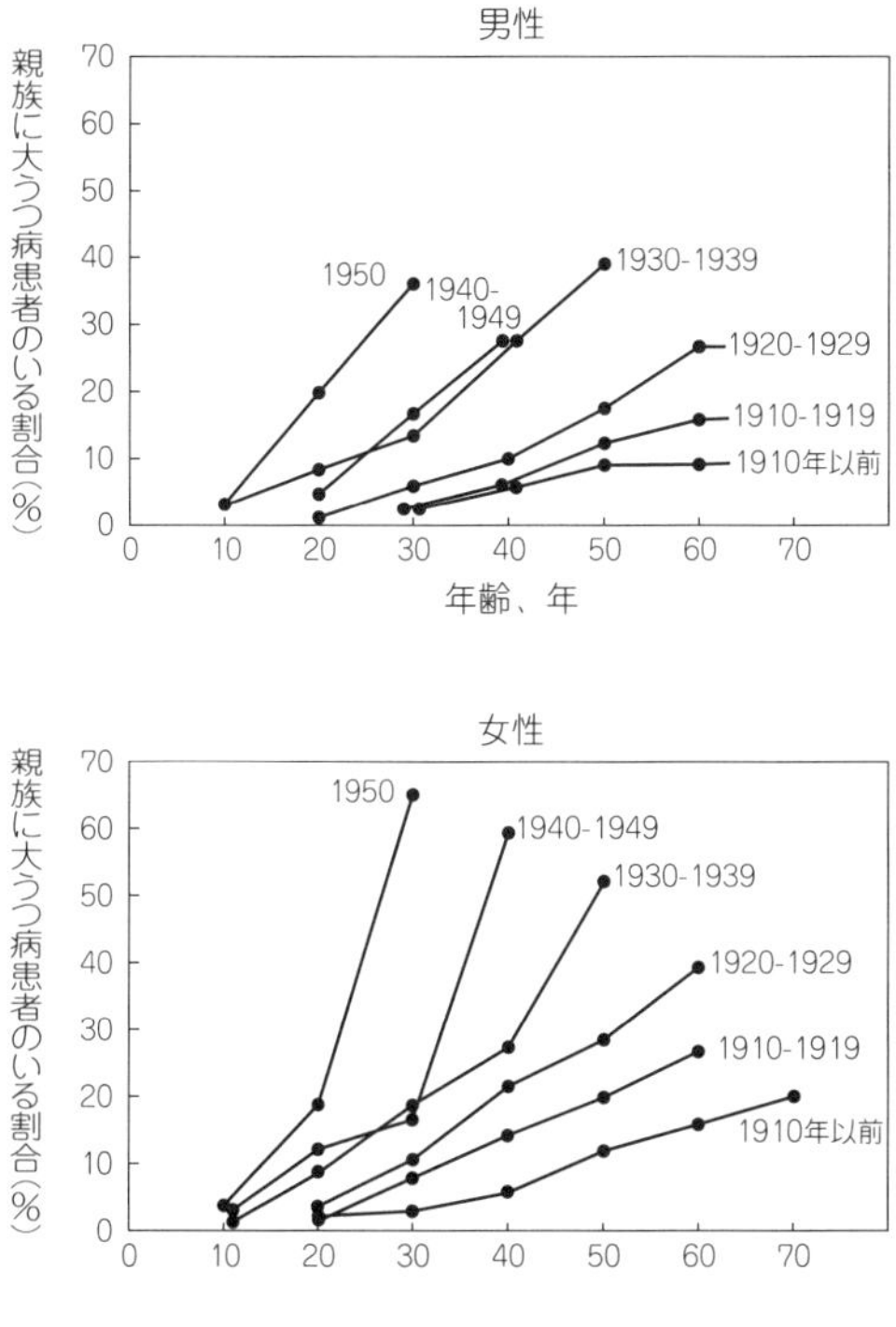

図9-2　ベビーブーム時に生まれた人々はうつ病になりやすい　年齢コホート別、男女別に見たうつ病罹患率の違い

れた人々のカーブは平坦であるが、1930年以後に生まれた人々のカーブは上昇している。1940年以後のベビーブーム時に生まれた人々のカーブはほとんど垂直に上昇している。女性は男性よりもうつ病になりやすい。

この研究から得られた予想カーブは、多少ともギョッとさせられるもので、ベビーブームに生まれた人々は、年をとるにつれてますます大うつ病のエピソードを経験することになるだろうことを示唆している。実際、もし予想カーブがある時点で水平にならないとすれば、彼らの大部分が、いつかはうつ病のエピソードを持つことになる。

ベビーブーム世代の人々のうつ病傾向が高いというこの人口統計学的傾向は、ストレスと気分障害のあいだの今ひとつの相互関係を反映している可能性がある。「ベビーブーム世代」は、単に数が多いというだけで、近年の他のどの世代の人々よりも、厳しい競争を経験している。大学入学の競争に始まり、人を使うよりもコンピュータや機械を使うことが主となった経済世界で職を得る競争を続けた。彼らは、「輝く星座世代」を約束されたが、代わりに経済的物質主義と暴力がはびこり増加する世界、理想主義が貪欲や冷笑にとって代わる世界、著名な国家指導者たちが汚れた手をセックス、数々のうそ、録音テープに繰り返しさらしている世界に住んでいる。経済的、社会的圧力がこのコホートに見られる高率のうつ病を生んでいるということを科学的に証明することはできないが、純粋に遺伝的あるいは生物的なうつ病モデルでは、このコホート効果を説明できない。環境のストレスが、気分障害の発症を助長しうることを示唆する、今ひとつの証拠である。

しかし、ストレスと気分障害の関係を論ずる場合、しばしば原因と結果を分けることは困難である。重要なことであるが、うつ病や躁病を経験することそれ自体が、心理学的なストレス因となる。一度、うつ病あるいは躁病のエピソードがあると、自信がむしばまれる。躁病もうつ病も繰り返すと知っているから、多くの人々は、恐ろしい近未来を予期し、また、気分障害がいかに苦しく困難なものであったかを、振り返り思い出す。さらにこれらの疾患は、長く影響を持ち続ける人生における変化、たとえば離婚、失職、あるいはみじめな成績の原因となりうる。これらの失望のため、将来の成功への可能性ばかりでなく将来への展望まで歪められかねない。この原因 - 結果の入り組んだ状態に対するもっともよい解毒剤は、治療に成功し、さらなるエピソードを用心深く予防していくことであることは明らかである。

遺伝的素因

統合失調症や痴呆性疾患、その他の多くの精神疾患と同様に、気分障害も家族遺伝性の傾向がある。気分障害は、臨床科学者が遺伝と環境のもつれ合った関係を解きほぐすために使うことのできるあらゆる技術を駆使して、研究されてきた。

この問題への最初の、もっとも単純な攻め方は、第一度血縁者（両親、兄弟姉妹、子ども）が一般人口に比較して気分障害にかかる割合が高いかどうかをはっきりさせることである。この課題については数多くの研究がなされており、ほとんどすべての研究において、気分障害の割合、とりわけ双極性障害の割合が高いことが示されている。血縁者における疾患割合は、病気の定義の広狭に応じて変化する。気分障害の人の両親の約20パーセントが同じく気分障害にかかっており、その兄弟姉妹や子どもでの割合はさらに30パーセントと高い。

気分障害の遺伝研究をしている科学者が特に興味を持っている問題は、第5章で述べたように、双極性や単極性という形態が本当に「純系」なのかどうかである。すなわち、遺伝学者たちは、双極性障害の人は、血縁者に双極性障害しか持たず、一方大うつ病の人は、血縁者に大うつ病しか持たないのかどうかを知りたく思っている。もし気分障害の二つの形態が実際純系なら、それらが遺伝学的に別個の病気であることを示唆している。もしそれらが重なり合っているなら、関連する病気であるということになる。この問題は、遺伝的突然変異を探求するうえでとりわけ重要である。

しかしながら、この問いに対する答えは単純でも決定的なものでもない。たとえば、双極性障害の人は、単極性障害の人に比べて、血縁者に双極性障害を持つ割合が高いが、うつ病共同研究によると、双極性障害患者の血縁者の10パーセントが双極性障害であり、24パーセントが単極性障害であった。つまり双極性障害患者の血縁者では、単極性障害も多いことになる。一方、単極性障害患者の血縁者の5パーセントに双極性障害があり、25パーセントに単極性障害があった。これらの結果をもっともよく説明すると思われるのは、それぞれが純系であるといういくつかの証拠もあるものの、これら二形態の気分障害の遺伝的脆弱性には共通性もあるということである。

気分障害が家族性に加えてどの程度遺伝的関与がはたらくのかを調べるため、家族研究を補うものとして双生児研究と養子研究もなされている。一卵性双生児の二卵性双生児に対する一致率の比は、統合失調症と同様に、きわめて高かった。病気の平均割合はどちらの双生児でも比較的高く、気分障害が統合失調症よりも多いことを示している。もし一卵性双生児の片方が気分障害にかかっているとすると、もう一方も気分障害になる確率は65パーセントである。二卵性双生児の一致率は14パーセントである。つまり全体として一卵性と二卵性の比は4対1であり、気分障害が強い遺伝的要素を持つことを示している。養子研究からも結果が支持されている。

気分障害は遺伝学の連鎖法の技術を使用して最初に研究された主な精神疾患のうちのひとつである。『ネイチャー』に1987年に発表され、広くマスコミに報道されたオールド・オーダー・アーミッシュ［ペンシルベニアに住む、もっとも戒律が厳しいことで知られるキリスト教の一派で、近代文明を拒否した生活を営む］の研究では、11番染色体の短腕への連鎖が支持された。その後、さらに家族がサンプルに加えられるにつれて、連鎖の結果は有意ではなくなった。それに続く研究では、いくつかの異なった遺伝子座、たとえば18番染色体、21番染色体長腕、4番染色体短腕、6番染色体そしてX染色体を含むいくつかの遺伝子への連鎖が報告された。いくつかの候補遺伝子による関連研究でも示唆された。これらの研究はこれまで、主に神経伝達の局面、特にドーパミンやセロトニンのレセプターに関する候補遺伝子を調べている。分子遺伝学的研究では単極性の大うつ病より双極性障害に大きく焦点が当てられてきたが、主として双極性障害の方が比較的重症の疾患で診断がたやすいためである。

気分障害は創造性と関連している事実をこの章のはじめに述べた。しかしながら興味深いことに、アイオワ大学の「作家ワークショップ」における創造的な作家を対象にした私の研究によると、創造的である傾向と気分障害になる傾向とが家族の中に同時に起こるようである。すなわち、気分障害の素因が家族内に伝達されるだけでなく、創造性の素質も同様なのである。「天才と狂気」の関係を調べたものとしては現代的な科学技術を用いた最初の研究のひとつで、私は三十人の作家と、年齢、性別、学歴をマッチさせた芸術以外の専門職を持つ対照群を調べた。私がこの研究を始めたのは、第8章で述べたように、ジョイス、アインシュタイン、ラッセルなどの家族歴にもとづいて、統合失調症と創造性の関係に興味を持っていたという事情による。私の予想は、作家は比較的精神の病を免れているとしても、第一度血縁者に統合失調症の割合が高いであろうというものだった。

次々作家たちとの面接をしていくと、彼らの多くが統合失調症ではなく気分障害に悩んでいることを知って驚いた。これは私の仮説とまったく逆であった。

さらに、彼らの血縁親族も気分障害にかかっていた。彼ら血縁者もまた創造的である割合が非常に高かった。実際、第一度血縁者以内に気分障害の人または創造的な人を持たない家族はほとんどなく、多くの家族が両方を持っていた。

三十人の作家とその家族、そして三十人の対照群とその家族の統計の結果は驚くべきものであった。作家の13パーセントが双極性Ⅰ型、30パーセントが双極性Ⅱ型、37パーセントが大うつ病にかかっていた。30パーセントがまたアルコール依存症であった。これらすべての割合が対照群よりも高かった。第一度血縁者について言うと、彼らも同じように対照群よりも気分障害の割合が高かった。3パーセントが双極性障害、15パーセントが大うつ病、7パーセントがアルコール依存症であった。さらに、創造性の割合も対象群よりも高かった。彼らの親族のうち20パーセントがその創造性によって成功を収めていた。興味深いことに、これら作家の親族の創造性は、文学の分野に限らなかった。作家に加えて、ダンサー、画家、発明家、音楽家、写真家などであった。これらの家系に流れるのは第一に創造性に導く人格と認知スタイルを反映する特質であり、それが同時に気分障害にかかりやすくもするようである。このサンプルの認知テストと人格テストからは、彼らが知的によりオープンであり、より冒険的で、好奇心が強く、次々疑問を抱くことが示される。世界に対してこのようにアプローチしていくことで斬新な認識が可能となりより独創的になる一方、妨害や気分の揺れに傷つきやすくもなる。

ケイ・ジャミソン、ルース・リチャーズ、ハゴップ・アキスカルたち幾人かの研究者たちもその後、これらの結果の全体としての方向を確認している。このように多くの研究から同様の結果が得られ、「天才と狂気」の関係についての考えの潮流に大きな変化がもたらされた。創造性の多くのタイプが明らかに気分障害と関係している。統合失調症との結びつきの可能性はほとんど忘れられ、捨てられてしまった。しかしながら、これは過大な反応と言うべきで、というのも（第8章に述べたように）、統合失調症は著名な科学者や数学者、その家族たちを襲ってきたからである。創造性は疑いなく複雑な特性である。創造性のより「人間的な」形式は気分障害とかかわりがあるかもしれないが、数学や物理学など高度に抽象的な分野における創造性においては、精神の病との関連が異なっているのかもしれない。

気分障害の神経化学

ジュリ・アクセルロッドは研究生活の大部分を国立精神保健研究所（ＮＩＭＨ）で過ごした優れた神経科学者だが、三環系抗うつ剤が治療的効果を持つメカニズムを研究して、気分障害の神経科学的側面のいくつかを理解する基礎を打ち立てた。彼は抗うつ剤として開発されたイミプラミンが、神経伝達におけるノルエピネフリンの再取込を遮断することを観察した（図９‐３参照）。

アクセルロッドは１９７０年にこの発見によってノーベル賞を授与された。彼は気持ちのいい穏やかな人柄で、この感動的な発表には彼も含めてすべての人が驚いた。聞くところによると、報道陣が記者会見のためＮＩＭＨに集まったとき、研究所長がアクセルロッドの研究室に現れ、何か必要なものはないかと尋ねた。非常に小さなさまざまなものにびっしり囲まれたスペースに座って、彼はこう答えた。「これで、駐車スペースを許可していただけるでしょうか？」

アクセルロッドの重大な発見は、後に気分障害のカテコールアミン仮説として知られるようになるものの基礎となった。ノルエピネフリンの再取込を阻害することの最終的な効果は、シナプスで利用できる神経伝

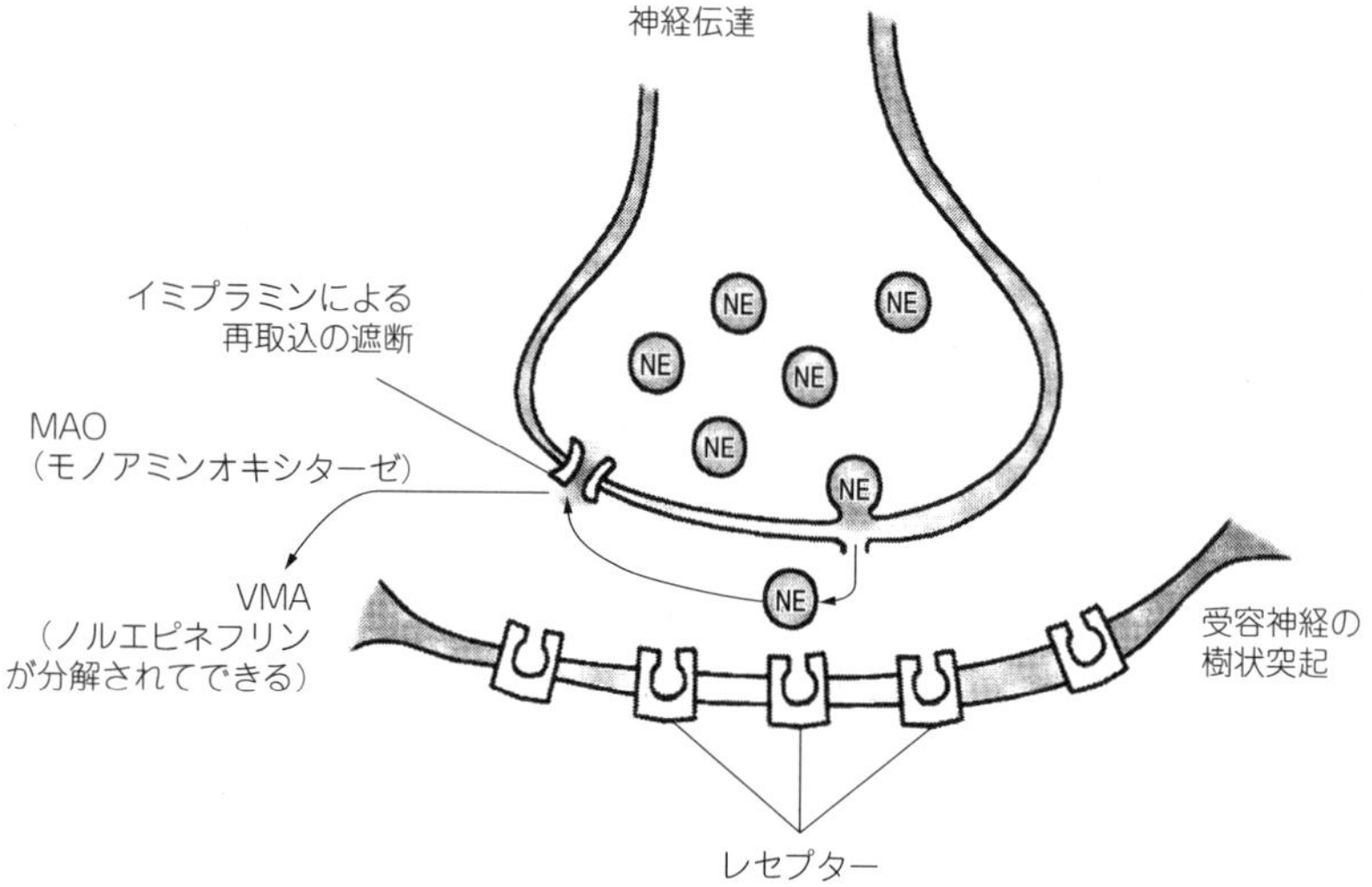

図9-3　三環系抗うつ剤のはたらきのメカニズム
再取込を遮断する

達物質の量を増加させ、ノルエピネフリン系全体の調子を上げる。ジョセフ・シルドクラウト、ウィリアム・バニー、ジョン・デイヴィス、アーサー・プランギーたち何人かの精神医学者たちは、気分障害においては特にノルエピネフリンが機能障害に陥っているのではないかという仮説を打ち立てることとなった。もっとも明快な定式化はジョセフ・シルドクラウトのものである。

すべてではないにしてもいくつかのうつ病は、脳内の機能的に重要なアドレナリン・レセプター部位における、カテコールアミン類、特にノルエピネフリンの絶対的あるいは相対的な不足と関連している。気分の高揚は逆に、それらアミン類の過剰にかかわっているものと思われる。

図に示されているように、この仮説をさらに支持する証拠があり、それは、うつ病治療に効果のある別の薬剤群、モノアミン酸化酵素阻害剤（ＭＡＯＩ）もまたレセプターが使えるノルエピネフリンの量を増加させるという事実である。それらはＭＡＯを介してノルエピネフリンの低下を阻害する。二つの主な薬剤グループは、ノルエピネフリンの量を増加させ、機能的な欠陥を正しているようである。第４章で述べたように、ノルエピネフリンは脳全体に広範囲に広がっており、全体的な制御機能を備えていることを示唆している。加えて、視床下部によく知られた標的を持つ。コルチゾールの神経内分泌研究から、そこが調節ができなくなっているのかもしれないことが示唆されている。これら特定の部位が、抗うつ剤の作用する標的となっているのかもしれない。

しかしながら、別の新しい三環系抗うつ剤が導入されるにつれ、臨床科学者たちはそれらのいくつかは別の神経伝達物質であるセロトニンに作用することに気づいた。事実、イミプラミン（トフラニール）はノルエピネフリンの取込阻害剤として選択的である一方、次に現れた有効な抗うつ剤であるアミトリプチリン（エラビル［日本ではトリプタノール］）はセロトニン系とアセチルコリン系の双方に作用する。それはセロトニンの伝達を増加させ、アセチルコリンの伝達を抑える。臨床的には、抗うつ剤への反応が個々に異なっていることは明らかである。トフラニールのような薬によく反応する人もいれば、エラビルによく反応する人もいる。

結果として、カテコールアミン仮説は今ひとつのセロトニン仮説によって補足された。ノルエピネフリン同様セロトニンは広く脳内に分布しており、全体的に調節する機能も持っているようである。こういうもろもろの観察結果から、主としてセロトニン系に作用する選択的セロトニン再取込阻害剤（ＳＳＲＩ）として知られる薬剤群が開発された。プロザックはＳＳＲＩのうちでもっとも有名である。これらの薬は三環系薬剤と同じ機構ではたらくが、セロトニンのみに効果を及ぼす。すなわち、それらは再取込を遮断して神経終末で利用できるセロトニンの量を増加させる。ますます多くのＳＳＲＩが開発され、ＳＳＲＩはうつ病に悩む多くの人々の治療の主たる選択肢となった。しかしながらすべての人にＳＳＲＩが効くわけではなく、三環系薬剤も継続して使用されている。

このような薬剤反応性のパターンはうつ病の神経科学にどのような示唆を与えるのだろうか。一つの理論は、うつ病にはいくつかの異なったタイプがあるというものである。一つはノルエピネフリン系の異常が特徴であるもの、もう一つはセロトニン系の不足に特徴があるものである。しかしながらもっと可能性があるのは、これら二つの神経伝達物質が、アセチルコリンやドーパミンなど他の神経伝達物質と共に、全体のバランスをとるよう作用しているということである。「統合失調症はドーパミンの病である」とか「気分障害はノルエピネフリンやセロトニンの病である」という単純化した考えは、現在脳内の化学的システム間の複雑な相互作用についてわかっていることを思えば、ほぼ間違いなく誤りである。この本の別の諸章に述べているように、セロトニンは統合失調症のような他の疾患にもかかわっているし、ノルエピネフリンは不安障害など他の障害にもかかわっている。「一つの神経伝達物質＝一つの疾患」として精神疾患を概念化することは、単純で理解しやすいので知的に都合がよいとはいえ、真実と言うにはあまりに単純である。

神経回路と気分障害

悲しみ、抑うつ、喜び、高揚などの内面的な経験は、神経伝達物質が、いかにしてか多種多様な経験がもたらす膨大な情報の断片をつなぎ合わせる脳内の領域間でメッセージを送りあうことによって生じる。臨床的なレベルでは、人生の早い段階で肉親を失うなどの経験によって、その後拒絶や喪失に対して傷つきやすくなり、うつ病になると精神科医なら説明するかもしれない。十分な数の出来事が一斉に起こって、本格的なうつ病になる。人生の早期に喪失体験をした人が、たまたまうつ病になりやすくする遺伝子の異常も一つ、二つ持っていたかもしれない。そして大学に進学して、高校時代の友人や家族と離れ、中間テストで何回か落第点を取るなどして、ついにうつ病になる。有名な作家シルヴィア・プラスが自身のうつ病体験を綴った自叙伝の中で釣鐘の中の窒息と表現している、情動の窒息あるいは絶望の感情が訪れる。今述べた出来事の連鎖は、『自殺志願』に描かれたそれと似ていなくもない。プラスは幼いころ父親をなくし、友人や家族と遠く離れ、『マドモアゼル』の社外編集者として成功しようと奮闘していたニューヨーク在住中に、最初のうつ病が始まった。

うつ病の主観的な経験は、過去の情動体験に照らし合わせて現在の情動体験を記録し解釈する、脳の領域間の相互作用の表現である。脳がいかにしてこのようなことをなすのかについては現在、情動の神経基盤に興味を持つ神経科学者が、主として機能イメージング技術を用いてマッピングしているところである。はっきりした研究候補の領域は第4章と11章で述べる辺縁系で、久しく情動の知覚と処理の鍵となる領域であると理解されてきた。

しかしながら機能イメージングの研究によると、辺縁系は以前推測されていたよりも広く皮質と連携を持っている。悲しい経験の個人的な台本を健常者に内的に演じてもらうというような「情動的に負荷の高い実験」研究によると、彼らは扁桃や海馬内の「通常の容疑者」に加えて、広範な皮質領域を使用している。今や神経科学者は情動の神経基礎として、「拡張された辺縁系」を研究している。彼らはまた「情動」は単一のものではなく、喜び、恐怖、悲しみといった多くのタイプからなるものだということを理解しつつある。うつ病の神経回路はこの拡張したシステムに存在している。前頭葉の底部にある諸領域、島として知られている前頭葉と側頭葉のあいだの深部、そして前帯状回が、主観的な悲しみの感情を生み出す拡張された辺縁系の主要な役者たちである。多くの精神科医、神経科学者は、これらの広範に分散した領域がいかにして過去の記憶、現在の体験を一緒に結び合わせ、それらへの情調の付与をしているのかを分析すべく奮闘している。この複雑な一連の内的な相互的結びつきによって、われわれは悲しみなどの主観的な情動を経験し、認知的にこれらの感情を自分自身に帰属するのである。「あーあ、今日はまったく憂うつだよ。」

いかに気分障害を治療するか

気分障害の治療は現代精神医学における、いや治療という意味では現代医学においても、もっとも大きな成功物語のひとつである。躁病にもうつ病にも、効果的な治療が可能である。大きく分けて治療法が四つある。気分安定剤、抗うつ剤、電気痙攣療法、そして心理療法である。

気分安定剤

気分安定剤は主として双極性障害の治療に使用される。文字どおり、情動のジェットコースターの活動を停止させ、情動温度がゼロ点あたりを穏やかに変動するように気分の揺れを安定化する。双極性障害は非常に消耗性の病気なので、気分安定剤は、躁病とうつ病のあいだを行ったり来たりしていた人にとっては天からの贈り物である。「ハイ」であることは躁病の人にとっては主観的には楽しいことであるかもしれないので、躁病の人はハイ状態を取り除いてしまう気分安定剤を好まないことがある。しかしながら通常は、躁病の人も躁病エピソードの破壊的な影響についての洞察を持つようになる。たとえば、天与の詩人ロバート・

ローウェルは重度の双極性障害にかかり、１９７０年代初頭に使われるようになったリチウム［リーマス］を服用する恩恵に感謝を述べている。彼の友人の一人は、彼がリチウムによって驚くほど症状が良くなったことを述べている。

彼は私にリチウムのカプセルの入ったビンを見せてくれた。コペンハーゲンからのもう一つの医学の贈り物である。彼の問題が何か、たしか聞いたことがある。「塩不足」。今年は十八年間で彼が一回の発作も経験しなかった初めての年だった。過去十八年間というもの、十四、五回は発作があった。恐ろしい屈辱と浪費である。彼は週に五回もリバーデールまでタクシーを飛ばし、一回の診療に五十ドルも払い、（もちろん）タクシー代も払っていた。今では、一日に一カプセルと週に一度の治療である。彼の顔は以前より穏やかになり、苦痛の発作の重みは消え去った。

リチウムは事実今でも使用されている、初期に発見された向精神剤のひとつである。リチウムは天然に生じる塩で、化学周期表でナトリウムに隣接している。リチウム塩は、化学的には食事に使用するナトリウム塩に非常によく似ており、当初、高血圧で低ナトリウム食をとる必要のある人々に食塩の代替物として使用されていた。しかしながらリチウム塩は高容量では有害であることがわかり、食塩の代替物として使用されることは中止された。１９４０年代の後期にオーストラリアの精神科医のジョン・ケイドがリチウム塩には鎮静効果のあることに気づき、興奮性の精神疾患患者に使用してみた。すると彼らによく効くことが観察された。

しかしケイドの観察はすぐには追試されず、１９６０年代に入ってようやくデンマークの精神科医、モウゲンス・スコーが、躁病へのリチウムの治療的効果を系統立って研究した。リチウム治療を行うと二、三週間で患者が躁エピソードから完全に回復することを彼は実証した。さらに彼は、注意深く比較的多人数の双極性患者の長期的な研究を行い、リチウムが気分を長期にわたって安定化する効果を持つかどうかも調べた。以前には躁やうつのエピソードをぶり返しやすかった人々の気分が安定し、その再発頻度が著しく低下した。1960年代から1970年代初期にかけて技術が進歩して血中のリチウム濃度が測定可能になり、投薬管理が安全にできるようになった。アメリカでは1970年より使用され、現在もわれわれが手にする、もっとも重要な気分安定剤のうちのひとつであり続けている。

双極性障害患者の多くがリチウムで安定化される一方、反応せずに気分のアップダウンを繰り返し続ける人もいる。こういう人々に対しては、もともと神経学では抗てんかん剤として使用されていた別の種類の薬が治療法に加えられた。それらとしては、カルバマゼピン、バルプロ酸、クロナゼパムなどがある。これらの薬は、特に気分が急速に交代する患者に有効であるようだ。

抗うつ剤

クロルプロマジンが開発されつつあったのとほとんど同じ時期、1950年代初頭に、初めての抗うつ剤、イミプラミンが誕生した。実際、クロルプロマジン分子にわずかな変更を加えてつくられたのだが、新しいよりよい抗精神病剤の発見という期待が込められていた。イミプラミンを合成したスイスの製薬会社チバ・ガイギー社は、当時新しい治療剤開発のスタンダードだった方法を採用した。チバ・ガイギー社は化合物のサンプルを精神科医のローランド・クーンに提供し、彼は異なった症状を持つ何人かの患者にさまざまな容量で使用した。彼は、クロルプロマジンとよく似た組成であるにもかかわらず、この新薬が幻覚や妄想には

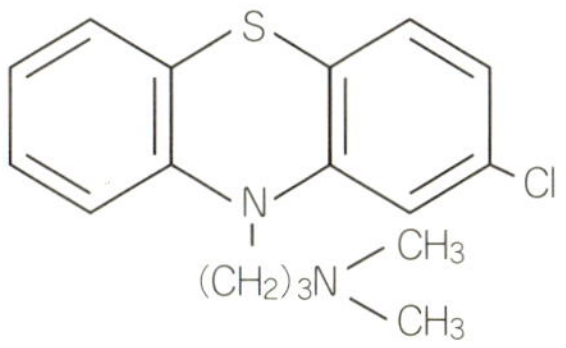

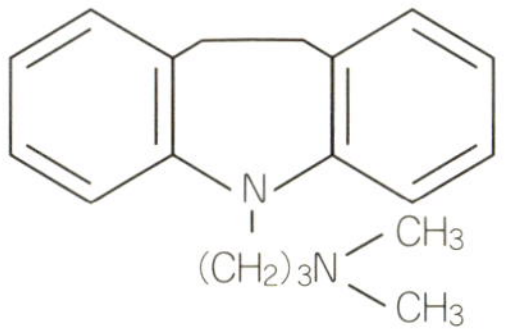

図 9 - 4　クロルプロマジンとイミプラミンの分子構造

ほとんど効果がないことに気づいた。一方、うつの症状には効果があるようだったので、さらに気分障害の患者への効果を調べた。すると、非常によく効果が現れたのである。すぐにイミプラミンは大西洋を渡り、アメリカの先駆的な精神薬理学者たちによって使用されることとなった。

イミプラミン（トフラニールとして知られている）は現代の基準からすると「大昔の」薬と言えるが、いまだに重症うつ病にもっとも効果のある薬のひとつであり続けている。イミプラミンは三環系抗うつ剤と呼ばれるようになった（三つのリング構造を持つためである）グループの最初のものである。クロルプロマジンとその後継者、イミプラミンの分子構造を図 9 - 4 に示す。

新薬を合成して成長する抗うつ剤市場でシェアを得ようと製薬会社が競い合い、次々と他の三環系抗うつ剤が開発された。すぐに臨床家は、四つ五つの選択肢を持てるようになった。さらに多くの薬剤が使用できるようになるにつれて、三環系薬剤のほとんどが等しくうつ症状を軽減するが、副作用の点でそれぞれ異なることがはっきりした。ある薬剤は他のものより鎮静効果が強かった。たとえばデシプラミン（ノルプラミン）はもっとも鎮静が少なく、アミトリプチリン（エラビル）はもっとも鎮静効果が強い薬剤のひとつである。臨床家はこれら薬剤の副作用を利用して、重篤な不眠や不安のある人にはより鎮静の強い薬剤を投与し、焦燥や興奮の強い人には鎮静効果の少ない薬剤を使用する方法を学んだ。また、三環系抗うつ剤の多くが治療効果を示すまでにしばらくの期間――通常は二、三週間――かかることも明らかになった。いくつかの薬剤は患者を不快にさせる副作用、たとえば口渇、便秘などがあった。二、三週間して治療効果が現れるまで、初期の不快な副作用をしのいでもらう必要があることを患者に伝えなければならないことがあった。

よく使用される三環系抗うつ剤はイミプラミン、アミトリプチリン、ノルトリプチリン（パメロール）、プロトリプチリン（ビバクチル）、ドキセピン（シネクアン）、クロミプラミン（アナフラニール）等である。これら三環系抗うつ剤に加えてその化学的構造や神経化学的な特徴から時として非定型と呼ばれる薬剤も開発された。アモキサピン（アセンダン［日本ではアモキサン］）、トラゾドン（デジレル）、マプロチリン（ルジオミール）、ミルタザピン（レマロン）、ブプロピオン（ウェルブトリン）等である。

ほどなく、これらの代替としてモノアミン酸化酵素阻害剤（ＭＡＯＩ）が使用されるようになった。それらは不快な副作用はそれほどないものの、抗うつ剤としての効果はいくぶん劣っていた。それゆえ通常は、一つ二つ、三環系抗うつ剤を試しても効果が見られなかった場合にのみ試されていた。ＭＡＯＩは医者が「第二選択薬」と呼ぶものになった。ＭＡＯＩとしては、イソカルボキサジド（マルプラン［日本ではエナーザ］）、フェニルジン（ナルディル）、トラニルシプロミン（パルネート）等がある。ＭＡＯＩの主な問題点はいろいろな食物との相互反応である。赤ワイン、寝かせたチーズ、チョコレートなどは控えなければならない。このような一般的な食べ物とＭＡＯを一緒に接種すると危険で、時に命にかかわる血圧上昇をきたす。ＭＡＯＩを服用する際に厳しく食事制限を守るのをかなり面倒に思う人が多い。

これら抗うつ剤のあるものがセロトニンの伝達に影響を及ぼすことが知られて、アメリカの会社イーライリー社は、主にセロトニン系に作用し、ノルエピネフィリン系には最小限の作用しか持たない「選択的」に作動する薬剤の開発に焦点を絞った。この革新的でかつ先見性のある着想はまったく新しい種類の抗うつ剤、選択的セロトニン再取込阻害剤（ＳＳＲＩ）の開発につながった。その最初のものがリリー社のフルオキセチンである。それはプロザックの名で市場に出回り、続いてピーター・クレイマーの本『驚異の脳内薬品』で有名になった。クレイマーはおもしろい指摘をしている。美容整形が人々を身体的により魅力的にするためになされるのと同様に、この新しい治療剤は、人々の世界の見え方を美しく変化させうる「気分改善薬」だと言うのである。この挑発的な着想が、精神に影響を及ぼす薬剤の得失について、哲学者や倫理学者の広範な議論を引き起こした。そしてまた、気分を「さらによく」してもらおうと、プロザックの処方を求めて多くの人が医者のもとへ走った。

私がこのフルオキセチンについて知ったのは、プロザックという名前がつく前である。私や著名な精神科医のグループ（製薬会社はオピニオンリーダーと呼んでいる）が、新しく合成された化合物についての知識提供やアドバイスのためイーライリー社に招かれた。この薬のいくつかの副作用についての説明を聞いて、私は心中この薬の市販は難しいだろうと感じていた。つまり、知的な「オピニオンリーダー」がいかに誤りがちかということである。三環系抗うつ剤とは対照的に、フルオキセチンの副作用には不眠、食欲低下、体重減少、落ち着きのなさなどが含まれていた。これらはうつ病の治療対象となる症状である。また、私の考える「古典的うつ病」のモデルを規定する症状でもある。それゆえ、精神科医もうつ病患者も、この薬を直ちに拒絶するだろうと思った。しかし意外にも、プロザックの持つ活気づける作用と引き換えに、これらの副作用は受け入れられ、そしてまた、穏やかな体重増加があったり、眠気が強くなったりした人々もこの副作用を歓迎したのである。

プロザックはロケットの飛ぶがごとくに売れ始め、現在でもずっと強力な薬であり続けている。競争相手として他のいくつかのＳＳＲＩも仲間入りした。パロキセチン（パキシル）、サートラリン（ゾロフト）、フルボキサミン（ルボックス）、シタロプラム（セレクサ）である。加えて、他の製薬会社も、結合型セロトニン‐ノルエピネフリン再取込阻害剤、ベンラファキシン（エフェクソル）と、セロトニン伝達遮断拮抗剤、ネファゾドン（セルゾン）を開発した。これらの薬は三環系薬剤に比べて作用速度が早いが、それは主として、エネルギーレベルを急速に増加させ、より自発的で自信を感じさせるからである。

しかしながら、副作用のない薬剤はない。ある種のうつ病患者には、私が最初そう思ったように、不眠や食欲低下は不快である。また、ＳＳＲＩの活動的にさせる作用を不安と感じ、その結果緊張感や不安感が高まることがある。また、オルガスムに達せなくなってしまうこともある。さらには、深刻な問題となることはきわめてまれだが、ＳＳＲＩによってより衝動的、脱抑制状態になる人もいる。

電気痙攣療法（ＥＣＴ）

ＥＣＴは、うつ病の非常に効果的な治療法となる場合があり、躁病にも効果を発揮する場合もある。しかしながら、ＥＣＴはマスコミでは評判が悪く、大変否定的な固定観念で書かれることが多い。『カッコーの巣の上で』のような映画では、ＥＣＴは問題行動を起こす患者に懲罰を与え、植物状態にさせる報復的な治療法として描かれている。こういう描き方はドラマには都合がよくても、現代精神医学におけるＥＣＴとは似ても似つかない。

現代のＥＣＴは、薬剤療法や心理療法が効果のない重症うつ病の患者に対する有益な治療法となっている。ＥＣＴを行うには、脳を賦活してんかん様の発作を引き起こす微小電流を用いる。てんかん様の発作は脳波で測定される。電流に先立って、短時間作用する睡眠薬バルビツレートを投与し、さらに身体的な発作を予防するために筋肉の弛緩剤も与える。（このような「修正された」方法が開発される前は、普通のてんかん発作で生じるような身体の痙攣が起きるので、患者は激しい筋収縮を経験する危険性があった。)

一般に、ECTは四回から八回連続して施行され、一週間に三回の割合で行われる。主要な副作用は健忘であり、特にECT治療前後の出来事の記憶が失われる。治療回数が増えるにつれ、記憶の問題が悪化することがあるが、ECTをやめてから二、三週で通常完全にもとに戻る。ECTの結果重大な長期間の記憶障害が生じるという証拠はない。薬剤治療が効果のない重症うつ病や、自殺の可能性が高い人々、抗うつ剤を使用できない心循環器系の病気があったり、妊娠していたりする人への治療のひとつであり続けている。ECTはうつ症状を急速に軽減させる。また、いずれの抗うつ剤も単体では効果があるのは患者の50-70パーセントであるのに対して、ECTは患者の約80パーセントに効果がある。

心理療法

心理療法が治療の選択肢になることがある。薬剤療法を受けたがらなかったり、心理療法的介入を行った方が効果があると期待される個人的な問題がある場合があるからである。うつ病に対する心理療法は、否定的な認知的反応のパターンに気づかせ、より積極的あるいは肯定的なものの見方に切り替えるよう援助することに焦点が当てられる。精神力動的な心理療法ではさらに、以前の経験がどのように抑うつ的な情動で反応してしまう傾向をもたらしたのかを探求するのを援助するだろう。

投薬による治療を選んだ人々も多くが、それに加えて心理療法を受けることにより恩恵を受ける。不幸なことに主として医療管理システムの経済的問題のため、心理療法の重要性が最低限のものとされ、投薬治療のみに置き換えてしまおうとする傾向が広まっている。うつ病の人々が短時間の評価ですばやく評価を下され、なんらかのタイプの抗うつ剤だけを処方されることがあまりに多い。気分障害のエピソードの経験は、しばしばその人の自信や自己評価を打ちのめしてしまう。うつのエピソードを経験した大部分の人が、同情的に耳を傾けてもらい、彼らのうつの「傷」は癒えていきますよ、というような役に立つ助言を受けることをありがたく思うだろう。理想的には、心理療法と精神薬理学両方のトレーニングを受け、継続したケアをすることができ、患者を人間として見ることができ、苦痛を引き起こす原因となっていて、気分障害のエピソードの結果としてさらに悪化しているかもしれない社会的、情動的要因を患者が整理する手助けをすることができる、一人の医者によってなされるべきである。残念ながらこのような理想的な統合的治療は、医療管理が細分化され、人間の苦痛を軽減することよりも支出を減らすことの方が重要であると考えられている中では、ますますまれなこととなってきている。

第10章

痴呆

生きながらの死

賢い人々は終りに際して闇が正しいと知るのだが、
というのも彼らの言葉は稲妻となって走らず
穏やかにかのよき夜に至りもしないからだ
……
そして汝、わが父よ、悲しみの極みにあって、
その荒々しい涙で今私を呪い、祝福する、私は祈る。
穏やかにあのよき夜に入って行ってはならない
激しく怒れ、怒れ、消えゆく光に抗して。
——ディラン・トーマス
「穏やかにあのよき夜に入って行ってはならない」

高速道路に入ってウェインはバックミラーを調節した。そして、古いがピカピカに磨き上げられたリンカーン・タウンカーのドアの肘掛に突っ込まれたハンカチにしばし目をやった。

パールはいつもハンカチを忘れなかった。いつだって身なりを整え、自信に満ち、満ち足りていた。助手席シートには長い道のりを共に生きてきたあいだに摩耗したかすかなへこみがあった。パールにとっては毎日が冒険だった。地図を覗き込み、隣町のアンティークショップへの道や、間近に迫った卒業式、結婚式、誕生会へ行く一番の近道を探したりしながら、身を乗り出したものだった。ウェインは

結婚式やそういったものには興味がなかったし、アンティークの魅力もついに感じることはなかった。しかし、パールの喜びは運転席の彼のもとまで溢れ出し、ハンカチを取り出してまるで小学校の新入生のように飛び跳ねている、彼女の笑顔を見るそれだけのために、次の行き先まで夢中になって車を走らせたものだった。

彼女はいつから地図を見なくなったのだろう。

霧雨にフロントガラスが曇った。高速道路から降りながらワイパーを動かした。彼の目から涙が溢れ出し、さらに世界が滲んだ。

こんなこと耐えられない、できない。これではパールの墓参りも同然だ。神よ、助けたまえ、私は彼女の墓に向かっているのです。

パールは六十四歳。六ヵ月前に気乗りのしない夫のウェインに伴われて、介護施設フェアヴュー・マナーに移ってきた。ウェインは六十五歳で給排水設備のディーラーを経営しており、土日に加えて最低でも週に一回は彼女を訪れている。彼女はたいてい、立ち上がれないようトレーのついた椅子に座らされている。そうでないと他の部屋をうろつき回ってしまうからだ。自由に動き回れると、彼女は他の人々を叩いたり、「くそったれ」などと罵ったり、滑って転んだりする。ここを訪れるたびに彼は罪の意識と、はらわたが引き裂かれるような心の痛みに圧倒されてしまう。自宅ではこれ以上面倒を見ることができなくなっていたが、それでも彼はいまだに、「正しいこと」をしたのかどうか悩んでいる。そして帰る段になると、打ちひしがれるのだ。彼はアルツハイマー病研究に関する最新の科学情報に気をつけている。手遅れになる前にパールを救う画期的な発見がなされるのではないかと祈りながら。彼は自分も同じ——あるいはいっそうひどい

——問題をかかえるのではないかという恐怖で胸が一杯になる。そうなれば、結局は三人の子どもか七人の孫のうちの誰かを悩ませることになるだろう。

パールとウェインは四十五年前に結婚した。二人は共にテキサスの小さな町で育ち、幼いころからの恋人どうしだった。高校生のころには、お互いに結婚すると心に決めていた。どちらの両親も彼らが大学へ行くことを望んでおり、一歳年上のウェインは嫌々ながらガルベストンの大学に行き、週末になればパールに会うために百キロメートルの道程を帰ってきた。ときどきパールはキャンパスを訪れ、そこの女子寮の一つに住む年上の友達の所で夜を過ごしながら、男子学生クラブのパーティーに参加した。翌年、パールもガルベストンに進学した。二人とも卒業まで結婚を待てなかった。ウェインにとってパールは世界一の美女であり、パールにとってウェインは世界一の美男子であった。二人の愛はさらに強くなり、いっそう情熱的にお互いを求め、二人の身体を一つにするために、卒業するまで（何年も！）待つことなどできそうになかった。一年生が終わった夏、パールは妊娠に気づいた。恐怖と後悔にかられて彼らは双方の両親にありのままを告白し、しかるべき反対と祝福とを甘受し、迅速かつひそやかに結婚した。彼らはヒューストンに移り住み、新たな生活を始めたのだった。

出発こそ良くなかったが、幸せな結婚生活だった。二人とも優秀な学生とは言い難かったし、大学を中退しなければならなかったことに失望したりしなかった。ウェインは遠縁の従兄弟が経営する給排水設備会社に勤め始めた。よく働き、すぐになくてはならない存在となった。ついには彼はオーナーになった。会社は戦後の建築ブームの波に乗って成功した。始まりは貧しく質素だったが、パールとウェインは少しずつ裕福になっていった。第一子のビルに続いて、すぐに二人生まれた。最初のアパート暮しの後、小さいながら一軒家に移り住んだ。最初の何年間かは、物質的には恵まれなかったが、彼らは愛にあふれていた。

三十代半ばまでに、パールとウェインは高校時代に夢みていたそのものの生活を送っていた。リトルリーグとスイムクラブで活躍する三人の健康な子どもの面倒を見、最終的な「夢の家」を建てる計画を練り、混合ダブルスの強力ペアとしてテニスを楽しみ、毎年ディズニーランドやヒルトンヘッドのようなところで余暇を過ごした。四十代までには現実に夢の家を持ち、冬が来るたびにパークシティで昼も夜もスキーを楽しみ、子どもたちを大学へと送り出した。五十代前半までには「フルタイムの第二の新婚生活」を送り始めた。子どもたちは全員家を出ていたので、家全体が二人のものだった。依然として二人は互いのことを「最高の美女」、「最高の男前」だと信じていた。彼らは依然深く愛し続けていた。現実とは思えないほどすばらしい愛だった。

だが、それも過去のものとなった。六十代の前半になってパールの性格が変わり始めた。いつでも申し分のないレディだった彼女がときどき罵声を発するようになった。ひどく酔っ払うことなどなかったのに、一杯飲んだだけでへべれけに酔ってしまうようだった。抑えがきかなくなり、親しい友人と喧嘩をしたりするようになった。ついにはウェインが親友の妻と関係を持っていると非難するまでになった。物を置いた場所を忘れるようになり、物の名前を忘れるようになった。こういう変化に困惑しながら一、二年ほど過ごした後、ウェインは精神科医に診せるべきだと決心した。何時間か面接をし、MRI検査を受け、いくつかの心理テストをやった後、悪い知らせが告げられた。パールはアルツハイマー病として知られるタイプの痴呆になっていると思われる。病気の進行はさまざまな経過をとるため、将来のことははっきりしない。ゆっくりと進行する人もいれば、急速に悪くなる人もいる。長期的に見れば、人格と記憶の変化が進み、いつかは完全に損なわれてしまうだろう。

パールはこの病気の悪いケースだということがわかってきた。六十代半ばまでには彼女は始終混乱しているようになってしまった。イライラし錯乱しているため、彼女と一緒に出かけることはほぼ不可能になってしまった。しょっちゅう失禁するようになり、いつもオムツをつけなくてはならなくなった。今でもリビングの机の上に乗っている結婚式の写真の喜びと美しさに輝くパールの面影は、その顔立ちだけになってしまった。パールその人はもう消えたも同然であった。それでもなお、ウェインは忠実にパールの世話をした。日中彼女に付き添える看護婦を雇い、夜のあいだは彼が付き添った。オムツを替え、身体を拭いてやり、身だしなみを整えてやった。今も彼女を担ぎ上げられるほど屈強かつ健康であることを彼は感謝した。しかし、（めったにそうしようとはしなかったが）ふと物思いにふけったときには、地獄の真中に放り出されてしまったように感じることを認めざるをえなかった。

彼女はいっそう悪化し、イライラするようになり、言動共に攻撃的になってきたため、日中彼女の面倒を見てくれる人を探すのも困難になった。ウェインは彼女のためにしょっちゅう仕事を抜けて家にいるようになったが、ずっとそうするには仕事を辞めなければならず、彼にはまだ早いと感じられた。子どもたちは皆離れた州——カリフォルニア、ジョージア、マサチューセッツ——に住んでいた。（彼はそのことに感謝した。子どもたちにこのように変わり果てた母親の姿を見せたくなかった。それはあまりにも辛いことだった。）彼らの家庭医は介護施設に入れるようすすめた。不承不承ながら、最後にはそうすることにした。今になってわかるのだが、それは単に絶えざる憂慮の苦痛を絶えざる罪意識の苦痛に変えただけだった。彼はフェアヴュー・マナーへ行くことがなかなかできない。彼は今でもかつてのパールをそのうつろな瞳の奥に見ることができるのに、その瞳は彼が誰であるのかもうわからないのだ。

痴呆とは?

痴呆は加齢に伴う病気である。それは時を刻む時限爆弾のようなものである。今後数十年のあいだに高齢者人口が増加し、痴呆はわれわれすべてを圧倒的に脅かすことになるだろう。一人の老人の痴呆が進行すれば、その人の愛する者、特に夫、妻、あるいは子どもたちといった、徐々に消えゆく家族を世話しなくてはならない者たちを失意のどん底に陥れる。六十五歳よりも若い人々に痴呆が見られることはあまりないが、年を重ねるにつれて発症の危険が増す。六十五歳以上の人の約5パーセントが重度の痴呆であり、約10パーセントが軽度ではあるがなんらかの問題をかかえている。八十歳までには重度の痴呆になる危険性は20パーセントになり、九十歳ともなればその数字は30パーセントに至る。心臓病など他の重い病気にかかっている人々では、その数字はさらに高くなる。

六十五歳以上の人口が全体の人口を上回って増加しているため、痴呆は将来ますます大きな問題となるだろう。パールの例に見られたように、代償は大きい。愛する妻、夫、あるいは両親が精神的に衰え行くのを見る体験の苦しさに加え、介護施設の費用のために老後の蓄えは一気に吹き飛び、家族は経済的に苦境に立たされるかもしれない。家族・社会全体に対してかかるもろもろの医療費もまた膨れ上がる。というのも、人に比較的正常な精神活動を送れるようにする技術よりも人を生かしておく技術の方が進んでいるからである。痴呆患者は徐々にかつ容赦なく「正気を失う」が、その身体はしっかりしていて健康であり続ける。実のところ、老人の多くは痴呆による着実な精神の衰えに直面するよりは、心筋梗塞で速やかに死ぬことの方を望んでいる。

痴呆は単一の疾患ではない。いくつかのグループに分けられ、それぞれ異なる原因と経過をとる。主要なものとしてはアルツハイマー病と脳血管性痴呆（多発梗塞性痴呆として知られる）がある。ハンチントン病や、パーキンソン病に時として伴う痴呆なども、少ないけれどもある。これらの異なった痴呆は異なった原因によって起こるが、臨床症状は非常によく似ている。

すべての痴呆に共通する特徴は記憶と認知の障害で、仕事や家庭、社会的な場で関係を持ち、機能するための能力が徐々に落ちていく。少なくとも最初の段階では、患者の多くはそのことに気づいて注意している。五十代に入ると、ほぼすべての人が最近経験した物の名前や経験したことを思い出しにくくなったことに気づくようになる（たとえば、「車の鍵をどこへ置いたかな？」）。しかし、痴呆による記憶障害はこういう通常の物忘れよりもはるかにひどいもので、正常な振る舞いができなくなってしまう。同様に、年をとれば誰でも暗算のような知的な問題やパズルを処理する能力が衰えるものであるが、痴呆患者においてはこれもまた正常な活動が妨げられてしまうほどとなる。認知と記憶の問題に加え、痴呆患者は妄想思考、不適切な疑念、幻覚、興奮、抑うつといった、さまざまな「非認知的」兆候も示す。

痴呆はしばしばゆっくりと進行する。始めのうちは父と母のどちらが通常の加齢を経験しているのか、家族にも患者にも識別困難である。視力低下や難聴といった身体的問題をかかえている場合、診断はさらに困難になる。というのも、そういった問題は正常な機能を低下させ、十分思考する能力にいっそう負荷をかけるからである。夫婦が共に存命であるときには、しばしば互いの弱さを補いあうものである。配偶者が重い病気になったり死んだりした場合に初めて、痴呆がわかることがある。そうなると残された者は一人では立ち行かなくなる。このような状況ですら、初期の痴呆を抑うつや悲しみと鑑別するのは困難である。しかし、本当に痴呆であれば、認知障害がしだいにはっきりし、物事に対する関心が薄れ、人格が変化し、情動が不安定になっていく。

痴呆に伴う認知障害は、大きく四つに分けられることがある。どれもアルファベットのAで始まるが、それはギリシア語で「〜の欠如」、「〜の喪失」を意味する。これらを表10‐1に示すが、「痴呆の4A」と呼べるだろう。

健忘（amnesia）とは情報や経験を思い出す能力の喪失を言うが、痴呆においてもっとも一般的で通常最初に見られる兆候である。失認（agnosia）は対象がはっきり見えているにもかかわらずそれが何か識別したり認識したりできないことを言い、痴呆が進んだことの兆候である。失行（apraxia）は歯を磨くとか車を運転するといった比較的単純な身体の動かし方を思い出せないという問題で、痴呆が進行したもう一つの兆候である。失語（aphasia）も同様で、これは話す能力が失われる。健忘に続いて、痴呆が発症したことの警鐘となることの多いのが、失行である。時には、「交通事故に巻き込まれた」、「スーパーマーケットからの帰りに道に迷ってしまった」などが最初の兆候となる。仕事を続けている人の場合、知的能力が低下するために、かつては日常業務だった仕事を処理するのが困難になる。痴呆で見られる人格と情動の変化も、痴呆に注意を向けさせるもっとも早い兆候のひとつとなる。長年顧客と辛抱強く接してきた人がいらつきやすくなったり、時には横柄になったりし、長年共に働いてきた人々をひどく驚かせるのである。

痴呆の進行と共に、記憶障害がいっそう深刻になる。痴呆の記憶障害ではまず、最近の出来事を思い出す能力や、「ワーキングメモリ」という、単純な暗算をしたり書き留めるまで電話番号を覚えておいたりといったときに使う短期の記憶保存場所を使う課題を遂行する能力が影響を受ける。初期には、知らぬ間に痴呆

表10‐1　痴呆の4A

Amnesia	健忘	記憶の喪失
Agnosia	失認	認識能力の喪失
Apraxia	失行	行動する能力の喪失
Aphasia	失語	話し言葉の喪失

が進行している人も過去の記憶は比較的よく保たれている。このことは、子どものころや青年期の遠い昔の話を好んでするようになることから明らかになることがある。彼らは、これらのことを十分よく覚えているからである。実際、痴呆が進行している人は、今でもよく知っていることを選択的に話して、記憶の喪失をカバーしているのかもしれない。しかし最終的には、はるか昔の経験や出来事ですら思い出せなくなる。子どもや孫の名前、誕生日、あるいはよく知っていた知識でさえも思い出せなくなる。痴呆の進行と共に人格や情動反応の変化もまたいっそう深刻になり、痴呆患者はもはや「同一人物」とは見えなくなる。「良いマナー」のようなほとんど自然反射とも言える社会的技能によって痴呆の初期症状が隠されることがあるが、そういう能力もまたしだいに失われ、よい精神状態であったころのイメージを保つことはできなくなる。

痴呆症の非認知的な症状は時として認知的な症状よりもさらにやっかいである。アルツハイマー病患者のほぼ三人のうち二人に、妄想や幻覚といった精神病症状の進行が見られる。かつては近所の子どもたちやペットを信頼して喜んで庭に招き入れていた親が、子どもたちやその親たちが何か自分にいたずらをするのではないかと疑って恐怖を感じ、不安を持つようになる。夫婦関係も緊張したものとなる。潜行して進行する痴呆のため、ごまかされているのではないか、不貞をはたらいているのではないかと疑ったり、徹底的に虐待されていると思いこんだりするようになるからである。パールも、ウェインが台所用品や服を隠してしまうとか、彼がスーパーマーケットのレジの女性とこっそり関係を持っている、それが証拠に特別親密な笑顔を向けたとか、彼女に性的な虐待行為をする等々、そういうことを近所の人に話しているかもしれない。このような妄想は記憶障害と関連していることもあるが、時に「不意にやってくる」ように見えることもある。原因はどうであれ、家族にとっては悩みの種となりうる。介護施設に入っている場合は、隣りの部屋の人々に対して盗まれるとか部屋に侵入されるなどの妄想が現れる。落ち着きのなさ、興奮、いらつきも、対処の困難な症状である。かつては非常に優しく礼儀正しかった人が身体的に攻撃的になり、周囲の人を不意に殴ったり叩いたりするようになる。衰えた精神がその他の点では健常な身体に宿っているのはきわめて危険なことであり、比較的大柄の男性の場合はなおさら危険である。この症状のため、痴呆患者は家でも介護施設でも非常に介護が困難なのである。

反対に、痴呆が進行している患者がしだいに引きこもり、無気力になる場合もある。この場合、その患者が本当に痴呆なのか、偽痴呆なのかを識別することがきわめて重要である。「偽痴呆」とは、時にうつ病に伴うもので本当の痴呆ではない。第9章で述べたように、うつ病の症状は痴呆の認知症状と重なるところがある。うつ病の患者は周囲の出来事に関心を失い、無気力で悲観的になるのに加え、物事を思い出すのが困難になったり全般的に精神機能が遅くなったりする。痴呆と偽痴呆の識別は、痴呆の初期段階においてはきわめて困難である。しかし、この二つの病気はまったく違う方角の二つの道を行くようなものであるから、識別することは大変重要である。たぶん父親が六ヵ月前に亡くなったため母親が落ち込んで、無気力で引きこもり、物事を考えるのがおっくうになっているとすれば、彼女は投薬治療を受けるべきであるし、もしかしたらＥＣＴ（電気痙攣療法）すら試すべきかもしれない。というのも、ＥＣＴは臨床的に抑うつ状態にある高齢者に対してとりわけ効果的だからである。逆に、彼女が痴呆なのであれば、ＥＣＴはまったく不適切な治療である。というのは、ＥＣＴは一時的にでも、彼女の失われゆく記憶をさらに悪化させるからである。

痴呆患者が二次的な抑うつ状態も呈し、それが治療によって改善するということはぜひ理解しておきたい点である。約40パーセントものアルツハイマー病患者が軽度から重度の抑うつ症状を呈するが、それは多発梗塞性痴呆の患者に見られるよりも多い。痴呆患者が、それと重複して、あるいは二次的に抑うつ状態にあり、それには抗うつ剤による治療が効果があることを示す手がかりとしては、体重減少、自分を非難する発言（「私は何もできない！」）、たいした理由がないのに泣き出すことの繰り返し、睡眠パターンが変化して不眠に悩まされるようになる、などがある。

老年期には晩発性精神疾患が起こることがあり、この患者には認知症状と精神症状が混合して現れるため、非可逆的な痴呆と大変紛らわしい。この障害はあまり一般的ではないが、この症状を示す患者は向精神剤の治療を受けると十分に回復することが多いので、よく理解しておく必要がある。典型的には、晩発性精神病に伴う痴呆は難聴や白内障や網膜病変のような深刻な視覚障害を経験した人々によく見られる。感覚入力の減少に伴い、彼らは周囲で起こっていることを誤解し、疑い深くなり、引っ込み思案になり、はっきりとした妄想を抱くようになる。彼らはまた、引きこもり、無気力になって、自分の容姿を顧みなくなり、周囲の出来事に対する関心を失う。典型的には、初発の聴覚・視覚障害に対して適切な治療がなされ成功すれば、かなり回復する。また、きわめて少量の向精神剤による治療も、効果があるだろう。

このように、痴呆の境界は大変紛らわしい――一方には正常な加齢があり、他方にはうつ病のような精神障害がある――のであるから、痴呆であるかどうかやってはっきりさせることができるだろうか。初期の確定的な診断はきわめて困難であり、最悪を考えるよりはましな方に考えてしまう。たとえば、親父は普通に年をとっているだけさ、お袋は落ち込んでいるだけにちがいない、など。たいていの医師はこの保守的なアプローチをとりがちである。ときには、患者の家族は、母や父がどういう人だったか、どういうことができたかを考えると人格の変化や精神の障害が実際異常であり、何かが本当に悪いのだと医師に確信させせなくてはならないという、イライラするような作業に直面することになる。こういう状況は、母親や父親がきわめて機転の利く社交上手な人で、特に短時間であればちょっとした不都合を隠すことができる場合に、特によく見られる。

しかし、血液検査が有用な場合がある。家庭医は、肝障害や甲状腺病変、ビタミン欠乏といった、一般的な身体異常の有無を単純な血液検査で調べることができる。というのも、これらは精神機能を低下させ、認知障害を引き起こし、痴呆症状の原因となるが、治療可能であるからだ。しかし、典型的にはそういう検査では異常がないことが多く、もっと複雑な検査が必要となる。脳のＭＲＩスキャンが（時には古いＣＴスキャンでも）きわめて有用だろう。

脳腫瘍によって症状が出現しているのかどうかをＭＲＩスキャンによって診断できる。脳腫瘍は痴呆の原因としては比較的まれだが、この検査で容易に見つけられる。また、脳血管性痴呆の症状を引き起こす「微小梗塞」があるかどうかも診断できる（後述）。さらに、ハンチントン病やパーキンソン病で影響を受ける、尾状核や黒質といった脳領域の萎縮があるかどうかも診断できる。ただし、ＭＲＩスキャンで明瞭に見えるころには、これらの病気はかなり進行している。最後に、おそらくは前頭葉や側頭葉により選択的に見られる全般的な脳の萎縮もＭＲＩスキャンで見ることができる。全般的な組織の減少は正常な老化に伴うものであるから、全般的な脳萎縮のある高齢者のＭＲＩスキャンの解釈は慎重を要する。

図10－1は異なる四人のスキャン像である。すなわち、二十代の健常者、四十代の健常者、六十代の健常者、六十代のアルツハイマー病患者である。これらのＭＲＩスキャンからわかるように、加齢に伴って正常な脳でも少しずつ容量が減少していくし、健康な高齢者であってもこの変化ははっきりしてくる。もっとも一般的な痴呆の原因であるアルツハイマー病患者と健常者のあいだに見られる脳の萎縮の差はわずかである。しかし、脳の変化が深刻である場合には、鑑別は容易になる。場合によってはＰＥＴスキャンやＳＰＥＣＴスキャンが役に立つ。痴呆患者では典型的に、側頭葉や頭頂葉の脳血流量の低下が特徴的に見られるからで

ある。

　痴呆が進行している患者は特徴的な障害傾向を示すため、神経心理学的な検査もまた有用である。通常神経心理学者は、一般知識と運動機能の器用さ、速さの検査に加えて、記憶、注意、言語能力などのさまざまな角度から認知機能を検査する。痴呆が進行している患者は過去に学んだ知識の蓄積を用いるテスト（たとえば一般知識や語彙を調べる検査）では比較的正常な結果を示すが、短期記憶の能力を問われる検査では比較的結果が悪い。しかし、脳スキャンの場合と同様、疾患の早期でのテストはあいまいであり注意深い解釈が必要である。しばしば家族から能力の変化についての情報を集め、患者のそれまでの機能や洞察力についての情報で補強する必要がある。神経心理学的テストはまた、患者がうつ病や晩発性精神病の治療を受けている場合、認知障害の経過を追跡するのに有用である。もし痴呆がこれらの疾患の二次症状であれば、治療によって一次症状が改善するにつれ、神経心理学的テストの成績は通常向上する。

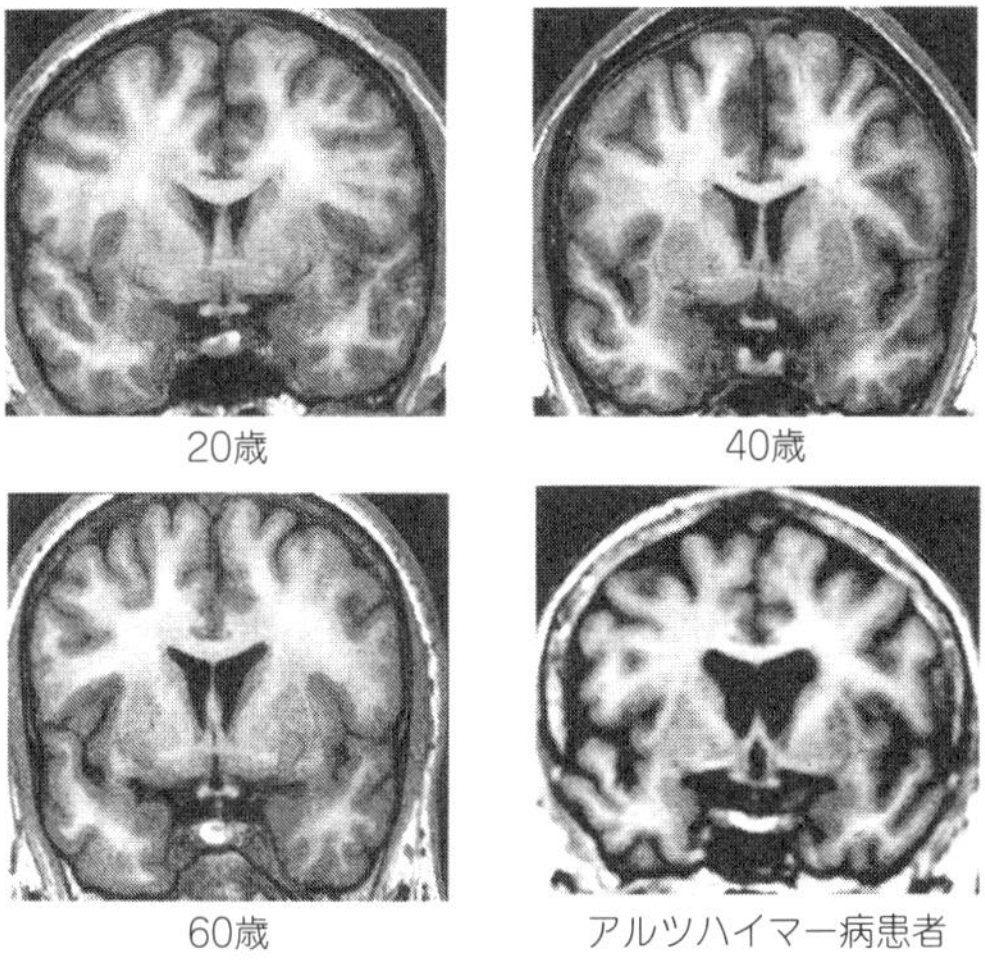

図10-1　加齢と病気による変化を示すMRIスキャン

　痴呆は症候群である——それと認識できるパターンで同時に起こる兆候と症候の集まりなのである。しかし実際は、痴呆にはいくつかの異なる形式があり、それぞれは少し異なる疾患と考えられる。というのも、それぞれに異なった病因があり、症候にも微妙に違いがあり、経過と転帰もわずかに異なるからである。うつ病や晩発性精神病に二次的に見られる痴呆を除けば、痴呆患者の大多数はアルツハイマー病か脳血管性痴呆であり、その二者の合計は全体の約80〜90パーセントになる。それ以外の重要ではあるがあまり一般的ではない痴呆としては、ハンチントン病、パーキンソン病性痴呆、ピック病、エイズ痴呆などがある。それぞれについてもう少し細かく見ていきたい。

痴呆のさまざまな様相

アルツハイマー病（AD）

アルツハイマー病は二十世紀初頭に、精神疾患に関する科学的研究の基盤作りに大きく貢献したエミール・クレペリン、フランツ・ニッスル、そしてコルビニアン・ブロードマンらミュンヘンの歴史上名高い研究者たちの一人に数えられるドイツの精神科医アロイス・アルツハイマーによって初めて記述された。このミュンヘンのグループは臨床研究者で、日中は患者の診療を行い、夜間は研究室にこもって患者たちが示す苦痛に満ちた症候――記憶の喪失、明瞭な思考能力の障害、苦痛に満ちた声、暗い絶望――の裏にある脳内メカニズムを解明しようと努力していた。アルツハイマーは老年期に認知障害の進行した患者において、ニッスル染色ではっきりと再現性をもって見られる脳異常があることに気づいた。ニューロンはあたかも爆発して糸がめちゃめちゃにもつれたようであり（タングル＝神経原線維変化）、また泥の塊（プラーク＝老人斑）のように見える領域もあった。これらの「神経原線維変化」と「プラーク」はクレペリンが友人の発見を称えてアルツハイマー病と呼ぶようになった疾患の病理学的なマーカーとなった。

アルツハイマー病は年老いるものの災難であり、原因不明ではあるが神経変性だろうと考えられる脳病理を示す疾患として今日に至っている。今では少なくとも一部分は家族性であること、発症年齢は四十歳代から八十～九十歳代までさまざまであることなどが明らかにされている。およそ十五年前に何人かの研究者たちが新たな糸口となる興味深い観察をした。彼らは、ダウン症（21トリソミー）などの神経発達障害の患者たちはまた早期にアルツハイマー病が進行しやすく（二十歳代、三十歳代で発症する）、その特徴的なタングルとプラークを示す、ということに注目した。これは原因が「知られている」疾患であって、そのため分子生物学者たちをアルツハイマー病研究へと駆り立てた。軽度の精神発達遅滞を中心とするさまざまな機能障害を示す21トリソミーの患者は21番染色体を余分に持って誕生する。そこで、アルツハイマー病はその染色体上にある遺伝子の持つなんらかの機能によって引き起こされるのではないかと考えられた。

アルツハイマー病遺伝子探索の歴史は精神疾患の分子メカニズム探求の高まりと落胆をともども示している。ダウン症とアルツハイマー病との関連によって得られた糸口によって、科学者たちは21番染色体に注目した。この染色体上でアミロイド前駆体蛋白（ＡＰＰ）と呼ばれる物質を産生する部位が同定された。アルツハイマー病のプラークは、あたかも「脳内の泥」としてニューロンがお互いに連絡しあう能力を破壊する、アミロイドと呼ばれるタンパク質の沈着からなる。１９８７年、研究者たちが十五名のアルツハイマー病患者からＡＰＰ遺伝子に変異を発見した際、それはアルツハイマー病のメカニズムを完全に説明するものと思われた。遺伝子の発見により致死的なアミロイドプラークの沈着を止め、発病を抑止できる望みが広がった。

しかし、アルツハイマー病の多くの症例はこの遺伝子変異を持たず、速やかな治療の望みを捨てなければならないことがすぐに明らかになった。研究者たちが従来の連鎖解析を改良した新しい方法を用いて新たな探求に戻った所、19番染色体が関連していることがわかり、疾患の新たな主犯格の物質候補が同定された。アポリポタンパクＥのＥ４対立遺伝子（省略してＡＰＯＥ４と呼ぶ）である。ＡＰＯＥ４を二コピーもつ人は劇的にＡＤ進行の危険性が増す――八十歳までに90パーセントが発症するのである。ＡＰＯＥの発見は発病が予想される人のスクリーニングや、ＡＰＯＥ２として知られる健康な種類のＡＰＯＥの濃度を高めて潜在的患者の発症を予防するといった治療法の可能性を高めた。機能イメージング研究によって、Ｅ４対立遺伝子の所有者は――発病以前、ないしは認知障害の兆候が明らかになる前に――脳血流量に有意な差を生じることが示された。このことによって、予防的介入によって利益を受けるだろう人を見出すのに役立つ発病前マーカーの発見という期待が高まった。

さらなる連鎖研究によってさらに二つの染色体上の遺伝子が見つかった。１番染色体と14番染色体である。この時点では、アミロイドの沈着はＡＤにおけるニューロン死の原因なのか、逆に細胞死の結果なのか、はっきりしない。新たな因子であるプレセニリンが新たな仮説をもたらした。それはわずかな症例（約５パーセント）でしか見られず、プレセニリン１（14番染色体）とプレセニリン２（１番染色体）の二つの変異体があった。プレセニリン１の突然変異に対する臨床検査が現在では可能である。多くの同定された染色体が発症因子であるのか、あるいは感受性の因子なのか、さらには、病気を治療的に治療・予防するにはいくつの因子を攻撃しなくてはならないのか、ということはいまだにはっきりしていない。結局のところ、病気の基本はβアミロイド・タンパク（Ａβ）の沈着によるものなのか、アミロイドの沈着に対する免疫からくる炎症反応の結果なのか、ＡＰＯＥによるアミロイド除去の問題なのか、あるいは、タウとして知られる別のタンパクが重要因子なのか、という問題は解き明かされていないのだ。タウは神経原線維変化の形成にもっと近接にかかわっているようである。これらの問題に対して筋道だった回答を出すことが、アルツハイマー病治療の開発に決定的だろう。

遺伝子以外にも、アルツハイマー病の危険因子が同定されている。女性は若干アルツハイマー病発症率が高いが、これは単純に女性の方が長生きするので「加齢によるリスク」が高いという事実によると思われる。他の危険因子としては、頭部外傷の既往や、低学歴・職歴、そして第一度血縁者にアルツハイマー病患者がいること、などがあげられる。もしアルツハイマー病患者の近親者が九十歳まで生きたならば、その人が発症する確率は50パーセントである。

アルツハイマー病は存命中は確定診断ができない。というのも、診断には解剖によって特徴的な脳の病理が認められる必要があるからである。この特徴的な病理はアルツハイマーによって最初に同定されたプラークとタングルである。発病初期にはプラークとタングルはしばしば側頭葉と、特に海馬に形成される。このような病理の局在が、典型的な病初期の兆候が穏やかな記憶障害であることの説明となる。病気の進行と共に、プラークとタングルは脳全体に広範囲に広がる。重症例の終末像では、大脳皮質全体にこれらが見られるようになる。

神経化学的に見れば、第一次的な異常はコリン作動性システムにある。第4章で述べたように、コリン作動性ニューロンはマイネルト基底核と呼ばれる皮質下領域に発し、そこから脳内全体に連絡し、制御機能を果たしている。アルツハイマー病患者の研究から、このコリン作動性ニューロンの変性が示唆されている。臨床的には、抗ヒスタミン剤のようなコリン作動性システムを抑制する薬を投与されると、特定の素因を持つ人が記憶障害や混乱を引き起こすことが知られている。以下に述べるように、治療の戦略としてこの知識を利用して、アルツハイマー病患者のコリン活動性を改善する方法を割り出す試みがなされてきた。

アルツハイマー病はもっとも一般的な変性痴呆であり、痴呆全体の約50パーセントを占めている。そして不幸なことに非常に一般的な疾患で、約２５０万人のアメリカ人が罹患し、ロナルド・レーガン元大統領など富と名声を持つ人々もその例外ではない。しばしばひっそりと五十歳代、六十歳代あるいはそれ以降に発病する。非常にゆっくりと衰え、最初の診断から十年、二十年以上も生きる人もいるが、急速に進行し、発症から八年から十年のうちに死亡する人もいる。研究者たちは精力的に予防法・治療法を研究しており、今後数十年のうちには分子生物学・遺伝学の技術によりアルツハイマー病の治療・予防に関しての突破口が発見される見込みがある。これらの突破口の性質については、第12章で論じる。

脳血管性痴呆（多発梗塞性痴呆）

多発梗塞性痴呆として知られる脳血管性痴呆は、二番目に多い痴呆の原因である。痴呆に苦しむ患者の約20〜30パーセントがこの型の疾患である。

古典的な言い方では、脳血管性痴呆の患者は「微小脳卒中」が連続して生じたために症状が進行する。典型的な「大脳卒中」は麻痺（脳卒中によって傷害された脳領域と反対の身体側に起こる）のような運動機能症状を生じ、時には言語障害や知覚障害も生じる。もし脳卒中が比較的小さいもの（たとえば、比較的小さな脳領域に影響を及ぼす小さな脳血管の閉塞によるもの）であったり、運動機能を持たない領域で起こったりした場合には、気づかれないままになるだろう。この手の脳卒中は「静かな」脳卒中と呼ばれる。多発梗塞性痴呆を発症した人は通常一連の脳卒中を経験しており、その中には大きな脳卒中もあるだろうがまた小さな脳卒中もあり、起こったときにもそれと診断されることがない。最初の脳卒中が静かな脳卒中であると、典型的には初発症状として知能障害がまず気づかれることになる。もし脳卒中が大きなものでも、精神機能が傷害されずに保たれることもあるが、引き続いて別の脳卒中が起こるとゆっくり知的障害が進む。脳卒中のある人が皆痴呆になるわけではない。脳血管性痴呆は脳卒中が繰り返された結果として起こる。

脳卒中は、あるタイプの血管性疾患を持つ人に生じる。脳卒中のあいだ、脳の血管が血栓によってせき止められ、脳の特定領域への血流を遮断する。（医者はこれを梗塞と呼ぶ――「多発梗塞性痴呆」の名はこれに由来する）。脳卒中がどう現れるかは血栓を生ずる血管の位置と大きさによってさまざまである。皮質の運動・感覚野への大血管で生じた際には、麻痺は必至である。これはもっとも典型的なものであり、よく知られた脳卒中の形式である。

血管性痴呆の発症、兆候、進行はアルツハイマー病のそれとは多少異なる。最初の兆候は比較的突然に、中程度ないしは大規模の脳卒中が生じた後に見られる。その後、患者は安定していて、認知障害がまったく見られないか、あってもわずかなこともある。しかし、大小の脳卒中が引き続いて起これば、脳卒中のたびに認知障害が増加し、段階的に悪化する。脳卒中を何度か経験した人は、先に述べた「痴呆の４Ａ」のうちの一つ二つを起こしているだろう。脳の言語中枢に影響を及ぼす左半球に脳卒中を生じた患者に特に一般的に見られるのが失語、つまり明瞭な会話能力の障害である。右半球に脳卒中を起こした人は視空間中枢に障害を生じるため、失行が見られるだろう。しかし、記憶機能の障害（健忘）のような他の認知機能症状も併せて見られない限り、痴呆とは診断されない。けれども、十分な回数の脳卒中が起こると、多発梗塞性痴呆の患者も複数の深刻な認知障害を生じ、精神疾患症状やうつのような非認知障害もしばしば見られる。

うつは脳卒中にも脳血管性痴呆にも特に一般的な兆候である。うつの発症は、かつては麻痺や失語による心理的打撃によるとされていたが、アイオワ大学の脳血管性痴呆のエキスパートであるボブ・ロビンソンが動物モデルと薬剤動態研究から脳卒中後のうつは脳内のノルエピネフリン輸送系が障害される結果であることを示した。左半球に影響を及ぼす脳卒中を起こした人では、情動中枢との連絡がしばしば絶たれるため、特にうつになりやすい。

脳血管および心血管系疾患の危険を増すものは何であれ、多発梗塞性痴呆の危険因子である。高血圧は高コレステロール血症・肥満と並ぶもっとも重要な危険因子である。もし高血圧をコントロールできれば、脳血管性痴呆の危険は大幅に減る。血栓による脳卒中の危険をかかえている人には少量のアスピリンがよく効く。アスピリンは血栓の傾向を抑え、脳血管内で血栓が起こるのを防ぐからである。脳血管性痴呆の場合、経過と転帰は背後にある全般的な血管疾患のそれときわめて深い関係があるので、まずそちらを治療することが重要である。しかし、脳血管性痴呆によるうつの患者には、しばしば抗うつ剤の投与が効く。

脳血管性痴呆とアルツハイマー病はあたかも異なる二疾患のように述べてきた。抽象的なレベルでは実際そのとおりであるが、個々の患者の中では実際は重なり合っている。これら二疾患を同時に発症しない理由はない。これら二つの形態の痴呆症のもっとも大きな違いは、その経過にある。アルツハイマー病では緩やかに坂を下るように機能低下が見られ、脳血管性痴呆では階段状に悪化する。しかし、患者が呈する症状は多かれ少なかれ同じであり、（「4A」のような）認知障害や（精神疾患症状、うつ、興奮、無気力といった）非認知障害を示すのである。

実際においては、医師も家族も実際にどちらの型の痴呆があるのか決定するのが非常に困難である。診断テストは役に立つが、いつも決定的なわけではない。神経心理学的テストで測られたこの二疾患の異常パターンがほとんど同じであることもある。脳血管性痴呆の患者では、MRIやCTスキャンでしばしば多発梗塞像が見られるので、これがもっとも決定的な検査になるであろう。しかし、多発梗塞性痴呆にもアルツハイマー病で見られる皮質の萎縮と脳室の拡大を伴う脳の萎縮も見られるのである。脳血管性痴呆とアルツハイマー病の同時発症の可能性は、特に比較的重篤で急速な進行を示す患者の場合には、病理解剖によってプラークとタングルを調べないことにはわからない。したがって、アルツハイマー病の発症因子を持っていることが懸念される家族が、痴呆になった家族の死後脳検査を希望することがある。

ハンチントン病

ハンチントン病は比較的まれな痴呆のタイプである。この疾患は、より進んだ治療や精神疾患予防のために疾患の多くの異なるレベルについて理解しなくてはならないことを示してくれるという意味において、興味深い疾患である。この話に関しては第5章であらかた述べた。

遺伝子とさまざまな非遺伝的な危険因子が複雑に混ざり合っているアルツハイマー病とは違い、ハンチントン病は非常に単純である。おそらくはすべての精神疾患の中で、もっとも遺伝的な疾患なのである。4番染色体短腕上の単一の遺伝子の変異が原因である。この遺伝子変異は古典的なメンデルの法則にのっとって伝えられる。常染色体優性遺伝で、完全浸透性である。つまり、病気の遺伝子が一コピーあれば、実質上間違いなく発症する。遺伝子はそれを一コピー持つ親から伝えられる。したがって、ハンチントン病の親を持つ人が罹患する可能性は五分五分ということになる。今日では、臨床検査によってかなり正確に、ある人がハンチントン病遺伝子を受け継いでいるか否かを調べることができる。もしその人が不幸な50パーセントに属していれば、発病は確定的であり、結婚して子どもがいるならば、その子どもたち全員がまた五分五分で発症する可能性がある。しかし、もし遺伝子を受け継いでいなければ、家系の呪いから逃れられ、病気を伝える心配なしに子どもをもうけることができる。ハンチントン病の遺伝はこのようにメロドラマ風なところがある。あたかも染色体の片側が脅威の病気を引き起こす黒帽をかぶっているかもしれないし、正常で健康な精神状態を授ける白帽をかぶっているかもしれない。

この明瞭な白帽・黒帽の遺伝子を背景にして、複雑な臨床ドラマが繰り広げられる。ハンチントン病の発症を運命づけられた人は受胎時に一つの遺伝子を受け取る。4番染色体上のこの遺伝子は、三つの塩基のくり返し配列として知られる異常を持つが、これは無意味な塩基配列の繰り返しで、遺伝的情報伝達に障害をもたらし、害のある情報をゆっくりではあるが確実に蓄積させる。どこに遺伝子があるか、どのように異常なのかということがわかっているにもかかわらず、われわれはいまだに、脳の発達と機能統合に影響を及ぼし、さらには脳の特定の領域、尾状核に影響を及ぼす何かであるということが確かなだけで、それが何を生み出しているのかわからない。しかし、この黒帽遺伝子を持つ赤ん坊はまったく正常に生まれるし、その後四十年から五十年にわたって完全に正常に発達する。遺伝子が何をするにせよ、その効果はきわめて遅れて現れる。遺伝子診断が可能となる以前にはまさにそうだったように、もしこの遺伝子を持っている人がこの恐ろしい病魔の存在に気づいていないなら、同じ黒帽遺伝子を受け継ぐかもしれない子どもをもうけるだろう。遺伝子が疾患を引き起こす以上、何年にもわたって、おそらくは胎生期から、脳内のどこかでなんらかの形の間違いを起こしているのに違いない。ある意味で、はるか後になるまで目に見える病気の兆候は現れないが、この遺伝子を持つ人は生まれたときからハンチントン病なのである。病気が始まったと呼べる特定の時に至るまで脳内でどのような過程が進行しているのかについて、いまだにわれわれはよく知らないのである。

遺伝子が何をするのかわれわれは正確には知らないが、脳内の尾状核に影響するということは知っている。第4章に詳しく述べたが、この核は脳の皮質下核の一つである。通常運動機能を制御するものと見なされている。しかし、ハンチントン病の兆候は認知・情動の障害であるから、運動機能を加減する以上のなんらかのはたらきが尾状核にあるのは明らかである。尾状核が正確にどのように障害されるのかも知られていない。単一の遺伝子がこのように単一の皮質下核に特定の影響を及ぼし、単一の皮質下核がこのように多様な精神機能の側面に影響を及ぼすことができるということも、きわめて不思議である。

典型例では、人格のかすかな変化から病気が明らかになる。愛想のよい穏やかだった人物がふさぎこんでいらつくようになる。怒りが爆発することもあるし、長い間失意にふけることもある。ハンチントン病の患者はまず臨床的にうつになることが多い。その他、中程度の集中困難・注意困難・記憶障害が最初の訴えである。これらのはうつの症状と鑑別するのが困難である。

たとえば、私がはじめて見たハンチントン病の患者は四十歳の女性で、失意のどん底に陥り、息子を殺害し、自殺を図ったが失敗した。私は、彼女の父親がハンチントン病に罹患していたという事実にもとづきうつ病ではなくハンチントン病であろうと仮に診断したが、ハンチントン病の遺伝子が発見され、遺伝子診断が可能になる前のことであった。さかのぼること百年以上前、1872年に、ゲオルグ・ハンチントンによる記述から、常染色体優性遺伝される疾患であることはすでに知られていた。彼女は疾患に特有の運動障害はその時点では表れていなかったが、数年後に示すようになった。最終的にはハンチントン病患者は皆、舞踏病症状とアテトーゼという、顔をしかめながら身体をねじ曲げたりのた打ち回る運動障害を示すようになる。病気の進行に伴い、言語も障害され、認知障害もしだいにひどくなり、人格も変化し続ける。この病気の犠牲者は通常、発病から五年から二十年のあいだに死亡する。

発症が早いほど症状と経過は深刻である。現在のところ、遺伝子を持ち、明らかに発病する人に対しての予防法はなく、治療法もない。他の遺伝性疾患と同様、いつかは遺伝子について知り、どのようにして脳に影響を及ぼすのかを知ることにより、どのように発症するのかがわかり、どうすれば遺伝子の発現を抑えられるのかもわかるようになるだろう。しかしハンチントン病は、この仕事がどんなに困難で遅々としたものであるかをよく示している。すでに多くのことがわかったが、それでもあまりに知るところが少ないのである。

他の種類の痴呆

アルツハイマー病、ハンチントン病、そして脳血管性痴呆が「三大」痴呆症候群であり、もっとも研究が進んでいると同時にもっとも一般的な疾患である。しかし、痴呆には他の種類もある。それらの疾患のいくつかは、現在理解されている以上に一般的であるかもしれない。さらに、アルツハイマー病と診断された人の大半は死後に解剖による診断を受けていないので、その中には誤診で、実際は他の痴呆であった人もいるだろう。したがって、痴呆には別のタイプもあり、あるものはアルツハイマー病やハンチントン病のように遺伝性であり、あるものは多因子性であったり純粋に環境によるものであったりするということを、家族が知っておくことは重要である。

パーキンソン病は痴呆と結びつくことがあり、非常にアルツハイマー病に似ている。患者は、振戦、無表情な顔貌、すくみ足を含むパーキンソン病の運動機能障害を示す。軽度の痴呆を示す患者の中には非常に軽度のパーキンソン症状を示す者がいるが、これはその痴呆がアルツハイマー病によるものではないことを示している。しかし、初期の痴呆患者は抗精神病剤の投与を受けるであろうし、これらの薬の副作用として生じる錐体外路症状はパーキンソン病の運動障害にきわめてよく似ているので、実際は非常に混乱した様相を呈しうる。痴呆症状自体はアルツハイマー病で見られるそれと近似しており、軽度の認知・非認知障害を呈し、しだいに悪化する。アルツハイマー病と鑑別してパーキンソン病性痴呆を厳密に診断するには、死後解剖によって黒質のニューロン脱落とレビー小体を観察するしかない。

パーキンソン病はアルツハイマー病と同様、多因子性の障害であると思われる。ある程度家族性で、遺伝的素因を示唆している。まったく遺伝性のない場合もある。たとえば、１９１７年のインフルエンザ流行時に、インフルエンザ感染者の一群でパーキンソン病が流行したことがある。この場合、発症因子はウイルスであった。何度も頭部外傷を受けた人もパーキンソン病になりやすい。モハメド・アリはもっとも有名な例であろう。

パーキンソン病による痴呆の一種に**レビー小体病**がある。この症状はパーキンソン病と運動障害と無表情が問題になる点が共通している。しかし、このパーキンソン病の亜種では顕著な記憶障害に特徴があり、しばしば混乱を伴い、その症状は発病初期に見られ、運動障害よりも深刻である。この障害は、パーキンソン病と同じく死後診断でレビー小体と言われる異常が見られる。レビー小体は球状封入体で、ニューロフィラメントとその他のタンパクよりなる。レビー小体病はパーキンソン病と異なり、パーキンソン病の典型的な治療法であるL-ドーパ療法が効かない。実際、この疾患の患者はL-ドーパによって、幻視がひどくなるなど、いっそう症状が悪化する。

ピック病（前頭側頭型痴呆とも呼ばれる）は痴呆全体の約5パーセントを占める。パーキンソン病性痴呆同様、臨床的にアルツハイマー病との鑑別が困難で、厳密な診断は死後にしかできない。ピック病の初期兆候は対人的な社会性が目に見えて減衰することである。社会的に奇妙で禁じられているような行為がしばしば認知障害が現れるよりも前にはっきりと目立つようになる。しかし、診断にあたってはMRIスキャンが手がかりになる。というのは、前頭葉側頭葉の選択的な萎縮がピック病の特徴だからである。障害がこの場所にあるため、臨床症状は記憶障害に加えて人格変化と不適切な行動の方向により傾く。死後解剖診断はアルツハイマー病とは異なりプラークと神経原線維変化を欠き、ニューロンの残渣を含み、典型的な染色像を示すピック小体が存在する。ピック病の病因は解明されていないが、軽度の家族性を示すようである。

クロイツフェルト・ヤコブ病は1990年代にヨーロッパを中心に世界中で感染例が見つかり、感染源が感染された牛肉だと突き止められるまでは比較的知られない疾患であった。その後、広く「狂牛病」として知られるようになった。クロイツフェルト・ヤコブ病は感染症のように伝播される点で、非常に興味深い痴呆の一種である。もっとも古い報告は南太平洋に住み、人脳を食べる習慣をもっていた部族で発生したもので、その脳がこの病気の伝播経路だった。もっと最近になってスタン・プルジナーがこの病気の感染が実はプリオン（感染性タンパク質）によるもので、ウイルスのように古典的な感染体によるものではないことを示し、この形態の感染性伝達の最初の例となった。プルジナーはこの発見により1997年にノーベル賞を受賞した。クロイツフェルト・ヤコブ病が進行した患者は、記憶障害と人格・行動の変化といった、古典的な痴呆症状を示す。彼らはまた衰弱・協調運動能力の低下などの運動症状も示し、一度感染すれば急速に進行し、昏睡に陥って数ヵ月か一年のうちに死亡する。

ＨＩＶ痴呆は非遺伝的疾患により二次的に起こる痴呆の今ひとつの例である。この疾患では、ヒト免疫不全ウイルス（ＨＩＶ）がニューロンに進入し損傷する。事実、認知・情動障害がＨＩＶないしはエイズ感染を示唆する最初の手がかりとなることがある。エイズに関連した精神症状としてはうつ、妄想、無気力、無快感、幻覚などがあり、加えてもっと認知的な症状である、記憶障害、混乱、注意力障害などもある。実際、精神症状はしばしばエイズを発症した患者が治療を求める最初の症状となる。エイズ患者はさまざまな神経症状を示す。これは、ＨＩＶウイルスの攻撃目標であるＣＤ４と呼ばれるレセプターが脳内にきわめて高い密度で存在するからである。認知・情動障害に加え、エイズに冒された人は、運動協同の低下や、脆弱性、時には麻痺といった、さまざまな運動症状も示す。幸い、この型の痴呆に対しては、病気の進行を著しく遅らせ、ＨＩＶに感染した人の多くが完全なＡＩＤＳ症候群に至るのを妨げ、さらにはエイズ患者が認知障害を進行させるのを食い止める治療法が開発されている。

アルコール関連痴呆もまた非遺伝性の痴呆の一種である。ウェルニッケ・コルサコフ症候群としてよく知られている障害は、ビタミンB_1の欠乏によって起こる。そして、この障害は慢性アルコール依存症の患者にときどき見られる。この障害に冒された患者は、眼球運動異常、運動協同障害、会話困難、重度の記憶障害といった特徴的な複数の症状を速やかに示す。これらの症状のうちいくつかは、ビタミンB_1欠乏が改善されると急速に回復する。

痴呆の予防と治療はどうすれば可能か？

人口動態の変化によって七十歳以上の人口が膨れ上がっているが、私の世代はあまり羨ましくない「サンドイッチ世代」の位置にある。われわれは二つの重要な責任に挟まれている——成長していく子どもの世話をすることと、老い行く両親を世話することである。われわれは速やかにこの責任をベビーブーム世代に譲り渡すことになるだろう。人間の寿命はますます長くなっているから、彼らが責任を負う高齢者人口はさらに増加するだろう。同時に両親と子どもの世話をするのは並大抵ではない。しかし、子どもたちが学校に入り、両親が痴呆になって自宅か介護施設での世話を必要とするというのは、間違いなく彼らが直面する試練なのである。

ベビーブーム世代自体はようやく六十歳代に入り始めたところである。自らの身を振り返れば、彼らもまた自らが痴呆になるという苦しい可能性がそう遠い未来の話ではないということを知るだろう。事実、現在生きるすべての人間にとって、痴呆になる危険性は死や税金と同じぐらい現実的なのである。誰もが、これらの疾患の治療に関して先行きがどうなるのかを知ることにとても興味がある。それだけでなく、予防することができるようになるのかにも興味がある。われわれは皆、健康な身体に衰えた心を持って年をとるよりは、身体は衰えても健全な心で優雅に年をとりたいと思うものだ。痴呆になる恐怖は四十歳代から六十歳代の世代の人々にとって、ますます単なる抽象的な出来事では済まされなくなっている。ウェインのように、今は療養施設に住む伴侶や両親を訪れるたび、あるいはコミュニティーの保護された環境で愛するものとどうにかやっていこうと奮闘するときに、この危険性に思いを寄せないではいられないだろう。家族が国中に散り散りになり、子どもと両親がますます地理的に引き離されている現在、年老いた両親についての悩みはいっそう深まるばかりである。

神経科学者と製薬会社はこの問題をよく認識しており、ニューロンが病気になって死ぬメカニズムと傷害された細胞が自己再生する方法について精力的に研究を進めている。神経科学者たちが脳の一領域である海馬で新しいニューロンが成長しうる事実を発見したという報告は、大きな関心を持って受け止められた。その時まで、ニューロンは他の体細胞と異なり、分裂・増殖できないということが神経科学の一大命題となっていたからである。もし海馬の細胞が自己分裂できるのであれば、おそらく他の脳細胞も同じくできるはずであり、神経変性疾患の治療・予防法を見つけ出し、外傷によって傷害された細胞を置き換えることが可能だろう。しかしよくあることだが、この展開は大衆報道で「過大」に受け止められたのであって、多分に間違った期待を持たせた。海馬は脳の中でも独特で比較的原始的な部分であり、そこで細胞の再分裂が見られたからといって、他の脳領域にまですぐには一般化できないだろう。しかしそうは言っても、この発見は、痴呆が進行する運命にある患者に希望がなくはない可能性を示していることに変わりはない。

痴呆は普通、発症の時点まで精神的に健康で健常な人を襲うので、そういう人々が年老いてから痴呆を経験するのを防ぐ方法を見つけることは、おそらく、痴呆が始まってからの治療法を見つけることよりもさらに重要な目標である。したがって、研究の重点が疾患にかかりやすい人々の危険因子を見つけることに置かれてきた。ＡＰＯＥ４の役割とその遺伝子スクリーニングへの応用可能性が認識されたのもその一例である。もちろん、ＡＰＯＥ４やその他のスクリーニングは倫理的・経済的にさまざまな問題がある。しかし、そういうことを別にすれば、痴呆患者のいる家族にこの遺伝子のスクリーニングをすることが医学的に有用で、ルーチンに行われるべきであると言えるだろうか？　この問いに対する単純な答えはない。というのは、ＡＰＯＥ４遺伝子を調べるだけでは厳密な診断検査とならないからである。４番染色体を調べることで厳密に発症「する」・「しない」がわかるハンチントン病とは異なり、ＡＰＯＥ４を検査することでは発症「するかもしれない」としかわからないのである。せいぜい、ＡＰＯＥ４遺伝子を持つ人は痴呆になる確率が30～40パーセントまで上がると言えるだけである。もしこの遺伝子の検査結果が陽性であったとすれば、その人はいまだ予防法のない病気になる可能性が30～40パーセントあるという事実に直面することになる。したがってこの場合、遺伝子診断が陽性だとしても病気だと結論づけることはできないばかりか、いかなる効果的な介入もできないのである。

遺伝性、ないしは部分的に遺伝性の精神疾患の関連遺伝子を同定したり、スクリーニング・テストを開発したりすることの目的は、遺伝子を持つ人を見つけて、初期のうちに予防法を施すことにある。医師・神経科学者は病気が発症して苦難が訪れる前に先制攻撃を加える方途を考案したいのである。遺伝子の同定は予防のための武器をつくる第一歩であるが、単なる第一歩でしかない。次の段階はその遺伝子が脳内でどのような危害を及ぼすのかを明らかにすることである。エネルギー貯蔵庫（ミトコンドリア）を消耗させるのだろうか。パーキンソン病での黒質のドーパミン系、アルツハイマー病でのマイネルト基底核のアセチルコリン系のように、決定的な脳領域で特定の神経化学物質を攻撃するのだろうか（ドーパミンとアセチルコリンはこれらの疾患に関与しており、この仮説は大いにありうる)。ニューロンの防護壁、細胞膜を攻撃し、細胞内・外環境の関係を調整できないようにするのだろうか。細胞の繊細な信号伝達機構であるレセプターを妨害するのだろうか。これらはどれも的を射た質問である。

原因となる遺伝子変異が特定されたのは比較的まれな痴呆の一種である、ハンチントン病に対してだけである。アルツハイマー病に対してはいくつかの遺伝子が確認されているが、治療や予防に必要なそれぞれの特徴や機能はいまだ議論と調査の最中にある。今後十～二十年のうちに全容が明らかになるだろう。遺伝子がどのように危害を及ぼすのかの解明にはまだしばらく時間がかかるだろう。研究が進むにしたがって、最後の段階は、「黒帽」遺伝子によってばらまかれた破壊的情報によってもたらされた被害に立ち向かい攻撃するための、治療法やその他の介入法を見出すことだろう。

遺伝子、そのメカニズム、新薬開発成功の良いニュースを待っているあいだ、われわれには何かできることがあるだろうか。答えは「イエス」である。

どのタイプの痴呆にかかりやすいとしても、正しい身体保健を保つことは助けになる。脳はわれわれの身体の中でもっとも重要な部分であり、毎日かなりのエネルギーを消費している。脳は血管という健康的な補給路と、有毒な副産物や老廃物を減らし排出する助けとなる化学物質の十分な補給が必要である。良好な心拍出量を保ち、十分に血液を供給し、同時に血管中の排泄物を減少させるためには、運動が必要である。脳に適切な食料を補うため、脂肪・タンパク質・炭水化物の適切なバランスがとれた食事をする必要がある。不幸にもダイエット熱は高まったり冷めたりするが、それよりも脳のための正しい栄養バランスを学ばなくてはならない。神経軸索の絶縁体や細胞膜の成分として脳は脂肪に富んでおり、心血管の排泄物減少のための低脂肪食は、同時に脳の重要な栄養分を奪う結果にもなりえる。

明確な情報がないのであれば、さまざまな食べ物を少しずつ摂取するのがおそらく一番よいだろう。女性の場合、乳癌や子宮筋腫の危険性が高くなるという危険性を秤にかけなければならないが、脳へのエストロゲンの補給が防御効果を持つことは比較的確立している。適切なビタミン摂取は脳でのタンパク合成に役立ち、老廃物を除去し、正しい情報を正しい場所へ伝えるためにニューロンが勤勉に、時には猛烈にはたらくという証拠がある。その他の銀杏のような補助食品は、食生活に役立つと考えられる。銀杏は脳への血流量を増加させるようである。理論的には役に立つようであるが、実際にこの効果を検証する試験はまだ進行中である。ビタミンEは、適量を摂取すれば、細胞が活動する際にエネルギーを生み出すために食事燃料を燃焼させるときに生じる副産物である危険なフリーラジカルを身体中の細胞が無力化させるのに役立つ。

痴呆になる危険性を低めるため、よい精神保健によってよい身体保健を補うことができるだろうか。これも、答えはほぼ確実に「イエス」である。性機能や筋力と同様、ここでのアドバイスもまた「使わなければだめになる」である。高学歴が実質的にアルツハイマー病の危険を減少させることが確実に示されている。低学歴者の約40パーセントが七十歳までに痴呆になるのに対し、高学歴者（大学卒）では約10パーセントにしかすぎない。この差は八十歳までで見れば、60パーセント対20パーセントといっそうはっきりする。もちろん、高学歴者ほど経済的余裕によって良いものを食べる、よい医学的治療を受ける、定期的に運動する機会に恵まれるといった恩恵を受けるだろうから、学歴だけで完全に説明されるものではない。

われわれの過去の学歴がどういうものであれ、現在・未来の痴呆の危険性を減少させるために誰にでもできることがある。誰もが身体的な生活様式を改善できるだけではなく、頭をはたらかせて潜在的に精神保健を向上させることができる。テレビの前に座ってビールを飲んだりポテトチップスをむさぼりながらメロドラマやサッカーの試合を見たりするのは、クロスワードパズルを解いたり、読書したり、コンピュータの使い方など新しい技能を学んだり、外国語を話す、頭をはたらかせる新しい趣味を持ち、新たな問題を解決したり新しい見方で物事を眺める、といったことに比べて、脳にとっては不健康である。年をとるにつれ、誰もができることが少なくなったと容易に気づく。しかし、旧友と遊んだり、新たに友達をつくったり、考えたり、感動したり、運動したりして心身共にできる限り活発でいることは、脳にとってずっと幸せで健康なことなのである。

高齢者が心身共に健康であるべくベストを尽くす一方、科学者たちもヒトゲノム計画やヴェンターのセレラ社の努力によってアルツハイマー病やその他の精神疾患の原因遺伝子の発見がスピードアップされるという希望を持っている。これらの遺伝子が発見されれば、その遺伝子がどのように危害を加えるかを明らかにするという任務を神経科学者、精神科医、神経学者たちが担うことになり、彼らは遺伝子とその産物と人の思考・行動との関係を明らかにするだろう。遺伝子の加える危害をなかったことにしたり予防する方法の究明は、分子生物学者や細胞生物学者の手にゆだねられ、彼らはニューロンの損傷や死を回復させる化学機構を構想するだろう。その間、痴呆と精神疾患の被害者は、その愛する人々と共に、遺伝子が発見され究明される日を……そしてついには病気が予防される日を、希望を抱いて待っている。

発見はパールを助けるにはおそらく間に合わないだろうが、きっとウェインはそれを良く利用することができるはずだ。何もかもがうまくいったなら、ウェインとパールの三人の子どもたちは、両親が直面した苦しみを永遠に感じないですむことになるだろう。

第11章

不安障害

ストレス調節の破綻

世間には雑事が多すぎる。夜は遅くまで朝は早くから
稼いでは遣い、自らの力を浪費する。
我らのものである大自然に見いることもほとんどなく、
我らは心を失ってしまった、なんという卑しい成功だ！
——ウィリアム・ワーズワース
「世間には雑事が多すぎる」

もう巻き込まれたくない。休息が必要だ。圧し潰されそうだ。まったくどうすることもできない。リラックスが必要だが、そんな時間はない。疲れ切っている。

これらは二十一世紀にしばしば繰り返される叫びや訴えである。

百年前の世界を振り返ってみれば、郷愁に満ちた無垢で簡素な時間(とき)がそこにある。馬や軽馬車で旅をし、手紙でやりとりすることは古風な魅力を持つ。われわれは今持っているものと、あの頃持っていたものを交換しようとするだろうか。しようとするかもしれないし、しないかもしれない。それはわれわれが、現代生

活の複雑さ、混乱、プレッシャーと比べて「現代の至便性」にどの程度価値を置くかによる。しかしいずれにしても、われわれに選択権はない。二十一世紀はすでに始まっている。もう、時計の針を戻すことはできないのだ。

われわれが生活を楽にするために物を持てば持つほど、毎日の日課はますます困難になっていくように見える、これは奇妙なパラドックスである。われわれは労働力を節約する道具をたくさん持っている。洗濯機、食器洗い機、しゃれた電気コンロやガスレンジ、調理器具、電気掃除機、コーヒーメーカー、ジューサーなどなど、家庭用電気製品をあげればきりがない。ファーストフード店、持ち帰り用食品を豊富に備えたデリカテッセン、ピザの宅配もある。家には電話機があり、携帯電話を持ち歩く。そのため、どこにいても連絡が取れる状態にある。車があるし（しばしば何台も所有する）、飛行機、地下鉄もある。テレビ、インターネット、CD、DVD、ウオークマンを持っている。机の上に、ブリーフケースの中に、そして手の中に、コンピュータを持っている。

われわれは実に多くのものを持っている。ヒトの脳が取り扱うことのできる能力以上の多くのものを、ますます加速をつけて与えられているのかもしれない。その結果、われわれの多くが不安を抱き、制御不能感を抱く。そのため、時に何もできなくなるほど重度の不安に陥る人々もいる。われわれは、不安障害を持っているのである。

＊　＊　＊

目を閉じたまま、ミッシェルはブラインド越しに、薄暗い日の光がまだ射し込んでいないことが感じ取れた。そらまた始まる、と彼女は考えた。いつの日かゆっくり眠っていられるようになりたい。私の中の時計じゃなく、目覚し時計で起こされてみたい。彼女は横になったまま考え、そしてパニックが彼女の中にこみ上げてくるのを感じはじめた。心臓は高鳴り、ときどき脈まで飛びはじめた。

神様、私は耐えられません。狂ってしまいそう。元気だったのに、今私は心臓発作を起こしかけているんじゃないかしら。おじいさんのフレッドは五十歳代の終りに、雪かきに出かけたときに突然死んでしまった。おばあさんのジョーが車寄せで横たわっているおじいさんを見つけた。おばあさん自身死ぬほどびっくりした。父はまだ五十五歳だが二度の心臓発作を起こし、三度のバイパス手術を受けていた。母のジェリーと私は、父に何か起こりかけているのではないかと恐ろしくてたまらない。ほらまた始まった。私の心臓は一分間に一キロも走る勢いだ。脈を確認しなくては。

手探りで手首を探し、ミッシェルは拍動している動脈に人差し指を押し当てた。暗かったので、彼女はもう片方の手にはめている腕時計を見ながら数えることができなかった。しかし、脈がとても速く、ときどき飛んでいるのがわかった。

彼女は何回か深呼吸をした。かろうじて息をすることができた。

窒息する。息ができない。心臓発作を起こして死にかけているのかしら。救急車に電話しなくては。

彼女はベッドから飛び起きて立ち上がった。めまいがして頭がふらふらした。吐き気が胃から喉の方にこみ上げてきた。彼女はバスルームに走って行き、トイレで吐いた。身をかがめて便座につかまると、手が振えるのを感じた。

ベッドに戻りたい。眠りたい。コーヒーを一杯ごくごく飲み干して、地下鉄に飛び乗り、大急ぎで仕事に出かける毎日にこれ以上耐えられるなんて思えない。仕事場に行けば、机の上には山積みの書類があるんだろうな。返事を書いていない手紙。かけなくてはいけない電話が数件。返事を出していない電子メール。みんな、私の部屋にやって来て、どうして仕事が遅れているのか不思議がるだろう。私は来週行われる新製品のプレゼンテーションの準備に取り掛かることになっている。だけど、間に合いそうにない。たぶん、今回のような発作が二度、三度と、一日中断続的に起きるだろう。私にはいったいそれがいつ起こるのかさえわからない。急いでバスルームに行って吐かなきゃならないだろう。皆は私が妊娠しているかもしれないと思うかも。私はまだ二十七歳なのに三十歳になる前に心臓発作で死ぬんだ。決心したわ――今日主治医の先生に診てもらう予約をとって、悪いところを見つけてもらおう。

ミッシェルの問題はほんの二、三ヵ月前、すべては通勤途中に始まった。彼女は八月にミシガンからニューヨークに引っ越してきたばかりで、ファイザー社のマーケティングの仕事に就けたことにわくわくしていた。なんというチャンス！　会社の本部は、マンハッタンの峡谷をつくり出している超高層ビルが立ち並ぶ一角に位置し、ほとんど一ブロック全体を占めていた。二、三ヵ月前に彼女が就職面接を受けたときのこと、彼女はエレベーターに乗っている人たちを眺めながら、ふと自分の中西部風の服装をやぼったく感じた。そして、彼女の側でベーグルの入った袋とコーヒーカップを持って立っているニューヨーカーを見て、小難しそうだけれどエレガントな彼らのように、自分も小奇麗で、すましていて、無関心になるのだと誓った。

彼女のＧＰＡ［grade point average 最終学歴の成績評価］が３・８であることや、紹介状、面接内容は明らかに説得力のあるものだった。彼らは彼女に三時間の「小テスト」を行った。それは彼女に、女性の性機能障害を治療する新薬に関するレポートを読んで、他にどのような臨床試験がなされるべきかを決定し、新薬に使えそうな名前を選び、予備的なマーケティング・プランを作成することを要求したものだった。彼女は性機能障害についてあまり知らなかったが、与えられた課題を楽しんだ。彼女は、バイアグラに合わせて、エレグラという名前を選んだ。マーケティング・プランにおける彼女のプロモーションのテーマとして、「フィールド夫人のクッキーを台所に、マリリン・モンローの魅力をベッドに」を考案した。彼女が短時間でこんなにたくさんのアイデアを思いついたことに、誰もが強い印象を受けたように思われた。

彼らが彼女に申し出た給料は、ミシガンから来た女の子には天文学的な数字に思えた。彼女の両親は自動車業界の浮き沈みのあいだ、一時解雇や再雇用に苦労してきたし、彼女が目指すべき最高の到達点は経済的な安定であると言われ続けてきた。ミシガン大学の学生時代からの数人の友人は、彼女に、その給料はニューヨークではそんなに高いものではないと告げたが、彼女は信じなかった。運よく、彼女はマンションを探すあいだ、彼らと一緒に過ごすことができた。彼女はその家賃に茫然とした。それだけで彼女の手取り給料の半分にもなり、食べ物の値段は天文学的であった。彼女のミシガン時代の洋服がブルーミース、バナナ・リパブリック、ギャップなどの服に取って代わるのにそれほど時間はかからなかった。彼女は奮発して、コーチの立派なブリーフケースや、モンブランのペンを購入した——これらは彼女の新しい職業地位を誇示する象徴なのだ。マンションだけは、高級なウェストサイドの部屋という考えを、通勤に地下鉄で三十分かかるブルックリンのブラウンストーン張り住宅の部屋に変更しなければならなかった。

最初の問題はある朝、薄暗い地下の地下鉄の駅に降りて行ったときに始まった。彼女はパリの下水道を見たことはなかったが、この地下鉄の駅は、そこがきっとこんな風に違いないと思わせるような所だった。座席に落ち着くと（座れてラッキーだと思いながら）、彼女はゴーッと音を立て、さまざまな方向から狭くて暗い地下トンネルを通り抜けて行くすべての電車を走らせ続けるのはどんなに大変なことだろうと考え始めた。もし彼女の乗っている電車が衝突したら、怪我をするかもしれないし、手足を失い、終生身体障害者になるかもしれない、あるいは、死ぬかもしれない。恐ろしい死に方だろう、地下に閉じ込められるのだから。まるで生き埋めにされるように。

このような可能性を考えているうちに、彼女はいっそう緊張し、不安になってきた。淡々と新聞や雑誌を読んでいる地下鉄の他の乗客たちをチラッと見渡し、なぜ彼らはもっと心配しないのだろうかと不思議に思った。すると突然、恐怖とパニックがどっと押し寄せてくるのを感じた。心臓が激しく鼓動し始め、窒息しそうな感じがした。彼女は深くさらに深く息をしてみたが、いっそう息切れがする感じがしただけだった。これが、彼女が心臓発作による突然死を心配するようになった最初である。彼女は飛び上がって逃げ出し、誰かに助けを求めたかった。しかし、それが無理なことはわかっていた。そこで、彼女は必死で耐えていたところ、五分もするとパニックはゆっくりと和らいでいった。彼女はすぐに地下鉄から脱け出し、忙しそうに歩いている人たちの塊を通り抜けて会社まで数ブロック歩いた。そして、エレベーターに乗り、彼女の仕事スペースがある二十八階まで上った。エレベーターのドアが閉まると、彼女は周りにいる十人の身体から無形の圧力を感じ、捕らえられて閉じ込められたのと同じ感じがしてきた。しかし、彼女はそれを払いのけ、その朝は無事仕事につくことができた。

その日は、何もかも狂っていた。上司のデビーは、機嫌がどうなるかまったく予測がつかなかった。デビーは十歳年上で、ウォール街に勤めている仕事中毒の夫と昼間保育に預けている三歳の子どもと足の爪を噛む癖のあるゴールデンレトリーバーの世話にてんてこ舞いだった。上司のその日の気分は、しばしば、息子のトニーの耳に［中耳炎治療のため］チューブを入れなければならなかったか、レトリーバーのシェルビィの足に包帯を巻かなければならなかったかによって決まるのだった。デビーが終えることができなかった仕事はどれもこれも結局はミッシェルの机上に積まれ、それが予定より遅くなれば、いつだってミッシェルの責任とされるのだ。二週間はかかる仕事を二日で仕上げるなど、予定自体が往々にしておよそ非現実的なものだった。私はどうすればよかったのだろう。ミッシェルは考えた。おそらく、ミシガンの家に留まり、ゼネラルモータース社（GM社）に勤めるべきだったのだ。魅力はないし、おもしろくもない。けれども、確かにストレスは少ない。まあその日はそんな具合で、一日を終えた。

しかし、翌日、地下鉄で彼女はもう一度発作に見舞われた。はじめのときと同じように、恐怖につつまれ、心臓が激しく鼓動し、息がつまりそうになり、捕らえられた感じがし、死ぬのではないかという考えが浮かんだ。そしてもう一回は、仕事の机に向かって腰掛け、プロジェクトについて考えているときに、突然におそわれた。次の数週間で、発作はますます頻繁になった。発作は、夜中や早朝にも起こるようになった。ある日彼女は、あのムカツク地下鉄に乗ると発作が出るだろうという考えに耐えられなくなって、病気で休むと電話した。

二、三ヵ月経って、彼女は病院に行かなければならないと考えていた。発作性心房性頻脈（PAT）と言われる心臓の問題をかかえていた友人の一人が、結局手術をすることになったのである。ミッシェルは、その頃には自分もおそらくPATだろうと確信していた。彼女は医者に症状をすべて伝え、気になっている心臓病の家族歴も伝えた。医師は彼女の話をていねいに聞き、胸部レントゲン、心電図、心エコー、血液検査（コレステロール、脂質、甲状腺機能も含む）など、さまざまな検査を行った。

一週間後、彼女が結果を聞きにやって来たとき、医師は検査がすべて正常であったことを告げた。彼女は喜んだものか、ほっとしたものか、がっかりしたものか、わからなかった。では、何が原因でこんなひどい症状が起きるのだろうか。どこか悪いところがあるはずだ。医師は彼女の症状はおそらく、新しい都市への引っ越し、新しいライフスタイル、強い仕事のプレシャーなどのストレスに関係していると説明した。医師は安定剤がよいと考え、バリウムを処方した。しかし、もしこれが効かなければ、精神科医に彼女を紹介しなければならないだろう。それは、ミッシェルが今まで聞いた中で、最悪のニュースだった。この恐ろしい発作を起こすだけでも十分悪いのに、医者が「原因はすべてあなたの頭の中にある」とほのめかすとは、ますますひどい。私の症状は、本当に身体の問題であって、精神的なものではない！　彼女は、病気を治し、発作をなくす決心をして、その晩床に就く際、初めてのバリウムを忠実に服用した。

バリウムはわずかに効いただけだった。その後数週間は、発作の回数はわずかに減少したものの、それでもまだ、一日二、三回は起こっていた。そのため、仕事に支障が生じていた。彼女は仕事を首になるかもしれないと思い始めていた。そこで再び医者に電話をかけ、精神科医への紹介を依頼した。彼女は、おそらくニューヨーク市民の半数は精神科医にかかっているといわれていることは知っていた。だが、彼女は彼らのように神経質ではなかった。彼女はめったに病気になったことのない安定した中西部の人間だったし、彼女の行く手に投げ出されたあらゆる身体的、精神的課題にうまく対処してきたはずなのである。

一週後、彼女は精神科医の待合室に座っていた。彼女はそこにあった『ザ・ニューヨーカー』を手に取り、ぱらぱらとページをめくり、向こうにいる秘書をちらちら横目で見ながら、あの不気味な扉をくぐるのはどんな人だろうかと詮索してみたり、果たして精神科医は彼女の内面の精神状態をどのぐらい深く探ろうとするのかしらと考えたりしていた。避妊ピルをもらうために初めて内診を受けたときより十倍も気分が悪かった。

精神科医のシャイン先生はとても親切な医師だった。壁にかけてある学位証から、医師がウィスコンシン医科大学の出身であり、コロンビア大学で精神科のレジデントをしていたことがわかった。彼は精神科と神経内科の認定医で、成績優秀者（ファイ・ベータ・カッパ）でもあり、アルファ・オメガ・アルファといった他のいくつかの名誉ある医学会の会員でもあった。それらはすべてとてもよいしるしに思えた。医師は四十五歳ぐらいに見え、こめかみの辺りには少し白いものが混じっていて、暖かい笑みをたたえていた。医師は彼女の問題について尋ねることからせずに、約五分かけて職場はどこか、出身はどこか、ニューヨークのどこが気に入っているのかなどについて話をした。そのため、彼女は気持ちが楽になった。そしてそのことは、彼女が体験している軽いカルチャーショックを医師が理解するのに役立ったようである。医師が彼女の症状や心疾患の家族歴、最近のライフスタイルについて細かく質問を始めたころには、彼女は、よりいっそうくつろいでいた。彼女は、ようやく心を開いて、初めて他人に自分がどう感じていたのかを話すことができた。

「私、死ぬほど怖いんです。自分の生活をコントロールできなくなる気がして、ときどき本当に死ぬんじゃないかと感じるんです。この発作がいつ起こるのか予測すらできないし、発作のために私の人生は永久に破滅するのだと思って、恐ろしくてなりません。」

シャイン先生はにっこり微笑んで、ミッシェルが大変ありふれた問題をかかえていると述べた。事実、それは雑誌や新聞でしばしば取り上げられているので、彼の診察室にこのような問題をかかえてやってくる人々の多くがすでに病名を知っていたし、その問題特有の治療を求めていた。この病気は、パニック障害と呼ばれるものだった。彼女の発作はパニック発作であり、心臓発作ではなかった。パニック障害の基本的な問題は身体的なものというより精神的なものにあった。もちろん実際は精神症状と身体症状のいずれの症状もあるので、これはかなり間違った分け方であるのは明らかだが。パニック発作は、ある人が過去の不幸な体験を想起するような状況におかれたときに発生することがある。あるいは、明らかな理由もなく、突然起こることもある。ミッシェルの場合のように、新しいストレスの多い環境に置かれ、圧倒されてしまい、あるいはコントロールできない何かを感じるときにも生じる。今の段階では、「原因」に関して心配しすぎるべきではないと医師は考えていた。患者はパニック発作の回数あるいは頻度を減らすことを主な目標とするだろうし、最終的に発作がまったくなくなることを望むだろう。多くの新薬がパニック発作を持っている多くの人に有用であった。

「ということは、私は精神病患者ということでしょうか?」とミッシェルは尋ねた。

シャイン先生はアハと笑って答えた。

「そうですね。そうとも言えるし、違うとも言えます。私は精神科医です。私の仕事は精神疾患をかかえる人を治療することです。そして、パニック障害は精神疾患です。そういう意味では、あなたは精神疾患患者だと言えるでしょう。しかし、あなたには大勢の仲間がいます。マイク・ウォーレス［ピューリッツァー賞受賞作家］やベティ・フォード［J・R・フォード元大統領夫人］、ウィリアム・スタイロン［ピューリッツァー賞受賞作家］のような有名人も「精神疾患患者」ですよ。同様に、有名人でなくとも非常に多くの人が精神科にかかり、毎日セラピーや投薬を受けています。アメリカ人の二、三パーセントがあなたと同じ病気、すなわちパニック障害を持っています。ですから、「精神疾患」というレッテルを貼られ、汚名を着せられるいわれはないのです。ある意味で、精神疾患と身体疾患を区別するのは恣意的なものです。あなたの症状がすでに示しているようにね。あなたの症状はあなたの心に端を発していても、症状として現れるのはあなたの身体にであり、あなたも私も症状は「完全に実在のもの」であり、「すべてが心の問題」ではないことを知っています。さあ、自分を責めるのはやめましょう。あなたを正常に戻すのです。」

シャイン先生は次のようなことを説明した。パニック障害の薬剤療法はたくさんあり、その中から選ぶことができること。医者はその人の個性やライフスタイルに合うように個々の薬を選ぶのだが、ミッシェルにはパキシルという薬が一番よいのではないかと思われること。この薬はパニック発作の頻度を減らすことが証明済みであること。「薬によるコントロール」がそれほど必要でない人が長期あるいは高用量服用した場合には、身体依存を呈することがあるが、ミッシェルが依存を生じるとはまったく心配していないこと。比較的低用量から始め、発作の予防や消失に必要な量まで徐々に増やしていくつもりであり、半年後に発作が消失あるいはほとんど出なくなっていれば再び漸減し、最終的には投薬終了する予定であること。もしこの薬剤治療がうまくいかなくても、代りになる他の薬がたくさんあること。

次に彼女に会うときには、職場や他の生活面で彼女がパニック発作を誘発するリスクを減らすため、あるいはコントロール下に置くためにやれそうなことについて、一緒に話し合う時間を過ごしましょうとシャイン先生は提案した。治療の開始にあたって先生は彼女に、パニック発作を引き起こしたり悪化させる傾向のあるコーヒーやカフェインを含有する他の飲料を飲むのを直ちに止めるように指示した。また先生は、彼女のストレス反応を変化させる方法やパニックをコントロールする助けになるような自分自身についての考え方を、彼女が理解できるように助言した。ミッシェルと医師が一緒に頑張れば、パニック発作は消失するか、あるいは完全に制御できる程度に減らしうる確信があることを伝えた。ミッシェルが診察室を出たときには、彼女はすでにずっと良くなって、「精神疾患患者」になったことがほとんど気にならなかった。

彼らが最初の面接で話し合ったように、シャイン医師とミッシェルは薬剤療法に彼女の生活に起こった多くの変化に対する適応技術の習得を組み合わせながら、六ヵ月間共に治療に励んだ。パキシルは大変よく効いたので、シャイン医師は他の薬剤療法を考慮する必要はなかった。

この六ヵ月間とそれから後の数年のあいだに（彼女の職場での地位はどんどん上がって行った）、ミッシェルは、ようやく自分は洗練された（そしてストレスの多い）ニューヨーカーに、本当はなりたくないのだということを悟った。彼女はそうしようと思うときだけニューヨーカーのふりをして、ミシガン出身の女の子としてキャリアを成功させていくことにした。そして実際、それはうまくいった。

不安障害とは？

不安障害は一つのテーマを共有する一群の状態である。すべての不安障害おいて、正常で適応した反応がわれわれの中に住む怪物に変化する。その怪物とは「病的不安」で、緊張や恐怖といった望ましくない、過剰な、その場の状況にそぐわない症状をもたらす。この病的不安は、望んでもいないときに、あるいは、まったく意味をなさないときに突然襲いかかってくる。重要なプレゼンテーションがあるときに襲いかかり、コミュニケーションする能力を奪ってしまうかもしれない。ぐっすり寝ていたいのに、これといった原因もなく夜中に襲って目覚めさせるかもしれない。

不安や恐怖を感じる能力は有用なものであるが、時には呪いともなる。

不安や恐怖はわれわれが生き残るために脳に備えられた情動反応である。まさに必要なときに喚起され、興奮により活力を得、注意が保たれるようにする。ミッシェルがファイザー社の就職面接をうまくこなせたのは、脳を高速ギアに切り替え、首尾よくファイザー社に入社するのに役立ったあの良いアイデアを紡ぎ出すのにちょうどよい程度の軽い不安を感じていたからである。初めて親の監督下から自由になった大学一年生は、試験があと二週間に迫るまではダンスパーティーに興じて過ごすだろう。それから（少なくとも彼と彼の両親が幸運ならば）不安と恐怖が出て来て、本を手にし、エンジンをふかした頭に期末試験に間に合うよう十分な知識を詰め込み始める。もし、彼の脳がそこそこのもので、不安がまさに適切なレベルにセットされれば、最高の成績を上げるだろうし、すべての課程で最優秀の成績を修めるかもしれない。もし彼が、試験勉強中か試験中に不安になりすぎてパニックを起こせば、ひどく困ったことになるだろう。コツは物事をうまくこなせる適切な不安のレベルを見つけることである。不安は強すぎても弱すぎてもいけない。不安障害は不安調節器が高すぎるレベルにリセットされたときに発生する。そのため、適応的な不安ではなく、病的な不安を体験するのである。

過去一世紀のあいだに行われた数多くの研究が、この病的なリセット構造に光を当ててきた。

不安障害研究の歴史は二十世紀初頭のイワン・パヴロフの仕事に端を発する。パヴロフはロシアの偉大な心理学者で、われわれが現在「条件づけ」と呼ぶ過程を発見した人である。彼の仕事は心理学における行動学派の基礎を築き、動物や人間がなぜそのように振る舞うのかを調べる研究に客観性と実験による精密性を導入し、続く何千もの、いやおそらく何百万もの実験や博士論文、科学論文の土台となった。

パヴロフの仕事の本質は、どのように学習が起こり、どのように二つの無関連刺激がペアになって行動を変化させることができるのかを観察したことである。彼の最初の仕事では、犬が食べ物を見たときではなくて音を聞いたときにどのように唾液や消化液を分泌することを学習できるかが示された。パヴロフは音刺激と皿に入った食物を対にして同時に提示することによって、犬が二つの刺激を関連づけることを学習したことからこの結果を得た。ともかく、犬の脳は二つの刺激を結びつけ、それらを関係のあるものとして見るようになったのである。後に犬は食べ物が周囲になく、音刺激にのみさらされたときでも、消化液を分泌するようになる。

パヴロフには、このようなかなり奇異な反応を起こすように脳が刺激を結びつけ直す仕組みがわからなかったし、彼や多くの後世代の行動主義者たちはこのことをあまり気にかけなかった。彼らは、行動が実際に環境操作によって変化しうるという事実に興味をそそられていたのである。

これが「条件づけ」と呼ばれるものである。典型的な条件づけの実験では、食物提示は無条件刺激（UCS）と呼ばれ、音刺激は条件刺激（CS）と呼ばれる。食物が無条件刺激と呼ばれるのは、犬がすでにあらかじめ食物に対する連合と反応を持っているからであり、一方、音刺激が条件刺激と言われるのは、犬は少なくとも最初はこのような事前にプログラムされた反応を持っていないからである。食物提示（無条件刺激UCS）は、普通は無条件反応（UCR）を生み出す。しかし学習が起こったので、今度はCSもUCSの場合と同様にUCRを生じさせる。（この専門用語がややこしければ、わざわざ覚えなくても、「不自然な誘因」が「自然な誘因」と同時に組み合わせられた場合は、自然な誘因の場合と同様の結果が生じうるというポイントさえつかんでいればよい。）

パヴロフはその原因や理由についてはあまり気に留めなかったが、現代の神経科学者たちはこれについて思案してきた。今日、条件づけは、「同時に活性化されたニューロンどうしの結合は強化される」というヘッブの原理を援用して脳の可塑性の点から説明されている。第4章の可塑性の部分で述べたように、学習と条件づけの過程によって、脳内に新しい結合が形成され、その結合が新しい情報どうしを結びつけ、連合を形成し、われわれが考えたり反応したりする方法を変化させる。現代の脳の可塑性に関する知見は、どのようにして条件づけや学習が起こるのかを教えてくれている。またそれは、どのようにして「不合理な」病的不安が生じるのか、あるいはどのようにして病的思考や感情が心理療法や認知療法によって減少もしくは消失するのかも説明してくれるのである。

ロシア革命や第一次世界大戦があったにもかかわらず、パヴロフの功績は心理学・精神医学界から注目をあびないではいなかった。ジョン・ワトソンはアメリカの行動主義の創始者として広く知られているが、パヴロフの原理を人間の不安研究に応用した。彼は、対刺激が学習を生み出すというパヴロフの原理が人間にも応用可能であり、唾液分泌や胃液分泌といった身体反応だけでなく、恐怖のような心的な反応も引き起こしうることを示して見せた。１９２０年、ワトソンとレイナーはパヴロフの条件づけを用いて、有名な「アルバート坊や」の症例報告を行った。アルバート坊やは幼児だったが、実験による条件づけによって、病的なネズミ恐怖にさせられた。アルバート坊やが初めてネズミを見たとき、それはおもしろおかしいものに写った。しかし、ワトソンとレイナーが鉄の棒を叩いて彼の背後で予期しない大きな音を立てると、アルバートはびっくりして飛び上がるほど驚いた（過剰な驚愕反応）。次にワトソンとレイナーは、アルバート坊やがネズミを撫でようと手を伸ばしかけたときに、この怖がらすような大きな音を立てて、二つの刺激を同時に組み合わせた。まもなく、彼らは大きな音を取り除いても、アルバート坊やがネズミに対して恐怖を抱き、過剰な驚愕反応を示すことに気づいた。つまりアルバート坊やは、これまでに経験したことのない「動物恐怖」を「学習」してしまったのである。このように、条件づけ学習は病的不安や病的恐怖の発生の説明として用いることができた。

パヴロフやワトソンによる古典的な研究は、その後の多くの神経科学者たちによって今では拡充されている。今ではわれわれは、どのようにして脳が「壊れ」て、病的不安や恐怖を持つに至るか、そのメカニズムの多くを理解している。

ワルター・Ｂ・キャノンは恐怖の生理学について至当で永続的な説明を与えたおそらく最初の科学者である。キャノンは「闘争か、逃走か」の反応について述べたことで有名である。これはわれわれが恐ろしい刺激、あるいは危険にさらされたときに生じる反応である。キャノンは、空腹、喉の渇き、呼吸、心拍出、性衝動などすべての基本的な身体機能を調節している自律神経系研究の草分けである。自律神経系は交感神経系と副交感神経系と呼ばれる二つの部分に分けられ、これらは互いにバランスをとりながらわれわれの基本的な生存欲求を調節している。交感神経系は主にエピネフリンとノルエピネフリン(「アドレナリン」という一般的な言い方の方が馴染みがあるかもしれない)によって作動する。

キャノンは、われわれの身体が自律神経系からアドレナリンを放出させることで恐怖刺激や危険刺激に反応していると考えた。アドレナリン放出がわれわれに生き残るための反応の準備をさせるのである。たいていの神経科学の教科書はキャノン説の要点を、うなり声をあげている熊やガラガラヘビといったような都会暮しのわれわれが一度も遭遇したことのない危険刺激の例を用いて解説している。

それよりも、たとえば近くのショッピングモールにお出かけという日曜日の静穏が、マスクをかぶったテロリストの出現によって中断されたとしたら、身体がどんな反応を示すだろうか、想像してみよう。テロリストは叫びながら自動小銃を振り回し、明らかに今にも発射しそうである。あなたの目は見開き、心臓は激しく鼓動し始めるだろう。走って隠れる準備をするだろう。あるいは(異常に勇敢であるかよく訓練されているなら)テロリストから武器を取り上げる策を練るかもしれない。アドレナリン放出によってわれわれの身体は生き残りの準備をするためにチューン・アップされるのである。目を見開くことによってよく見えるようになるし、心拍数の増加によってより多くの血液を身体の適所へ送り込み適切な反応をすることができる。特に、ノルアドレナリンは筋肉へ血液を送り、脳血流を増加させる。テロリストを見ることで、一連の反応が開始されるのだ。危険の認識に始まり、恐怖や不安の感情が引き起こされ、これに神経化学物質の放出が加わって逃げ出すか抵抗するのを助ける。

キャノンはまた、自律神経系の調節が視床のすぐ下の小さな脳領域である視床下部で行われていることを証明する研究を行った。彼によると、視床下部はさまざまな身体機能と食欲機能の調節を司っている大元であり、ノルエピネフリンの産生調節も行っている。彼はまた、脳のフィルター機能を持つ視床が大脳皮質（ここでは恐怖や不安が体験される）と視床下部（ここでは自律神経の覚醒が始まる）に、テロリストの知覚認識を伝える配達責任者の役目を果たしていることにも気づいた。こうして初めて、不安の身体的要素と心理的要素を説明するものとして大脳回路が描写されたのである。図11‐1にこの回路を示す。

不安と恐怖の理解への次なる主要な貢献は、ジェームズ・パペッツによってなされた。彼はコーネル大学の教授で、フランスの医者であるポール・ブローカによって十九世紀に名づけられ確認された辺縁系の概念を再導入した。辺縁系の概念は、第4章にも簡単に記したが、精神機能と精神疾患の理解の中軸となりつつある。はっとさせられるような想像の飛躍によって、パペッツは脳内における反響回路という考えを提案した。そこではさまざまな情動成分がそれぞれ互いに影響しあい、連絡しあっているというのである。パペッツの説は知覚刺激が視床を通って皮質や視床下部に行くというキャノンの学説の上を行くものであった。彼は情動反応の全過程に、帯状回、海馬、脳弓、乳頭体といったきわめて重要なモジュール（構成成分）を付け加えたのである。パペッツのモデルでは、感覚皮質で知覚された刺激は帯状回や海

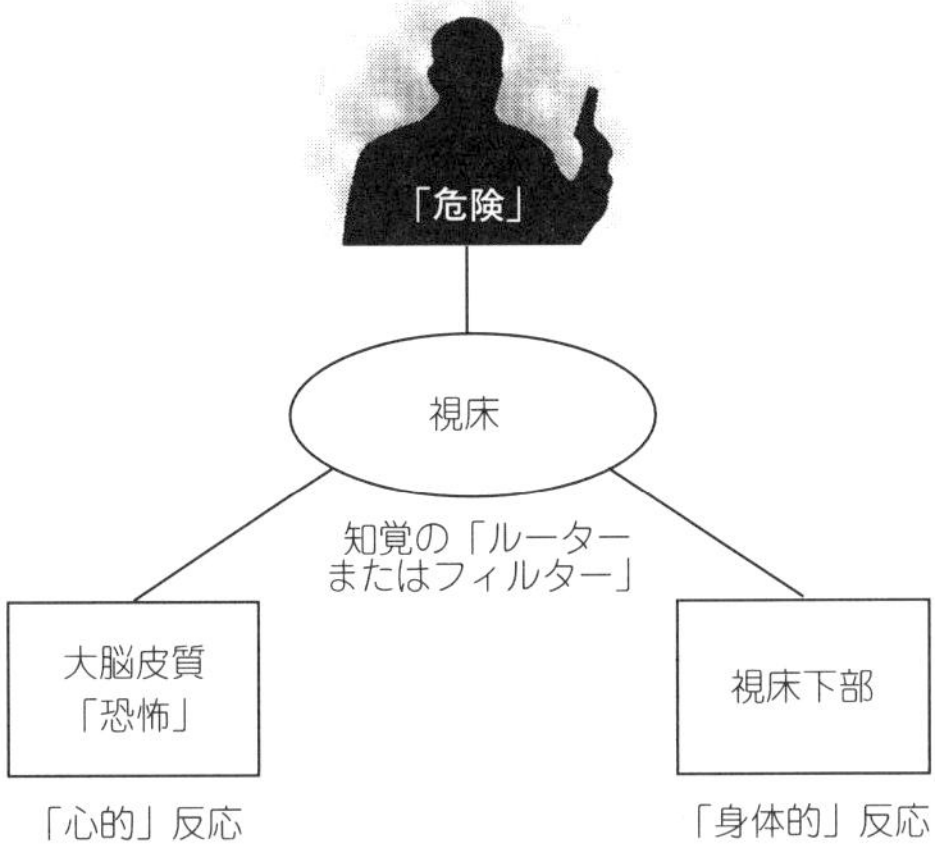

図11‐1　ワルター・B・キャノンによる危険に対する緊急反応

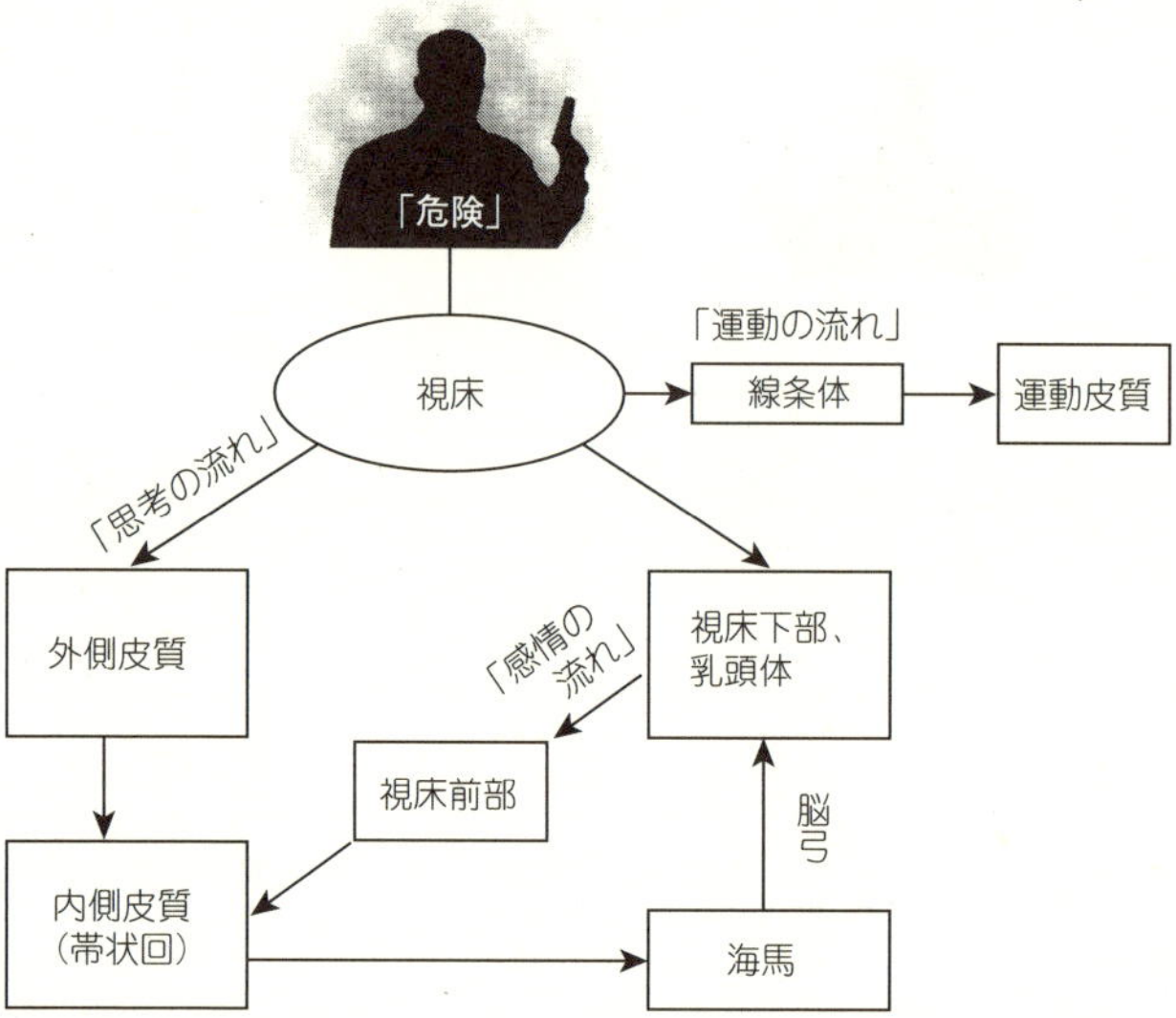

図 11 - 2　ジェームズ・パペッツによる辺縁回路の産物としての情動　「パペッツの辺縁回路」では、視床下部、視床前部、帯状回、海馬が相互に作用しあって、情動の処理・産生を行う脳の正中部分に反響回路をつくり出している。

馬のようなより原始的な皮質に下りて行く。パペッツによると、これらは視床下部を経由して乳頭体（一対の乳房に似た形をした視床下部の下位領域）に結合しており、次に視床へ連絡し、帯状回へと戻って来るのである。海馬やそれに隣接する扁桃体の機能が十分解明されるずっと以前に、パペッツはこれらの領域で情動が確立される傾向があり、一方、帯状回はその情動を認識するための連絡係を果たしているという仮説を立てていたのである。彼は情動に伴う三つの流れを示した（図11‐2）。それらは複雑な大脳辺縁系領域間どうしの相互連絡の中に統合されている。

パペッツの独創的な研究はその後、ポール・マクリーン、ウォーレ・ナウタ、モーティマー・ミシュキンらの仮説によって補足された。ナウタはボストンの神経解剖学者で前頭前野の解明にも貢献した人で、辺縁系の定義はそれを視床下部と結合するさまざまな構造にもとづいてなされるべきだと提唱した。彼は、視床下部・扁桃体・海馬・帯状回のあいだの相互結合がすべて双方向性であり、そのため実際に、パペッツによって初めて推察された持続的なフィードバックを生み出すことができることを指摘して、パペッツの回路の解剖学的裏づけを明らかにした。ナウタによると、視床下部はより原始的な「内蔵」感覚情報を収集するが、前頭前野や側頭葉下部のような「高次」大脳皮質連合野を通った情報も辺縁系に入力する。ミシュキンはこれに重要な所見、すなわち扁桃体は危険の知覚や恐怖体験において主要な役割を果たし、海馬は意味と知覚を結合させることによってこれとはまた別の、しかし関連した役割を果たしているということを加えた。この統合によって、辺縁系に関する近年の概念がほぼ完成した。

辺縁系を理解する最終段階は再びパヴロフの仕事に戻り、自律神経系が制御不能に陥るのをどのように「学習する」かが探究された。この研究は主にニューヨーク大学のジョセフ・レドゥーとエール大学のマイケル・デイヴィスによってなされたが、人間における病的不安の発生や、幅広い不安障害の発症に関する理解の基礎を築いた。彼らは海馬と扁桃体が共同でどのように組み込まれた記憶をつくり出しているかを解明した。組み込まれた記憶は、われわれにとって役にも立つが、思い出されてわれわれの心を悩ましもし、想起していることに自分で気づかないときさえある。

彼らはさまざまな神経科学の技法を用いた。特定の脳領域が傷害された場合にどのような障害が生じるかを見つけ出す損傷法、トレーサーを用いた神経路のマッピング、特定の脳領域の刺激とそれに対する行動の観察、異なった種類の刺激がいかに学習に影響を与えるかを調べる方法などである。

このような実験全体に通じる中心的なテーマは、恐怖条件づけとして知られるパラダイム［研究や考え方の枠組み」である。恐怖条件づけはパヴロフとワトソンに始まる。動物、ことにラットが制御された実験状況下で研究された。典型的な実験では、ラットがまず音刺激にさらされ、次に音刺激と電気ショックが同時に与えられる対刺激にさらされる。電気ショックはラットに、ある典型的な恐怖反応を生み出す。これは、ショッピングモールでテロリストが銃を振り回したときにわれわれの大半がとる行動と似ていなくもない。もしラットが野原を駆け抜けているときに、頭上を飛ぶ大きな鳥のような危険な肉食動物を見たとしたら、急いで隠れたり凍りついたりするのは自然な反応だろう。実験かご内のラットも本質的に同じ行動をとる。血圧上昇のような交感神経の興奮を測定すれば、ラットのフリージング反応が交感神経の自律的興奮によって媒介されていることがわかる。パヴロフの犬やアルバート坊やのように、ラットは即座に音刺激が危険を知らせるものであることを「学習」する。まもなくラットは、音刺激だけでフリージングするようになる。それどころか、ラットは音を聞く必要さえなくなるのだ。条件づけの箱に入れられるやいなや、すぐさまフリーズするようになるのである。これを文脈条件づけと言う。なぜなら、文脈だけで恐怖反応を引き起こすからである。

恐怖条件づけのパラダイムによって、神経科学者はほとんどの生物種に共通する脳の機能や反応を研究することができるようになった。ラット、犬、サル、人間はすべて恐怖条件づけによって危険を回避するようになる。われわれ人間にとって、恐怖条件づけはおそらく不安障害を説明するメカニズムなのである。文脈条件づけは場所、臭い、その他の引き金が、明らかに危険ではないときでさえ恐怖を引き起こす理由を教えてくれるだろう。無意識下で、われわれの海馬／扁桃体における記憶の連合は、たとえその文脈と反応の関係を意識していなくても、何か不愉快あるいは危険なことが、以前にある特定の状況で起こったということを認識している。

恐怖条件づけの実験によって、脳の「アーモンド（扁桃）」である扁桃体がわれわれの恐怖や不安に対する反応を助ける重要な役目を果たしていることが明らかになった。実際、レドゥーは扁桃体を「恐怖という車輪のハブ（中心部）」と呼んでいる。彼の恐怖における扁桃体の役割モデルを図11-3に示す。

このモデルの重要な証拠として、多くの異なる種における損傷法による研究から扁桃体が障害されると、恐怖反応を学習する条件づけができなくなるという事実がある。このモデルでは、早期のキャノンやパペッツのモデルと同様に、視床と感覚皮質も重要視されている。知覚は視床を通るが、視床は扁桃体へ直通路を持っている。この経路は皮質を迂回しているので、危険刺激に対してきわめて敏速に反応する場合に使われる。感覚系視床は大脳皮質感覚領野にも入力しており、大脳皮質感覚領野は入力刺激の性質についてより細かで複雑な評価ができるように「かたつむり便」で扁桃体へと情報を転送する。この二経路、「高速路」と「低速路」を図11-4に示す。

これら二経路の人間における例をあげると、角を曲がったところで誰かにぶつかりそうになり、ギョッとして飛退く、というのが高速ルートである。次に相手の顔を見て旧友に出会ったことがわかり、その人に微笑みかけて

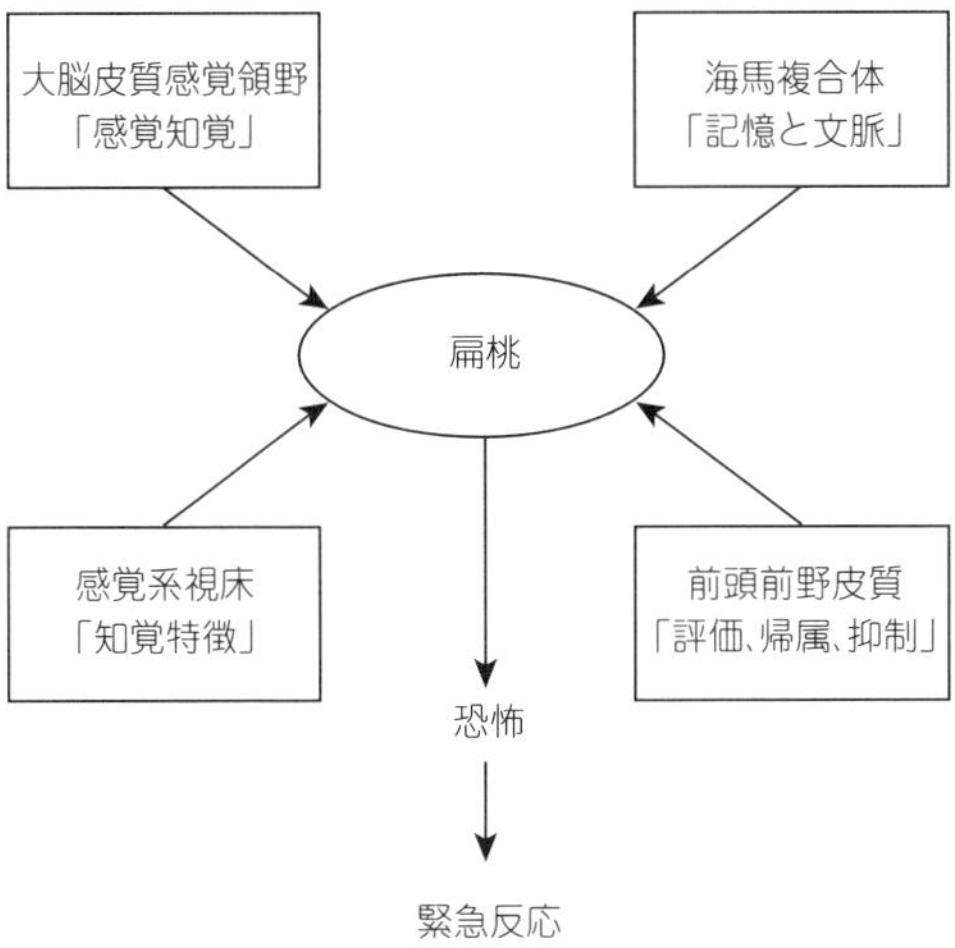

図11-3　ジョセフ・レドゥーによる「恐怖の車輪におけるハブ」としての扁桃体　恐怖に対する「緊急反応」には、瞳孔散大、心拍数増加、血圧上昇、アドレナリンやコルチゾールの分泌、驚愕反応、フリージング、逃走、闘争が含まれる。

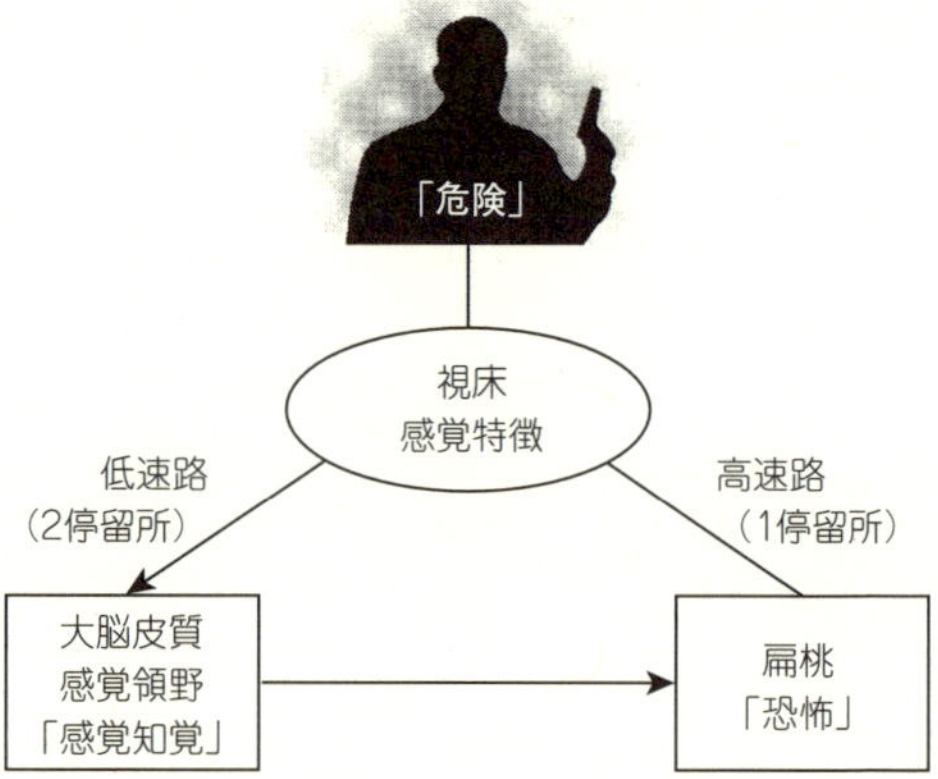

図 11 - 4　条件づけられた恐怖：扁桃体への高速路と低速路　高速路はともすればオーバーリアクションにもなりかねない「速いけれども雑な」反応をもたらす。低速路の場合は、皮質が刺激をより正確に評価し、適切な反応に改めることが可能である。

あいさつする、というのが時間はかかるがより適切な経路である。扁桃体はまた、他の脳領域を参照して状況評価を行っている。その場合、都合よくごく近くに位置するいくつかの領域（すなわち、海馬、海馬傍回、嗅内皮質）を利用して、記憶に照らして刺激を位置づけるに違いない。これらの領域はその刺激に関する情報を持っている。条件づけ用のかごに入れられたラットに対し、海馬は「おやおや、またかごだ。このかごは僕が電気ショックをよく受けた場所だ。そのときに聞こえた音が今も聞こえる。また電気ショックをあびるかもしれない」という文脈情報をもたらす。もちろん、ラットはおそらく起こっていることをこのように意識してはいないだろうし、このようなまとまった考えを明確に表現する言語を持ち合わせているわけでもない。しかし、それでもラットの海馬は危険が起こった文脈についての情報を保有している。人間の場合は、扁桃体と海馬は別々の種類の情動記憶に使われるようである。扁桃体は驚愕反応のような無意識に行う「速い反応」に用いられ、海馬は角を曲がって友人の顔がわかってから「あっ、ビル！　彼に会うのは何週間ぶりだろう」という反応を起こす。

　恐怖や不安の神経基盤に関する基礎研究の大半が実験動物を用いたものである。恐怖／不安経路は系統発生学的にもっとも古いものであり、全脊椎動物に共通して存在するもののようである。そうは言っても、読者はおそらく心の中でこう思うだろう。「そのことが私にどう関係しているんだ？　マウスと人間は違う。」もちろん、そのとおりである。

幸運にも、現代の神経イメージング技術のおかげでわれわれは人間の脳の研究が可能であるし、脳血流を測定することもできる。これによって、生体でのヒトの脳における恐怖や不安の回路をマッピングできるのである。アイオワ大学で行われたPET研究によって、健常脳がどう不快な恐怖誘発刺激に反応するかが視覚化された。このPET研究では、健常者のボランティアグループに、標準化された写真一セットを二秒間に一回の頻度で見せた。その絵にはたいていの人がギョッとするか、不安になるか、不快になるような絵が描かれていた。たとえば、切断された人体、餓死したひどくやせ衰えたアフリカの子ども、開いて血が流れている傷口にうじゃうじゃ群がっているハエなどである。そしてこの不快イメージに対する脳の反応と、愛おしい表情で互いに見つめ合うカップルのような快イメージを見たときの反応を比べてみたところ、非常におもしろい結果が出たのである（図11‐5：カラーページに掲載）。

不快な恐怖誘発刺激が脳の多様な領域の血流を増加させた。その領域の大部分は、動物の恐怖経路としてよく知られている部分である。血流増加は扁桃体、海馬複合体、視床、前部帯状回、下前頭回領域で見られた。これらの領域は古典的な原始的「大脳辺縁系」に相当する。興味深いことに、快イメージはまったく別の脳領域を賦活させた。すなわち賦活領域のほぼすべてが大脳皮質にあったのである。大脳皮質は、他の生物に比較して人間において大きく拡大発達した領域である。このことから、われわれは快感や喜びや幸せを認知するときには「より高次の」脳領域を用いていることがうかがえる。あいにく、われわれは恐怖や不安を生じやすく、それは脳のもっとも深部でもっとも基本的な領域に組み込まれているのである。

また恐怖と不安の神経化学的基盤を研究してきた科学者たちもいる。キャノンの初期の「緊急反応」についての仕事からアドレナリンが「闘争か、逃走か」反応の一次的な神経伝達物質であることが示唆された。アドレナリンは末梢神経系にのみ存在する（末梢神経は脳外にあり、筋肉や心臓・肺・消化器系などの内臓器官と連絡している）。アドレナリンはストレスに反応して副腎の中心部から分泌され、これが源泉のひとつとなって心悸亢進のような緊急反応がさまざまに表出される。それにしても、アドレナリンが脳へ届かないのなら、恐怖や不安の「心的」な部分はどう説明がつくのだろうか。アドレナリンは脳底部（脳幹と呼ばれる）にある灰白質の小塊を刺激して脳に影響を及ぼす。情報はそこから青斑核に転送される。青斑核には「アドレナリン双子の一方」を産生する脳細胞がある。この脳由来の双子の片割れはノルアドレナリンと呼ばれる（ノルエピネフリンとも言う）。（青斑というのは「空色の領域」という意味で、この領域の細胞が美しい淡青色の色素を含んでいるからである。）青斑核はノルアドレナリンを扁桃体と海馬へ直接放出する。このように、大脳辺縁系と「身体」はストレス反応の際に同時にはたらくのである。

アドレナリンとノルアドレナリンだけがストレス反応に関与する神経伝達物質なのではない。副腎内部からアドレナリンが放出される一方で、他の部分もストレスによって活性化され、神経内分泌系の伝達物質であるコルチゾールが分泌される。コルチゾールについては第9章（「気分障害」）ですでに詳述した。適量が適時に分泌されたなら、コルチゾールもまた、ストレスフルな状況に適応するのに役立つ。コルチゾールは多くの身体部分に作用する。ストレスへの反応を促進するために、コルチゾールは睡眠／覚醒サイクル、心的覚醒、免疫系を調節する。コルチゾール産生の調節は、第9章にすでに示したように「過少」と「過量」のあいだで適正なバランスをとるためのフィードバック・ループを介して行われている。

しかしながら、第9章で取り上げなかったことがある。それは、海馬、扁桃体のいずれにも、フィードバックによるストレスの調節にかかわっているコルチゾールのレセプターがぎっしり詰まっていることである。この二つの隣接した相補的な脳領域は、不安や生存のメカニズムにおいて異なる役割を演じている。扁桃体は「高速路」を経て反応するので、われわれは「考えずに」反応することになる。第4章の記憶の節で述べたように、この種の記憶は「潜在」あるいは「無意識的」記憶と呼ばれてきた。海馬は、これも比較的「原始的な」領域であるけれども、いくぶん洗練されており、もう一方の「低速路」システムの一部であると考えられている。すでに述べたように、海馬は文脈と受けた刺激を結びつける責務を負っており、顕在記憶または意識的な記憶——すなわち意図的に記憶を想起するときに意識できるたぐいのものである——と呼ばれている記憶において役割を担っている。第4章で述べたように、海馬はまた、長期増強機構を通して記憶の長期固定も行っている。この二つの相補的脳領域はコルチゾールの調節においても若干異なる役割を果たしている。扁桃体はコルチゾール分泌を促し、海馬はこれを抑制している。

ブルース・マキューエンはロックフェラー大学の神経科学者であり、コルチゾールの海馬に対する作用とそのストレス・記憶との関係の理解において、中心的な仕事を行った。彼によると、扁桃体はかなり「タフ」であり、ストレスの多い状況下で慢性的なコルチゾール刺激が起こったとしても、ダメージを受けない。しかし、海馬はより敏感で傷つきやすい。マキューエンは、慢性的なストレスは、ついには海馬のニューロンの樹状突起や棘状突起を失わせ、その結果、海馬が萎縮することを示した。これはもともとは動物実験で観察されたものであるが、現在はMRIによる形態イメージングを用いてヒト脳でも確認されている。正常海馬とストレスによって縮小し大変小さくなった海馬の例を図11-6に示す。

上記のような所見は記憶、ストレス、不安の相互関係を知るうえで重要な意味を持つ。われわれは無意識的な記憶や意識的な記憶、そして記憶の符号化・固定・貯蔵に対するコルチゾールの影響についてますます

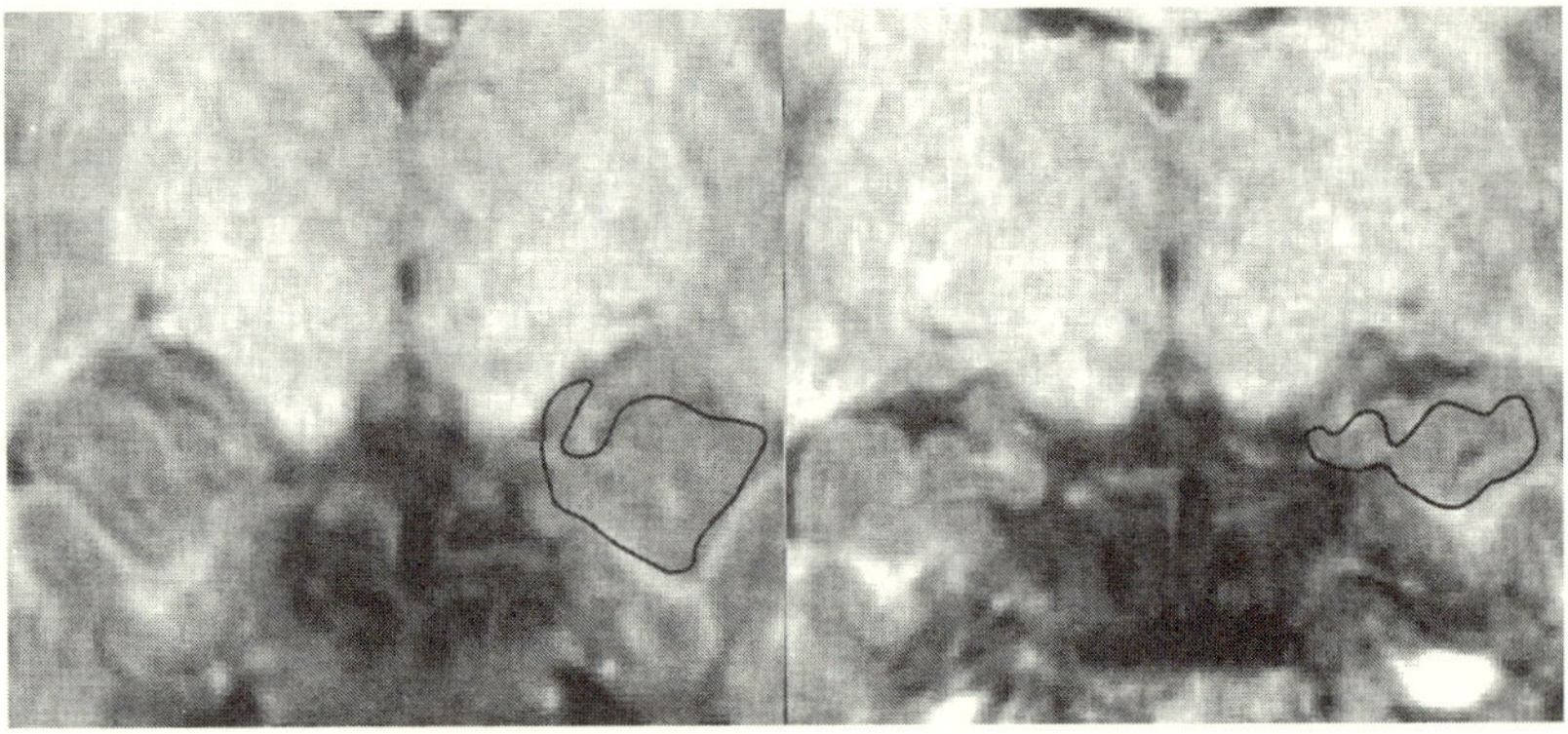

図 11 - 6　正常サイズ、異常サイズの海馬の例　左図の海馬は正常であり、右図の海馬は反復するストレスの結果小さくなった海馬である。

理解を深めているのだが、その相互関係は、今なお解明途上にある。最終的にこの脳領域間のネットワークがどのようにはたらいているかを解明したとき、われわれは無意識に関する精神分析理論と行動主義の条件づけ理論の統合を成し遂げるだろう。そして、おそらくそれらは人々がかつて信じていたほどはかけ離れていないと思われる。無意識的な記憶、思い出せない記憶、偽りの記憶、フラッシュのような記憶、侵入的な望まない記憶の性質や役割に関するわれわれの疑問は、おそらくすべてこれから数十年以内に、海馬や扁桃体が、互いに、そして脳に分散している他の部位とどのように作用しあうのかについてより理解を深めたときに解決されるだろう。

これらのことすべては不安障害の発生と、どんな関係があるのだろうか。ミッシェルがファイザー社に就職してまもなく、耐え難いパニック発作を起こしたことは、どう説明されるのだろうか。ラットの恐怖条件づけやアルバート坊やの条件づけと、不安障害に悩む何百万もの人たちとのあいだに本当に関連があるのだろうか。

それが、大いに強い関連性がありうるのである。

ミッシェルが地下鉄に降りて行って最初のパニック発作に襲

われたあの朝、彼女はすでに疲れ切っていた。ニューヨークへの引っ越しという変化が彼女の交感神経を少しばかり「チューンアップ」し、ミシガンの田舎の家にいたときよりも彼女を不安にさせたことは疑うまでもない。どういうわけか、あの日に、地下鉄の中心部奥深くまで行くということが、彼女の脳に「危険だ！」と言わせる連想を引き起こした。地下鉄には彼女の他にもたくさんの人がいて、彼らは少しもそれを苦にしていないのであるから、ある程度彼女特有の連想だったはずである。ニューヨークの地下鉄の「新参者」であり、広く開けた場所に慣れた中西部の人間だった彼女は、「ジャン・バルジャンのようにパリの下水道に閉じ込められた」という考えがわき起こってきたり、生き埋めにされているような恐怖を覚えてゾッとさせられることに対して、確かに弱いたちだったのだ。彼女は少し前に、地下鉄事故や電車衝突の記事を読んでいたのかもしれない。あるいは、最近『レ・ミゼラブル』を観たのかもしれない。もしかすると彼女は幼いときに、どこかに閉じ込められるかして――クローゼットに閉じ込められるとか、エレベーターに閉じ込められるとか、ギューギュー詰めのバスに押し込められるなど――怖い思いをしたことがあるのかもしれない。

ミッシェルが彼女の海馬に入れて持ち歩いていた個人文脈的な引き金は、セラピストがたっぷり時間をかけて熱心にそれを探せば、おそらく呼び戻すことができるだろう。それが何であろうと、その引き金は彼女のチューンアップされた自律神経系と混雑した地下鉄の不快な刺激と結びつき、捕食動物に直面した野ネズミや条件づけのかごに入れられたラットやショッピングモールで銃を振り回すテロリストを凝視しているわれわれと同じ基本的な恐怖やパニック発作を引き起こしたのだ。パニック発作がひとたび起きたことで、彼女は条件づけられてしまった。二回目の発作が必ずしも翌日に同じ状況で起こるとは限らないが、しかし起こってもおかしくないし、起こりうる。彼女がもし「メロウなメリッサ」［女優、『大草原の小さな家』等に出演］や「クールなクリスティーン」［女優、『シカゴホープ』等］だったら、この再発周期から脱出できただろう。しかし、彼女は彼女自身の記憶のネットワークを持ち、強い向上心を備えた、上昇志向の人物であった。だからこそ、彼女はそもそも面接に合格して仕事を得ることにも、パニック発作を再発させることにも、どちらも十分可能性を持っていたのである。ミッシェルはパニック障害の家族歴については何も聞いていなかった。しかし、不安になりやすい傾向が家族にあって、そのために彼女も知らない背景に潜んでいる遺伝的素質があったのかもしれない。もしかすると、例の朝に限ってコーヒーを普段は一杯のところを二杯飲んだことが、まずかったのかもしれない。おそらく、あの朝に起こったミッシェルの特別な反応は、「彼女を崖っぷちから突き落とす」ような種々の要因が重なり集中したための不幸な結果だったのだ。

幸運なことに、ミッシェルは薬剤療法と心理療法のおかげで、どうにか彼女の生活を速やかに取り戻すことができた。不安障害の治療に用いられた薬は、実際にはどのように作用したのだろうか。そしてまた心理療法はどのように、なぜ効いたのだろうか。大変興味深い質問である。

不安障害の治療に用いる薬についてはこの章の終りに記してある。それらの中でもっとも印象的なことは、多くのいろいろな種類の薬が効く、ということである。それら薬に共通のことは、そのどれもが脳内の神経化学系に作用することである。このこと自体は驚くことではない。驚くべきは、その神経化学系の多様性である。比較的古い抗不安剤であるベンゾジアゼピンは脳内の抑制性GABA系に強く影響する。おそらくベンゾジアゼピンは、過活動になっているノルアドレナリン系の調子を下げるのであろう。第4章で示したようにノルアドレナリンは青斑核で産生され、まんべんなく脳全域に投射している。ノルアドレナリン系は扁桃体と海馬へも直接投射している。この領域へのノルアドレナリンの入力が減ることによって、扁桃体由来の条件づけられた恐怖反応や海馬にある文脈依存記憶の喚起に特別の効果があるのかもしれない。あるいは、GABAが皮質の至る所でノルアドレナリン活性に直接作用し、予期不安を減少させるのかもしれない。

選択的セロトニン再取込阻害剤（ＳＳＲＩ）はここ数年のあいだに不安治療軍に参入してきた薬である。この薬はセロトニン系を標的にして、セロトニンを増加させる。ＳＳＲＩはしばしば抗うつ剤として使用されるため、不安に効果があるようには思えない。しかし、さまざまな情報源からの証拠によって、数週間から数ヵ月に及ぶＳＳＲＩによる治療は直接的にも、間接的にもノルアドレナリン活性を遮断することが示唆されている。ノルアドレナリン代謝が十二週間の治療を受けた患者で測定され、代謝が減少していたことが見出された。ＳＳＲＩによる長期治療はまた、視床下部レベルで遮断することによって、副腎産生物であるコルチゾールを減少させるようである。さらに、セロトニン・ニューロンは扁桃体にも直接投射している。おそらくそこで、セロトニン・ニューロンは感覚皮質や視床からの興奮性入力を遮断しているのであろう。これが、セロトニンが不安を減少させる根本的なメカニズムかもしれない。

しかしながらさらに興味深いのは、どうして心理療法、行動療法、認知療法といったさまざまな治療も不安の治療に有効なのか、ということである。ここでも、増大しつつある不安のメカニズムに関する神経生物学的知識が有用な手がかりを与えてくれる。現在では不安の発生には皮質下（扁桃体）と皮質の両方が関与していることがわかっている。たぶん、薬は皮質下部分を標的とするか、あるいは皮質部分の神経化学的側面を標的として作用している。

種々の「心理的な」治療は、おそらく皮質部分と海馬の記憶系を標的にしている。系統的脱感作のような行動療法はパヴロフが「脱条件づけ」と呼んだ状態をつくり出している。われわれの進歩しつつある学習や記憶に関する知見から、次のようなことが推察される。すなわち海馬ニューロンを再トレーニングして、海馬が貯蔵している文脈上の引き金を再編することで、この脱条件づけが起こり、その引き金がもはや危険信号と結びつけられることはなく、恐怖条件づけ反応を起こすこともなくなるということである。心理療法では文脈依存記憶が探索されるが、それは皮質レベルで同様の問題に取り組んでいるのである。前頭前野皮質内には海馬や扁桃体や視床に投射している多くの領域が存在する。どうしてこのような「高次の皮質」投射が心理療法によって巧みに恐怖反応を修正し過剰な不安を減弱するように操縦されるのかは、まだ十分にわかっていないが、これから十年もすれば研究によってそのメカニズムも明らかになりそうである。

不安障害の種類

適応的な不安反応のアクセル調節が効かなくなるという共通病像を持ついくつかの疾患では、まるで操縦不能の状態で通りを疾走していく車に乗っているような感覚を覚える。引き金となる心理過程や、症状、主観的体験はいくぶん個々の疾患で異なるが、このような疾患は皆、病的な不安特性を共有している。パニック障害、恐怖性障害、外傷後ストレス障害、全般性不安障害、強迫性障害などがこのような疾患に相当する。

パニック障害

ミッシェルの精神疾患はパニック障害の教科書的典型例であった。パニック障害の本質は「パニック発作」があることである。パニック発作は強い恐怖反応の異常版である。恐怖反応は、何か危険なもの、たとえば近くで銃を振り回す人、野生の肉食獣、無謀な運転で山を下る車などに出くわしたときに、誰でも感じるものである。パニック発作を持つ人々には、背景に潜むなんらかの意識されない引き金があったのかもしれないが、実際のパニック発作はたいてい、意識できる引き金がない状態で発生する。

パニック発作には身体的要素と心理的要素の両方があり、これら二つの要素の相対的バランスは人によっ

表 11 - 1

「精神」症状優位	「身体」症状優位
全般的に強い恐怖または不快な感覚	胸痛または胸部不快感
現実感消失または自己遊離感	心悸亢進
コントロールを失うこと、または気が狂うのではないかとの恐怖	息切れまたは息苦しさ
死ぬのではないかという恐怖	窒息感
	発汗
	振戦
	めまいまたは気が遠くなる感じ
	吐き気または胃部不快感
	感覚麻痺またはうずき感
	冷感または熱感

て異なる。初めてパニック発作が起こると、その人は直ちにどこか悪いところがあるのではないかと思い、不安になる。パニック発作の身体的要素には、息切れ、窒息感、心悸亢進、胸痛、胃のむかつき、振戦などがある。もしこれらの身体感覚優位なら、心臓発作を起こしていると思い、医師の診察を受けたり、救急処置室を訪れるかもしれない。たとえば心電図のようなさまざまな検査が施行されるが、たいていは正常である。次に、たいていの場合、それとなく「正常同然」と言われ、単なる「神経の発作」だったのだと安心させられる。しかし、パニック発作が再び起こると、しだいにこれは確かに「何かの結果」であると確信するようになり、最終的には精神科に助けを求める。

もし精神的要素が最初に優位であれば、たいてい、直ちにあるいは明らかに再発作の後に、精神科的援助が求められる。精神症状が優位な人々にとって、心理的なパニックの中核症状はとりわけ激しいもので、彼らは純然たる恐怖を自覚する。さらに、彼らは自分が統制を失っていく、あるいは気が狂うのではないかという感覚、どういうわけか現実から切り離されてしまったという感覚、あるいは今にも死ぬのではないかという感覚さえ覚えるのである。表11‐1にパニック発作の最中に経験するさまざまな症状を、身体症状優位と精神症状優位に分けてリストアップしておく。

読者の誰もがこのような症状を一つ、二つ経験したことがあるのではないだろうか。あるいは実際に一、二回パニック発作を体験した人もいるのではないだろうか。誰でも時には「神経質になって」、心臓が高鳴るのを感じたり、息切れがしたりするものである。一回切りで終わって再発しなかったがパニックのエピソードがあって、そのときの体験を呼び起こすことができる人もいる――授業中、予期していなかったのに当てられて答えがわからなかったとき、立ち上がって話をしなければならなかったとき、飛行機が激しくバウンドしながら着陸したときなどである。症状が十分出揃い、パニック発作がいろいろな状況で再発し、その人にとって支障をきたすようになった場合には、これらの正常な神経過敏信号がパニック障害となる。

DSMの定義では、強い恐怖の主観的体験と同時に、表11-1に示した症状のうち少なくとも四つが必要である。目安として、これらのパニック発作が必ず一、二回以上起こり、主観的に苦しいものでなければならない。ときどき、自分の問題が「精神的なもの」であることを認めたがらず、いつかは問題の根本にたどりつけると期待して専門家を転々とする人がいる。そのような人々はまず、胸痛のために心臓病専門医のもとを訪れ、次に息切れと息苦しさのために肺の専門医を訪ね、それから熱感のために婦人科医を訪れたり吐き気と腹痛のために胃腸病専門医のもとを訪れる。けれども、ほとんどの場合、専門家たちは「そわそわする」胃や心臓発作を見つけることはできない。幸いなことに、正しい診断が下されて治療されれば、パニック発作はしばしば著明に改善する。

パニック発作を持つ人は時に、広場恐怖として知られる合併症を持つことがある。「広場恐怖 agoraphobia」とは文字どおり、「市場(いちば)に対する恐怖」を意味する(ギリシア語で agora とは市場、phobia とは恐怖の意)。この合併症は下等動物におけるすくみ反応の極端なものが人間に表れたものである。捕食者の餌食になりやすくなるために開けた場所に出て行くのを恐れるネズミのように、人間も安全が保証されている安心できる

表11-2　よくある恐怖症

恐怖症	恐怖の対象
動物型	
猫恐怖症 Ailurophobia	猫
蜘蛛恐怖症 Arachnophobia	蜘蛛
犬恐怖症 Cynophobia	犬
昆虫恐怖症 Entomophobia	昆虫
蛇恐怖症 Ophidiophobia	蛇
自然環境型	
高所恐怖症 Acrophobia	高所
塵埃恐怖症 Amathophobia	塵
寒冷恐怖症 Frigophobia	寒さ
雷恐怖症 Keraunophobia	雷
暗闇恐怖症 Nyctophobia	夜
音声（雑音）恐怖症 Phonophobia	音、自声
輝所恐怖症 Photophobia	光
火恐怖症 Pyrophobia	炎
血液・注射・外傷型	
血液恐怖症 Hemophobia	流血
痛み恐怖症 Odynephobia	疼痛
処罰恐怖症 Poinephobia	罰
状況型	
無限恐怖症 Apeirophobia	無限
閉所恐怖症 Claustrophobia	閉所
場所（状況）恐怖症 Topophobia	舞台負け
その他	
女性恐怖症 Gynephobia	女性
同性愛恐怖症 Homophobia	同性愛
失敗恐怖症 Kakorrhaphiophobia	失敗
文字恐怖症 Logophobia	文字
神恐怖症 Theophobia	神
13恐怖症 Triskaidekaphobia	「13」

我が家とのつながりが失われることを恐れるのである。広場恐怖を伴うパニック障害の患者は、自分ではどうにもできない公共の場でパニック発作が生じるのを恐れるようになる。そのために、彼らは混雑したショッピングモールや映画館、そして教会でさえも避けるようになる。飛行機での旅行、車での長時間旅行、あるいはトンネルや橋を渡る旅行を恐れるようになるかもしれない。もし広場恐怖が重症であれば、患者は完全に家に引きこもってしまうようになるだろう。

恐怖性障害

誰もが「恐怖症持ち」のことを聞いたことがあるだろうし、ほとんどすべての人が一つは持っているのではないだろうか。実際、私は好んでこう言うのだが、誰もが一つや二つ、恐怖症を持つ資格があり、それでも「正常だ」と考える資格がある。表11-2に典型的な恐怖症をいくつかあげておく。これら恐怖症の名前を学ぶことにおもしろ味を感じ、友達に自分の精神医学の語彙の豊富さや（それとなしに）精神医学的知識を示して印象づけたい人もいるだろう。誰もが閉所恐怖について聞いたことがあるだろうし、それを持っている人も多い。それから、高所恐怖や同性愛恐怖についても周知だろう。しかし、蜘蛛に対する恐怖が蜘蛛恐怖と呼ばれ数字の13に対する恐怖が13恐怖と呼ばれることを知っている人は何人くらいいるだろうか。ホテルや会社の建物を建設した人ならたとえその名は知らなくとも、13恐怖についてよく知っている。というのも、おそらく誰一人として13階行きのエレベーターに乗ったことがないのだから！

先に述べた広場恐怖を除いて、恐怖性障害は大きく二つのカテゴリー（社会恐怖と特定の恐怖症）に分けられることが多い。社会恐怖は屈辱的なことや当惑させられそうなことが起こりそうな相手の前で何かをすることに対する恐怖である。特定の恐怖症は犬や猫といった特定のものに対する恐怖である。社会恐怖症者はさまざまな社会的状況、たとえば公の場所で話すこと、公衆便所を使用すること、電話をすること、他者の面前で食事をすること、他者の前で文字を書いたり計算したりすることを恐れる。社会恐怖が非常に広範囲にわたって、ほとんどすべての社会的状況を避け、その多彩な恐怖ゆえに世捨て人のようになることがある。

恐怖症は非常に多い。社会恐怖症者は人口の3～5パーセント、種々の特定の恐怖症者は人口の25パーセントに上ると見積もられている。蛇や蜘蛛恐怖のような恐怖は社会的に受け入れられているが、ではどの時点で、恐怖症を持っていることが精神疾患であると見なされるべきなのだろうか。その答えは明白である。すなわち、その人がしたいこと、あるいはしなければならないことを妨害している場合である。蛇を恐れることが生活に支障をきたすことはめったにないだろう。最悪の場合でも、蛇を恐れる人は動物園に行くのを避けるか、あるいは単に動物園内の一部を避けて、子どもたちをがっかりさせるぐらいだろう。一方、猫愛好家や犬愛好家は、もし友人がフラッフィやファイドー（よくあるペットの名前）への恐怖から夕食の誘いを断ったとすれば、あまり同情はしないだろう。

恐怖症が日常生活に支障をきたすとき、その恐怖症に対する精神科的治療が必要となって診察を求める。旅行代理店に勤めているなら空を飛んだり、ホテルの20階に滞在するのを怖がっていたら仕事にならないし、向上心のある教師や重役なら、公の場で話をしたり、電話をかけたり、昼食に出かけたりできなければならない。公衆便所を避けることもほとんど不可能である。恐怖症が重症であるゆえにその治療を求める人々は、人口の約2パーセントに相当し、彼らは実にしばしば不利を背負っている。彼らの恐怖は過剰あるいは不合理であり、日課や、職場や学校でうまくやっていく能力、社会活動を著しく妨げている。

外傷後ストレス障害（ＰＴＳＤ）

外傷後ストレス障害（ＰＴＳＤ）は医学的に認知された不安障害の中でも早いもののひとつだった。Ｊ・Ｍ・ダコスタという医師が１８７１年に『アメリカン・ジャーナル・オブ・メディカルサイエンス』で、彼が「過敏な心臓」と名づけたある状態について定義し、南北戦争で「過敏な心臓」を発症し、胸痛、頻脈・不整脈、めまいを主訴に来院したある軍人の症状を記載した。ダコスタは鋭く、その症状は「真の」心臓の問題によるものではなく、全身の神経系における過敏と過剰反応によって特徴づけられることを見て取った。文学作品では、スティーヴン・クレインが『赤い武功章』で同様のことを書いている。この状態は戦闘のストレスが引き金になりうることから、軍人の心臓と喩えられたりもしてきた。第一次世界大戦中の塹壕戦という恐ろしい外傷体験は、たとえば砲弾ショック、戦闘疲弊、外傷性戦争神経症という別の名前で記載されている。第二次世界大戦では一般市民までも巻き込んだ新たな非人間的行為、すなわち捕虜収容所、さまざまな拷問、広島の原爆、ダッハウでの人体実験などが登場した。また、医師らは戦争や地震、飛行機衝突、ビルの大規模火災、ホテルの倒壊のような大惨事に直面したときのストレス反応には共通性があることを認識し始めていた。メディアはこのような恐ろしい光景を『ソフィーの選択』〔主人公のソフィーはアウシュビッツ収容所被害者〕、『タワーリングインフェルノ』〔大火災に見舞われた138階建ての超高層ビルを舞台とした映画〕、『タイタニック』といった映画で描いてきた。

精神科診断をまとめたハンドブックを作成しようという決定は、第二次世界大戦の発生と深いつながりを持つ。この戦争によって初めて、合衆国全土から多様な精神医学的教育を受けた精神科医たちが集められた。彼らがすべきことは、合衆国全土からの、さまざまな民族的、心理社会的背景を持つ入隊志願者を評価、診断することであった。診断の一致が必要なのは自明だが、そう簡単には得られなかった。職業軍人ではない多くの退役軍人たちも、大戦中数ヵ月あるいは数年にわたって戦闘にさらされた。戦争神経症あるいは外傷性戦争神経症と呼ばれるに至るものを発病する者もいた。事実、第二次世界大戦後に、このテーマについて書かれた本が何冊か出ている。

戦後、退役軍人援護局は診断のためのハンドブックを作成した。それは新しく設立されつつあった、大規模な退役軍人援護局病院組織で退役軍人たちを評価するために用いられた。これが次には、アメリカ精神医学会による『診断・統計マニュアル』（ＤＳＭ）作成の決定につながった。ＤＳＭは精神科医らによって使用される診断をいくぶんより包括的にまとめたものである。

ＤＳＭの診断のひとつに、重度ストレス反応というのがあり、戦闘や大災害のいずれかを経験した者に用いられた。この診断は以下のように定義された。

強い、尋常でないストレス状況下では、健常な人格でも圧倒的な恐怖に対処するための確立された反応パターンを活用するようになる。このような反応パターンは神経症や精神疾患のそれとは、主として臨床経過、反応の可逆性、一過性であるという点において異なる。迅速かつ適切に治療されれば、その状態は急速に改善するであろう。その状態は神経症反応のひとつへと進展する可能性もある。……診断はその個人が過酷な身体負荷あるいは極度の情動ストレス（戦闘や火災、地震、爆発などの大災害）に曝露された場合にのみ下される。多くの場合、この診断は耐え難いストレスを体験する以前はおおむね「健常」であった人に適用される。

信じられないことに、重度ストレス反応の概念はDSM第2版（DSM-Ⅱ）では削除されたが、多くの臨床家はなおその言葉に親しみ、使い続けた。第3版（DSM-Ⅲ）は1970年のはじめ、ベトナム戦争の直後に着手された。第一次世界大戦や第二次世界大戦のように、ベトナム戦争では多くの若者が犠牲となった。精神科医たちは該当しそうな診断を見つけようと公式マニュアルのページをくったが、何も見つけられなかった。これは、政府や国民がベトナム帰還兵の心的外傷や犠牲を認識していないという、さらなる過ちではないのかと考える退役軍人もいた。「重度ストレス反応」対「ベトナム戦争後症候群」という診断の対決は、少なくとも一時的ではあったが、政治的にやっかいなものであった。

私はDSM-Ⅲを考案する実行委員会を構成する十二名の専門家グループの一員だった。私は委員長のボブ・スピッツァーから、新しいマニュアルに重度ストレス反応かベトナム戦争後症候群を含めるべきかどうか決定する責任を引き受けてくれないかと頼まれた。これは私にとっては「自然なこと」だった。なぜなら私は、精神科歴の初期の大半をまさにこの問題の研究に費やしていたからである。しかしながら、私の患者は退役軍人ではなく、多くが、もっともひどい外傷――痛みがあり、外見を損なうような火傷を被った人たちであった。外科医で、私の親友でもあるエド・ハートフォードの誘いで、私は二年のあいだ、毎日火傷病棟を回診して、患者や家族の話を聞き、慰めてきた。

　火傷患者との私の仕事は二十年以上も前のものだが、彼らの多くをいまだに夕焼けのように鮮明に覚えている。右腕と右足を失った四十八歳の電気架線工がいた。彼は三ヵ月に及んだ入院生活のあいだ、我慢強く勇敢にこの喪失に立ち向かっていた。私が彼の退院への準備を手伝いながら、自宅の階段をどうするつもりか尋ねると、彼は苦笑しながら「いやぁ、ただずるずる滑って上り下りすればいいと考えていたんですが」と答えた。危険とは思わずに、炭に着火剤としてガソリンをかけて点火しようとした二十五歳の美容師がいた。爆発によって彼女は顔の大半に火傷を負った。彼女は、まるで溶けたようになった顔の瘢痕組織を緩和する形成外科手術を繰り返し受けてからの三、四年間、スカーフで顔を隠し続けなければならなかった。夫と二歳の娘と五歳の息子と新居に引っ越したばかりの二十八歳の女性がいた。誰にも気づかれないまま、その新分譲地にガスを供給していた天然ガス会社が誤ってそのラインにガス漏れを起こしていた。彼女の夫がマッチをすってタバコに火をつけたとき、家全体が爆発し炎につつまれた。夫、息子は殺され、残された母と娘の顔は醜く瘢痕化し、身体の他の部分は火傷を負い、手は使いものにならないほどに障害を受けた。回復した後も母親は、自分自身の痛みだけではなく、自分の小さな娘が痛がる姿を見ることにも耐えなければならなかった。自宅の火事で、二階に眠っている赤ん坊を助けに行こうとして、重症の外見を損なう火傷を負った母親もいた。努力の甲斐なく、赤ん坊は煙を吸い込んだために亡くなっていた。彼女の人生に残されたものは、顔の火傷という勇気の勲章であった。

　火傷は通常二～四ヵ月にわたる長期の入院を余儀なくするため、私はすべての患者についてとてもよく知ることができ、人々が情動ストレスや身体ストレスにどのように反応するのかについて大いに学ぶことができた。火傷は激しい苦痛を伴う外傷である。頻回の衣類交換、創傷清拭、外科手術を要する。これらの身体ストレスに外見の損壊や機能喪失という心理的ストレスが加わり、その上さらに、私の患者の多くは愛する者の死を経験したり、彼らの苦しむ姿を見るという重荷を背負わされていた。

患者たちはほとんど例外なくある症状を共有していた。彼らはしばしばカタストロフィー（破局的な結末）をまざまざと思い出したり、繰り返す悪夢に悩まされたり、過剰な驚愕反応を示したり、体験から退却して「精神麻痺」を示したりする。このような症状は火傷病棟に入院中の数ヵ月のあいだにほとんどすべての患者に表れ、たいてい最初の一、二週間が過ぎた後、せん妄から脱出したころに始まった。外傷後の症状は、典型的には入院中のほとんどの期間を通して続いた。

私は、そのようなひどい心的外傷を体験した人々が、長期的に見てどのように適応していくのかに関心があったので、二～十年前に火傷を負った人々の追跡研究も同時に始めた。全員ではないが、幾人かの人は同じ症状パターンを持ち続けていて、最初の怪我以来何年も続いていた。一般に、受傷前から問題のあった人々（学習障害、アルコール嗜癖、うつ病など）はより持続する『ストレス反応』をかかえやすかった。多くの患者は周囲の者や家族から暖かい支援を受けて、過去の外傷や現在の外見の問題に驚くほどうまく適応していった。彼らはただ生きていることに感謝し、日々の小さなことに喜びを見出したり、信仰によって自分の存在に意義を見出したりすることを学んでいた。私は二十代後半から三十代前半にかけてこの研究を行い、後に『ニューイングランド・ジャーナル・オブ・メディシン』と『アナルズ・オブ・サージェリー』に発表した。若き医師、若き精神科医であった自分に、このような火傷患者の治療経験は、人間の悩みや人間の尊厳に関する忘れがたい教訓を与えてくれた。

言うまでもなく、重度ストレス反応を復活させようと（おそらく『ベトナム戦争後症候群』と改名して）ロビー活動をしていたグループが私に働きかけてきたとき、彼らは私が同情的に傾聴し、彼らが語っている内容を正確に知っていることに気づいた。戦闘と火傷は異なる種類の外傷であるが、いずれも最終的には、共通の経過をたどる。その経過はたとえどんな外傷であれ、ほぼ同じである。さらに、相当数の医学文献がすでに、ホロコーストや捕虜収容所で耐え忍んだ拷問のような他の外傷体験や、ココナッツグローブの火災のような悲劇的結末の被害者に認められる同様の反応について記述していた。この症候群の名前を単一の外傷タイプでくることは意味をなさないし、一つの戦争でくることももちろん意味がないことを私は指摘した。その代わりに、私は「心的外傷後ストレス障害（ＰＴＳＤ）」というシンプルで記述的な名前を使うことを提案した。ベトナム戦争帰還兵の代表者と共に、私は後にＰＴＳＤとして知られるようになるものを定義した診断基準を作成した。私はＤＳＭ-Ⅲの本文にこの新しくて古い障害について、広範に記載した。

もし精神疾患を遺伝要因によるものから環境要因によるものまで含めて考えるなら、ＰＴＳＤはその「環境要因」のもっとも極にある例のひとつである。ＰＴＳＤを発症した人は、もしなんらかのひどいストレスにさらされなければ、この障害を持つことはなかっただろう。その障害を正式に特定の診断基準で再び定義した１９７０年代当時われわれが直面した最大の問題のひとつは、ストレッサーの強さをどの程度に設定するかであった。ＤＳＭ-Ⅲではストレッサーを「通常の人が体験する範囲を超えたもの」と定義した。後のＤＳＭ改訂版ではストレッサーの定義を「実際にまたは危うく死ぬまたは重傷を負うような経験、あるいは自分または他人の身体の安全に迫る危険」に広げた。定義の拡大によりＰＴＳＤはいくぶんともより一般的な診断となった。ＰＴＳＤは以下の三つの症状群によって定義される。（１）侵入的な記憶、悪夢、フラッシュバックといったさまざまな方法でもとの外傷的出来事を再体験すること、（２）外傷記憶を呼び起こすような状況の回避または反応性の麻痺、たとえば出来事の想起不能、情動の幅の縮小、(3) 持続的な覚醒亢進症状(過度の警戒心、過剰な驚愕反応、入眠または睡眠持続障害のような自律神経の過活動による)。

なぜ、ある人はPTSDを発症し、ある人は発生しないのであろうか。ベトナム戦争に行ったすべての人がPTSDになって帰って来たわけではない。私が診た火傷患者の100パーセントが入院中の最初の三ヵ月間に急性のPTSDを呈したが、最初の外傷から二~五年後にPTSDを持っていたのは彼らの約30パーセントだけであった。他の人がどうにかして回復したり忘れたりできる一方で、一部の人に持続するストレス反応を引き起こすものは何なのだろうか。

その答えは単純ではない。三つの異なる要因が関連しているようである。すなわち、ストレッサーの強度、被害者の個人的情動的資質、それから受傷後の心理的サポートの多さである。重度ストレス反応の最初の定義は、この症候群を発症するほとんどの人が「健常」であることを示唆していた。だが私自身の火傷患者による経験では、彼らがそんなにラッキーでないことは明らかであった。てんかんを持っており、偶然にも発作の最中に火事を起こして火傷を負った人もいた。アルコール嗜癖者で、飲みすぎてベッドでタバコを吸いながら寝てしまったために火傷を被った人もいた。このようなより健康でない人ほど、外傷から後の年月により困難なPTSDをかかえている傾向があった。幼い子どもたちは、すでに自分が誰なのかという感覚や対処行動機能が発達している大人よりもずっとつらい思いをしていた。けれども他のことが均等であれば、ストレッサーが強ければ強いほど、PTSDを発症する機会はより多くなる。十分なストレスにさらされれば、一番強い骨でさえも折れてしまうだろう。反復する苦痛にさらされた人は、私の火傷患者がまさにそうだったように、100パーセント近くの人が少なくとも急性のPTSDになるだろう。もし、たとえば骨粗鬆症のために骨が弱ければ、より骨折しやすいだろう。「心理的により弱い骨」を持っている人は、より弱いストレッサーでＰＴＳＤを発症するだろう。

ＰＴＳＤは心理的体験が神経生物学的結果をもたらし、心と身体の二分法が誤解を招く過度の単純化であるということの強力な事例である。臨床家や神経科学者は近代的な神経イメージング装置を、戦闘、レイプ、拷問といったさまざまなストレッサーによって引き起こされたＰＴＳＤ経験者の研究に応用してきた。ＭＲＩ（磁気共鳴画像法）によって測定された海馬における変化は特に一致した知見が得られている。外傷への曝露は、扁桃体を経由する脳の恐怖・警告経路をたどる出来事のカスケードにスイッチを入れるように見える。慢性的なアドレナリンやコルチゾールの分泌は、最終的には、高濃度のコルチゾールに対して特に敏感であると思われる海馬にダメージをもたらすと思われる。多岐にわたる研究がＰＴＳＤに悩む人々の脳における海馬の縮小を示している。図11‐6はＭＲＩによって視覚化された正常海馬と著しく縮小した海馬を示している。

海馬の変化は侵入的な記憶や悪夢といったＰＴＳＤの症状の説明になるかもしれない。ＰＴＳＤのさまざまな「自律神経」症状は交感神経系の過活動の結果である。高濃度のノルエピネフリン（ノルアドレナリン）は過度の警戒心、過剰な驚愕反応、頻脈などの症状を生じさせる。この反応は交感神経系の「闘争か、逃走か」メカニズムとしてよく知られているもののひとつであり、これによって人は感知した危険に対して反応し、自分を守る準備をするのである。ＰＴＳＤを持つ人は慢性的に侵入してくる危険な体験の記憶と共に生きている。治療のゴールは多様な治療機制によって慢性的な過覚醒を減弱させることである。海馬のような脳領域における測定にも表れる変化が、治療によってもとに戻るかどうかは、今のところ、まだわれわれにはわからないが、脳がよい経験、悪い経験のどちらにも反応して可塑的に変化するということがしだいにわかりつつあり、もとに戻る可能性を確かに示唆している。

全般性不安障害（ＧＡＤ）

全般性不安障害（ＧＡＤ）は種々の不安障害のうちで、もっとも軽症であるがもっとも頻度の高い障害である。全般性不安障害は、一般の人々が「慢性的にストレスにやられている」と言っている精神疾患である。全般性不安障害の人はほとんどの時間、不安を感じ心配して過ごし、緊張感、過敏、落ち着きのなさ、疲労しやすさ、易刺激性、筋肉の緊張などを訴える。彼らは入眠または睡眠維持が困難であったり、眠りが浅かったり落ち着かないと感じているだろう。不安と心配のために集中力が妨げられているかもしれない。一般人口のおよそ4～7パーセントの人がＧＡＤに罹患している。

「私は生まれてからずっとこうだったんです。こういうたちに生まれついたんです」という全般性不安障害者もいる。この主観的発言は家族研究によって部分的には支持されている。それによると、全般性不安障害は家族内に伝達される傾向があり、第一度親族の約25パーセントに認められる。もしなんらかの遺伝であるならば、それはおそらく「危険の調節器」によってノルアドレナリン系覚醒レベルが高く設定された「全般的にチューンアップされた」神経系であろう。

全般性不安障害の人は慢性的に心配する傾向があり、彼らの心配の一つに「この状態はもっとひどくなるかもしれない」というのがある。実際にＧＡＤ患者の中には実際はそうなる人もいる。約25パーセントの人が最終的にはパニック障害を発病するとされている。それ以外の人は、慢性的な緊張を和らげるためにアルコールや薬物に走ったり、あるいは最終的にうつ病になる人もいる。今や精神科医のあいだでは、患者が全般性不安に加えて他の問題もかかえる傾向にあることが言われている。精神科医が話題にしているのは「合併」である。合併とは、一人の人が同時に、たとえばうつと不安というように、いくつかの疾患を併せ持っていることを意味する。一般的には、合併症の数が多いほど、治療を成功させる困難も大きい。薬剤療法と心理療法からなんらかの救済を受けてはいても、全般性不安障害と気分変調症の慢性的な合併に何年間も苦しんでいる人がいる。

強迫性障害（OCD）

強迫性障害（ＯＣＤ）は、強迫行為に抵抗したり、強迫観念を無視しようとする際にしばしば非常に不安になることから、不安障害に分類されている。

強迫行為とは、明らかな理由もなく、あるいは過剰なまでに繰り返される行為のことである。手洗い強迫のある人は一日に二十回も三十回も手を洗うため、手が赤くなり皮膚が剥けてしまう。ほかのよくある強迫行為としては、繰り返し点検する、数を何度も数える、割れ目を踏まないように歩かなければならないというような儀式行為などが含まれる。仮に強迫行為をしないとすると、ひどく心配になり不安になるのである。たとえば、割れ目を踏まないように避けるという儀式行為のある人は心の中でこんな独り言を唱えているかもしれない。「割れ目を踏んだら母親がひどい目に合うぞ」。もしうっかり割れ目を踏んでしまったときは、母親の健康状態を確認しなければならなくなるだろう。

強迫観念は無意味であるとわかっていながら何度も頭をよぎる、持続的でやっかいな思考である。たとえば、ある新生児の母親は自分がナイフをひっつかみ、わが子を刺してしまうのではないかという考えが反復して頭から離れない恐怖を覚えるかもしれない。強迫観念はしばしば性行為や暴力に関するテーマを持つ。皮肉にも、強迫観念や強迫行為を持つ人々のほとんどは、彼らの頭をよぎるひどい考えにまったく似つかわしくなく、紳士的かつ勤勉誠実であることが多い。強迫観念あるいは強迫行為が宗教上の慣習を背景に発生することもある。規則は几帳面に守られているのだが、その人は儀式的な要求に十分応えられなかったことで自分が許し難い罪を犯したと感じるのである。山のように買物袋や輪ゴムや紙ばさみを買いだめし、ため込むことに夢中になる人もいる。極端に几帳面な様子は強迫行為の一型であり、それに取り憑かれた人は、本や衣類あるいは他の物が決まったとおりに並んでいないと強いストレスを感じる。

誰しも一つや二つ恐怖症を持つ権利があるように、「正常」すぎる人であっても時として強迫的になることがある。そういう強迫観念や強迫行為が抵抗に会ったり、十分満たされずに強烈で無力感を覚える不安を伴うと、正常な人格特性も障害を受ける。強迫性障害は非常に重症になることもある。重症な人は、物事を正確にきちんとこなそうとして、丸一日服を着たり脱いだりして過ごすかもしれないし、儀式的なパターンではてしなく家の周りを歩くかもしれない。あるいは一日中座って山のようなコイン、カード、その他の物を繰り返し数えているかもしれない。ＯＣＤがこれぐらいひどくなると、夢中というよりはほとんど妄想と言える。

平均的な人にとって、ＯＣＤを持つ人は、たいてい、几帳面で穏やかな慢性の心配症という印象に映る。強迫の内容がしばしば性的あるいは暴力的であることと、その強迫を持つ人物が明らかに温和で勤勉誠実な人柄であることとが不釣合いであるために、精神力動論では強迫観念や強迫行為を、その人の自我や超自我にとって受け入れることのできない原欲動をコントロールするために用いられる心理過程であるとされてきた。この精神力動的解釈はもっともらしく聞こえるが、強迫観念あるいは強迫行為は心理療法単独で扱うのが難しいことで有名である。

精神力動論を補完する理論が提唱されており、強迫は、たとえばてんかんや連鎖球菌感染後に生じることのあるチック様動作（内科医のあいだではシデナム舞踏病として、一般にはセント・ヴィッツ舞踏病として知られている）といった神経学的疾患で生じる反復行為と関係があるとする。ＮＩＭＨのスーザン・スウェードによって行われた研究によって今日ではＯＣＤの発生とトゥレット障害に起こる発声チックと連鎖球菌感染症間との関連性が実証されている。ＯＣＤに関するこのような神経生物学的理論はイメージング研究により支持されている。それによると複雑な運動行為の調節、長期計画の立案、抽象思考の産生に関連した領域である前頭葉眼窩皮質と尾状核の両方に血流や代謝の変化が認められている。

ＯＣＤの神経化学理論は精神薬理学的研究からも支持されている。ＯＣＤの治療に広く用いられており、その多くが非常に有効である薬はたいていが選択的セロトニン再取込阻害剤（ＳＳＲＩ）である。薬理学的研究は、時に「セロトニンが過剰だと衝動的になり、セロトニンが少なすぎると強迫的になる」というような過度に単純化された「過剰／過少」公式が唱えられることがあった。多くの研究がセロトニン系の亢進と衝動性、攻撃性、暴力、自殺を、セロトニン系の低下と強迫性、完全主義、消極性と関連づけてきた。

不安障害の治療

二十年、三十年前は不安障害患者の大半は行動療法も含めてさまざまな形式の心理療法によって治療された。これらの方法が非常にうまくいくこともあったが、十分な援助にはなっていないように見受けられることもあった。パニック発作とＯＣＤは特に治療が難しく、治療が成功し、一時的に回復した後でも再発・再燃する傾向があった。そのため、創造的な精神薬理学者はさまざまな新薬の臨床試験を行い始めたのである。これらの研究は、しばしば薬剤療法が不安障害に非常に有効であることを示してきた。二十一世紀には、薬が多くの臨床場面において不安障害の最善の治療として心理療法に取って代わるようになった。とはいっても、行動療法と心理療法も重要であり、しばしば薬との併用によって効果を発揮する。

薬剤療法

コロンビア大学のドナルド・クラインは不安障害の治療に薬を使用しはじめた最初期の研究を行った。特に彼は、三環系抗うつ剤がパニック発作の頻度を減らすのに有効であるかどうかを研究し、それが非常に効果的であることを見出した。他の研究者たちが彼を追い、その後に開発された多くの薬を追試した。現在では、不安障害の治療を求める人は、何種類かある薬のうちのどれかを処方されるだろう。第一選択は不安障害の個々のタイプ、患者の年齢、随伴する医学的問題の発生によりさまざまである。

ベンゾジアゼピンは広く用いられており、非常に有効である。初期の抗不安剤にはミルタウン、リブリウム、バリウムなどがある。バリウムはその優れた抗不安、筋弛緩特性から広く使い続けられているが、高用量服用する場合には身体依存が生じる可能性があることから、いくらか注意が必要である。より新しい「ベンゾジアゼピン類」も開発されている。アルプラゾラム（ザナックス［日本ではソラナックス、コンスタン］）はパニック発作に有効である。ロラゼパム（アティバン［日本ではワイパックス］）やオキサゼパム（セラックス［日本ではハイロング］）もパニックに使用されている。これらの薬はGABAレセプターに連結しているベンゾジアゼピン・レセプターに結合することによって作用する。第4章に述べたように、GABAは重要な抑制系神経伝達物質である。GABA系の亢進によって、脳の至る所で、とりわけ不安症候群で過剰に活性化される辺縁領域において直接抗不安効果を示すと考えられている。ベンゾジアゼピンの主な弱点は、習慣性を生じる可能性があることと、鎮静がかかる可能性があることである。

あらゆる抗うつ剤もまた不安障害の治療に用いられてきた。クラインや他の研究者たちによる初期の仕事から三環系抗うつ剤やＭＡＯＩの有用性が示された。新しく選択的セロトニン再取込阻害剤（ＳＳＲＩ）が使用可能になると、それは多くの不安症候群、とりわけ強迫性障害やパニック障害でまず使用される治療剤となった。これらの薬については第９章（気分障害）でより詳細に述べている。これらの薬はノルアドレナリン系とセロトニン系の状態を変化させる。

β遮断剤はもともと高血圧の治療剤として開発されたものだが、これも不安障害の治療に用いられる場合がある。β遮断剤はノルアドレナリン系を減弱させ、その特定の化学システムの範囲で不安やパニック発作を抑えるのである。β遮断剤は震えのような自律神経症状を抑えるのに非常に効果的である。抗うつ剤は手指振戦の副作用を生じる可能性があるので、β遮断剤を併用すれば患者にとって助けとなる。

行動療法

行動療法は不安障害、特に恐怖症やパニック障害にとって有効なことがある。系統的脱感作はもっとも広く用いられている行動療法の技法である。患者個々人に合わせたプログラムが考案され、それによって患者は恐怖状況や恐怖対象への曝露を徐々に増やしていく。たとえば、猫恐怖者は猫の写真を見ることから始め、猫と同じ部屋にいるようにし、そのうち猫の側に座って、最終的にはおそらく猫を触ったり撫でたりするようになるだろう。恐怖状況への曝露の増加と共に、患者は不安を減少させる技術、たとえば規則正しい呼吸法や不安の自覚を減少させるために平静になる「対抗思考」あるいは「対抗感覚」を思い浮かべる手法も教えられる。

行動療法の作用機序については何通りかの考え方がありうる。行動主義者は、その人が「脱条件づけられた」ために、条件刺激‐条件反応間の連合がしだいに失われたと言うだろう。神経生物学的説明では、新しい記憶の形跡が不安反応を生み出すより以前の結合に取って代わって、可塑的な脳に貯蔵されたと指摘するだろう。精神力動的解釈では、その望ましくない不安に対処したり抑圧したりするための新しい心理学的技術を学習したのだとされるだろう。これらの三つの解釈は、学派が異なることに由来するが、必ずしも互いに相容れないわけではない。

心理療法

不安症候群の治療に用いられる心理療法には古典的な精神分析療法から洞察志向型の心理療法、支持的心理療法までさまざまなタイプのものがある。支持的心理療法はおそらくもっとも広く用いられているもので、ミッシェルの場合のように薬と併せて用いられることがある。支持的心理療法では、患者と医師はしばしば一緒に、不安を引き起こす引き金を探ったり、不安を減らすようにライフスタイルを調整する方法を学習したりする。たいていの場合、患者は、臨床家の親切なサポートに導かれながら、積極的に自分を調整したり変える方法を見つけようとする。

洞察志向型心理療法はもう少し深く対人関係や過去の体験の役割まで掘り下げて、不安に関連した問題がどのように発生したのかを探求する。この種の治療では、患者はしばしば他者との関係や自分自身に関する考えや人生の早期における経験を見直したり検討したりするように勧められる。そうすることで彼らは、どのように不安が起こるのかについての洞察を得、この洞察反応の源泉に直面し、必要とされる状態に自分を変える助けとなる。

精神力動的または精神分析的心理療法も不安障害の治療に用いられている。この種の治療はより集中的で長期にわたる。この治療が洞察指向型と異なる点は、基本的に、現在の対人関係における情動的要素の回復はもちろん、早期の体験や記憶の情動的側面の回復も目的とし、それらの体験を生き直したりカタルシスの課程を経て不安反応に変化をもたらすことを目的としているところにある。集中的な探索によって最終的には洞察に至り、その洞察を用いて患者は行動や反応を変化させるだろう。この種の集中的な心理療法は、辺縁系の奥深くに留められていた記憶や情動反応を長期間かけて再構築・再構造化していると見なせるだろう。われわれはまだ、このことが神経レベルでどのように起こるかを正確に理解してはいないが、その基本原則はおそらく「ヘッブの可塑性原理」にある。もう一度言おう。心と脳は、同じ過程を表す単なる二つの言葉なのである。

第4部
BRAVE NEW BRAIN

すばらしい新しい脳の世界

第12章

すばらしい新世界

ゲノム時代における精神疾患の克服

人間がこうも美しいとは！　ああ、すばらしい新世界、
こういう人たちがいるなんて！
——ウィリアム・シェイクスピア
『テンペスト』v.i, 182-186

われわれはまた、運命づけられ条件が決められている。われわれは赤子を社会化された人間へと変える。αとしてεとして、将来の下水労働者としてあるいは……未来の世界の支配者として。
——オルダス・ハックスレー
『すばらしい新世界』

人間自身と人間の運命についての関心こそが、常に技術を開発する努力の中心にある。……われわれの心の創造は、人類への恩恵でこそあれ、呪いであってはならない。
——アルバート・アインシュタイン
カリフォルニア工科大学での講演

次の世紀には、われわれは、ヒトゲノムの知識と脳についての知識を結びあわせて、精神疾患との戦いの新しい武器を手にし、ついには完全な勝利を得るだろう。アインシュタインが述べたように、われわれの心は賢明で良い目的に使用することのできる、強力な道具を手にすることができる。しかし、愚かで邪悪な目的のためにこれらの道具を使用することも可能である。オルダス・ハックスレーは１９３６年に刊行した近未来小説『すばらしい新世界』で、クローン人間をつくる方法を科学者が開発し、優生学を用いて人々が知能レベルによって階級に分類される社会が生まれ、利己的な快楽主義と全体主義に奉仕するために知識が

誤用される未来が来るという世界観を提示した。彼の未来展望はおぞましいものだが、幸いそれは実現しなかった。しかし、われわれほど、ハックスレーが想像した皮肉にもすばらしい邪悪な新世界を達成するのに必要な手段に近づいている者はいない。彼の警鐘的な物語は、精神医学を分子神経科学と結合させようとするわれわれ自身のすばらしい新世界に向かうにあたって、「心の創造は、人類への恩恵でこそあれ、呪いであってはならない」ように、人類への関心をこそ研究努力の指導原理としなければならない。

われわれはどのようなことを成し遂げられると期待できるだろうか。より健康な心と脳をもたらすために、どのように科学を使用できるだろうか。すでに神経梅毒を征服したように、精神疾患も征服することができるだろうか。われわれの目標は、それに勝るとも劣るものであってはならない。

また、このすばらしい新世界にどのような危険を予期し、避けていかなければならないだろうか。

精神疾患との戦い——未来に何が可能か

われわれは生物学と生物医科学が成熟し、これらの領域で重要な発見がなされる可能性のある時代に生きている。正確にそれが何かを予期することはできないが、人間生活の本質が劇的に変化するだろうと予測することはできる。若年型糖尿病患者を免れがたい死刑宣告から救ったインシュリンの発見のような従来の医学的業績も、将来の精神疾患や癌などの重症疾患の治療と予防の発見がなされれば、色あせて見えるだろう。

われわれは二つの大きな知識ベースが出会い、混じり合う時代に生きている。すなわちヒトゲノム地図とヒトの脳地図である。この両者の結合から生み出されるものは非常に多い。これら二つの知識ベースの統合は、主要な精神疾患を引き起こすメカニズムを理解し、現在これらの苦痛に苦しんでいる数百万の人々を解放するためにこの知識を用いる力を与えてくれるだろう。精神疾患に対する宣戦を布告し、最終的に勝利を勝ち取ることが可能だという希望を多少なりとも現実的に抱くことのできる時が、ついに来たのだ。

われわれは脳の中の遺伝子を調べる多くの道具を持っている。しかしながら、それらの力にもかかわらず、この戦いに短期間でやすやす勝利するのは難しい。むしろその展開は、時には退却し時には重要な発見をするというように、ゆっくりとしかし着実に前進するというものであろう。精神疾患に苦しむ患者、患者を愛し彼らもまた同じ苦悩を持つことになるのではないかと恐れてもいる家族たちは、用心深い楽天主義で未来に対峙することができる。この楽天主義は、主要な発見というものが、毎週、毎月、あるいは毎年でさえ起こるものではないと知れば、萎みもするだろう。しかし、アルツハイマー病、統合失調症、気分障害、不安障害の理解におけるブレークスルーが三つ四つあれば、何百万もの人生を劇的に変化させうるのである。その上、そのような成果は、われわれの前に広がる生物医科学の全盛期の知識が進歩するにつれ、着実に強まっていくであろう。

目標を設定する——脳領域地図のガイダンスを利用する

戦いに勝つには、どの兵器を使用すべきか、銃をどこに向けるべきかを知っている必要がある。長年、われわれの兵器は原始的であった。弾丸をやみくもにばらまく散弾銃、大きいが大雑把な大砲、目標を貫くことさえできない弱い矢でしかなかった。どこに狙いを定めるべきかの戦略プランは、科学的というより偶然の発見に導かれたものだった。しかしながら、現在われわれは、分子生物学と細胞生物学の知識に由来する合理的な原理と、人間の脳と心という複雑でダイナミックな生物学的システムのある一点での変化が優雅な

表12-1　目標を設定する――心=脳の多重レベル

遺伝子
↑↓
遺伝子発現
↑↓
分子（脳の発達を調節する神経伝達物質や酵素群などの遺伝子産物）
↑↓
細胞（細胞内「化学工場」と細胞膜におけるコミュニケーションシステムを含む）
↑↓
化学回路（脳内ドーパミンやセロトニンなどの脳全体に投射する神経伝達物質システム）
↑↓
解剖学的回路（脳領域間の連絡）
↑↓
機能的回路（脳内と外界両方の刺激変化に応じた、相互に結合された脳領域内での代謝活動の伝達）
↑↓
心=脳の活動（「健常な」考えと感覚、あるいは精神疾患の症状）

カスケードとなって他のもろもろに影響を及ぼす。そういった変化が毎日一人ひとりの生活で起こっている、という理解に導くことのできる時代に生きている。表12-1は、このカスケードの性質を図式化したものである。

第4～6章に示したように、この数十年間は精神疾患に関して、多くの武器を手に入れただけでなく、遺伝子から脳と心に至るカスケードの多くの異なる次元についての地勢図を蓄積してきた。われわれはもはや、やみくもに狙って弾があたるよう祈る必要はない。もっとも微細なレベルでは、大まかではあるがヒトゲノムの地図を作製した。次の数十年のうちに洗練されて、いくつの遺伝子があるのか、それらが何をしているのか、そのスイッチが入ったり切れたりするメカニズムはどういうものかを、正確に解明するだろう。このわれわれの脳の精細な遺伝活動の地図は、大きなスケールの神経伝達物質系、解剖学的回路、そして機能的回路の地図によって補足される。

われわれは今、心＝脳がいかにして学んだり、記憶したり、情動を感じたりできるのかを理解したいときにどこを見ればよいのかを示してくれる「健常な脳の地勢図」を手にしている。また巧妙なテクニックによって、さまざまな脳の領域がどのように互いに接続されているのかを見えるようにし、より詳細なニューロン接続の配線図と、解剖学的回路の地図を提供してくれている。また、化学回路の地図も持っており、脳の多重神経化学システムがどう分配されているか、そして特異的メッセージを送ったり、近隣のニューロンを興奮させたり抑制したりして領域内の活動レベルを微調整することによって、それらがどのように相互作用するかを示してくれている。

今や健常な脳の化学的、解剖学的、機能的な回路の比較的詳細な地図を手にしたので、われわれには、膨大な人間の精神疾患における異常の場所を探し出すための基盤がある。現代神経科学の生体で検査可能な道具を用いて、統合失調症、双極性障害、大うつ病、アルツハイマー病、パニック障害、自閉症、摂食障害、注意欠陥多動性障害（ADHD）などの病気の脳地勢比較図を作成することができる。第8章～11章で述べたように、この過程はすでにかなり進んでいる。次の数十年間に、さまざまなタイプの精神疾患を定義する脳の地理学とトポグラフィの異常を同定できると期待できる。いったんこれがなされれば、敵がどこにいるのかを知ることができる。分子生物学の技術は狙いの精度を高める能力を与えるであろうし、脳の地勢図はターゲットを明らかにするだろう。

この戦略が展開するにつれて、興味深く予期しなかったような驚きがもたらされるだろう。ほとんどの精神疾患に関しては、いまだこのカスケード上のどこに病気をもたらす「原因」があるのか、その部位あるいは部位群を同定する途上にある。大部分は、遺伝子が主な原因ではあっても、「ただ一つの原因」が見つかることはなさそうだということをわれわれはすでに知っている。したがって、攻撃の目標を設定するとき、一見相容れなさそうに思われる二つの異なった洞察を用いて研究することになるだろう。まず、われわれの攻撃戦略は、このカスケード上の複数点を探索するようにデザインするべきである。すなわち、遺伝子を見つけ、あるいはそれを完全に修復することは、特定の病気が起こるのを防ぐのに十分ではないだろう。われわれはすでに、遺伝子を持つことが精神疾患を含むほとんどの病気の因果関係のせいぜい50パーセント以下しか説明しないことを知っている。第二に、原因を見つける前であっても、カスケード内の一つの決定的なサイトで治療や予防に狙いをつけることによって、劇的な改善をもたらすことができるかもしれない。脳は相互作用的なダイナミックなシステムであるから、一つのサイトを調節することによって他の部位に影響を与え、大きな変化をもたらすことができる。

統合失調症の例は、最近のいくつかの神経イメージングの道具に支えられた神経科学、神経生物学、および分子生物学の進歩によってその見方がどう変わったかをよく示している。２０００年に至るまでの五十年間の進歩は、実際にかなりのものであった。というのも「精神病院」の入院患者が［アメリカでは］実質的にいなくなったのである。１９５３年から２０００年に至るあいだの重要な達成は薬の開発だった。最初は偶然に発見されたのだが、精神症状を軽快させ、患者の治療がしやすくなった。後にわれわれは、これらの薬が効果を持つのは、尾状核や被殻のような大脳基底核構造に主として位置するドーパミンレセプターを遮断するためであることを知った。これらの症状を減少させて精神病院の入院患者を激減させたことは大きな成果であったが、「臨床的目標」はまだまだ不十分であった。最初期の抗精神病剤は精神病性の症状だけに影響し、陰性の症状や統合失調症の本質を定義するようなもっと基本的な認知障害にはほとんど、あるいはまったく効果がなかった。解剖学的なレベルでは、目標選択は敵の位置の合理的な知識にもとづくというより偶然に任されていた。大脳基底核にはたらくことによって、古い抗精神病剤はおそらく、それと相互連絡している脳の他の領域への二次的な作用によって症状を軽減させるのだと思われる。1990年代と2000年代初期に利用可能となった新しい「非定型抗精神病剤」は、陰性症状と認知障害をも軽快させることができるので、より良い症状上の標的を持っていると言える（そのメカニズムについては、いまだ研究の途上にある）。しかし、もっと劇的でもっと合理的な治療設計のためのアプローチが現在進行している。

MRIやPETなどの生体内の神経イメージングの道具を用いて、新しい、時には予想外の「敵のサイト」が見つかっている。これらの神経イメージング研究が示唆しているのは、新しい治療の開発においても病因の探索においても、これまでとは異なる標的を探すべきであることを示している。たとえば、これらの新しい目標のひとつは、視床である。解剖学的構造を見るMRIによる研究によると統合失調症患者では視床が小さくなっており、死後脳組織分析の道具を使用した研究によると異常な細胞構造を持っていて、fMRIとPETを用いた研究により機能的に異常な結合があることが示されている。この展開の次の段階は、十年後までには姿を現すと思われるが、より詳細に視床の化学システムと線維結合をマッピングし、遺伝子レベルと細胞レベルで連絡が形成される神経発達的過程を探索し、視床ではたらく神経機能を決定し、遺伝子発現と遺伝子が生産するタンパク質類の活動をマッピングすることであろう。この小さい干し草の山のどこかに、精神疾患の最大の巨人のひとつを仕留めることのできるとてつもない針を見つけることができるかもしれない。

遺伝子を発見する——その機能を発見する長い道のり

科学者はかつて、精神疾患の遺伝子を見つけるのは簡単な過程だろうと期待していた。おそらく一つか二つの遺伝子によることがわかれば、特定の精神疾患の「原因」が発見されるだろうと考えていた。しかし今われわれは、話にはるかに複雑で、困難であることを知っている。

まず、ほとんどの主要な精神疾患が複数の遺伝子によって引き起こされていることはほぼ確実である。現在では精神疾患の遺伝子に興味を持っている科学者たちのあいだでは、「小さい効果を持つ多数の遺伝子」というのが合い言葉になっている。特定の病気を引き起こす複数の遺伝子を見つけ出すためヒトゲノムをかきわけて調べるのは時間がかかるが、ヒトゲノム地図の詳細はフランシス・コリンズとクレイグ・ベンダーのリーダーシップの下で着実に蓄積している［2003年4月にヒトゲノムプロジェクトのコンソーシアムはヒトゲノム完全解読を宣言した］。この膨大な情報を調べるのに今ではすばらしく効率的なコンピュータ技術と統計的な手法を使うことができる。数年以内に、たぶん、躁うつ病（たとえば）を発症した人をそうでない人と分ける、遺伝子の変異を確認することができるだろう。このような比較は、病気を発症しやすい要素となる「悪い対立遺伝子」と病気の発症から守る「良い対立遺伝子」の両方を決定するのに役立つだろう。アルツハイマー病についてはかなり研究が進んでおり、統合失調症、気分障害、不安障害などの他の病気の治療戦略のためのモデルとしての役目を果たすだろう。

第二に、現在では「遺伝子を見つける」だけでは不十分であることがわかっている。遺伝子と心＝脳の機能のあいだのダイナミックで双方向的なカスケードをますます敏速自在に上り下りできるようにならなければならない。そして同時に、より詳細に地勢を調べるために、一つのレベルに留まるべき時を認識する賢さをも持たなければならない。「遺伝子を見つける」議論は、究極的には「機能ゲノミックス」、すなわち遺伝子がどんなタンパクを生成し、その機能が何であり、その機能が障害されたときに起こる医学的障害は何かを明らかにする遺伝学の一分野へと切り替えられるだろう。

通常は、「遺伝子がどこにあるか」の解明から始める。この情報は単純なものではない。たとえばこんな具合である。躁うつ病患者の50パーセントでは、A染色体に変異を持っている。A染色体は四つの対立遺伝子を持ち、そのうちの一つが「異常を引き起こす」。それらの50パーセントのうち、10パーセントはB、G、X染色体に変異を持っており、30パーセントがC、L、Y染色体に変異を持っていて、残りはMとW染色体に変異を持っている。躁うつ病患者の残りの50パーセントはその他の小グループである。おそらく5パーセントは、他の一つの遺伝子とのみ結合して不完全な浸透を示す、大きな効果をもたらす単一の主要な遺伝子を持っている。他のものは5パーセントか10パーセント（あるいはそれ以下）の小集団で、グループ1と重なる遺伝子の一部を含んでいるが、また別の多遺伝子性パターンを持っている。統合失調症、他の気分障害、さまざまな不安障害も（本書では触れなかったが幼年期の障害や他の障害も）、おそらく同様だろう。

この多遺伝子の「原因」という予測は悲観的に見えるかもしれないが、おそらくかなり現実的なものである。相手の力を過小評価すれば、疾患との戦いに勝てないだろう。だがこの戦いを導く科学者は多くの戦いに勝って、ついには勝利を手にするだろう。重要な質問は「勝てるか」ではなく、「どれくらいの時間がかかるか」である。

この本のはじめの方で述べたように、精神疾患の原因に関する重要な手がかりは、遺伝子以外にも他の要素で引き起こされるという事実にある。同じ遺伝子を共有する一卵性双生児でも、同じ精神疾患を発症する率は高々50パーセントであるという事実は、疾患に罹患した双生児は、「悪い対立遺伝子」が悪い効果を及ぼすのを許すなんらかの非遺伝的影響を経験したということを示している。ここでは、カスケードの第一段階を見ているということになろう。遺伝子の存在とその表現との関係である。これから先数年の研究の多くは、疾患遺伝子のスイッチを入れる要因に焦点を合わせることになるだろう。そうすれば遺伝子の発現をオフに戻す予防戦略を見つけることにつながるだろう。

また遺伝子から疾患に至るカスケードの中を行ったり来たりしながら、発現遺伝子が実際にどのようにして効果を生むのかを決定していく研究も行われるだろう。この過程は機能ゲノミックスの領域である。それは「悪い対立遺伝子」がどう「悪い分子」を過剰に生産して、「悪い機能」に通じるのかを探るだろう。分子自体は問題ない場合でも、多すぎるために悪い作用がある場合もある。さらに毒性のある不適切な化学構造を有する本当に「悪い」分子が生み出される場合もある。遺伝子産物は、化学反応を促進する酵素であったり、レセプターなどの細胞の構成物であったりするタンパク質である。「プロテオミックス」と呼ばれる探索プロセスがあるが、これは不完全な遺伝子が産生するタンパクの構造をどう変化させ、他の分子と不適切にリンクしたり結合したりする原因となるのかを探索する。長期的な目標は正常な遺伝子と異常な遺伝子とのあいだの関係を見出し、健常と異常な脳＝心の機能との間接的・多段階的な結びつきを確認することである。

遺伝子指紋——究極の身分証明書

いつか、われわれは皆、究極の身分証明書を持ち運ぶことになるかもしれない。遺伝子指紋を含む小さいディスクかチップである。誰もが指紋を持っていて、それは人によって異なる。だが遺伝子指紋は実際の指紋や顔写真よりもはるかに正確である。それは人ごとに独自な特徴を持つ個人の遺伝的変異のプロファイルで、「スニップ（snip＝切れ端）」と呼ばれる一塩基多型（ＳＮＰ）である。この個人的な遺伝的授かりものの明細表は、それぞれの個人が実際に何であるのか、あるいは何になるのかに関する本質的な定義である。

今のところ、個人から組織サンプルをスキャンして「スニップ・プロファイル」に情報をまとめるには高価な設備と道具が必要で、広く用いられてはいない。現在のところ、プロファイルはまだ大まかなもので、それが意味することについてのわれわれの知識もかなりあいまいである。しかしながらヒトゲノム計画が熟すにしたがって、これらの不明確なイメージもしだいに焦点を結び、驚くべき予測パワーを手にするだろう。組織サンプルをスキャンするのに使用される技術も、より広く利用可能になって、遺伝子指紋は医学の研究と医療の両方で広く使用されるようになるだろう。

遺伝子指紋は各遺伝子について、その人が持つ特定の対立遺伝子を教えてくれるであろう。たとえば、アポリポタンパクＥには三つの異なる対立遺伝子があって、Ｅ4対立遺伝子がアルツハイマー病発症の危険性を増加させ、一方Ｅ2対立遺伝子は発症を予防するらしいことはすでに知られている。また、乳癌の発展に影響を及ぼすＢＲＣＡ1対立遺伝子の保護的な効果とＢＲＣＡ2対立遺伝子の破壊的な効果という同様のパターンも知られている。特定の疾患の遺伝子に関する情報の総量が増すに従い、また特定の疾患発症に関係する対立遺伝子のパターンが確定されるにつれて、遺伝子指紋は、どの病気になるリスクがあるかを知らせてくれるものとなるだろう。誰でも、何かしらの病気になる素因を避けられない。誰も、病気の対立遺伝子を免れてはいない。

重要なことだが、「悪い」対立遺伝子を持っているからといって、必ず特定の疾患を起こすわけではないということもわかっている。単に、「危険がある」ことを示すだけであるかもしれない。悪い対立遺伝子を示す「陽性スニップ」は、病気発症の可能性を警告する「注意喚起」として役立つことができる。……そしておそらくは、発症の危険を減少させるライフスタイルへの変化を促すだろう。たとえば、遺伝子指紋が、成人発症糖尿病になりやすい対立遺伝子があると告げるならば、体重を減らしたりより良い食事をとるようにすることによって、潜在的なその効果発現を抑制したり、防ぐことが可能になるだろう。アルツハイマー病にかかりやすくする対立遺伝子を持っているとわかれば、弁護士と遺言状を見直すという以上のことをすることができる。新しい技能を学んだり暗算をしたり名前や顔を覚えるよう訓練したり、そしてもちろんテレビを見たりネット・サーフィンにふけったりする代わりに本を読むなどの精神活動にチャレンジして脳の細胞と神経回路のエクササイズをすることによって、神経のシナプスや棘状突起を健康に維持するよう試みることができる。また、脳に血液供給が十分に行われるよう定期的に運動したり、ニューロンにより良い栄養を与えるバランスのとれた食事を摂ったりすることによって、健康全般を維持することができる。

遺伝子指紋が提供する情報を使用するのは、心電図やエックス線、血液検査と同じくらい医療の所定事項となるだろう。病気の傾向や存在を決定するためだけでなく、治療法についてより賢い決定を下すためにも用いられるようになるだろう。

精神科医が立ち向かう大難問の一つに、たとえば、ある薬がある患者には効き、他の患者には効かないのはなぜかという問題がある。現在のところ、うつ病、統合失調症、不安障害の治療にどの薬を用いるかの選択は、試行錯誤ベースで行われている。通常、まず最初の薬が二、三週間のトライアル期間で与えられ、効果がなければ別の薬に切り替えられる。しかし、消し去ることのできない疑問が残る。「効果がなかった」のは、誤った薬剤選択のためだろうか。それとも、用量を誤ったためだろうか。初期投与量がすでに過量だったために「過量摂取」となって薬が効かなかったということもありうる。または、薬が速やかに代謝（化学的に分解）されてしまうため用量が少なすぎたということも考えられる。肝臓の酵素群は、食物や薬、化学的副産物を分解代謝して、われわれのシステムが正しいものだけを使って動くようにプログラムされた化学的清掃人だが、はたらきが強すぎて薬が効果を発揮する以前に排除されている可能性もある。

患者の遺伝子指紋を参照すれば、こういう質問に答えるのに役に立つ。薬物代謝の速度は人により異なることが知られている。薬物代謝が速い「高速代謝」の人々もいれば、よりゆっくり代謝し、低用量でも血中濃度が上がる傾向のある人々もいる。薬を代謝する重要な肝臓酵素群の一つがチトクロームP-450として知られるもので、この酵素の連鎖は、すでに特性が解き明かされ、変異もわかっている。代謝速度の相違は、その遺伝的背景によることが知られている。すなわち、野生型対立遺伝子を持っているか変異した対立遺伝子を持っているかによるのである。もし二つの野生型対立遺伝子があれば代謝速度は速く、一つの野生型と一つの変異型対立遺伝子を持てば、代謝速度は二つとも野性型より遅い。もし二つの変異型をもっていると、代謝は不十分であろう。すでにこの遺伝的多型を測定することができるが、一般的に用いるにはまだ実験手法が煩雑で費用もかかる。点突然変異についての遺伝子指紋が所定検査として全員に行われるようになれば、ある人がなぜ投与された薬に反応しないのかの分子レベルでの説明が可能になるだろう。事実、精神科医はあらかじめ、その人の代謝が遅いか速いかを知ることができ、試行錯誤ではなくて科学的知識にもとづいて薬を処方することが可能となり、用量が多すぎたり少なすぎたりして治療回復の遅延を招くようなことはなくなるだろう。

機能ゲノミックスの知識が増加して、それぞれに的を射た対象を狙う薬が開発されれば、遺伝子指紋は、診断や治療の役に立つ他の情報を得るのにも使用されるだろう。たとえば、ある病気の発症に関連のある特定の神経伝達物質や神経レセプター遺伝子（たとえば、ドーパミン、D_2レセプター）における多型を持っているか否かなどである。このような応用が未来の波であり、もっとも役立つことのひとつだろう。いつか、患者が精神科医を訪れる際には遺伝子指紋を持参し、対立遺伝子の特定のパターンにもとづいて治療を選択する支援に使われるようになるだろう。

新薬開発レース

心身を衰弱させる精神疾患に苦しむ患者とその家族は、ときどきまるで時間と競争しているかのように感じることがある。たとえば、死ぬ前にパールの痴呆の進行を止めたり、軽快させたりする新しい治療が可能になるだろうか。スコットが大学に行き、ガールフレンドを見つけ、普通の人生を送るのに間に合って、新しい薬が開発され、統合失調症によって引き起こされた認知や情動の変化をもとに戻せるだろうか。ハルのビジネスや家族生活における大事なときに不意に襲う気分の動揺を完全に安定させる薬が見つけられるだろうか。新薬の開発は、薬剤開発者にとっても競争である。薬が一般に利用可能になるには、その前に厳しいハードルを越えなければならない。どちらの側から見ても、この競争は時としてスローモーションで走っているように見える。

薬剤開発は四つのフェーズを通って系統的な方法で行われる。アメリカの場合、薬は「フェーズ３試験」をパスし政府機関――食品医薬品局（ＦＤＡ）――によって承認されるまでは、利用できない。精神疾患に特に関心があってその薬剤開発状況を追いたいと思っている人は、進捗状況をモニターできるように、これらのフェーズについて知っておく必要がある。この薬剤開発のフェーズを表12‐２にまとめておく。

ほとんど幸運によって新薬が発明されることもある。もっとも難しい過程は役に立つ化合物を作成して確認することである。過去において効果のあった薬の化学構造に関する知識にもとづいて、薬品会社は何百、

表 12-2　薬剤開発のステップ

フェーズ1	フェーズ2	フェーズ3	フェーズ4
前臨床試験（安全性、効果が動物で評価される）の後の、健常人での安全性のトライアル。	患者を対象にオープン治験を行い、薬の効果を判定する。至適用量の決定。	二重目隠し法による治験。プラセボないし効果のわかっている薬と新薬の効果を比較し、効果を決定する研究。	長期効果、副作用、および他の関連疾患への効果の研究。（発売後に行う。）

何千の化合物をつくり出す。これらの化合物から、特定の疾患の治療に効果的なものを確認しなければならない。この選別は、動物（通常ラット）を用いてテストされるのが通常である。ラットの脳にはヒトの脳のような思考と情動の幅広い能力がないので、科学者はさまざまな、いわゆる「病気の動物モデル」を開発した。動物モデルは、化学的もしくは分子的操作によって精神疾患の症状をまねる試みである。長年にわたって、動物モデルは化学操作にもとづいていた。たとえば、統合失調症のための薬をスクリーニングするのに使用された動物モデルは、高用量のアンフェタミンをラットに投与して、興奮と常同行動などの統合失調症の症状のいくつかと類似の症状をつくり出すというものだった。ラットで少しの有害反応もなしにアンフェタミンで誘発された興奮と常同行動を軽快させた薬が、次のステップに進む。

分子革命はフェーズ1試験に進むかどうかを決定するエレガントな方法をもたらした。第5章で述べたように、分子技術者は現在、症状や行動として現れる遺伝子損傷の二次的結果ではなく、病気の一次的遺伝子損傷を模倣することができる。病気を発生させる遺伝子を削除したり（「ノックアウト・マウス」）、接いだりする（「ノックイン・マウス」）ことができる。遺伝的傷害が及ぼす効果を修正する薬が病気の発生源にはたらくので、その確認が非常に正確なものとなりうる。

遺伝学的に設計されたアルツハイマー病のアミロイド・プラークを持つマウスの開発は、このタイプの戦略の例である。こういう「アルツハイマー・マウス」

は、βアミロイド・タンパク（Aβ）を生産する遺伝子に変異を与えられるが、この変異により、彼らの脳に大量のアミロイド・プラークが蓄積され、それは死後脳の観察で確かめることができる。これらのマウスはまた、前回迷路を通り抜けた経験にもとづいて迷路をどう通り抜けるかを覚えておけず、アルツハイマー病の「臨床」症候を発呈した。

これらの「アルツハイマー・マウス」は現在、アルツハイマー病の薬剤治療の手段として使用されている。今までのところ、いくつかの異なった戦略が用いられている。ひとつは、アルツハイマー・マウスにワクチン接種するものである。この戦略では、早期にワクチン接種されたならばプラークの発達を防ぎ、すでに著しくプラークを形成して一年以上たったマウスでもプラークを消滅させた［2003年、ワクチンの開発は予想外の脳炎の副作用が起こり中止されている］。また、アルツハイマー・マウスは病気の他の局面にはたらく試験薬にも使うことができる。たとえば、アルツハイマー病を治療するための薬剤開発の戦略のひとつはβアミロイド・タンパクを形成するための酵素群（たとえば、γセクレターゼ）を妨げることだった。このアプローチは、遺伝学的に疾患にかかりやすい人に早い段階で適用されるならば、発症への先制攻撃となりえるかもしれない。

精神疾患の動物モデルをつくるのは難しい仕事である。というのも、モデルはすでに確認されている基本的な遺伝的欠陥か、病気の臨床像かのどちらかを模倣しなければならないからで、人間の心の病気に関しては難しい挑戦である。それにもかかわらず、現在多くの主要精神疾患に関して動的モデルの開発が進んでおり、薬剤開発の過程を大きく加速するだろう。しかしながら、フェーズ1から4まで進むには時間がかかるということを認識すべきである。これら四つのフェーズを完了するには、今のところおよそ十年かかる。高い優先度が与えられるならば、いくつかの薬についてはもっと早いペースで開発することも可能だが、すべてについてそうすることはできないし、簡単に早めることもできない。

動物モデルは薬の選別に欠かせない道具であり、マウスゲノムはヒトゲノムと驚くほど似ているが（およそ95パーセントがオーバーラップしていると見積もられている）、それでもマウスからヒトまでの距離は、問題を複雑にするほど十分に遠い。薬が心＝脳機能の改善に望むような効果を与えなかったり、肝臓や腎臓などの他の臓器に損傷をもたらしたりするため、動物にはよく効くように見えてもヒトではうまくいかないことが多い。フェーズ1は、少数の健康な人間のボランティアで行われ、薬が人間に何か有害な作用を持っていないかを確認する。心臓の鼓動のわずかな変化や肝機能をモニターするのに使用される酵素群の変化が少しでもあれば、開発中のフェーズ1段階の薬を捨てるのに十分である。そして前臨床試験で開発される薬のおよそ90パーセントは、フェーズ1を通過することができない。

フェーズ2では、薬がさまざまなテストにかけられる。最初のテストはオープン治験である。この場合、薬が実際に効果があるかどうかを早期に読み取るために、特定の疾患患者に投与される。通常、適用量の範囲を見定めるため、さまざまに異なった用量で薬が投与される。オープン治験では、医師も患者も新薬が試されていることを知っており、また医師も患者も良い結果が出ることを切望しているから、希望の持てる結果を得て解釈を誤る可能性がある。したがって、メディアによる報道を判断するとき、患者と家族は、それがオープン治験によるものなのか、より厳しい「二重目隠し法による治験」によるものなのかを、必ず見きわめるべきである。二重目隠し法による治験はフェーズ3で行われ、新薬が効果のわかっている薬ないしプラセボと比較対照される。（「プラセボ」は、「喜ばせる」を意味する。治療的有効性を持たない化合物であり、しばしばオープン治験結果を誤って判断する原因となる「プラセボ効果」がないかどうかを評価するのに用いられる。）厳密な二重目隠し法による治験では、医師も患者も、どの薬が与えられているのかを知らない。つまり両者とも「目隠し状態」である。新薬は、少なくともプラセボよりも優れていて、望むらくは、効果の知られている薬より優れているならば、有効であると考えられる。四つのフェーズをすべて完了するためには、通常、薬開発者は何千人もの人々を検査する。こういう大きな臨床治験を調整し組織立てるのは大変な努力を要するが、すべてのハードルをクリアして治療に利用可能になるのはほんの二、三の薬でしかない。

ダメージコントロールから先制攻撃へ——早期介入と予防

われわれの現在の精神疾患へのアプローチは通常、病気が発症するのを待って、症状が現れた後に治療を行うというものである。しかし、早目に、おそらく先制的に治療する方が良くないだろうか。「ダメージコントロール」をする代わりに、ダメージが実際に発生する前に介入する方が良くないだろうか。これは精神医学研究者の長期的目標であるが、達成するのが難しい。

「早期介入と予防」という言葉にはいくつかの意味がある。予防のひとつの方法は特定の精神疾患を発症する素因を持つ人を見つけて、早期に介入することである。どう見つけ早期に介入するかの的確な方法は、個々の病気により異なるだろう。現在双極性気分障害、パニック障害、大うつ病、統合失調症、アルツハイマー病などと呼ばれているさまざまな病気を引き起こす複数遺伝子が特定されたとき、各個人を特定の精神疾患にかかりやすくしたり防御したりしている対立遺伝子をどの程度持っているかについて、しだいに正確に情報を集めることができるだろう。精神科医と臨床および基礎の神経科学者が互いに協力して、病気対立遺伝子を持つ人々のための基本的な公衆衛生プログラムを策定し、推進していくことだろう。次節で述べるように、精神科医は脳の可塑性という事実を利用し、精神疾患の発症を抑えたり、進行を防いだりするための非薬理学的介入を確定し、推進する方途を考え始めている。

病気が完全に発症する前に抑えるための今ひとつの戦略は、その発生を防ぐ予防的な薬剤治療を行うことである。しかしながら現在、この戦略は広く議論されてはいるが、まだどのような精神疾患にも真に予防的な薬は現在のところない。一、二の実験的な研究で統合失調症の標準的抗精神病剤を発病素因を持つ若い人々に使用して、希望の持てる結果を報告しているが、かなり問題もある。この研究には三つの重大な点で制約がある。まず現在のところ、素因対立遺伝子と関連する非遺伝要因がまだ詳細にマッピングされていないので、高い罹患リスクを持つ人々を識別するための適切な手段がない。第二に、介入に用いられた薬理学的治療は、そもそも、遺伝子から心＝脳に至るカスケードに早期に起こる異常な過程を正確に攻撃するというよりも、その結果としての症状にはたらくように設計されたものなので、比較的粗雑である。したがって、それらは実際に病気の発症を防ぐには有効ではないかもしれない。第三に、倫理的な問題もまたある。まだ発症していない若い人々への治療は、彼らの自尊心や自己イメージにマイナスの影響を与えるかもしれず、自己成就的予言となって、実際に病気にさせるに至るかもしれない。さらに、投薬による悪い副作用があるかもしれず、その中には診断のための最適な道具を欠くため、誤って病気の素因を持つと判断された人々に起こるものもあるだろう。

しかしながら、リスクが最小限で、基本的な病気のメカニズムにもっと焦点を絞り込んだよりよい治療法が開発されるにしたがい、特に発症する危険性の高い人の正確な識別と結びつけることが可能となったあかつきには、このような早期介入は当り前の適切なものになるだろう。一つの精神疾患については、この戦略がもうすぐ使えるところまで来ている。もし、βアミロイド・タンパクの増加を防ぐ薬が発見され、脳の機能や他の体内臓器に重篤な副作用を持っていなければ、アルツハイマー病の症状の治療だけでなく、それにかかりやすい人のアミロイド沈着を防ぐためにも、使用されることになるだろう。

つまるところは、精神疾患を引き起こすメカニズムを明確に理解することによって、それを防ぎたいのである。事実上、「全体的な予防」というこのアプローチは、小児麻痺のためのワクチンを開発したり、キニーネの使用によってマラリアを予防したりすることに匹敵する。こういう例が示しているように、今までのところ、この戦略は感染症の予防でもっとも効果をあげてきた。心＝脳に影響する疾患を含めて他の生物医学的疾患は、その原因があまりに複雑で多因子が関与しているため、多くの人が全面的な予防策を講じるのは永久に困難だと感じている。

しかしながら、予防は精神疾患においてもおそらく可能である。たとえばハンチントン病、アルツハイマー病、統合失調症などの障害では、明らかに発症前には脳は正常である。この三つの疾患のすべては休眠種子を持っていて、人生の特定の季節に適切な環境状態が起こったときにのみ発芽するのだと思われる。ハンチントン病は完全浸透の単一遺伝子による疾患であるため、まだわれわれには完全な制御はできないが、予防が「もっとも容易」であろう。しかしながら、ハンチントン病患者は発症前何年間も本質的には良好で、健常であり、したがってハンチントンの遺伝子の効果を妨げれば、その発現を防ぐことができるはずである。その鍵は、遺伝子が実際に行うこと（すなわち、遺伝子の産物とその脳の発達と変性への効果）を理解することである。統合失調症とアルツハイマー病は、「遺伝性がより少なく」、同時におそらくは多遺伝子性である。しかしながら、アルツハイマー病のプラークやタングルを生み出すものが何であれ、また統合失調症の間違った配線を引き起こすものが何であれ、これらの疾患が多遺伝子によって引き起こされる単一の共通メカニズムを持つのであれば、このことは重要ではないだろう。これらの病気もまた、目標はメカニズムを見つけ、――ちょうどアルツハイマー病ですでに試みられたように、βアミロイド・タンパクを予防注射することによって――それを捉えることである。

変化する心――脳の可塑性にもとづく治療戦略

治療の改良を考えるとき、まず治療薬剤を改良することに向かいがちである。心＝脳の本質と人間性一般に関するもっとも重要な事実を忘れてしまうのである。人は皆それぞれが独自であり、独自の脳を持っている。なぜならば、第一に、それぞれ異なった人生経験の組み合わせを持っているからである。その上、毎年、毎日、毎分を生きる瞬間瞬間に選択をし、脳を変化させ、つまりはその存在を変化させている。われわれの脳は絶えず自分自身を書き換えており、したがってわれわれは、文字どおり「心を変える」のである。

行動療法と心理療法の技術は、百年近くも、通常それと気づくことなく、脳の可塑性の原理に依存してきた。遺伝子から心＝脳に至るカスケードの理解が深まって、薬理学的治療の狙いをつけるべきよりよいターゲットを見つけられるようになったのとまさに同じように、この知識は、より良い認知的、情動的な標的を見つけるのに役立つ。非薬理学的治療による心の変化は「重症の障害者」（痴呆、統合失調症、自閉症の患者）にも非常に役立つこともあるが、「より軽症の障害者」（うつ病、不安障害、物質濫用などの人々）に特に適切である。

第8～11章で示したように、われわれは今、うつ病、パニック障害、外傷後ストレス障害などの疾患による影響を被った脳のシステムについて、かなりのことがわかっている。これらの障害は、可塑的な脳が苦痛な環境や有害な環境のもたらす傷害の累積によるものが多いと思われ、働きかける対象を明確にした認知的介入に特に適している。そういう介入は、人間の行動とその測定法についての知識を、脳システムとそれをどのように変更できるかについての知識と統合することのできる、優れた科学者によって生み出されるだろう。そのようなアプローチはすでに、失読症の子どもに音や単語をより正確に聞く方法を教え、脳を書き換えて、より効率的に読んだり書いたりすることができるようにするのに適用され、成功を収めている。気分障害に対する治療戦略がこれに続くと思われ、困難に直面したときの回復力の欠如やそれへの激しい反応を制御できないという疾患の基本的な性質を標的としている。

歴史的に、心理療法の開発もその使用も、薬に求められるのと同じ厳密な二重目隠し法のテストにかけられて注意深く評価されたことが一度もない。必然的に、「がらくた治療」や「やぶ治療」となる危険もあり、一般の人々が見きわめたり、確立された効果的な治療法と区別するのが難しい。脳の可塑性の原理を利用する新しい治療がデザインされれば、薬理学的治療に使用されるのと同じ種類の厳しい治験にかけることがますます重要になるだろう。

人類への呪いでなく、恩恵であるために

生物医学の道具がより強力になれば、科学者も一般の人々も新しく難しい選択に直面することになる。強力な知識は大きな責任を伴う。人間の疾患を征服することを求めて人間の生命を変更する能力が増大していくとき、そのすべてのリスクと災厄を予期することができるわけではないが、新しい力の影響を熟考して、それらが「人類への恩恵でこそあれ、呪いであってはならない」よう保証するのはわれわれの責務である。われわれは、「運命づけられ条件が設定され」、「αとしてεとして、赤子を社会化された人間へと変える」

ハックスレー流のすばらしい新世界はつくり出したくない。そうではなく、アインシュタインの警告を心に留めつつ、「人間自身と人間の運命についての関心こそが、努力の中心にある」ことを確かなものにするために、できることのすべてをしなければならない。

遺伝子検査――われわれは知りすぎることになるだろうか

ほんの数年前、遺伝情報の誤用についての第一の心配は、いくつかの精神疾患が家系内で遺伝するという認識にもとづいていた。おじが統合失調症だったり母親が躁うつ病であれば、他の家族のメンバーも病気を発症するのではないか、または自分たちの子どもにその危険を伝えるのではないかを心配した。世界の多くの地域では、病気の親族は「遺伝的な汚れ」を恐れるために、家族の秘密のように扱われる。こういう家族の子どもは、結婚する価値も子どもを持つ価値もないと見なされる。

現代遺伝学の技術の能力は、その利用においても誤用においても、こういう古い、伝達される遺伝的な汚れという見方をはるかに超えている。病気遺伝子と対立遺伝子の多様性がマッピングされ、「スニップとチップ」技術がより速くより効率的になり、あまりに多くの知識を持つことの危険をいくらでも想像することができる。遺伝子指紋は比較的容易に作成することができる。誰が、いつ、そのような指紋が作成されるべきであるか否かを決めるのだろうか。誰がそれへのアクセス権を持つのだろうか。

遺伝子指紋の潜在的災厄に比べれば、クレジットカード情報や銀行通帳の記録、社会保障番号の悪用の懸念など児戯にも等しい。そういう記録は、われわれがしたことを示すだけである。遺伝子指紋は、われわれが何者であるのかを示すのである。

多くの恐ろしいシナリオを想像することができる。雇用主、医学部や法学部の入試選考委員会、軍などが、雇用したり入学を許可したり、入隊を承認する場合に遺伝子指紋をとることを要求する可能性がある。秘密と正確性を維持するためにどんなに努力を払おうと、いくつかの記録がなくなったり、入れ替えられたり、漏洩したりするのはほとんど確実である。健康保険産業は一致団結して、すべての加入申込み者は保証を受けるに先立って遺伝子指紋をとるよう要求し、おそらく精神疾患を含む特定の疾患についてテストで陽性であれば保険の適用を拒否する可能性がある。(精神疾患治療のための適用範囲は、アメリカでもそれ以外のほとんどの国々でもまだ現実と大きく隔たっている。) 知りたがりのマスコミ記者が政治家や有名人の指紋データを入手して、曝露するぞとほのめかすかもしれない。大統領候補は大統領府に入る前に、確定申告と共に遺伝子指紋の提出を求められるかもしれない。離婚でいがみ合っているカップルが、互いを攻撃する証拠として指紋データを使用するかもしれない。弁護士、刑事、記者が、後で証拠として使用するためにその人の許可を得ず遺伝子指紋を作成するために組織サンプルをこっそり取るかもしれない。

幸い、われわれはこれらの多くの危険を予期することができる。実際の使用に耐える正確な遺伝子指紋が現実のものになるときまでには、個人のプライバシーを保護して、情報の悪用を防ぐための合理的な規制が開発されることはほぼ確実だろう。そのガイドラインは、情報は厳密にプライバシーを守り、医師と情報を知りたいと願う患者にのみアクセス可能とするものとなるだろう。権限のない者が遺伝情報へアクセスすることは重大な犯罪行為となるだろう。

そのような安全処置を施しても、人生はそれほど安逸ではない。発症のしやすさについて多くの情報を持てば、誰にとってもその重荷は相当なものである。もっとも単純なケースでさえ難しい。たとえば今は、ハンチントン病患者の家族の中の誰が異常な遺伝子を持っているかわかる。検査で陰性だった人は心配から解放され、子どもに遺伝情報を伝達するという心配なしに結婚し子どもを持てるから、この情報は非常に役立つ。しかしながら検査が陽性だった場合には、残忍な未来に直面し、健康な人生の残りがそれらの不吉な予知の忌まわしい感覚で曇らされてしまうだろう。

機会があっても生まれてくる子どもの性別を知りたいとは思わないかもしれないのと同じで、多くの思慮深い人々は、自分の未来を知りたいとは思わないだろう。ナンシー・ウェクスラーは、ハンチントン病の遺伝子の発見にかかわった科学者のひとりで潜在的キャリアであったが、ずっと知らないままでいることを選んだ。ほとんどの遺伝子はハンチントン病の遺伝子のように完全浸透ではなく、多くの疾患は多遺伝子性で多因子性であるから、疾患対立遺伝子の存在に関する情報を知っていることは人によっては役立つよりも有害でありうる。思い悩んで、多くの日の当たる場所があるとも気づかず、残りの人生を雷雲の覆い尽くす空の下で歩むことになるかもしれない。

知るかどうかの選択はほぼ間違いなくあげて個人に任されることになるが、多くの場合、実際には人生はそれほど単純ではない。配偶者が情報を得るよう圧力をかけることも考えられる。両親は、生まれた子どもについて知りたいだろうし、成長した子どもも、老いた両親について知りたいと考えるかもしれない。

遺伝子工学——われわれは変えすぎることにならないだろうか

遺伝子治療法は病気対立遺伝子を正常なものと取り替える治療であるが、長年生物医科学の目標であった。治療のため遺伝子を一つ移植した最初のケースは１９９０年で、フランスのアンダーソンによって、ＡＤＡ（アデノシンデアミナーゼ欠損症）と呼ばれる疾患にかかった子どもになされた。この病気は免疫系の不全によりさまざまな感染にかかりやすくなる。われわれの身体は危険な侵略者と闘う常に監視怠りない護衛を免疫系に持っているので、遺伝子療法はすべての移植療法と同じく、実行するのが難しい。これらの護衛を通り抜ける巧妙なテクニックを設計しなければならず、新しい遺伝子を正しい場所に配置することがそもそも技術的に困難であることとあいまって、目下のところ、遺伝子療法の勢いはペースダウンしている。しかしながら、遺伝子発現の操作によって促進可能な他の移植や補充療法と同様、生物医学の研究課題であり続けることは確かである。

われわれはどこまで、遺伝子や、他の身体の疲弊したり損傷を受けた部位に手を加えることができるのだろうか。あるいは、手を加えるべきなのだろうか。遺伝子指紋について言えば、数々の懸念がある。DNAが「生命の青写真」であるのなら、誰がそれを変更して神を演じる権利を持っているのだろうか。どのようなガイドラインがあれば、そのような変更を許すことができるだろうか。実際の遺伝子移植は別にしても、もっと微妙な方法で遺伝子給源を変更するのに遺伝子に関する知識を用いるのはどうだろうか。どうしたら、人間の「より良い系統」を生み出す方法に関する知識が、α（新しい技術を使用する知識と富を持つ）とε（これらの資産を欠く）で構成される社会へとしだいに滑り落ちていく、ハックスレーのディストピア（暗黒世界）を避けることができるだろうか。臓器移植や人工受精のために成人が臓器や精液を提供することには違和感を抱かなくなった、パーキンソン病のような能力を奪っていく病の死んだり欠損した細胞を置き換えるのに、胎児組織を使うことをどう思うだろうか。

まだ成熟していないゲノム時代にあって、たくさんの疑問があるが、答えはほとんど持っていない。やっかいな問題であるという認識に立って、公式にはＥＬＳＩ（Ethical, Legal, and Social Implications Branch）として知られる公平な賢人会議が最初ナンシー・ウェクスラーの指導下にあったヒトゲノム計画の後押しで設けられた。彼らは、遺伝子工学の使用と新しい知識が生み出すであろう倫理的なジレンマを統率することとなる、公正で道理に適ったガイドラインを確立するための取り組みにおいて、「人間自身とその運命に関する関心」によって導かれる、ということを明確にした。この最初の委員会(現在は解散した)の機能は、今ではプロジェクトのさまざまな部分にあまねく分け持たれ、すべての局面についての継続的かつ慎重なサーベイランスが可能となっている。

遺伝決定論――われわれは自律性の感覚を失うことになるのだろうか

「遺伝子がわれわれの運命を握っている。」「遺伝的原因を持たない病気はない。」高名な科学者たちがこのように宣言している。したがって、多くの人々が、DNAがわれわれの為すこと成ることのすべてをつくりあげると信じていても驚くに値しない。人類は遺伝的決定という鉄腕によって支配されているという恐ろしい警告がマスコミに満ちている。遺伝子がすべてを統治するのならば、まさしくオルダス・ハックスレーが『すばらしい新世界』で予測したように、われわれの未来はすでに決定している。われわれは、どの遺伝子を引き継ぐかを選ぶことができない。父親の精子が母親の卵子と結合したとき――たぶん、子どもを持とうという選択の結果、あるいは、予期しない「出来事」の結果――、それらは無作為の運命によって与えられるのである。どちらにせよ、遺伝子が運命であるのならば、その後、どんな選択もありえない。われわれの未来は遺伝子によって決定されている。

この方向で考えを推し進めることの結果は致命的である。自由選択がなければ、責任もない。大きな目標や道徳的な羅針盤の感覚によって導かれることなく、刹那的にやりたいことを何でも追い求めて生きるだろう。

幸い、遺伝決定論という考えはナンセンスである。この本のそこかしこですでに説明したように、遺伝子のみが運命を握っているわけではない。遺伝子は多くの非遺伝的な要因と相互作用するのであって、それらのコントロールはわれわれの手の内にある。われわれはこれら多くの非遺伝要因を制御するのであるから、事実上われわれは自身の運命の裁量者なのであり、自らの決定と行動に道徳的な責任を負っているのである。ここで再び遺伝的決定の問題をあえて取り上げた唯一の理由は、答えがまったく明白であることを確認するためである。

心への医療——人間味のある治療、美容整形、あるいは自己安寧？

オルダス・ハックスレーの『すばらしい新世界』の予知的ビジョンには遺伝子工学、遺伝子検査、遺伝決定論だけでなく、心に影響を与える薬も含まれていて、コントロールのためにも自己安寧のためにも用いられる。ハックスレーの心に影響を与える薬、「ソーマ」の記述は、現代の身体治療とその悪用や濫用の可能性への予言的な警告なのだろうか。また、ピーター・クレイマーの広く読まれた『驚異の脳内薬品』でも、いくつかのケースでは、われわれが今持っている、心を治療するより多くのより良い薬剤治療を生み出す能力が、医学の必要性にもとづくものではなく、美容整形のたぐいでしかない可能性を指摘した。

ほとんどの場合、われわれの医療手段として用いることのできる精神に作用する薬剤は、価値ある資産である。われわれは、より多くの、より良い薬を必要としている。そう思わないと言うことは、精神疾患に汚名を着せ、薄弱な意志か悪い子育てによって引き起こされた道徳の失敗であると考える、古い伝統に戻ることに他ならない。われわれは「心を変える」ことのできる薬剤があることに感謝すべきなのである（われわれのほとんどは感謝している）。自殺に駆り立てかねないうつを解消したり、日常生活を妨げるパニック発作を減少させたり、統合失調症や躁病の苦痛に満ちた考えや知覚を落ち着けたりできるのはありがたいことである。誰しも、医師には苦痛を軽くしたり取り除いたりする道徳的な義務があると信じている。誰も、麻酔なしに手術を受けたり、心臓発作を起こしても死ぬがままにされたり、骨折した下肢を固定もせずにびっこをひいたままにしておかれたいとは思っていない。痴呆、統合失調症、気分障害、不安障害などの精神疾患にのみ異なる基準を適用するのというのは、奇妙だろう。

それでも、多くの人は懸念を払拭できないでいる。場合によっては、必要ではないときに、そして他の医療手段に渡されるのがもっと適切でありうるときに、精神賦活薬が使用されていないだろうか。うつ病や注意欠陥多動性障害（ＡＤＨＤ）などの精神障害が以前より多く診断されて、精神賦活薬がしばしば使用されている。薬が過剰に使用されていないだろうか。これは「心の美容整形」の一種ではないだろうか。

こういう懸念は、症状の重さがさまざまである障害のときに持たれることが多い。通常障害が重症なときには、病気は明らかであり、薬剤治療の必要性について疑問もない。しかしより軽症であると、状況はもっと複雑である。元気があまって手に負えない子どもは、ただ活発すぎ、好奇心が強いだけなのだろうか。悲しみがあまりに強くて薬剤治療をするのがよい病気となるのはいつなのだろうか。そして、治療はいつ、行動の管理や心理療法から薬剤投与に切り替えるべきだろうか。これらの質問は答えるのがずっと難しい。

薬理学のパワーのため、おそらく一部の人は「錠剤を服用する」ことが問題の解決に必要なすべて、という感覚を抱いた。変化をもたらすための責任が個人から用いられる薬に完全に移行するならば、道徳的な責任はおそらく打ち捨てられてしまう。過活動のジョニーには家でも学校でも、一貫した構造と規律が必要であり、これは彼の周囲の人間によって提供されなければならない。どんな錠剤も、彼のエネルギーを静め注意を集中させるという決定的な援助を彼に与えることはできない。みじめなマリリンは慢性的な憂うつと社会的な不安に対処するためになんらかの薬の助けを必要とするかもしれない。しかしそうは言っても彼女は、時間までに職場に行ったり、外に出て新しい友人をつくったり、彼女自身がどうしたらより良い友人になれるかを理解するという責任を引き受けなければならない。

生物医学技術の発展は、精神医学から人間性を奪うのだろうか

精神医学はすでに人間性を失っていると言う人もいるかもしれない！

過去数十年間に、三つの異なる力が精神医学をすっかり変えてしまった。それは「生物学革命」、DSM-Ⅲと DSM-Ⅳによってつくり出された実証的な記述と客観的な診断の強調、そして医療における「経済革命」である。それぞれには良い要素もあるが、濫用や誤用の可能性もある。現在の精神医学の風景を僻目(ひがめ)で見渡せば、三つの勢力が野蛮な侵略者の波のように精神医学の上に集中したと映るだろう。それらは人間的な局面を荒廃させ、荒涼とした風景を残していった。しかしながら、もっと楽天的な観点から見れば、いくつかの好ましい変化もあり、豊かに人間性が残されており、われわれはそれを保持していくために努力しなければならない。

私が1983年に書いた『故障した脳』では、精神医学が三つの異なったモデル——精神力動的モデル、行動科学的モデル、生物学的モデル——によっていかに形成されたかを述べた。当時はまだ、精神力動ないしフロイト主義の見解が優勢だった。この本で大きなパラダイム転換を予測した。

アメリカでは1980年代に、これらの観点のあいだのバランスが移行し始めた。強調点は揺れ動いており、その揺れは強く生物学的モデルに向かっている。

『故障した脳』で論じたように、生物学的モデルへのシフトはいくつものしかるべき理由があって起こった。神経生物学における強力な科学的基礎の成長、新しく有効な薬の開発、精神疾患を脳の病気として医学的枠組みの中で理解することによる偏見の減少、およびさまざまな精神疾患における脳の変化と異常に関する証拠の増加。予測されるように、生物学的モデルは現在、精神医学の大部分にいきわたり、このシフトは多くの利益を生み出した。精神疾患に対する汚名は減少してきた。そして、われわれは心の病気の神経科学的基礎について大きく進歩した。しかしながら私は現在、精神医学があまりにも行き過ぎてしまい、医学の専門領域でももっとも人間的な領域としてのアイデンティティを失うのを防ぐよう調整しなければならないという懸念を多くの人々と共有している。つまるところ、現代の神経科学はまた、脳は可塑的であり、心理療法によって変えることができ、そうあるべきだということを教えてもいるのである。

また、精神障害診断のための客観的基準の開発と結びついて、同時期に実証的な観察が強調されるようになった。1980年にDSM-Ⅲが出版され、その後の精神医学教育や臨床実践に大きな影響を及ぼし続けている。再び、第7章で詳しく論じたように、診断と評価に標準化されたアプローチがもたらされたことには多くの利点があった。本質的には、精神医学も現代医学の基本的な信条を採用した。すなわち、証拠にもとづいた診断・治療アプローチの重要性である。これは精神医学を健全な臨床的基礎の上に置いた、重要な達成であった。しかし再び、とりわけ精神医学教育の領域で、再評価と再調整の時が来た。診断的評価基準を学んで活用することに加えて、若い精神科医はまず患者を全体的人間として考え、それぞれの人が興味深く、唯一無二の存在であることを認識し、ＤＳＭ診断をした単なる症状の合成と考え、「一つのサイズですべてに合う」という誤った仮定に立って標準のアルゴリズムにもとづいて治療を提供してはならないことを教えられなければならない。

第三の勢力、アメリカの医療提供における経済革命もまた１９８０年代に始まり、１９９０年代にその影響がもっとも大きくなった。経済革命は、臆面もない非人間的な原理にもとづいているので、精神医学へのその衝撃はとりわけ望ましくないものだった。患者との面接に時間をかけて話したり聴いたりするのは高価な贅沢とされ、できるだけ避けるべきこととなった。しかし話すことと聴くこととは、良い精神医学の評価の中心である。そして、大部分の心理療法の基礎を成してもいる。

経済革命は医学の哲学的な枠組みを劇的に変えてしまった。本質的に、医療は現在、まず経済的側面から受け止められ論議され、医師も患者も困惑させられることが多い。医療の提供者は現在、「健康管理産業」と呼ばれる。医者は「供給者」であり、患者は「消費者」ないし「顧客」である。大規模な管理医療組織と健康医療団体（ＨＭＯ）が１９８０年代に形成され、現在、それらはアメリカ医療界で強力で圧倒的な力を持っている。

この第三勢力は、人道的な原則に立つ「ヒポクラテスの宣誓」によって歴史的に導かれてきた患者と医師との社会的な契約を、自由市場競争の原理によって導かれる経済契約に変えてしまった。個々の患者の健康と福祉がまず第一であるという原則が、支出を節約し健康管理会社の利益を増加させることが第一だという命題に取って代わられてしまった。患者の医療に関する重要な決定は今や医師の手から取り上げられ、最低限の医学トレーニングしか受けておらず、人間の苦痛を肌で感じる経験もしていない「健康管理マネージャ」

の手にゆだねられている。健康管理マネージャは、医師がどれくらいの期間治療をし、どんな薬を与え、投薬に加えて心理療法をするか否か、どのくらいの頻度で診察するか、さらにはカルテに残す情報の量まで決めたりする。多くの精神科医が、家族に関する個人的な情報、社会的な関係や個人的な関心——患者を独自の人たらしめている事柄——を含めて包括的な病歴を得るのは時間の無駄遣いだと指摘される。代わりに、精神医学的病歴は症状のチェックリストだけで、コンピュータに入力されてDSM診断をするための基礎となる。ほとんどの管理医療組織とHMOは、精神科医が心理療法をするのを望まない。それらは「費用のかかる供給者」であると考えられ、その時間をただ処方箋を書くのに費やす方が良いと考えている。

私の経験では、精神科医の大部分がこういう変化に意気消沈し意欲をなくしている。もはや特定の社会的環境に生きる唯一無二で興味深い人として患者の医療をすることができないと感じている点で一致している。もはやそうするものと教えられた人間的な医療を提供できないことに困惑している。患者との接触があまりにも最小限となり、短時間の面接となり、まずは投薬ということになってしまった。第2章で述べたジムとメアリの物語は、精神医学で起きたこの困惑をよく示している。医療提供における構造変化のため、人間的価値より経済的価値に重きが置かれるようになったのである。

医療提供システムの変化によって余儀なくされた経済偏重を修正する「容易な道」はない。DSMの偏重によってもたらされた教育とトレーニングにおける変化は精神医学に責任がある。その解決には、アメリカ精神医学会やアメリカ精神医学・神経科学委員会など、管掌の委員会や組織が取り組むべきである。経済革命と、それより影響は小さいものの過度のDSM偏重主義は、生物学革命や生物医学技術の成長をはるかに越えて、精神医学の人間性を失わせるという大きな影響を与えた。

精神医学は、医学の専門領域の中でももっとも人間的な領域であり、またそうであり続けるべきである。

科学と人間尊重とを対立させるのは、間違った二分法である。科学の目的は知識を前進させることにあり、その知識は、人類の健康と福祉を増進させるために使うことができる。ゲノム時代の生物医学技術の発展は、より良い診断、より良いカウンセリング、そしてより良い薬剤治療を供給することによって、苦痛を緩和するまたとない機会を与えるだろう。われわれに可能なこの機会を捉えることができれば、その結果は世界中の精神疾患の重荷を軽減させることとなり、人類の状態の改善につながるだろう。

心が脳ならば、魂や自己の感覚はどこにあるのだろうか

精神疾患を心＝脳の病として見ることには、どのような道徳的、宗教的意味があるだろうか。もし心と脳が同じものの異なる側面なのであれば、どこに道徳の執行者がいるのだろうか。個人としてのアイデンティティや行うこと、成ろうとすることを選択するチャンスは、どこにあるのだろう。もしわれわれが脳の活動の産物であるとすれば、「われわれ」はどこにあり、そして誰なのだろうか。そして、脳が機能を止めた後、「われわれ」はどこにあるのだろうか。心と魂のあいだには、違いがあるのだろうか。

これらは大いに問う価値のある問題である。そして、科学的問いというより、基本的には哲学的、宗教的問いと言えるだろう。また大きな問題でもあるので、まるまる（別の本を）一冊要する問題でもある。しかし非常に重要であり、この本でもまったく避けて通ることはできない。

この疑問への一つの簡明な答えは常識から得られる。科学的な方法によっては容易にその存在を示すことはできないが、われわれは皆、自己の感覚を持っている。自分が唯一無二の個人であり、さまざまな決定に直面して自由に選択する道徳の執行者であり、そしてそういう選択がわれわれが人間社会と呼ぶ共同体にお

いて他者とリンクしているということを的確に知っている。われわれが知る限り、人間だけがこの自己の感覚を持ち、それによって自由な道徳的主体として行為し、かつ自分自身の外に立って、自分の考えや行動が「正しい」とか「間違っている」と評価することができる。この自己の感覚に対しては、多くの言葉がある。魂、精神、良心、意識。

言葉は何であれ、人間としてわれわれは個人としてのアイデンティティの感覚と、個人を超えて生きとし生きるものとして誰もが持つ、集合的なつながりを反映する説明しがたい力が二つながらあることを知っている。この個人としての自己と現在、過去、未来の他の人間存在との結合の感覚が、無私、謙遜、同情、犠牲の背後にある推進力なのである。これらは複雑で抽象的な概念であって、その神経的基礎やメカニズムを示すことはできそうにない。われわれのセンターにおけるPET研究によって、これらの概念のいくつかを神経回路――とりわけ前頭葉下部‐小脳‐視床‐前頭部回路――にリンクさせてはいるが、そのようなリンクは些末な還元主義にすぎない。もし個人のアイデンティティの道徳的な現実と、個人を超えて互いに結びあう道徳的な現実の存在を立証したいのなら、典型的な人生を見る方がよほどよく学べるだろう。マザー・テレサはPETスキャン以上に魂についてわれわれに教えてくれる。誰もがわれわれが「自己」とか「魂」と呼ぶ個人のアイデンティティを持っていて、われわれの「自己」は道徳的命令によって導かれており、道徳的命令はまた個々の「自己」を超えて他の人間存在に結びついているという認識は、すべての文化と大陸にわたって消すことのできない確実さで存在している。キリストと孔子が独立に「黄金律」[「自分の望むことを人にせよ」、「自分の望まないことを人にするな」という大原則]に至ったのは、決して偶然ではない。

精神医学の役割――人の治療か、社会の治療か

最近の数十年間に、一つの重大な社会的な問題、すなわち精神疾患への差別と偏見は、完全に解決されたとは言えないまでも、成功裏に対処されてきた。患者と家族がこの社会変動を引き起こす先頭に立ち、精神科医も彼らの傍らで同様に一生懸命闘った。

三十年前には、ほとんどすべての精神疾患が「家族の秘密」だった。うつ病と診断された人は、新しい抗うつ剤の処方をしてもらうために、悪いことをしたかのように隠れるようにして薬局を訪れ、薬剤師と眼を合わせたくないと思っていた。1972年といえばそう昔ではないが、民主党の副大統領候補だったミズーリ州のトム・イーグルトンは、うつ病の治療歴があることがマスコミに知られるところとなって、身を引かなければならなかった。だが、精神疾患があるからといってかつての候補者を資格なしとしたなら、テディ・ルーズベルトやエイブラハム・リンカーンが大統領になることはなかっただろう。二人もまた、気分障害であった。

精神疾患への誤解に対する戦いは、心と脳の病気に焦点を合わせた三つの新しい全国的組織によって主導されてきた。精神疾患全米同盟（ＮＡＭＩ）は1979年に設立され、巨大な社会的、政治的勢力になっている。最初の二十年間、ローリー・フリンが指導した。ＮＡＭＩは主として精神疾患患者とその家族からなる組織である。その名前が示すように、それはかつて「バラバラだった」人々が、今は「団結している」がゆえにずっと強くなった人々の連合であり、研究と治療の進歩のための資金提供を呼びかけている。彼らはまた、精神疾患への反差別・偏見キャンペーンも行っていて、精神疾患のある人々が多くの社会的貢献をし

てきたことを繰り返し指摘している。全米統合失調症・感情障害研究協会（ＮＡＲＳＡＤ）はコニー・リーバーによって設立され、強力な研究基金となって、２０００年には４１６人の研究者に２１５万４０００ドルの研究補助をするまでになっている。１９８０年代に設立されて以来、この補助金のレベルは着実に増加している。ＮＡＲＳＡＤは自身が精神疾患にかかった経験に率直な多くの裕福で著名な人々の強力を得ており、このことはまた差別と偏見をなくす助けともなっている。最後に、最初デイヴィッド・マホーニィ、次いでウィリアム・サファイアに率いられたチャールズ・ダナ財団も、神経科学のツールを用いて広範囲の神経学的、精神医学的疾患を積極的に攻撃し最終的には予防するための強力な研究財団となった。

これらの財団を支援するため、多くの著名人が「秘密の扉を開いて」、彼らの精神疾患の経験やその家族の経験を語った。その中には、ロナルド・レーガン〔第四十代大統領〕、マイク・ウォーレス〔ニュース・キャスター〕、ディック・キャヴェット〔ニュース・キャスター〕、ウィリアム・スタイロン〔作家〕、ロッド・スタイガー〔映画俳優〕といった人々がいる。ティッパー・ゴア〔前副大統領アル・ゴア夫人〕は、息子の大けがのトラウマを切り抜けるのに心理療法がどれほど役立ったかを述べた。また、多方面のメディアも、神経科学と精神疾患にいっそう興味を示すようになった。『ウォールストリート・ジャーナル』、『ニューヨーク・タイムズ』、『ワシントン・ポスト』、『ニューヨーカー』などがこぞって統合失調症や気分障害、そして遺伝学や治療の新しい開発のさまざまな局面に関する多くの記事を載せた。ＮＢＣのボブ・バゼルの科学シリーズなどの全国テレビが、精神疾患に関する簡単な教育的コーナーを設けている。ハリウッドと映画業界は、『スネークピット』や『カッコウの巣の上で』などの映画で精神疾患のマイナスイメージを与えたが、『レインマン』や『シャイン』などの強力で共感的な映画でポジティブなイメージを与えることにも一役買った。三十年前だったら、こういうテーマは「誰が自閉症なんかに関心を持つ？」とか「誰も統合失調症について知りたくなんかない」と言って却下されていただろう。今では、精神疾患の映画がアカデミー賞をとる時代なのだ。

一般の人々の理解を深め、精神疾患の差別・偏見を減少させる戦いはすばらしい成果をあげた。「生物学革命」に助けられて、われわれは、精神疾患が性格の欠陥から生じるのであり、単に「きちんとする」ことによって治すことができるという誤解を乗り越えて進んできた。今では、精神疾患が心臓疾患や癌と同様の生物医学的疾患であると知っている。全体としてみればわれわれは、三十年前には一般的だった、不当な非難と適切な診断や薬剤治療の失敗という悪しき循環から抜け出すことができた。さらに何をすべきだろうか。とりわけ精神科医は、さらに何をすべきだろうか。

精神医学の専門性は、良くも悪くも人間主義的なところにある。精神科医は人間の治療が本業であるから、できるだけ手を広げて援助したいと思う。ときには、こういう思いから、個々の患者を越えて援助する役割を担いたいと思う。全体としての社会を助けたいのである。

しかしながら、こう望むのは多くを求めすぎかもしれない。精神科医も援助はできるが、その力の限界もわきまえなければならない。確かに、社会における精神医学の役割には公共の教育と誤解に対する戦いも含まれる。また、精神科医は、診察している個々の患者を救うことにより、社会全体の苦悩の一部を取り去る。しかしながら精神医学は、病気を治療することがその役割であって、「不幸な人々」の社会的不満や、至る所にある心理 - 社会的な不快に対処することではないことを認識しなければならない。率直に言ってわれわれは、個人に加えて社会も治療するための知識を持ち合わせてはいない。

今この事実と対峙することは、とりわけ避けて通れない。精神科医は、犯罪や暴力の増加など、さまざまな社会病理の迅速な治療を処方するよう頻繁に求められる。暴力を「正したり」一般的な不幸を減少させたりするため精神医学の専門性に訴えるのではなく、われわれ全員が、人間社会のメンバーとして、この世紀の変わり目以後の世界にあって、「自己」の感覚を修復する必要があるということを認識する必要がある。物質主義、即効的な手段、刹那の満足、皮相な成功の感覚に向かう広範囲の動きがあり、それがわれわれの住まうペースの早いサイバー世界によって加速されてきた。現在の多くの社会的問題に対する答えは、一人ひとりから来るのに違いなく、一人ひとりが、「自己」の感覚を再検討し、何が健康な道徳指針と人生の意味を構成するのかについての適切な見通しを持たなければならない。二十一世紀における個々の人生を導くための個人的な道徳的指針を探求する必要はまた、医学的介入を超えた必要でもある。しかしそれは、われわれが医学をどのように使うかを選択し、それから何を期待するかに非常に大きな影響力を持っている。ゲノムの時代、さまざまな重要な道徳的問題に満ちている今日、われわれは皆、自分が誰であり、人生が何であり、何を意味し、世界を共有する他の人々を助けるために何をしなければならないか、それをすばらしい新世界にするには何をするべきかについて、苦渋に満ちた再検討をしなければならない。

監訳者あとがき

本書の著者、ナンシー・アンドリアセン博士は、大学院で英文学を専攻しシェイクスピアを研究した後に、医学校を卒業して精神医学を専攻した才媛である。本書の章立てや文体にもシェイクスピア戯曲からの題材が多く組み込まれているのは、このような背景による。アイオワ大学は、全米でも最も早く脳研究のためのＣＴ装置が導入されたところであり、アンドリアセン博士の研究チームは、脳機能画像装置を活用した精神疾患研究のパイオニアとして数々の研究業績を発表してきた。アンドリアセン博士はアイオワ大学精神医学教室の教授であり、統合失調症の研究の第一人者であり、また、米国精神医学会の学術雑誌 *American Journal of Psychiatry* の編集長を務めておられる。

アンドリアセン博士は、２００１年5月に大阪を訪問された。第97回日本精神神経学会（会長大阪大学武田雅俊）において「統合失調症――その大いなる問題」と題した格調高い特別講演をしていただいた。この大阪訪問の折にアンドリアセン博士が携えてこられたのが出版されたばかりの *Brave New Brain* であった。それに先立つ半年前にアンドリアセン博士から本書の校正段階の原稿をお届けいただき、日本語への翻訳の話が既に進められていたこともあり、アンドリアセン博士の来日を機会に、本書の翻訳の段取りが整ったのである。

アンドリアセン博士が最初に上梓した一般書は『故障した脳（*Broken Brain*）』である。『故障した脳』は本書の監訳者のひとりである岡崎祐士ほかにより訳されて紀伊國屋書店から出版されているが、精神医学の一般書としては非常なユニークなものであった。当時は精神医学の一般書といえば、難解な哲学的な言葉で語られたもの、あるいは心理学的な解説などがほとんどであったが、『故障した脳』は、脳科学を推し進めることにより精神疾患の理解が可能であるとのメッセージをきわめて明快に示した書物として大きなインパクトを与えた。本書は、『故障した脳』以降の約二十年間に大きく進展した脳科学の発展についてまとめたものと位置づけることができる。

今の精神医学は、脳機能画像とゲノム科学により生成される大量データを基盤として脳の機能ネットワークの仕組みを解明しようとしている。精神疾患は脳機能ネットワークの障害であり、統合失調症、感情障害、痴呆症、不安障害、パニック障害、ＰＴＳＤなどの疾患における脳ネットワークの活動異常を脳機能イメージングにより明らかにすると同時に、そのような障害が惹起される生物学的な原因を、遺伝子と環境の相互作用の結果として解明しようとしている。脳高次機能として言語、記憶、認知などの大まかなメカニズムが理解され始めており、昨今、このような脳機能をひとつひとつ解明することにより、脳機能全体の表出である意識あるいは自我などの高度に人間的な脳機能に迫ることができるか否かということを議論している。意識はこれから脳科学が明らかにしていくであろう脳機能の集合として解明されるのであろうか。それとも、意識は、脳科学の研究手法の範囲を超えており、手の届かないものなのであろうか。この問題は、古くから精神医学が担ってきた、脳と心の問題に帰結するものとみなすことができる。本書の原著がその表題とした「すばらしい新しい脳（Brave New Brain）」というタイトルは、「脳」を研究対象として「こころ」という新しい世界に到達できるのではないか、脳科学研究の地平線の向こうには、心という新世界があるのではないかというメッセージを表現したものである。

本書は精神疾患の科学的理解の現状を正確に伝えようとしたものであり、精神医学が大きく飛躍しようとしている状況を伝えようとするものである。本書が、精神疾患の正しい理解のために一人でも多くの読者に読まれ、精神疾患の理由なき差別を解消することに役立つことを祈念する。

本書の翻訳作業には、大阪大学と三重大学・長崎大学の精神医学教室の若い人たちが参加してくれた。別表に掲げた人たちがそれぞれの章を担当し素訳を出し、それに上級者が手を入れて出来上がったものを大阪大学と三重大学とで相互にチェックし、最終的に監訳者が集まり一緒に検討して最終稿とした。このような何段階ものチェック作業のために時間はかかったが、それだけよい訳出になったのではないかと思っている。編集作業を通じて新曜社の塩浦暲さんにたいへんお世話になった。これらのお世話になったかたがたにこの場を借りて御礼申し上げたい。

平成16年4月

監訳者
武田雅俊・岡崎祐士

人名索引

■さ行

■た行

■な行

■は行

■ま行

■や行

■ら行

■わ行

Index

事項索引

■か行

■さ行

■な行

■は行

■ま行

■や行

■ら行

■わ行

Reference and Suggested Readings

引用文献と参考書

第1章

Murray, C. J. L., Lopez, A. D., eds. *The Global Burden of Disease*. Geneva and Boston: World Health Organization and Harvard University Press, 1996.

第3章

Kandel, E. R. Biology and the future of psychoanalysis: A new intellectual framework for psychiatry. *American Journal of Psychiatry*, 156: 505-524, 1999.

第4章

Armstrong, E., Schleicher, A., Omran, H., Curtis, M., Zilles, K. The ontogeny of human gyrification. *Cerebral Cortex*, 1: 56-63, 1995.

Cooper, J. R., Bloom, F. E., Roth, R. A. *The Biochemical Basis of Neuropharmacology*. Seventh Edition. New York: Oxford University Press, 1996.

Baddeley, A. D., Wilson, B. A., Watts, F.N., eds. *Handbook of Memory Disorders*. Chichester, UK: John Wiley and Sons, 1995.

Edelman, G. M. *The Remembered Present: A Biological Theory of Consciousness*. New York: Basic Books, 1989.

Filipek, P., Plichelme, C., Kennedy, D., Caviness, V. The young adult brain: An MRI-based morphometric analysis. *Cerebral Cortex*, 4: 344-360, 1994.

Fuster, J. *The Prefrontal Cortex*. Philadelphia: Lippencott Raven, 1997.

Gazzaniga, M. S., ed. *The New Cognitive Neurosciences*. Second Edition. Cambridge, Mass: MIT Press, 2000.

Heimer, L. *The Human Brain and Spinal Cord*. Second Edition. New York: Springer-Verlag, 1995.

Kandel, E. R., Schwartz, J. H., Jessell, T. M. *Principles of Neural Science*. Fourth Edition. New York: McGraw Hill, 2000.

Mesulam, M. M. *Principles of Behavioral and Cognitive Neurology*. Second Edition. New York: Oxford University Press, 2000.

Nauta, W. J. H., Feirtag, M. *Fundamental Neuroanatomy*. New York: W. H. Freeman, 1986.（川村祥介・伊藤博信監訳『ナウタ神経解剖——神経科学入門』廣川書店, 1992.）

Parent, A. *Carpenter's Human Neuroanatomy*. Ninth Edition. Baltimore: Williams and Wilkins, 1996.

Rakic, P., Sidman, R. L. Histogenesis of cortical layers in human cerebellum, particularly the lamina dissecans. *Journal of Comparative Neurology*, 139: 473-500, 1970.

Schatzberg, A. F., Nemeroff, C. B. *Textbook of Psychopharmacology*. Second Edition. Washington, DC: American Psychiatric Press, 1998.

Squire, L. R. *Memory and Brain*. Oxford, UK: Oxford University Press, 1987.（河内十郎訳『記憶と脳――心理学と神経科学の統合』医学書院, 1989.）

Tulving, E., ed. *Memory, Consciousness, and the Brain*. Philadelphia: Psychology Press, 1999.

Zilles, K., Armstrong, E., Schleicher, A., Kretschmann, H. J. The human pat tern of gyrification in the cerebral cortex. *Anatomy and Embryology*, 179: 173-179, 1988.

第5章

Cook-Degan, R. *The Gene Wars*. New York: W. W. Norton, 1994.（石館宇夫・石館康平訳『ジーンウォーズ――ゲノム計画をめぐる熱い闘い』化学同人, 1996.）

Faraone, S. V., Tsuang, M. T., Tsuang, D. W. *Genetics of Mental Disorders*. New York: Guildford Press, 1999.

Frank-Kamenetskii, M. D. *Unraveling DNA: The Most Important Molecule of Life*. Trans. Lev Liapin. Reading, Mass: Addison Wesley, 1997.

Gershon, E. S., Cloninger, C. R. *Genetic Approaches to Mental Disorders*. Washington, DC: American Psychiatric Press, 1994.

Griffiths, A. J. F., Miller, J. H., Suzuki, D. T., Lewontin, R. C., Gelbart, W. M. *An Introduction to Genetic Analysis*. Sixth Edition. New York: W. H. Freeman, 1996.

Hammond, C. *Cellular and Molecular Neurobiology*. San Diego: Academic Press, 1996.

Hyman, S. E., Nestler, E. J. *The Molecular Foundations of Psychiatry*. Washington, DC: American Psychiatric Press, 1993.（融道男・渋谷治男監訳『精神医学の分子生物学』金剛出版, 1997.）

Nurnberger, J. I., Berrettini, W. *Psychiatric Genetics*. New York: Oxford University Press, 1997.

Twyman, R. M. *Advanced Molecular Biology: A Concise Reference*. Oxford, UK: Bios Scientific Publishers, 1998.

Watson, J. D., Hopkins, N. H., Roberts, J. W., Steitz, J. A., Weiner, A. M. *Molecular Biology of the Gene*. Fourth Edition. Menlo Park, Calif: Benjamin/Cummings Publishing Company, 1987.（今成啓子ほか訳『遺伝子の分子生物学』第2版, 東京電機大学出版局, 2001. 第4版の翻訳.）

Watson, J. D., Crick, F. H. C. A structure for deoxyribonucleic acid. *Nature*, 171: 737-738, 1953.

第6章

Andreasen, N. C., Nasrallah, H. A., Dunn,V., Olson, S., Grove, W., Ehrhardt, J., Coffman, J., Crossett, J. Structural abnormalities in the frontal system in schizophrenia: A magnetic resonance imaging study. *Archives of General Psychiatry*, 43: 136-144, 1986.

Andreasen, N. C., Arndt, S., Swayze, V., Cizadlo, T., Flaum, M., O'Leary, D., Ehrhardt, J., Yuh, W. T. C. Thalamic abnormalities in schizophrenia visualized through magnetic resonance image averaging, *Science*, 266: 294-298, 1994.

Andreasen, N. C., O'Leary, D. S., Cizadlo, T., Arndt, S., Rezai, K., Ponto, L. L., Watkins, G. L., Hichwa, R. D. Schizophrenia and cognitive dysmetria: A positron-emission tomography study of dysfunctional prefrontal-thalamic-cerebellar circuitry. *Proceedings of the National Academy of Sciences, USA*, 93(18) : 9985-9990, 1996.

Andreasen, N. C., Flaum, M., Swayze, V., O'Leary, D. S., Alliger, R., Cohen, G., Ehrhardt, J., Yuh, W. T. C. Intelligence and brain structure in normal individuals. *American Journal of Psychiatry*, 150: 130-134, 1993.

Belliveau, J. W., Kennedy, D. N., McKinstry, R. C., Buchbindiner, B. R., Weisskoff, R. M., Cohen, M. S., Vevea, J., Brady, T., Rosen, B. Functional mapping of the human visual cortex by magnetic resonance imaging. *Science*, 254: 716-719, 1989.

Buchsbaum, M. S., Ingvar, D. H., Kessler, R., Waters, R. N., Capelletti, J., Kammen, D. P., King, C., Johnson, J., Manning, R. G., Flynn, R. W., Mann, L. S., Bunney, W. E., Sokoloff, L. Cerebral glucography with positron tomography. *Archives of General Psychiatry*, 39: 251-259, 1982.

Frackowiak, R. S. J., Friston, K. J., Frith, C.D., Dolan, R. J., Mazziotta, J. C. *Human Brain Function*. San Diego: Academic Press, 1997.

Gur, R. C., Mozley, P. D., Resnick, S. M., Gottleib, G. L., Kohn, M., Zimmerman, R., Herman, G., Atlas, S., Grossman, R., Beretta, D., Erwin, R., Gur, R. E. Gender differences in age effect on brain atrophy measured by magnetic resonance imaging. *Proceedings of the National Academy of Sciences, USA*, 88: 2845-2849, 1991.

Ingvar, D. H., Franzen, G. Abnormalities of cerebral blood flow distribution in patients with chronic schizophrenia. *Acta Psychiatrica Scandinavica*, 50: 425-462, 1974.

Johnstone, E. C., Crow, T. J., Frith, C. D., Husband, J., Kreel, L. Cerebral ventricular size and cognitive impairment in chronic schizophrenia. *Lancet*, 2: 924-926, 1976.

Kaput, S., Zipursky, R., Jones, C., Remington, G., Houle, S. Relationship between dopamine D2 occupancy, clinical response, and side effects: A double-blind PET study of first episode schizophrenia. *American Journal of Psychiatry*, 157: 514-520, 2000.

Kety, S. S., Woodford, R. B., Harmel, M. H., Freyhan, F., Appel, K., Schmidt, C. Cerebral blood flow and metabolism in schizophrenia: The effects of barbiturate semi-narcosis, insulin coma and electroshock. *American Journal of Psychiatry*, 104: 765-770, 1948.

Krishnan, K. R. R., Doraiswamy, P. M., eds. *Brain Imaging in Clinical Psychiatry*. New York: Marcel Dekker, Inc, 1997.

Latchaw, R. E., Ugurbil, K., Hu, X. Functional MR imaging of perceptual and cognitive functions. *Neuroimaging Clinics of North America*, 5: 2; 193-205, 1995.

Mazziotta, J. C., Toga, A.W., Frackowiak, R. S. J. *Brain Mapping: The Disorders*. San Diego: Academic Press, 2000.

Oldham, J., Riba, M. B., Tasman, A., eds. *Review of Psychiatry*. Volume 12, Neuroimaging and Clinical Neurosciences. Washington, DC: American Psychiatric Press, Inc., 1993.

Ogawa, S., Lee, T. M., Kay, A. R., Tank, D. W. Brain magnetic resonance imaging with contrast dependent on blood oxygenation. *Proceedings of the National Academy of Science, USA*, 87: 9872-9898, 1990.

Petersen, S. E., Fox, P. T., Posner, M. I., Mintun, M., Raichle, M. E. Positron emission tomographic studies of the processing of single words. *Journal of Cognitive Neuroscience*, 1: 153-170, 1989.

Raz, N., Gunning, F. M., Head, D., Dupuis, J. H., McQuain, J., Briggs, S. D., Loken, W. J., Thornton, A. E., Acker, J. D. Selective aging of the human cerebral cortex observed in vivo: Differential vulnerability of the prefrontal gray matter. *Cerebral Cortex*, 7: 268-282, 1997.

Sedvall, G., Farde, L., Persson, A., Wiesel, F. A. Imaging of neurotransmitter receptors in the living human brain. *Archives of General Psychiatry*, 43: 995-1005, 1986.

Toga, A., Mazziotta, J. *Brain Mapping: The Methods*. San Diego: Academic Press, 1996.

Weinberger, D. R., Berman, K. F., Zec, R. F. Physiological dysfunction of dorsolateral prefrontal cortex in schizophrenia I: Regional cerebral blood flow（rCBF）evidence. *Archives of General Psychiatry*, 43: 14-124, 1986.

Willerman, L., Schultz, R., Rutledge, J. N., Bigler, E. D. In vivo brain size and intelligence. *Intelligence*, l5, 223-228, 1991.

第７章

American Psychiatric Association. *Diagnostic and Statistical Manual of Mental Disorders*. Fourth Edition（DSM-IV）. Washington, DC: American Psychiatric Press, Inc., 1994.（高橋三郎・大野裕・染矢俊幸訳『ＤＳＭ-IV-ＴＲ精神疾患の診断・統計マニュアル』新訂版, 医学書院, 2004.）

Andreasen, N. C. Linking mind and brain in the study of mental illnesses: A project for a scientific psychopathology. *Science*, 275: 1586-1593, 1997.

Charney, D. S., Nestler, E. J., Bunney, B. S. eds. *Neurobiology of Mental Illness*. New York: Oxford University Press, 1999.

Lishman, W. A. *Organic Psychiatry: The Psychological Consequences of Cerebral*

Disorder. Third Edition. Oxford: Blackwell Science, 1998.

Weissman, S., Sabshin, M., Eist, H., eds. *Psychiatry in the New Millenium*. Washington, DC: American Psychiatric Press, 1999.

第8章

Andreasen, N. C. Negative symptoms in schizophrenia: Definition and reliability. *Archives of General Psychiatry*, 39: 784-788, 1982.

Andreasen, N. C., Olson, S. Negative versus positive schizophrenia: Definition and validation. *Archives of General Psychiatry*, 39: 789-794, 1982.

Andreasen, N. C. Understanding the causes of schizophrenia. *The New England Journal of Medicine*, 340: 645-647, 1999.

Andreasen, N. C., O'Leary, D. S., Cizadlo, T., Arndt, S., Rezai, K., Ponto, L.L., Watkins, G. L., Hichwa, R. D. Schizophrenia and cognitive dysmetria: A positron-emission tomography study of dysfunctional prefrontal-thalamic-cerebellar circuitry. *Proceedings of the National Academy of Sciences*, USA, 93 (18): 9985-9990, 1996.

Andreasen, N. C. ed. *Schizophrenia: From Mind to Molecule*. Washington DC: American Psychiatric Press, 1994.（秋元波留夫監訳『分裂病の最新研究――精神から分子レベルまで』「新樹会」創造出版, 1996.）

Bleuler, E., translated by J. Zinkin. *Dementia Praecox or the Group of Schizophrenias* (1911). New York: International Universities Press, 1950.

Bloom, E. Advancing a neurodevelopmental origin for schizophrenia. *Archives of General Psychiatry*, 50: 224-227, 1993.

Braff, D. L. Information processing and attention dysfunctions in schizophrenia. *Schizophrenia Bulletin*, 19: 233-259, 1993.

Carlsson, M., Carlsson, A. Schizophrenia: A subcortical neurotransmitter imbalance syndrome? *Schizophrenia Bulletin*, 16: 425-432, 1990.

Creese, I., Burr, D., Snyder, S. Dopamine receptor binding predicts clinical and pharmacological potencies of antischizophrenic drugs. *Science*, 192: 481-483, 1976.

Crow, T. J. Positive and negative schizophrenic symptoms and the role of dopamine. *British Journal of Psychiatry*, 137: 383-386, 1980.

Davidson, M., Reichenberg, A., Rabinowitz, J., Weiser, M., Kaplan, Z., Mark, M. Behavioral and intellectual markers for schizophrenia in apparently healthy male adolescents. *American Journal of Psychiatry*, 156: 1328-1335, 1999.

Davies, N., Russell, A., Jones, P., Murray, R. M. Which characteristics of schizophrenia predate psychosis? *Journal of Psychiatric Research*, 32:121-131, 1998.

Frith, C. D. *The Cognitive Neuropsychology of Schizophrenia*. East Sussex, UK: Lawrence Erlbaum, 1992.（伊藤光宏ほか訳『分裂病の認知神経心理学』医学書院,

1995.)
Goldman-Rakic, P. S. Working memory dysfunction in schizophrenia. *Journal of Neuropsychiatry & Clinical Neurosciences*, 6: 348-357, 1994.
Hirsh, S. R. Weinberger, D. R. *Schizophrenia*. Oxford, UK: Blackwell Science, 1995.
Holzman, P. S., Levy, D. L., Proctor, L. R. Smooth pursuit eye movements, attention, and schizophrenia. *Archives of General Psychiatry*, 45: 641-647, 1976.
Jacobsen, L. K., Rapoport, J. L. Research update: Childhood-onset schizophrenia: implications of clinical and neurobiological research. *Journal of Child Psychology and Psychiatry*, 39: 101-113, 1998.
Jones, P., Murray, R. M. The genetics of schizophrenia is the genetics of neurodevelopment. *British Journal of Psychiatry*, 158: 615-623, 1991.
Kane, J., Honigfeld, G., Singer, J., Meltzer, H. Clozapine for the treatmentresistant schizophrenic: A double-blind comparison with chlorpromazine. *Archives of General Psychiatry*, 45: 789-796, 1988.
Kraepelin, E., Barclay, R. M., Robertson, G. M. *Dementia Praecox and Paraphrenia*. Edinburgh, UK: E&S Livingstone, 1919.
Moldin, S. O., Gottesman, I. I. At issue: Genes, experience, and chance in schizophrenia-positioning for the 21st century. *Schizophrenia Bulletin*, 23（4）: 547-561, 1997.
Sedvall, G., Terenius, L. *Schizophrenia: Pathophysiological Mechanisms*. Amsterdam: Elsevier, 2000.
Seeman, P., Lee, T., Chang-Wong, M., Wong, K. Antipsychotic drug doses and neuroleptic/dopamine receptors. *Nature*, 261: 717-719, 1976.
Walker E., Lewine R. Prediction of adult-onset schizophrenia from childhood home movies of the patients. *American Journal of Psychiatry*, 147（8）: 1052-1056, 1990.
Weinberger, D. Implications of normal brain development for the pathogenesis of schizophrenia. *Archives of General Psychiatry*, 44: 660-669, 1987.

第9章

Andreasen, N. J. C., Canter, A. The creative writer: Psychiatric symptoms and family history. *Comprehensive Psychiatry*, 15: 123-131, 1974.
Andreasen, N. C. Creativity and mental illness: Prevalence rate in writers and their first-degree relatives. *American Journal of Psychiatry*, 144: 1288-1292, 1987.
Andreasen, N. C., Rice, J., Endicott, J., Coryell, W. H., Grove, W. M., Reich, T. Familial rates of affective disorder: A report from the National Institute of Mental Health Collaborative Study. *Archives of General Psychiatry*, 44:461-469, 1987.
Cameron, O. C., ed. *Adrenergic Dysfunction and Psychobiology*. Washington, DC: American Psychiatric Press, 1994.

Coryell, W., Endicott, J., Andreasen, N. C., Keller, M. B. Bipolar I, Bipolar II, and unipolar major depression among the relatives of affectively ill probands. *American Journal of Psychiatry*, 142: 817-821, 1985.

Coryell, W. H., Endicott, J., Keller, M. B., Andreasen, N. C., Grove, W. M., Hirschfeld, R. M. A., Scheftner, W. Bipolar affective disorder and high achievement: A familial association. *American Journal of Psychiatry*, 146: 983-988, 1989.

Goodwin, F. K., Jamison, K. R. *Manic-Depressive Illness*. New York: Oxford University Press, 1990.

Jamison, K. R. *An Unquiet Mind*. New York: Alfred A. Knopf, 1995.（田中啓子訳『躁うつ病を生きる――わたしはこの残酷で魅惑的な病気を愛せるか？』新曜社, 1998.）

Kelsoe, J. R., Ginns, E. I., Egeland, J. A., et al. Re-evaluation of the linkage relationship between chromosome 11p loci and the gene for bipolar affective disorder in the old order Amish. *Nature*, 342: 238-243, 1989.

Klerman, G. L., Lavori, P. W., Rice, J., Reich, T., Endicott, J., Andreasen, N. C., Keller, M. B., Hirschfield, R. M. A. Birth-cohort trends in rates of major depressive disorder among relatives of patients with affective disorder. *Archives of General Psychiatry*, 32: 689-695, 1985.

Leonard, B. E., Miller, K., eds. *Stress, the Immune System and Psychiatry*. Chichester, UK: John Wiley and Sons, 1995.

Rice, J., Reich, T., Andreasen, N. C., Endicott, J., Van Eerdewegh, M., Fishman, R., Hirschfeld, R. M. A., Klerman, G. L. The familial transmission of bipolar illness. *Archives of General Psychiatry*, 44: 441-447, 1987.

Watson, S. J., ed. *Biology of Schizophrenia and Affective Disease*. Washington, DC: American Psychiatric Press, 1996.

Winokur, G., Clayton, P. J., Reich, T. *Manic Depressive Illness*. St. Louis: CV Mosby, 1969.

第10章

Bottino, C. M., Almeida, O. P. Can neuroimaging techniques identify individuals at risk of developing Alzheimer's disease? *International Psychogeriatrics*, 9（4）: 389-403,（Dec）1997.

Burns, A., Levy, R., eds. Dementia. London: Chapman and Hall, 1994.

Coffey, C. E., Cummings, J. L. *Textbook of Geriatric Psychiatry*. Washington, DC: American Psychiatric Press, 1994.

Folstein, M. F. ed. *Neurobiology of Primary Dementia*. Washington, DC: American Psychiatric Press, 1998.

Haass, C., De Strooper, B. The presenilins in Alzheimer's disease: Proteolysis holds the key. *Science*, 286（5441）: 916-919,（Oct）1999.

Haroutunian, V., Perl, D. P., Purhoit, D. P., Marin, D., Khan, K., Lantz, M., Davis, K. L., Mohs, R. C. Regional distribution of neuritic plaques in the nondemented elderly and subjects with very mild Alzheimer disease. *Archives of Neurology*, 55（0）1185-1191,（Sept）1998.

Iqbal, K., Winblad, B., Nishimura, T., Takeda, M., Wisniewski, H. M. *Alzheimer's Disease: Biology, Diagnosis, and Therapeutics*. Chichester, UK: John Wiley and Sons, 1997.

Prusiner, S. B. Novel proteinaceous infectious particles cause scrapie. *Science*, 216: 136-144, 1982.

Roses, A. D. Apolipoprotein E affects the rate of Alzeimer disease expression. *Journal of Neuropathology and Experimental Neurology*, 53: 429-437, 1994.

Vassar, R., Bennett, B., Babu-Khan, S., et al. Beta-secretase cleavage of Alzheimer's amyloid precursor protein by the transmembrane aspartic protease BACE. *Science*, 286（5440）: 735-741,（Oct 22）1999.

Yan, R., Bienkowski, M., Shuck, M., Miao, H., Tory, M., Pauley, A., Brashier, J., Stratman, N., Mathews, W., Buhl, A., Carter, D., Tomasselli, A., Parodi, L., Heinrikson, R., Gurney, M. Membrane-anchored aspartyl protease with Alzheimer's disease beta-secretase activity. *Nature*, 402（6761）: 533-537,（Dec）1999.

第 11 章

Andreasen, N. C. Post-traumatic stress disorder. In *Comprehensive Textbook of Psychiatry IV*, edited by Freedman, Kaplan, Sadock. Baltimore: Williams and Wilkins, Volume 1, pp. 918-924, 1984.

Bremner, J. D., Marmar, C. R. *Trauma, Memory, and Dissociation*. Washington, DC: American Psychiatric Press, 1998.

Gorman, J. M., Kent, J.M., Sullivan, G. M., Coplan, J. D. Neuroanatomical hypothesis of panic disorder, revised. *American Journal of Psychiatry*, 157: 493-505, 2000.

LeDoux, J. *The Emotional Brain*. New York: Simon and Schuster, 1996.（松本元ほか訳『エモーショナル・ブレイン——情動の脳科学』東京大学出版会, 2003.）

Mazure, C. M. *Does Stress Cause Psychiatric Illness?* Washington, DC: American Psychiatric Press, 1995.

McEwen, B. S., Gould, E. A., Sakai, R. R. The vulnerability of the hippocampus to protective and destructive effects of glucocorticoids in relation to stress. *British Journal of Psychiatry*, 160: 18-24, 1992.

Ursano, R. J., McMaughey, B. G., Fullerton, C. S. *Individual and Community Response to Trauma and Disaster*. Cambridge, UK: Cambridge University Press, 1994.

第12章

Andreasen, N. C. *The Broken Brain: The Biological Revolution in Psychiatry*. New York: Harper and Row, 1984.（岡崎祐士ほか訳『故障した脳——脳から心の病をみる』紀伊国屋書店, 1986.）

Dawkins, R. *The Selfish Gene*. Second Edition. New York: Oxford University Press, 1989.（日高敏隆ほか訳『利己的な遺伝子』紀伊國屋書店, 1991.）

Huxley, A. *Brave New World*. New York: Harper Collins, 1932.（松村達雄訳『すばらしい新世界』講談社, 1974.）

Kitcher, P. *The Lives to Come: The Genetic Revolution and Human Possibilities*. New York: Simon and Schuster, 1996.

Lyon, J., Gorner, P. *Altered Fates: Gene Therapy and the Retooling of Human Life*. New York: W. W. Norton, 1995.

Sober, E., Wilson, D. S. *Unto Others: The Evolution and Psychology of Unselfish Behavior*. Cambridge, Mass: Harvard University Press, 1998.

松本均彦（まつもと　なおひこ）
平成10年　大阪大学医学部卒業
平成15年　大阪大学医学系大学院卒業
現　　在　大阪第二警察病院精神科医師

山森英長（やまもり　ひでなが）
平成11年　三重大学医学部卒業
平成16年　大阪大学大学院卒業
現　　在　大阪大学医学部精神医学教室医員

田中稔久（たなか　としひさ）
昭和63年　大阪大学医学部卒業
平成５年　大阪大学大学院卒業
平成5 - 8年　ニューヨーク州立発達障害基礎研究所研究員
平成９年　大阪大学精神医学教室助手
現　　在　大阪大学医学部精神医学教室講師

徳山まどか（とくやま　まどか）
平成７年　滋賀医科大学卒業
平成15年　大阪大学医学系大学院卒業
現　　在　豊中市立病院精神科医員

中根秀之（なかね　ひでゆき）
昭和63年　香川医科大学卒業
平成７年　九州大学大学院医学研究科博士課程修了
平成７年　九州大学医学部神経精神医学教室及び宮崎医科大学精神医学教室助手
平成10年　佐賀医科大学医学部精神医学教室助手
平成13年　長崎大学医学部精神医学教室助手
現　　在　長崎大学医学部精神医学教室講師

畑田けい子（はただ　けいこ）
平成２年　長崎大学医学部医学科卒業
平成11年　長崎大学大学院医学系研究科博士課程修了
同　　年　長崎市民病院医員
現　　在　道ノ尾病院医員

八田直己（はった　なおき）
平成11年　香川医科大学卒業
平成16年　大阪大学医学系大学院卒業
現　　在　関西労災病院心療内科医員

正木慶太（まさき　けいた）
平成11年　和歌山県立医科大学卒業
平成16年　大阪大学医学系大学院卒業
現　　在　東加古川病院医師

訳者略歴（あいうえお順）

池尻義隆（いけじり　よしたか）
昭和60年　和歌山県立医科大学卒業
昭和61年　大阪大学医学部精神科医員
平成４年　大阪大学大学院卒業
平成５年　兵庫県立高齢者脳機能センター
平成９年　大阪大学精神医学教室助手
現　　在　大阪大学精神医学教室講師

石原峰志（いしはら　たかし）
平成１年　三重大学教育学部卒業
平成12年　南山大学大学院経営研究科博士前期課程修了
現　　在　三重大学大学院医学系研究科博士課程在学中

尾上あゆみ（おのうえ　あゆみ）
平成８年　九州大学農学部卒業
平成９年　九州大学大学院農学研究科中退
平成13年　長崎大学医学部精神医学教室研究助手
現　　在　長崎大学医学部精神医学教室技能補佐員

菊池妙子（きくち　たえこ）
平成９年　長崎大学医学部医学科卒業
平成11年　長崎大学医学部精神医学教室医員
現　　在　長崎大学大学院医学系研究科博士課程在学中

貴田智之（きだ　ともゆき）
平成10年　奈良県立医科大学卒業
平成16年　大阪大学医学系大学院卒業
現　　在　松籟荘病院医員

熊の郷卓之（くまのごう　たかゆき）
平成11年　大阪大学医学部卒業
平成15年　大阪大学医学系大学院終了
現　　在　大阪大学健康体育部助手

監訳者略歴

武田雅俊（たけだ　まさとし）
佐賀県生まれ
昭和47年　ダートマス大学（米国ニューハンプシャー州）卒業
昭和54年　大阪大学医学部卒業
昭和58年　大阪大学大学院卒業、医学博士
昭和59年　大阪大学精神医学教室助手
昭和60 - 62年　フロリダ大学神経科学部門およびベイラー医科大学分子生物学部門にてリサーチフェロー
平成３年　大阪大学精神医学教室講師
平成８年　同教授
現　　在　大阪大学大学院医学系研究科・ポストゲノム疾患解析学講座・プロセシング異常疾患（精神医学）分野・教授
学　　会　日本精神神経学会、日本神経精神医学会、日本神経精神薬理学会、日本生物学的精神医学会、日本老年精神医学会、日本痴呆学会、日本未病システム学会などの理事
雑　　誌　精神神経学雑誌、*Psychogeriatrics*、*Schizophrenia Frontier*、*Cognition and Dementia* 編集委員長。臨床精神医学、老年精神医学雑誌、神経精神薬理学雑誌、脳21などの編集委員
研究の主な関心領域　痴呆脳の神経科学。アルツハイマー病の病因・病態・診断マーカー・治療法の開発に関する研究、および、精神疾患における認知機能と行動異常の神経科学的研究

岡崎祐士（おかざき　ゆうじ）
熊本県生まれ
昭和45年　東京大学医学部医学科卒業
昭和46年　東京大学医学部助手（精神医学教室）
昭和62年　長崎大学医学部助教授（精神神経科学教室）
平成5 - 6年　米国アイオワ大学精神科留学（文部省長期在外研究員）
現　　在　三重大学医学部教授（精神神経科学教室）
学　　会　日本精神神経学会理事、日本精神科診断学会理事長、日本精神行動遺伝医学会理事など
雑　　誌　「こころの科学」監修者、臨床精神医学編集委員. *Psychiatry and Clinical Neurosciences* field editor.
研究の主な関心領域　統合失調症の発症脆弱性の双生児法・遺伝医学的・神経科学的研究、および発症予防の研究

新曜社

脳から心の地図を読む
精神の病いを克服するために

初版第1刷発行　2004年 9 月10日©

著　者　ナンシー・C・アンドリアセン
監訳者　武田雅俊
　　　　岡崎祐士
発行者　堀江　洪
発行所　株式会社 新曜社
〒101-0051　東京都千代田区神田神保町2-10
電話(03)3264-4973・FAX(03)3239-2958
e-mail info@shin-yo-sha.co.jp
URL http://www.shin-yo-sha.co.jp/

印刷　銀　河　　Printed in Japan
製本　難波製本
ISBN4-7885-0917-2　C1047